營養醫學專家 張立人———著

皮膚營養學 全書

減輕過敏發炎、免疫與荷爾蒙失調, 優化腸腦皮膚軸的抗老化聖經

NUTRITION FOR YOUR SKIN

AN ANTI-AGING BIBLE OF ALLEVIATING ALLERGY AND INFLAMMATION,
BALANCING IMMUNITY AND HORMONE, AND OPTIMIZING GUT-BRAIN-SKIN AXIS

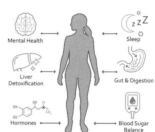

Mental Health

Liver Detoxification

Hormones

Sleep

Gut & Digestion

Blood Sugar Balance

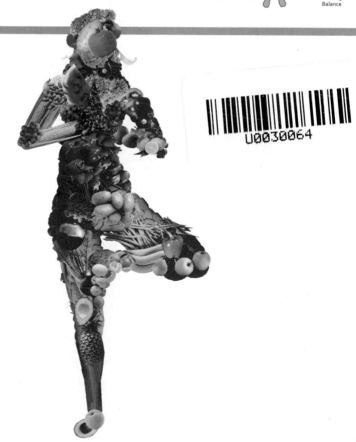

［作者序］ 保養皮膚，就是照顧全身健康

　　作為國內少數有整合醫學專長的臨床醫師，常有患者向我抱怨：「張醫師，為何我用盡方法，仍無法讓皮膚美麗？」

　　我回答：「因為你長久以來，太疏忽照顧全身的美麗了！」

　　有句成語：「皮之不存，毛將焉附？」我則認為：「身之不存，皮將焉附？」累積的醫學證據顯示，追求皮膚美麗，前提就是全身（你的五臟六腑）也美麗。本書系統性地析論：一，皮膚健康與全身健康的關聯；二，營養素如何同時改善皮膚與全身健康。儘管外用營養素作為皮膚療法，已有藥妝學的成熟學門，但以口服補充為主、且從臨床切入的皮膚營養學，在全世界仍少見。我整理大量實證醫學資料與臨床經驗，成書之日，竟已歷時五年。

　　本書關注的營養醫學，是整合醫學的環節之一。整合醫學囊括了常規的醫學療法，以及用以增強療效的輔助療法，包括：功能醫學檢測、飲食療法、營養補充療法、生活型態療法、正念減壓療法等。當你的皮膚症狀尚未到達疾病診斷的嚴重度前，本書內容可作為預防醫學策略；當已達到疾病診斷的嚴重度時，你需要專業醫師協助診斷與治療，再考慮有實證醫學證據支持的輔助療法，來克服治療中的障礙，達成更滿意的療效。不少時候，你需要和你的主治醫師討論後，再開始採行輔助療法。

　　閱讀完本書，你可能會發現：並沒有一顆「萬靈丹」適合所有的人，每個人的體質都是獨一無二，即使症狀一樣，生病的根本原因都不一樣！相對地，我也不希望你會認為：本書所有飲食營養療法都來個「吃到飽」，就可以永保青春、萬壽無疆。在正規醫療外，善用實證醫學證據，細膩

地找出每個人體質的弱點、選擇適合自己的輔助療法，是整合醫學醫師無可取代的價值。

皮膚美容醫學領域博大精深，特別感謝台灣形體美容外科醫學會理事長暨 101Skin 晶漾診所院長楊弘旭醫師的悉心指導、林稚娟小姐的大力支持，以及多位皮膚科、整型外科、婦產科、身心科、美容醫學、營養醫學領域先進們的指教。希望讀者閱畢本書後，即刻開始行動，讓口服營養素幫助你的皮膚與全身，都能更健康、更美麗、更年輕！

註：本書中所提及的案例，皆根據我多年臨床心得所改編之故事，並未特別指涉任一實際患者。如有雷同，純屬巧合。本書內容呈現實證醫學證據，以及作者臨床經驗，並不能代表您個人的醫療建議。因篇幅較大，雖盡力校對，錯誤疏漏在所難免，請各方先進海涵並且指教。

目錄

目錄

目錄

目錄

目錄

目錄

目錄

PART I
認識皮膚與症狀

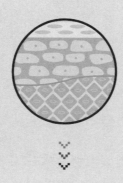

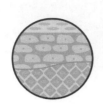

>>> CHAPTER **1**

認識皮膚
與症狀的關聯

🔥 01 皮膚的構造與功能

2019 年 12 月 9 日，紐西蘭懷特島火山突然爆發，當時島上有 47 名遊客，造成 22 人死亡、22 人重傷。第一時間有 27 名傷者全身燒傷面積超過 70%，燒燙傷病房全部滿床，多人命危。當地衛生局醫學主任華生醫師（Peter Watson）說：「急需 120 萬平方公分皮膚！」

這驚人的一幕，讓我們意識到「皮之不存，毛將焉附？」皮膚對全身的重要性不可言喻。

皮膚是人體最大的器官之一，表面積可達 1.5 ～ 2.0 平方公尺。還有多種附屬構造，包括：毛髮、指甲、汗腺、血管、神經、黑色素細胞、皮膚相關免疫系統等。

皮膚由表及裡，分為表皮、真皮、皮下組織。表皮由四層細胞所構成，由外而內依序是：角質層、顆粒層、棘狀層、基底層，構成重要的皮膚屏障，發揮多項功能，包含：

● 保護作用：防禦外在的機械性傷害、紫外線、冷、熱、化學性傷害等，
  抵抗微生物入侵。

- 避免水分蒸散：能將人體的「經皮水分散失」（Transepidermal water loss, TEWL）控制在合理範圍內。
- 產生免疫反應：由角質形成細胞、樹突細胞、蘭格罕細胞、記憶T細胞、單核球、肥大細胞……構成的人體防護軍團。
- 溫度控制：透過血流循環、流汗，調節人體核心溫度。
- 感覺：皮膚具有綿密神經網狀結構，以及各種感覺受器，帶來皮膚的敏銳感覺。疼痛、灼熱或搔癢的感覺出現，我們就知道要改變行為、避免危害。[1]

圖 1-1 皮膚的解剖構造圖

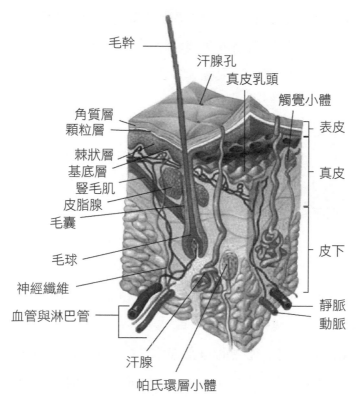

出處：取材自維基百科公開版權（https://commons.wikimedia.org/wiki/File:Skin.png）

✂ 02 表皮角質層

Henry 是 30 歲男性工程師，抱怨最近兩個月來，兩邊小腿內側搔癢。他最近兩個月剛好搬家，懷疑起隔壁鄰居，對方是獨居老人，似乎不太洗澡而發臭，風一吹就把臭味吹到 Henry 的鼻子裡，他懷疑是這些臭味造成的。

檢查發現他有乾燥性皮膚炎（Asteatotic dermatitis）。他提到搬家，我便詢問他的居家環境。原來，他之前住郊區山上，整天都要開除溼機，總能吸出一大缸水。搬到市區以後，他開除溼機的習慣不變，納悶：「是不是機器壞了，為什麼總吸不到什麼水？」

與此同時，他覺得小腿皮膚搔癢惡化，特別是晚上洗完熱水澡後。

我向他分析：「你的除溼機應該沒壞，以前山上溼度太高，你用除溼機很好，但到了一般溼度的環境，你還是繼續強力除溼，會導致溼度太低，皮膚因為乾燥而發炎。加上你洗澡用肥皂，把皮脂都洗掉，加劇乾燥問題，熱也會惡化發炎喔！」

他恍然大悟：「沒想到皮膚的狀況，跟我居住環境的『風水』也有關！」

沒錯，看似平常的皮膚症狀，都與表皮的保水功能狀態有關。

角質層（Stratum corneum）是表皮的最外層，平均有 15 個細胞的高度，它們沒有了細胞核與胞器，就像層層堆疊的「磚塊」，旁邊圍繞著細胞間雙層脂質，就像「水泥」，「磚塊與水泥」構成了嚴密的防水層，看起來像萬里長城的牆壁，稱為皮膚屏障。[2]

在「磚塊」裡，這些死去的角質細胞（Corneocyte）蘊藏著豐富的天然保溼因子（Natural moisturing factor, NMF），由胺基酸與絲聚蛋白（Filaggrin）裂解產物所形成，具有吸水作用，由棘狀層釋放脂肪與層

狀體，富含於顆粒層，組成成分包括：游離胺基酸（40%）、乳酸（12%）、糖（9%）、尿素（7%）、PCA（Pyrrolidone carboxylic acid，咯烷酮羧酸）、氯、鈉、鉀、氨（及尿酸、葡萄糖胺、肌酸）、鈣、鎂、磷（及檸檬酸等）。

當皮膚經過肥皂清洗，天然保溼因子濃度大幅下降。當年紀增加，天然保溼因子也減少，和老年人皮膚乾燥有關。

在「水泥」裡，細胞間雙層脂質的構成為：神經醯胺（Ceramide，50%）、膽固醇（30%）、長鏈脂肪酸（20%），這些脂質由角質形成細胞（Keratinocytes）的層狀顆粒釋放出。保溼劑中若此三種成分比例為1:1:1，被認為能夠強化皮膚脂質結構，改善皮膚屏障功能。[3]

皮膚的保水（Hydration）功能，由表皮的含水梯度決定，從下到上含水量依序為：基底層 70% → 棘狀層 65% → 顆粒層 50 ～ 60% → 角質層 20 ～ 35%。

角質層下方是顆粒層，細胞中的角質透明顆粒（Keratohyalin granule）具有絲聚蛋白原（Pro-filaggrin），再轉換為絲聚蛋白，能形成前述的天然保溼因子，同時，絲聚蛋白與角蛋白交叉結合，構成皮膚的強度與結構。

〰 03 角質層異常：冬季癢、老年皮膚乾燥與粗糙

在秋冬季節容易冬季癢，這種皮膚炎是因為「乾冷」：溫度降低、溼度也降低的關係，特別是直接與空氣接觸的地方：臉頰、雙手，在年長者特別常見。

研究發現，角質細胞表面奈米級的突起與皮膚炎的產生，以及缺乏

天然保溼因子有關。針對健康人皮膚的研究也發現，在冬季相較於夏季，臉頰的角質細胞突起增加、天然保溼因子減少，呈現出皮膚保水度不足的問題，需要加強保溼劑的使用。有趣的是，冬天的手背有較高的天然保溼因子。[4]

當環境溼度降低，皮膚保水度也降低，此時會誘發皮膚分解絲聚蛋白，天然保溼因子也就是絲聚蛋白分解產物（Filaggrin degradation products），可以解釋為何冬天的手背有較高的天然保溼因子。相反地，當皮膚保水度足夠時，絲聚蛋白分解的現象減少，天然保溼因子也會減少。

當年紀增加，皮膚脂肪明顯減少、經皮水分散失增加、皮膚保水度降低，會啟動代償機轉，促進絲聚蛋白分解，以增加天然保溼因子。[4]

由於絲聚蛋白存在於角質層，擔綱皮膚屏障功能的重要角色，絲聚蛋白分解的代價，可能是皮膚屏障功能的降低，仍舊增加了皮膚炎的發生機會。

此外，許多人抱怨為何皮膚總是粗糙、角質很厚、或者脫皮鱗屑，因此開始習慣性摳抓，雖自得其樂，但愈抓愈嚴重，為什麼？

這也和缺水有關。角質細胞間有蛋白質連結（角質胞橋小體，Corneodesmosomes），需要酵素作用來分解，才能讓老舊角質細胞脫落，當含水量不足（脫水），這些老舊角質細胞就持續堆積，變成不正常脫屑，可能掉出一大塊，但有些該脫落的老舊角質細胞還黏在皮膚上。[3]

04 角質層異常：以異位性皮膚炎為例

異位性皮膚炎（Atopic dermatitis），好發於嬰兒期與兒童期，長期出現皮膚搔癢、乾燥、皮疹、脫屑，嬰幼兒時期好發於臉與身體伸側，

兒童期好發於脖子、肘彎、膝彎等曲側。

所謂「異位性」體質,就是俗稱的「過敏」體質,不僅皮膚出現皮疹,常合併過敏性鼻炎、結膜炎、氣喘等過敏疾病。

異位性皮膚炎是一種慢性、反覆發作的發炎性皮膚疾病,受到遺傳、環境與免疫因素影響,但其核心病理,在於皮膚屏障缺損,肇因於絲聚蛋白(Filaggrin)基因突變,絲聚蛋白是分化為最終角質層(stratum corneum)的必要原料。[5]

英國倫敦大學國王學院研究發現,患者若在絲聚蛋白基因出現 DNA 片段缺失,稱為無功能突變(null mutation),此時基因功能完全消失、或無法產生此基因的 mRNA,出現預後不佳型的異位性皮膚炎(從嬰兒持續到成年)的勝算比達 7.7 倍。[6]

絲聚蛋白基因若出現 DNA 序列變異,稱為複製數變異(copy number variation, CNV),也影響出現異位性皮膚炎的機會。較高的複製數變異,反而不容易得到異位性皮膚炎。[7]

因為皮膚屏障出現缺損,因此碰到過敏原、微生物感染時,免疫反應是敏感而加強的,經皮水分散失(Transepidermal water loss, TEWL)也特別厲害,引起搔癢感的刺激閾值也降低,很容易感到搔癢。[8]

05 真皮與皮下組織

真皮(Dermis)位於表皮與皮下脂肪間,具有毛囊、皮脂腺、汗腺、頂漿腺(大汗腺)、血管、神經等分布,含量最多的是膠原蛋白(Collagen)。真皮的上半層稱為乳突(Papillary)真皮,下半層稱為網狀(Reticular)真皮,前者的膠原蛋白較細,細胞密度較高,血管分布較多。

真皮的主要細胞是纖維母細胞（Fibroblast），製造膠原蛋白、彈力蛋白（Elastin）、其他基質蛋白質（醣蛋白、醣胺聚醣）、分解酵素（膠原蛋白酶、基質金屬蛋白酶等）。免疫細胞也存在真皮，包含肥大細胞、多核球、淋巴細胞、巨噬細胞等。[2]

皮下組織，是全身最大的器官之一，占正常男性體重的 9% ～ 18%，女性體重的 14% ～ 20%。又稱為淺層筋膜，從上至下依序分為三層：

● 頂部層：包含血管、淋巴與神經，也富含胡蘿蔔素，外觀偏黃。
● 外套層：由柱狀脂肪細胞組成，能緩衝壓力，避免外傷。在病態性肥胖患者，脂肪可占到體重的 60% ～ 70%。但眼皮、甲床、鼻梁、陰莖等處並不具有此構造。
● 深部層：脂肪細胞被纖維膜區隔為葉狀排列，這也是適合抽脂的層次。此層垂直擴展將造成橘皮組織（Cellulite）。

儘管皮下脂肪太多令人不悅，但臉部脂肪的流失，卻帶來老化的印象。[2]

🌀 06 皮脂腺

經歷新冠肺炎疫情，24 歲的美語老師 Jeniffer，雙手出現慢性皮膚炎，我指出：「妳反覆洗手、噴酒精，而導致手部乾癢、脫皮、裂傷。這是因為水、肥皂（洗手液）、搓揉動作都帶走了手上的皮脂，酒精揮發也帶走水分，讓皮膚保水度大幅下降。」

她恍然大悟地說：「我平常最討厭身上油油的，以前就習慣要洗得乾乾的。原來皮膚出油，對於皮膚的健康這麼重要！」

手部需要皮脂，臉部也是。但你是否討厭臉上油膩呢？有句廣告台詞：「你的皮膚，油到可以煎蛋啦！」真是傳神。

當你問醫生：「為什麼我的臉總是出油？」

醫生回答：「因為你的皮脂腺活動旺盛，所以出油嘛！」

皮脂腺分泌的油脂（Sebum），依組成比例高低，包含：三酸甘油脂（30%～50%）、蠟酯（Wax esters, 26%～30%）、游離脂肪酸（15%～30%）、角鯊烯（Squalene, 2%～20%）、膽固醇酯（Cholesterol esters, 3%～6%）、膽固醇（1.5%～2.5%）。[9]

你又問醫生：「那為什麼我的皮脂腺活動旺盛？」

是皮脂腺自己出了什麼問題嗎？其實，這是個困難的問題。皮脂腺噴油，就像是加油站的油槍一樣。油從哪邊來？可不是在加油站底下挖到石油，而是遠從沙烏地阿拉伯的油田、油管、運油船、運油車，才從加油槍噴出油來。重點是原油產地，也就是全身性的因素。

以臉部過度出油來說，根本原因包括：[2]

● 飲食因素：高升糖食物、牛奶或乳製品（尚未有一致看法）、含有荷爾蒙成分的食物、荷爾蒙成分營養補充品。

● 發炎因素：包含熱刺激，如熱水、光源、接受雷射。

● 性荷爾蒙因素：青春期、經前症候群、更年期、多囊性卵巢症候群（PCOS）。

● 壓力因素：同時影響心理與生理，過度分泌壓力荷爾蒙，如皮釋素（Corticotropin releasing hormone, CRH）、皮質醇，並且刺激睪固酮（Testosterone）分泌。

● 藥物因素：口服或外用類固醇、含有荷爾蒙成分的藥物。

出油看似簡單，真正原因複雜，正好呼應本書皮膚關鍵病因的各章節。

✍ 07 皮脂腺異常：以痤瘡為例

患者常問我：「醫生，我明明沒做錯什麼，為什麼長痘痘？」

一般來說，形成痤瘡的關鍵病理順序是：

1. 過度出油：皮脂腺過度分泌皮脂。
2. 過度角化：毛囊角質形成細胞過度分泌角質。
3. 毛孔堵塞：累積的皮脂與角質無法順利排出毛孔，在毛孔內堆積形成粉刺（Comedones），白頭為閉鎖型粉刺，黑頭為開放型粉刺，黑色是皮脂與角質接觸外界氧氣，逐漸氧化所產生的顏色。
4. 感染：痤瘡丙酸桿菌（Propionibacterium acnes）大量增生。
5. 發炎失控：形成發炎性、紅腫的丘疹或囊腫[10]。

圖 1-2 **粉刺：因過度出油與角化、毛孔堵塞而形成**

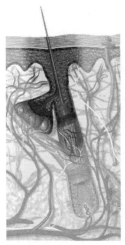 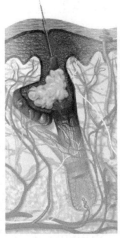 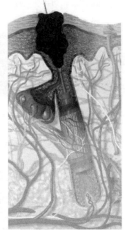

| 正常毛孔 | 白頭粉刺 | 黑頭粉刺 |

出處：取材自維基百科（連結：https://en.wikiversity.org/wiki/File:Blausen_0811_SkinPores.png），由 Blausen.com staff （2014）. "Medical gallery of Blausen Medical 2014". WikiJournal of Medicine 1 （2）. DOI:10.15347/wjm/2014.010. ISSN 2002-4436，CC BY-SA 3.0

　　過度出油的原因在前一節已經介紹。它會加重皮膚發炎、角質化異常，原因是脂肪過氧化物隨之增加，特別是角鯊烯過氧化物（Squalene peroxide）增加，刺激角質形成細胞（Keratinocyte）釋放發炎激素、毛孔過度角化、形成粉刺與皮脂腺增生。再者，亞油酸（Linoleic acid）減少，也導致毛孔過度角化、表皮屏障功能變差、粉刺內壁發炎物質滲透性增高。維生素 E 濃度也下降，都加重了發炎。[9]

　　過度角化與毛孔堵塞也可能是你我不自覺造成的，常見狀況包括：

● 摳痘、擠痘、或接受雷射光療，因為發炎而導致毛孔阻塞。
● 化妝品或藥妝品堵塞毛孔，通常是暫時性的。
● 因為過度清潔、皮膚乾燥、摩擦皮膚、或接受酸類換膚，導致毛孔角化堆積。
● 使用去角質產品或洗臉機，導致「代償性」角質增生。
● 化妝品或酸類換膚導致脂質組成改變。

　　當毛孔阻塞，囤積的皮脂成為痤瘡桿菌這種厭氧格蘭氏陽性菌的極佳營養來源，造成大量增生，毛囊變成名副其實的細菌樂園。

　　接下來，免疫系統辨認出這些細菌，啟動發炎反應，造成紅腫、化膿的「痘痘」。此外，痤瘡桿菌的脂肪酶分解皮脂中的三酸甘油酯，釋出游離脂肪酸而刺激皮膚發炎。痤瘡桿菌也能藉由分泌發炎前驅物，直接誘發類鐸受體（Toll-like receptors, TLRs）而產生發炎反應。[2,11]

　　回到一開始患者的「大哉問」，我這樣回答：「痤瘡最最的根本原因，就是『出油』，只要針對『出油』的多種全身性原因，進行根本改善，大部分的痤瘡是可以避免的。」

❧ 08 汗腺與頂漿腺

汗腺分泌含有水、鹽與電解質的汗液，能帶走皮膚的熱，調節身體溫度、保護皮膚屏障、分泌電解質。它有交感神經的分布、並受其調控。全身都有汗腺以不同密度分布，沒有汗腺的部位只有：耳道、嘴唇、包皮、龜頭、陰蒂、小陰唇等處。[12] 多汗症困擾將於第十一章「腦神經失調造成的影響（上）：身心壓力」章節詳細介紹。

頂漿腺比汗腺大些，分布侷限在外耳道、眼皮、腋下、乳房（乳暈、乳腺）、肚臍周圍、生殖器、肛門、包皮、陰囊等處，分泌少量油狀液體，作為氣味分子的前驅物，以及其他具生理作用的物質。[12] 狐臭症困擾將於第七章「免疫失調第二、三型：發炎、感染」章節詳細介紹。

在此以外耳道為例，外耳道頂漿腺（大汗腺）分泌耳垢（Cerumen），形成天然防水屏障，並且維持酸性環境，可以抑制細菌生長。

但是，許多人喜歡「清耳垢」，用掏耳棒過度用力地摳抓，導致皮膚屏障被破壞，細菌就容易生長繁殖，加上碰到泳池髒水，成為金黃色葡萄球菌、綠膿桿菌、大腸桿菌、變形菌的細菌樂園，導致外耳炎，外耳道異常搔癢、刺激感、或疼痛，又稱為「游泳者的耳朵」。若是免疫力低如糖尿病患者，嚴重時可出現綠膿桿菌蜂窩性組織炎、甚至顱底骨髓炎。

治療的重點在於避免過度搔抓、摩擦、過度清潔，讓外耳道保護性的蠟質，重建與恢復耳垢的自然屏障。其次，運用弱酸性乳液，讓皮膚酸鹼值偏酸，抑制細菌與黴菌生長。最後，迴避接觸過敏原，減少耳部皮膚過敏與搔抓，造成皮膚屏障的破損與後續的細菌感染。[13]

千萬別再亂掏耳屎了！

✒ 09 毛囊、頭髮與指甲

毛囊中有毛髮，旁邊有皮脂腺、豎毛肌、頂漿腺等構造（圖 1-1）。毛髮根部有毛乳突（Hair papilla，毛乳頭），決定了毛球（Hair bulb）的大小，以及毛髮的粗細。毛乳突上方的毛基質（Hair matrix）細胞能分化為髮幹細胞，以及內毛根鞘。毛基質內的黑色素細胞，決定了頭髮的顏色。

毛髮由外至內分為角質層、皮質層、髓質層，直徑僅 50 ～ 70 微米，比細海砂還小，是 10 微米懸浮顆粒（PM10）的數倍而已（圖 1-3）。正常人頭髮共約 10 萬根，每平方公分約 200 ～ 300 根，而毛囊密度從 25 歲平均每平方公分 615 個，到 70 歲以後每平方公分 425 個。頭髮可以保護頭皮免於過多日曬，頭皮正是皮膚癌的好發部位。眼睫毛、鼻毛、眉毛可保護免於空氣異物入侵。[1]

毛髮的生長週期分三階段：

● 生長期（Anagen）：穩定地生長 3 ～ 6 年，占所有毛髮超過 85%。

● 退化期（Catagen）：為期兩週，毛球凋亡、毛髮縮短為原先 1/3，占 1 ～ 3%。

● 休止期（Telogen）：為期 2 ～ 4 個月，毛髮變成杵狀而脫落，占比低於 15%。[1]

圖 1-3　人類毛髮與懸浮微粒的大小比較

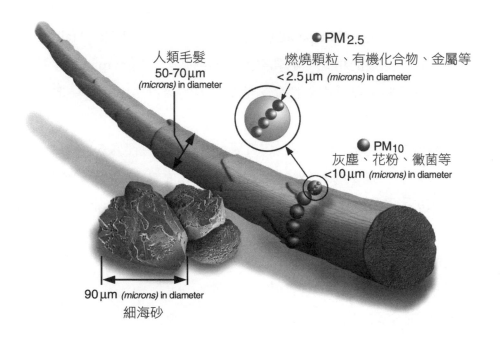

人類毛髮
50-70μm
(microns) in diameter

● PM2.5
燃燒顆粒、有機化合物、金屬等
< 2.5μm *(microns)* in diameter

● PM10
灰塵、花粉、黴菌等
<10μm *(microns)* in diameter

90μm *(microns)* in diameter
細海砂

出處：取材自維基百科公開版權（連結：https://commons.wikimedia.org/wiki/File:PM_and_a_human_hair.jpg），Environmental Protection Agency

　　指甲構造如圖 1-4 所示，白色半弧形的甲月牙（lunula，或稱甲弧影）就是甲基質（Nail matrix）的遠端部分，是指甲的生長區域。指甲生長速度換慢，一般手指甲完全更換需要 4 ～ 6 個月，腳趾甲需要 12 ～ 18 個月，年輕人比年長者快。指甲生長太快（如乾癬）、或太慢（如異位性皮膚炎），常是受到皮膚疾病、或全身疾病的影響。[1]

圖 1-4 指甲的構造。

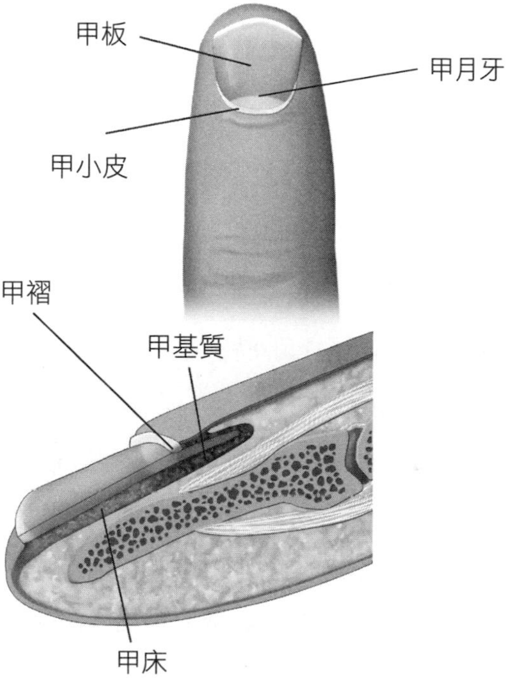

甲板

甲月牙

甲小皮

甲褶

甲基質

甲床

指甲解剖學

出處：取材自維基百科（連結：https://en.wikiversity.org/wiki/File:Blausen_0406_
FingerNailAnatomy.png）由 BruceBlaus. Blausen.com staff（2014）. "Medical gallery of
Blausen Medical 2014". WikiJournal of Medicine 1（2）. DOI:10.15347/wjm/2014.010. ISSN
2002-4436，CC BY-SA 3.0

✍ 10 皮膚結構與症狀的反思

有一對 40 歲的姐妹淘，Tina 是古銅色的皮膚顏色，臉很容易變油，長痘嚴重，分布在兩頰下側、耳前、下顎、兩側脖子，生理期前還會加重，留下多處灰黑色、暗紅色的痘疤印子。她平常喜歡喝含糖飲料、吃麻辣食物和炸雞。

Doris 擁有白皙膚色，不太長痘，但臉很容易乾燥，且兩側臉頰肝斑嚴重，這對她是夢魘。平常熬夜到半夜 3 點才睡，到了早晨 8 點就醒來，淺眠多夢，有時還只睡了 1 小時。很容易過敏，吃到海鮮蝦蟹類、油炸食品，或碰觸到一點精油或按摩油，全身就長紅疹，發作皮膚炎。

Tina 羨慕 Doris 的白皙膚色與乾性肌膚，只要不冒痘、即使長黑斑她也願意。但 Doris 羨慕 Tina 不太容易過敏，即使出油長痘、她也願意。「有一好、沒兩好」，可說是這對姊妹淘的寫照。

從醫學角度來看，儘管常冒痘、臉部出油的人感到痛苦，畢竟還是比較幸福的一群。因為，皮脂護衛著皮膚健康。Doris 乾性肌膚缺乏皮脂，容易發作皮膚炎，加上白色肌膚較少黑色素保護，難以抵禦紫外線的破壞作用，加速皮膚老化，包括出現難治的肝斑。

從皮膚基本結構與功能上，已可看出皮膚疾病的重要根由。本書將系統性地論述皮膚症狀背後的八大關鍵病因，讀完全書，你將了解像這兩位姊妹淘皮膚困擾的根由，並且找到常見皮膚症狀的原因與解決方法！

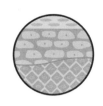

>>> CHAPTER **2**

千萬別小看
皮膚症狀

01 皮膚症狀反應健康問題

▌皮膚正在說悄悄話

在美容醫學領域浸淫多年，我變得「以貌取人」。怎麼說呢？每當去溫泉 SPA 或澡堂度假時，男男女女穿著泳衣，我總不會放棄這觀察國人皮膚健康的絕佳機會。舉例來說：

一位擁有傲人胸肌與腹肌的健美男子出場了，不少泳裝美女的目光都投向他的胸前。可惜的是，他的胸口橫亙著一道紅通通、張牙舞爪般的疤痕，綿延 8 公分長。這是蟹足腫（Keloid）。可能他過去皮膚有受過傷，有遺傳的易感體質，加上每日健身時反覆拉扯皮膚，進而惡化。

近看一些，他的下臉頰、下巴到肩膀，分布著黃豆大的突起，應是痤瘡劇烈發炎過後，引起的痤瘡蟹足腫。他以前很容易長痘，是囊腫型的大痘？是否個性很神經質，看到一點痘痘冒出來就無法忍受，因此拚命擠痘而導致皮膚受傷？或為了增長肌肉，每天大量攝取健身乳清蛋白粉，加上體質因素而爆痘？

再看看另一位理著平頭、留著滿頭白色髮根的 70 歲老伯伯，胸口正中央一道從上往下的蜈蚣型疤痕，有 15 公分長。他開了什麼刀呢？應該是冠狀動脈血管繞道手術，把他從鬼門關救回來。

有心臟病的老伯伯來泡溫泉，對心血管有加分作用，但可得注意別冷熱溫差太大，別發生心肌梗塞意外！

皮膚看似無言，其實正在說悄悄話。以前，皮膚被消遣地說是膚淺（Skin-deep），其實皮膚一點都不膚淺！

▋ 皮膚腫塊可以預測心臟病？

台灣一名 21 歲的士兵某天下哨後，突然胸部悶痛、呼吸困難、臉色蒼白，送急診發現是急性心肌梗塞，緊急心導管檢查發現：心臟三條冠狀動脈中有兩條狹窄，其中一條阻塞程度還百分之百！馬上進行氣球擴張術並置放支架，終於把命撿回來。

這名士兵「年輕又不胖」，怎至於此？確實，一般心肌梗塞患者多在 50 歲以上，他只有 21 歲。

原來，他常吃油炸食物，常找朋友喝酒，16 歲就抽菸、日夜顛倒、且因服役壓力大菸量增為每天一包半。家族史方面，爸媽沒有心臟病或心肌梗塞病史，但奶奶、叔叔等多半有。血液檢查顯示他總膽固醇及低密度脂蛋白（「壞的膽固醇」）過高，有家族性高膽固醇血症，加速了冠狀動脈的粥狀硬化，直到發生心肌梗塞。

「不胖」是個陷阱，許多心肌梗塞患者正是瘦子，不代表身體沒有高血脂、動脈硬化與冠狀動脈狹窄等問題。

這位年輕人有無機會更早發現心血管代謝問題呢？

答案，就在他的皮膚上。據報導，他兩側手肘出現三顆黃色瘤

（Xanthoma），其實已經發現多年，但無關痛癢，不以為意。檢查發現下眼瞼也有數顆。

黃色瘤的形成，主要是過多的膽固醇在皮膚沉積。與此同時，血液中的膽固醇也會沉積在冠狀動脈、頸動脈、甚至腦動脈等處，導致動脈硬化狹窄，只是冠狀動脈率先發難，出現了心肌梗塞。

根據荷蘭一項系統回顧與薈萃分析，黃色瘤是家族性高膽固醇血症的皮膚特徵，和低密度脂蛋白受體（Low-density lipoprotein receptor, LDLR）的基因變異有關，其危險因子包括：男性、年齡較大、低密度脂蛋白膽固醇（LDL，俗稱壞膽固醇）濃度高、三酸甘油酯濃度高。透過基因確診家族性高膽固醇血症的患者中，有黃色瘤的族群比起沒有的，前者發生心血管疾病的機會是 3.2 倍！[1]

對健康往往「自我感覺良好」的年輕男女，真得多注意自己的皮膚，千萬別高興得太早呢！

▋ 耳垂型態也可以預測心臟病？

不知你是否曾經注意過，許多年長者的耳垂上方有條斜線，把耳垂和其他部分分開。是超有福氣的象徵？

耳垂斜向皺褶（Diagonal earlobe crease），又稱為法蘭克徵象（Frank's Sign），在耳垂上出現由耳珠（Tragus，外耳道出口前方的凸起軟骨）下緣到耳朵邊緣的 45 度斜線，此皺褶有深有淺（圖 2-1）。

但你知道嗎：他們有可能得到了冠狀動脈心臟病，還沒有得到的，可能將會心肌梗塞？

丹麥大型世代研究「哥本哈根市心臟研究」歷經 35 年的追蹤資料裡，發現有耳垂皺褶者，出現缺血性心臟病、心肌梗塞的機率硬是多了 9%。[2]

圖 2-1 日本一位心絞痛患者出現耳垂摺痕

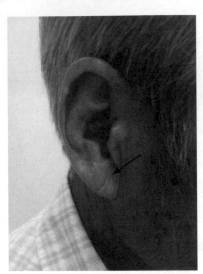

出處：取材自維基百科（連結：https://zh.wikipedia.org/wiki/File:Frank_s_sign.jpg），由 Med Chaos，CC BY-SA 3.0

研究人員解釋，真皮結締組織病變導致了耳垂皺褶，但同一個系統性的病理過程，也導致了在動脈的內膜結締組織病變，引發了缺血性心臟病與心肌梗塞。[2]

這讓我想到，佛祖以大耳垂出名，肥厚而光滑，沒有斜向皺褶，正是健康與長壽的皮膚表徵！

黃色瘤、耳垂斜向皺褶能預測心臟病，從皮膚外觀就可以預測全身健康，這是不是一種「科學相命術」呢？

▌指甲忠實反應身體近況

你的指甲上是否有波浪狀的突起呢？

博氏線（Beau's line）又稱指甲橫溝線，是甲板上出現橫向的波浪狀紋路，導因於指甲暫時停止生長，出現小斷層般的凹槽（圖2-2）。

一位 60 歲女性找我看指甲，我看到每根手指甲的博氏線在一半之處，立即對她說：「妳是不是三個月前身體不好？」她說：「對！我那時氣喘住院。吃很多藥，搞了一個月才穩定下來。」

為什麼我猜她三個月前身體不好呢？

圖 2-2 **左手中指出現博氏線**

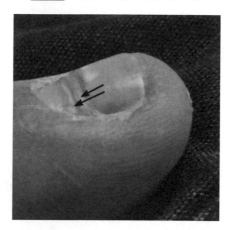

出處：取材自維基百科公開版權（連結：https://commons.wikimedia.org/wiki/File:Beau%27s_line_on_left,_middle_fingernail.jpg），由 Elipongo

因為，手指甲生長的速度是一天 0.1 毫米，每個月 3 毫米，全部換新需要半年，腳趾甲生長速度只有手指的一半，每個月只長 1.5 毫米，全部換新需要一年。量測指甲病灶處到指緣上皮的距離，就可以推估病灶發生的時間點。

手指甲全部換新要半年，她的博氏線在指甲一半處，所以我推測是三個月前。

另一位 50 歲女性找我看指甲，我發現她的腳趾甲遠端 8 成都是博氏線，追問之下，她才說：「我十個月前到三個月前，在進行乳癌的手術與化療。」

當每根指甲都有博氏線，表示之前可能經歷重大疾病、接受手術、生產、嚴重感染、巨大身心壓力等，導致甲基質的生長停滯。若只有一

根指甲出現，可能是局部感染、撞擊、美甲傷害所造成。

事實上，她的多隻腳趾甲罹患「灰趾甲」已經出現 10 年，這是黴菌感染造成，接受治療效果不盡理想，或許免疫力已經相對低下，與後來終究出現癌症可能有關。

一位 53 歲女性懷疑自己的兩隻大腳趾有灰指甲，我檢查發現：遠端 1/2 是突出的紫黑色趾甲，近端則長出新的正常趾甲。我指出這是脫甲症（Onychomadesis），她說：「我以為是老公把香港腳傳染給我，準備要跟他興師問罪的！」我又問：「妳是否半年前有趾甲受傷？」她遲疑了一下，恍然大悟地說：「你怎麼知道？半年前，我去南美洲自助旅行，每天走 3 萬步，回來台灣馬上又參加媽祖遶境，走了 30 公里！」

脫甲症是比博氏線更嚴重的指甲生長停滯，指甲板遠端高、近端低，出現大斷層的斷崖，數個月後遠端指甲脫落，近端指甲長出來。其原因則是嚴重受傷、罹患重大疾病、接受癌症化學治療、藥物過敏、病毒感染、小動脈痙攣、低血鈣等。

就像年輪，忠實記錄一棵大樹的年齡；指甲，正是身體健康的化石！

▌男性女乳症與性功能障礙

有一次，在溫泉池畔，我見到令我驚訝的景象，一位民眾挺著 C 罩杯的雙乳，竟然不穿泳衣，我心想：「這太離譜了，根本是妨害風化！」

讀者別緊張，這位民眾是一位男士，他有男性女乳症（Gynecomastia）！果然他相當肥胖。男士擁有自豪雙峰時，是否需要配戴胸罩，這我不清楚，卻是健康的兩顆紅燈。

報載一位 40 歲年輕創業的男老闆，乳房有 B 罩杯大小，為男性女乳症患者。有天他意外發現乳房硬塊，最後竟然被診斷有乳癌！回顧其

家族史，爸爸有攝護腺癌，媽媽有乳癌，都屬於荷爾蒙失調相關癌症，加上長期工作壓力的催化，男性也能罹患乳癌。

　　義大利佛羅倫斯大學針對因性功能障礙求診的男性患者進行調查，發現男性女乳症的患者佔 3.1%。男性女乳症的患者有明顯較低的睪固酮濃度，在排除年齡與生活型態的影響後，結果仍是如此，1/3 達到性腺低下的嚴重度。男性女乳症和嚴重肥胖、睪丸體積較小、較低黃體促素（Luteinizing hormone, LH）有關，但和攝護腺癌指標，也就是攝護腺特定抗原 PSA 值（Prostate-specific antigen）呈負相關。

　　男性女乳症的患者比起其他患者，前者更常抱怨性症狀，包括：嚴重勃起功能障礙（勝算比為 2.2 倍）、性慾低下（1.2 倍）、較低性交頻率（1.8 倍）、延遲射精（1.9 倍）、低射精量（1.5 倍），但較無高潮障礙（勝算比 0.5 倍，小於 1）。危險因子還包括：較晚進入青春期、睪丸疾病、肝臟疾病、使用某些藥物、抽大麻等。[3]

　　另一項土耳其研究，也發現男性女乳症患者相較於健康人，前者性功能障礙較嚴重，包括在勃起功能、性高潮功能、性交滿意度都顯著較低，但在性慾上則較高，濾泡刺激素（Follicle-stimulating hormone, FSH）、游離三碘甲狀腺素（T3）也明顯較低。[4]

　　男人身上長了不該長的東西，那對乳房彷彿訴說著：「我的主人有嚴重肥胖、睪丸體積較小、性功能障礙、肝臟疾病、甲狀腺功能下降……」不少女性追求豐胸，更多的男性需要縮乳！

🍃 02 皮膚症狀是老化的證據

皮膚老化（Chronodermy）指的是由基因調控的自然細胞老化，細胞再生能力下降，影響了表皮、真皮、皮下組織、肌肉到骨骼的每個層次，以萎縮為主，皮膚體積縮小。在臉部，嘴唇後縮、皮膚鬆弛而凹陷、飽滿度下降、曲線也失去了，帶來外貌的明顯老化。

▍看臉部皺紋

許多皺眉紋很深的人，想要注射肉毒桿菌素以抹除皺紋，原因不是追求美，而是容易被別人解讀為：在生氣、否定對方，造成溝通上的誤解。我們心情本來是不錯的，但臉上呈現的卻不是那回事。

図 2-3 形成臉部皺紋的重要肌肉

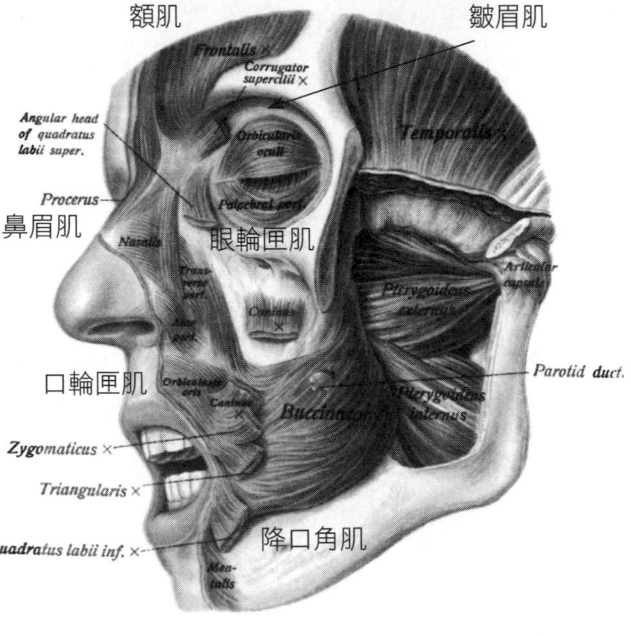

出處：取材自維基百科公開版權（連結：https://commons.wikimedia.org/wiki/File:Sobo_1909_266.png），由 Dr. Johannes Sobotta

皮膚老化帶來嘴角下垂，看起來十分不悅或悲傷。而眉尾下垂、兩側眼角的魚尾紋、上眼皮凹陷、下眼皮突出形成眼袋，則帶來疲倦或過勞的印象。對方可能好意地問我們：「你昨天睡得好嗎？」反而讓我們更不安。

固定的臉部表情線條（又稱靜態紋），以及深刻的皺紋，和皮膚萎縮且失去彈性、下方特定肌肉因長期過度使用而肥大有關。[5]

▌看臉部中段

年輕的時候，兩側眉尾與下巴的三個點，圍成的是一個「倒三角形」。老化讓皮膚變得鬆弛而向下，皮下的脂肪墊也向下移位，在兩側下頜骨附近出現垂墜的皮膚，與眉心連線，形成一個「正三角形」。[5]

下眼皮往下延伸的眼袋出現了，下緣有條弧形的深溝。靠內側的深溝稱為「淚溝」，也就是鼻頰溝（Nasojugal groove），靠外側的深溝稱為瞼頰溝（Palpebromalar groove），皆因下眼皮本身的鬆弛、及眼眶脂肪脫垂而形成。

中臉的脂肪墊也萎縮了，年輕豐滿的臉頰凸面（又稱蘋果肌）消失，臉變得枯瘦，看起來是悲傷而疲倦的。

▌看臉部上段

額頭與眉毛下的皮膚因為失去彈性，眼周脂肪墊萎縮，整個變得鬆垮垂墜。眉心部位的垂直皺眉紋，由過度活動的皺眉肌（Corrugator supercilii muscle）造成，水平皺眉紋則由過度肥大的鼻眉肌（Procerus muscle）導致，看起來疲倦。

眉毛與上眼皮脫垂（Ptosis）、眼瞼鬆弛，看起來是疲倦且悲傷的。

額頭、眼周、太陽穴的脂肪墊萎縮,導致凹陷,看起來更加疲倦。[5] 抬頭紋與魚尾紋,則分別由於額肌(Frontalis muscle)與眼輪匝肌(Orbicularis oculi muscle)過度活動,以及皮膚失去彈性所形成。

▌看臉部下段

鼻旁的法令紋、嘴邊紋、下巴兩側的悲傷(木偶)紋都變得明顯,下頜處脂肪因皮膚鬆弛而垂墜,出現了雙下巴。

嘴唇體積減小,上顎骨質流失,讓嘴唇失去內部牙齒的支撐,變得後縮且乾癟,口周紋是嘴巴四周出現放射狀的皺紋,又稱陽婆婆紋,牽涉口輪匝肌(Orbicularis oris muscle)過度活動,加重了老態。

脖子上的皮膚也鬆弛,底下頸闊肌(Platysma muscle)過度活動,形成水平的脖紋。

⚕ 03 皮膚反映情緒壓力

▌皺紋與負面情緒

前一節提到,隨著皮膚老化會變薄、失去彈性,皮膚底下過度活躍而肥大的肌肉,兩者配合形成了惱人的皺紋。可是臉部皮膚下的肌肉為何變得如此肥大呢?

答案就是:情緒壓力。

一位 45 歲女性名叫 Barbara,她有明顯的國字臉,前來找我進行肉毒桿菌注射治療。我發現她兩側咀嚼肌異常肥大,皺眉紋、抬頭紋也都比一般女性更明顯。

於是我問她：「妳是否常吃硬的食物？」

她說：「我長期有磨牙症，戴牙套咬合板，但磨損很厲害。後來牙科醫生建議我打肉毒桿菌後，發現真的比較沒有磨損，之後就定期打肉毒桿菌。」

注射過程，她堅持一定要拿鏡子看醫生怎麼打。這是一般患者不會做的事！她眉頭始終緊皺，非常認真盯著我。顯然，她的控制欲過強，對人不信任，又混雜焦慮與憤怒的情緒，讓她的牙關不自覺地咬緊，即使睡覺也無法放鬆，受磨牙折磨。不論清醒或睡覺，上半臉肌肉持續緊繃的結果，導致異常肥厚的皺眉紋與抬頭紋。

心理狀態對於臉部皺紋的影響，不言可喻。

德國慕尼黑大學皮膚科教授馬克‧赫克曼（Marc Heckmann）在〈從神聖到衰敗：視覺藝術中的臉部表情皺紋〉中提到[6]：從文藝復興以來，隨著繪畫技巧的進步，臉部皺紋的呈現成為重要藝術元素，用來表達個人特徵、強調特定感情或情緒。

畫家用臉部皺紋來凸顯高貴的心理特質，譬如：神聖、決心、勤奮、閱歷。相對地，畫家也用臉部皺紋來凸顯負面心理，譬如：憤怒、恐懼、攻擊性、悲傷、耗竭、衰敗。事實上，這強化了臉部皺紋的文化標籤，不只象徵老化，也代表不幸、沮喪、甚至悲劇。因此，包括肉毒桿菌在內的美容醫學技術，不只想讓患者變年輕，也讓他們從不受歡迎的負面暗示中解放出來。[6]

▌臉部線條的三大功能

有一位 50 歲女性 Susan 來向我求診，她的皺眉紋深鎖，法令紋、悲傷紋都十分明顯。她抱怨有次在聚會場合，朋友好心問她：「妳是不是有什麼不高興？」

她聽了一頭霧水，回應：「為什麼妳這樣問？」

朋友説：「因為妳臉看起來很臭。」

她生氣地説：「有這麼明顯？我老公為何沒提醒我？」

後來，她想通了。因為她個性十分強勢，丈夫被壓死死，根本不敢抬頭講話，遑論犯顏直諫：「請問貴公主有何不爽？」

一個每天沉浸在焦慮、憂鬱、憤怒等負面情緒的人，總是下意識地緊縮臉部肌肉，如此勤奮鍛鍊肌肉、又長達數十年的結果，當然會出現這些皺紋。她還因自己的強勢個性，延遲了「早期發現、早期治療」的可能性！

高度活躍的臉部線條，默默地發揮了三大功能：

1. 傳達了豐富的社交意涵。

他人對於我們臉部表情的詮釋，是人際溝通相當核心的部分。如果一個人眉毛下垂、眉間出現像犁溝一樣的垂直皺紋、額頭有水平的抬頭紋、嘴角又下垂，這是普世公認的「不爽」表情——要嘛憤怒，要嘛不開心。

若因為老化等因素，這樣的表情定型了，其實當事者心情不錯，旁人卻因她的表情錯誤地解讀為「不爽」，生怕得罪而不敢靠近，就開始影響人際關係了！事實上，有神經肌肉疾病的患者，如巴金森氏症患者，因為無法透過表情精確傳達感情，成了罹患憂鬱或焦慮的危險族群，無法傳達自己的情感，會是相當挫折的。[7]

2. 傳達了吸引力。

年輕的臉孔代表著吸引力、美麗、性感、成功，不分種族文化皆然，更象徵生殖（育）力。年老的臉孔則代表著衰敗、缺失、較低的社會期望、以及較少的機會。

然而，隨著年紀增加，若能維持年輕外貌的人，確實比較健康、對人生有正向觀點、且更長壽。[7]

3. 代表自信心。

人的自我感受與信心，相當程度受到他人所感受到形象的影響。外貌較有吸引力的人，容易引發他人正向反應，強化了正面的自我形象，對當事者的心理健康的正向幫助。

所謂互動行為（Reciprocal behavior）指的是，我們的行為受到對方行為的影響，當我們皺眉，對方也不自覺地皺眉；當我們微笑，對方也不自覺地微笑。我們的正向反應能夠誘發對方的正向行為，對方的正向行為誘發了我們的正向反應，好的人際關係是這樣形成的。[7]

當我們看到對方嚴重的皺眉紋，可以好意地詢問對方：「你在生氣嗎？」或「為什麼你在生氣？」可提升對方覺察力，進而透過主動放鬆，或者美容醫學治療來改善。

經過肉毒桿菌治療抹除皺紋後，當事者通常感到情緒改善了，壓力降低了。這可能因為當我們的臉變得放鬆，對方可能回應更正向，讓我們心情更好。此外，生理層面的肌肉緊繃，帶給大腦壓力大的生理回饋訊號，現在這誤導的訊號打斷了。因此，臉部皺紋改善後，連患者的頭痛也減輕了。

美容醫學改善了臉部線條的三大功能，可能為患者找回快樂，為你我帶來更佳生活品質。

▌小心你的表情，它將變成你的皺紋！

古人說：「相由心生」、「知人知面可知心」。林肯說：「40 歲以後，

你要為自己的臉孔負責」。在我看來，這是完全是符合科學的，是一種「醫療面相學」，也是本書闡述重點。

前英國首相柴契爾夫人曾說：

「小心你的想法，因為它們會成為言詞。

小心你的言詞，因為它們會成為行動。

小心你的行動，因為它們會成為習慣。

小心你的習慣，因為它們會成為性格。

小心你的性格，因為它會成為你的命運。」

我想接上這句：「小心你的表情，因為它將變成你的皺紋！」

以下整理臉部皺紋與負面情緒、過度活躍肌肉的關聯性（可配合圖 2-3）。[7]

表 2-1 臉部皺紋與負面情緒、過度活躍肌肉的關聯性

部位	皺紋稱呼	負面情緒	過度活躍肌肉
眉間	皺眉紋	擔憂、憤怒、壓力	皺眉肌、鼻眉肌
前額	抬頭紋	擔憂、驚訝	額肌
眼尾	魚尾紋（國外稱為烏鴉腳紋）	老態	眼輪匝肌
人中	口周紋（陽婆婆紋）	老態	口輪匝肌
嘴角	嘴角下垂（延伸至下巴稱為木偶紋）	悲傷	降口角肌（Depressor anguli oris muscle, DAO m.）

臉部皺紋還有著更多的變化。除了上面所描述，你是否有下述臉部皺紋？和何種表情與心理有關？

1. 皺鼻紋加皺眉紋：常做出厭惡的表情。

解剖原理：

- 皺鼻紋：收縮提上唇鼻翼肌（Levator labii superioris alaeque nasi, LLS-AN，直向），因而在內眥與鼻山根之間形成細小的「橫紋」，又稱「兔寶寶紋」。

- 皺眉紋：收縮皺眉肌（橫向），因而在兩眉之間、眉心形成粗大的「直紋」。收縮鼻眉肌，因而在眉心與鼻山根之間形成粗大的「橫紋」。

2. 法令紋加皺鼻紋：常做出咆哮或生氣的表情。

解剖原理：

- 皺鼻紋：收縮提上唇鼻翼肌（直向），因而在內眥與鼻山根之間形成細小的「橫紋」，又稱「兔寶寶紋」。

- 法令紋：拉動嘴角上揚、鼻翼上揚、擠壓顴突部脂肪墊，形成較深的法令紋。[8]

3. 下巴紋：易怒又「壓抑」憤怒，小心可能是愛亂投訴的「奧客」。

解剖原理：

- 下巴紋：因頦肌的肌肉束分散黏著於皮膚，憤怒卻又壓抑時，會收縮時形成突起處與凹陷處混雜，頗具有特色的「大理石紋」。

4. 下巴紋加嘴角向下：不開心，常哭喪著臉、嘟著嘴。

> **解剖原理：**
>
> ● 嘴角向下：降口角肌、頸闊肌向下收縮，造成嘴角向下。
> ● 下巴紋：下巴的頦肌向上收縮，且將嘴脣往前、往上推，形成石斑魚的凸嘴一般。

5. 口角紋加法令紋加木偶紋：常抿嘴脣，壓力大且壓抑負面情緒。

> **解剖原理：**
>
> ● 口角紋：顴大肌（Zygomaticus major）、顴小肌（Zygomaticus minor）、笑肌（Risorius muscle）等肌肉向外拉緊，擠壓失去彈性的皮膚，造成嘴旁數道平行的縱向紋路。
> ● 法令紋：牽動嘴角上揚、擠壓顴突部脂肪墊而形成較深的法令紋。
> ● 木偶紋：降口角肌緊繃，外加下臉頰皮膚鬆弛擠壓韌帶造成。

▌ 放鬆是消除皺紋的金鑰

肉毒桿菌素注射，是目前醫療上消除皺紋的黃金標準，平均療效為四個月。

然而，一位 55 歲女性 Martha 抱怨：「為什麼肉毒桿菌素打了兩個月就失效？我在意的皺眉紋、抬頭紋、魚尾紋、眼下細紋，全都原封不動地浮現。為什麼？」

在我追問下，她才透露工作壓力大，不自覺地皺緊眉頭，皺眉紋因此提早養出來；過程中常要往上看，導致抬頭紋重現；因為眼睛看不清楚，

且不愛戴老花眼鏡,總是瞇瞇眼,眼下細紋重出江湖;她愛開懷大笑,魚尾紋自然愈來愈明顯。

缺乏自我覺察、不懂得放鬆肌肉、不當的用力習慣,造成皺紋很快地重現。尷尬的是,愛笑明明是健康的無價之寶,卻帶來魚尾紋的副作用,可說是「快樂的代價」!

此外,她因為肥胖,很容易發熱流汗,又待在悶熱的工作環境每天8小時以上,加速了肉毒桿菌素的代謝分解。

儘管肉毒桿菌素注射很有效,但要能維持較久時間,儘可能減少皺紋再生成,是需要學習新的臉部用力習慣。

能夠靠自己來減輕皺紋嗎?可以的!請做下五個步驟:

1. 請覺察自己的臉部肌肉狀態,是緊繃?還是放鬆?
2. 拿鏡子看看自己,是否出現了皺眉紋、抬頭紋、魚尾紋等?
3. 深呼吸一口氣,讓自己的臉部放鬆。看看鏡子裡的自己,是否皺紋消退了?
4. 放下鏡子,請覺察自己的心情狀態,是緊繃的?還是放鬆的?
5. 再深呼吸一口氣,讓自己的心情放鬆。

   你的皺紋是否好多了?這可不亞於肉毒桿菌素啊!

04 皮膚反應全身老化

柴可夫斯基的白髮與皺紋

談到皮膚老化的主題,身為樂迷的我,想說說古典音樂史上響叮噹的

案例：俄國大音樂家柴可夫斯基（Pyotr Ilyich Tchaikovsky, 1840-1893）。

在他音樂事業達到巔峰時，受邀橫渡大西洋到美國巡演，受到民眾與媒體的熱烈歡迎。有份紐約報紙這樣說他：「身材高大，頭髮花白……居然**快 60 歲**（！）」，他看到時大怒，因為「他們對我個人品頭論足，而不是專論音樂」。

其實，當時柴可夫斯基只有 50 歲。但報紙錯誤的報導也說中了一個事實：他看起來像 60 歲！

《柴可夫斯基回憶錄》作者卡什金（Nikolay Dmitrievich Kashkin, 1835-1920）說：「**晚年**，柴可夫斯基**老得很快**；他稀疏的頭髮全白了，滿臉皺紋，開始掉牙，有時會導致他說話不清楚，令他異常沮喪。更明顯的是，他的視力逐漸下降，晚上看書困難，所以，沒辦法繼續他在鄉下創作期間最主要的消遣活動。」

令人驚訝的，上述**晚年**指得是 50 歲！對於現代人來說，50 歲可是「一尾活龍」的年紀，但許多人發現自己像柴可夫斯基，50 歲以後（希望不是「晚年」！），**老得很快**，看得見、也感覺得到。白髮、皺紋，是看得見的皮膚老化，掉牙、眼睛差，是感覺得到的五官老化，但不會只有這樣的。其他器官也在老化，「年邁力衰」。

創造輝煌音樂成就的柴可夫斯基，只活到 53 歲。根據當時俄國名醫的診斷與他胞弟莫杰斯特的描述，他死於霍亂。

銀髮族常死於感染症，肺炎仍高居國人十大死因第三位，僅次於癌症、心臟疾病，主要因為免疫系統的老化，對於病原菌已無招架之力。老化不只是「不那麼青春美麗」、「不方便」、「容易生病」，實質上，是過渡到生命的終點。

不要整天照鏡子自怨自艾，不要只想到用染髮劑遮掩白髮，不要總

是依賴相機的美肌功能或修圖軟體！更早地覺察皮膚的老化徵象，採取真正有益的抗老化策略，延緩皮膚與全身老化的速度，才是積極的作法。

白髮是老化徵象之一，原因絕不單純，我在後文章節會詳加介紹。以下先介紹你想都想不到的皮膚徵兆，它們都在告訴你：「小心，你『整組』都老了！」

▌ 你皮膚變薄了嗎？

巴西一項研究中，針對 140 位平均為 57 歲的成年女性，進行手背皮膚厚度量測。研究發現平均為 1.4 毫米，若皮膚愈薄，腰椎與大腿骨的骨質密度也愈低！這已經排除了其他骨質疏鬆風險因子的影響，包括：年齡、皮膚顏色、身體質量指數、抽菸、使用口服類固醇、抗發炎藥物使用、停經時間長度等。[9]

骨質密度低，未來容易出現骨質疏鬆、髖骨與其他部位骨折，嚴重限制患者的行動能力、甚至臥床，直接導致罹病率與死亡率的上升，是關鍵的健康問題！

美國一項研究針對接受腰椎融合手術的患者，他們平均 61 歲，用超音波評估下背部位皮膚老化程度，包括真皮變薄、網狀真皮回音增加，手術中並進行脊椎骨與髂骨上棘切片，進行病理化驗，比較兩者是否有關聯性。

在介紹研究結果之前，先為你補充骨骼的重要知識：人體骨骼的外層稱為皮質骨，為板層結構，散布有骨細胞，結構緻密，又稱為緻密骨，骨骼內層有許多骨小梁（Trabecular bone），表面有造骨細胞與破骨細胞，海綿狀，又稱為海綿骨。全身各處骨骼的緻密骨與海綿骨分布比例不相同，脊椎骨含有 50%～75% 海綿骨，大腿骨則只有 20% 為海綿骨。

　　研究結果發現：在女性，真皮厚度愈薄，在髂骨上棘與脊椎的骨小梁，以及皮質骨的膠原成熟程度愈高（可謂「熟骨」），等於是海綿骨與緻密骨都老化了！其關連性都達到中度等級。而且真皮下 1/3 的網狀真皮回音增加，顯示退化、分解或混亂的膠原蛋白累積。這些關連性與年齡增長無關，而且，都與廣為熟知的骨質密度無關。[10]

　　為何當真皮厚度愈薄，愈能反應出骨頭老化呢？

　　骨骼的營養構成，包含無機質，主要是磷酸鈣，以及碳酸鹽、鎂、鈉、鉀、氟化物、氯化物等；骨基質 95% 都是膠原蛋白，另外 5% 非膠原蛋白則是協助骨骼的礦物質化；另外就是細胞，包括骨細胞、造骨細胞、破骨細胞。

　　第一型膠原蛋白是骨基質、也是真皮主要的有機成分，證據顯示皮膚與骨骼老化的病理機轉是相同的。在一些疾病當中，如庫欣氏症（腎上腺荷爾蒙過高）、厭食症（營養素攝取不足）、性荷爾蒙過低，也同時導致了皮膚與骨骼萎縮。[10]

　　原來，皮膚老化能反映骨骼老化！

▋ 你皺紋變多了嗎？

　　2011 年，美國耶魯大學醫學院生殖內分泌學家盧娜‧帕爾（Lubna Pal）等人，針對 114 位停經後三年內、約 50 歲左右的女性進行研究，她們沒有使用任何荷爾蒙療法或美容醫學治療。研究人員量測她們臉與頸部 11 處的皺紋分布與深度、額頭與兩頰的皮膚緊緻度，以及腰椎、髖關節、全身的骨密度。

　　在排除了年齡、身體組成與其他已知會影響骨質疏鬆症的干擾因子後，研究人員發現：皮膚皺紋愈多，在腰椎、腿骨頸、全身的骨質密度

都愈低,彼此呈負相關。此外,臉部與額頭皮膚愈緊緻,骨密度愈高。

　　研究啟發了我們,可以透過早期覺察皮膚老化症狀,辨認出可能骨質疏鬆的高危險族群,進行早期篩選與介入。[11](可參考報導:"Skin Wrinkles May Provide a Glimpse Into Bone Health", https://www.medscape.com/viewarticle/744027, Medscape Medical News, 2011 年 6 月 6 日)

▌你痣變少了嗎?

　　英國倫敦國王學院雙胞胎研究暨基因流行病學系針對321位受試者,測量全身的痣總數,測驗情節記憶(Episodic memory)功能,當中大部分也量測了白血球端粒長度,並在十年後進行記憶功能的追蹤。

　　結果發現:全身有較多痣的人,在一開始、以及十年後都表現出較佳記憶力,他們也擁有較長的白血球端粒長度,意味著實際生理年齡是年輕化的,這已經排除了身分證年齡的影響。此外,全身有較多痣的人在追蹤期間,記憶力下降的程度比較輕微,且這是受到他們端粒長度較長的影響。

　　痣的減少,意味著黑色素細胞再生能力下降,是皮膚老化的結果,從白血球細胞端粒長度減短可瞥見老化過程的進行,它也同時影響了記憶力衰退的神經老化過程。30 至 35 歲左右,大多數人開始發現記憶力減退,皮膚黑色素細胞也在這階段開始減少,都受到了細胞端粒長度減短的老化機制所影響。[12]

　　基因研究也發現,在 TERT 區域的基因變化,包括單核苷酸多型性(每個人之間的基因微小差異)、或表觀遺傳學修飾(基因受到後天調控表現、或不表現),同時和痣的數目與阿茲海默症都有關。[13,14]

　　多麼意外,只是看個痣,也能看出大腦老化!

✒ 05 皮膚反映生活型態

Sharon 是公司經理，來到診間時，我發現她的魚尾紋從眼尾延伸到髮際，範圍極大且嚴重，兩頰還有明顯的肝斑。我猜她年紀是 65 歲，沒想到一看病歷，只有 50 歲。

考量到抽菸是造成皮膚老化的頭號戰犯，特別是這種大面積的皺紋，因此，我首先問她：「妳是否有抽菸呢？」

她說：「沒有。」

我再問：「妳睡得好嗎？」

她說：「睡得好啊！每晚睡 6 至 7 小時。」

我再問她：「常吃甜食嗎？」

她說：「沒在吃甜食，因為我平常根本不愛吃東西，偶爾和同事聚餐，才吃多些。」

根據她的飲食習慣，我推估熱量每天僅在 500 大卡左右。這時我聞到她強烈的口臭，頓時我明瞭：她不只胃口差，恐怕腸胃本身也不好。

接著，我問：「妳是否有眼睛問題？」

果然她說：「很畏光，常滑手機到半夜，結果眼睛容易乾澀，都瞇瞇眼看。」顯然，這助長了魚尾紋。

她問我：「為何我左邊皺紋比右邊更嚴重？」

我反問：「妳是否睡覺靠左側躺？」

她訝異地說：「你怎麼知道！」

我回應：「權威的《美容外科期刊》（Aesthetic Surgery Journal）研究指出，皺紋除了源於臉部表情，也受到睡眠姿勢產生的物理性壓迫影響，習慣性左側躺時，左臉會受到較多壓迫、張力、剪力，在額頭、下眼皮、嘴旁、下臉，產生更多縱向的皺紋！」[15]

我指著她的眼皮，繼續說：「妳眼皮上還有許多病毒疣，最大的還遮住妳的視線，反映妳的免疫力可能有下降喔！營養不足、加上營養失衡，必然呈現在皮膚提早老化、並且容易感染。愛美的妳，首先要確認自己是否吃好、吃對。」

皮膚能反映當事者生活型態，包括：飲食營養、睡眠姿勢、3C 使用習慣、眼睛問題、免疫力，甚至精神壓力、睡眠品質等，都是本書深入探討的主題。飲食營養對於皮膚健康十分關鍵，將在下一章先行說明。

06 每個人都要對皮膚診療多省思

一位 48 歲女性患者 Angela 來到診間，她的手臂、胸部、腹部、臀部、大腿在下午 2 點突然冒出許多紅色的膨疹。她拚命抓癢，卻愈抓愈癢、病灶範圍變得更大。

我解釋：「這是急性蕁麻疹，是皮膚過敏導致。這一兩天有沒有吃到可能過敏的食物呢？包括：海鮮蝦蟹類、油炸食品、加工食物、花生等？」

她說：「中午 12 點左右吃，中餐有吃蝦子。」

我推測她吃到過敏原 2 小時後，就發作了蕁麻疹。

她接著說：「我以前從來都沒有過敏啊！我以前吃蝦子都沒事，為什麼現在你告訴我吃蝦子過敏？我怎麼可能有過敏？」

我解釋：「可能身體狀況有變化，最近在換季，也會影響免疫系統，過敏的機會比平常高。你可以多注意生活作息、睡眠、壓力、吃的東西……」

「我生活作息正常、睡眠正常、沒有壓力、吃的東西也全部都沒變啊！」

我不禁懷疑她講話的真實性！

我回應：「若你真的想了解蕁麻疹的病因，可以去做詳細的過敏原檢查以及全身健檢。」

話還沒講完，這位患者已經悻悻然地離開診間。

這位患者哪在意蕁麻疹的真正病因？她只是很不爽，為什麼自己「竟然」會長疹子，醫生憑什麼「怪她」過敏？她不認為自己有什麼地方需要改變，一定是醫生看錯、診斷錯、治療錯、病因也搞錯。「我」怎麼可能過敏？這反映了極度的自戀，為了反對而反對，搞不好還有對立反抗症。

許多患者皮膚症狀反覆發作，儘管吃藥好了些，還是會抱怨：「為何不吃藥總是再次發作？」他們往往有「四怪」心理：

● 怪基因：「為什麼別人都不會，只有我會？」
● 怪老天：「怎麼可能會發作，明明我以前都不會啊！」
● 怪天氣：「為什麼每次一變天，我就發作？」
● 怪醫生：「為什麼看過一次診，還沒把我醫好？」

其實，皮膚症狀就像火災警報，患者只想把火災警報器關掉，耳根清靜，眼不見為淨。但皮膚症狀是十分寶貴的疾病線索，反應免疫與其他系統失調的嚴重度。

接下來，我分享我是如何面對皮膚症狀的。

某天早上，我坐捷運時感到左腳背很癢，非常想抓癢。我馬上想到

原因：早餐吃到蛋餅，小麥是我的過敏原（指數正常偏高）。而且，當天我穿比較緊的襪子，快步走了一段路，對皮膚有壓迫與摩擦。

　　許多患者沒有思考病因的習慣，一味抓到爽、抓到破皮、抓成溼疹。自己到藥房買藥擦不好，長期靠吃類固醇壓制症狀，卻持續地吃麵包、麵條、饅頭、餅乾、饅頭等小麥製品，這可能正是他的嚴重過敏原！而女性經前症候群、高血糖、壓力、失眠等狀況都可能加劇皮膚過敏，患者仍然在怪醫生：「為何醫生都沒把我的溼疹給醫好！」

　　在美容醫學領域，同樣面對療效的瓶頸。儘管雷射脈衝光、音波電波治療、注射肉毒桿菌或填充劑等微整形療法發展地相當成熟，但面對以下困難：

1. 為何某些人療效有限、甚至很差？
2. 治療是改善了，過了沒多久，黑斑、皺紋、凹陷或鬆弛又出現了。
3. 某些人接受雷射治療，容易皮膚反黑或反白。
4. 為何某些人就是容易出現副作用？

　　這都牽涉到，是否從本質上思考患者皮膚症狀的根本原因，並給予整體性的治療策略。並且，許多時候都在面對皮膚已經「提早老化」的事實。

　　我常覺得，年齡就像退潮的海平面，可能顯露出一大塊、又一大塊的礁岩，他們就像五花八門的皮膚症狀，最後乾涸見底，顯露出嚴重的身體疾病。

　　在本書中，我們將深度地來思考皮膚症狀的根本原因，並且開始行動，同時延緩皮膚與身體的老化。

❧ 07 每個人都要對美容醫學的省思

王爾德（Oscar Wilde，1854 － 1900 年）名劇《格雷的畫像》（The picture of Dorian Gray）中，浪蕩子格雷請人幫年輕正盛的自己畫了油畫肖像，愈看愈喜歡，但又害怕自己一年一年過去，外貌將會老去，油畫反而會成為嚴厲的諷刺與提醒。他想到跟魔鬼打交道，讓油畫中的自己當替身，讓油畫中的自己變老，而真實生活中的自己則從此不老。

果然，他持續過著糜爛的享樂生活。結果，他看到油畫中的自己變得愈來愈老、愈來愈醜陋，最後，連他自己都看不下去了！

這齣劇獨具慧眼地預言了醫美時代的真相，隨著醫美儀器手術的高度進展，能夠維持年輕外貌已經不是夢，讓年齡停駐個 10 年、20 年，就像格雷的油畫肖像一樣完美。

然而，「內在老化」的步調，何曾停止過一秒鐘？患者看起來是比去年更年輕了，但實際身體狀況卻變得更差了。若不思調整生活型態、重視飲食營養、改善體質弱點，只活在「外在年輕」的夢幻中，將加速消耗已然老化的身體，等到「壓死駱駝的最後一根稻草」出現，外貌、健康與生命，終將一起失去。

與此相反，一位 80 歲的郝伯伯來到診間，接受脈衝光治療來改善老人斑。他如此神采奕奕，讓我不禁好奇地詢問：「男人來接受醫美治療的相對較少，到了您這年紀還來的，已是鳳毛麟角，這年紀還像您這樣容光煥發，那真是絕無僅有了！可以請教您是否有什麼養生祕訣？」

他很爽朗地對我說：「我從 40 歲開始，每天早上都做瑜伽一小時，心情保持愉快，遇到壓力想得開，晚上 10 點半睡覺、從來不熬夜，到現在沒有任何三高慢性病。我來接受醫美治療，讓我在做生意時（哇，現在還沒退休），感覺神清氣爽、有精神，我喜歡這種感覺！」

在郝伯伯身上，我見證了抗老化美容醫學的智慧！

PART 2

皮膚症狀的關鍵病因

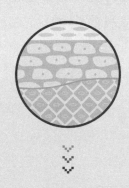

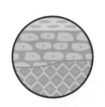

>>> CHAPTER **3**

錯誤飲食
對皮膚的影響

〰 01 長痘痘的終極原因

世界上，每天都有數億大人與青少年，一邊照著鏡子，一邊自言自語：「為什麼又冒 1 顆痘痘出來？」

他們有些看了醫生，認真地吃了、擦了抗痘藥物好幾個月，總向醫生抱怨：「為什麼我照你開的藥吃了好幾個月，今天早上又冒 1 顆痘痘出來？」

痘痘像是打不完的蟑螂，從青少年一路打到更年期，甚至不乏更年期之後，還繼續長痤瘡。

流行病學調查顯示，在青少年族群中，高達 79% 到 95% 都長痤瘡，25 歲以上有 40% 到 54% 仍有不同程度的痤瘡，到中年還在長痤瘡的成年人，女性佔 12%，男性佔 3%。[1]

然而，地球上有兩個地方，那裡的村民是不長痘痘的，痤瘡在那裡列為罕見疾病，就像漸凍人一樣稀罕。你一定很好奇，究竟是哪裡？

答案：新幾內亞的基塔瓦島（Kitavan）島民，以及巴拉圭的阿契族（Aché）獵人。

在 843 天，也就是將近兩年半的研究追蹤當中，1200 位 Kitavan 島民無一長痘痘，115 位阿契族獵人也無一長痘痘。[1]

他們是怎麼辦到的？

考量到狩獵社會與工業社會最大的生活型態差異，莫過於前者飲食都是未被精製或加工的全食物，後者為含有大量精製碳水化合物的西式飲食。非常有可能的機轉是，前者為低升糖負擔飲食（low glycemic load diet），較不會引發高胰島素血症（hyperinsulinemia），後者為高升糖負擔飲食（高糖飲食），引起高胰島素血症，會導致一連串的荷爾蒙變化，最終導致痤瘡。[1]

❧ 02 高糖的皮膚危害

▌高糖與痤瘡

Roger 是一位 40 歲男性工程師，問我：「為什麼這兩天又長痘痘？」

他困擾於臉上囊腫型痤瘡，多年來四處求診。最近一年來痘痘特別嚴重，一問他晚上只睡 4 個小時，每天又抽 3 包菸，都是誘發痤瘡重要因素。菸戒不掉，但夜眠調整睡 7 小時後，其實，痘痘已有大幅減少。

我問：「這兩天生活或飲食上有什麼變化嗎？」

他心虛地說：「我……這兩天嗑掉 3 盒月餅，有影響嗎？」

我說：「這可有影響喔！」

就我自己來說，自從開始低糖的飲食習慣後，只在偶爾睡眠不足時，冒出一顆痘痘。但有次在中秋節過後，下巴、背部痘痘成群結隊。我了然於胸，正和 Roger 一樣，在中秋節吃多了月餅。月餅是典型高糖、高油、高熱量食物。

　　一顆港式雙黃月餅就有 790 大卡，相當於 2.8 碗飯。許多女生怕熱量高會胖，不吃飯，結果月餅一顆圇圇下肚，就立馬吃了 2.8 碗飯。這是什麼概念？ 60 公斤的成人需要慢跑 133 分鐘才能消耗掉。

　　廣式核桃棗泥、棗泥蛋黃酥都是 420 大卡，相當於 1 碗半的飯，需要慢跑 70 分鐘。

　　熱量「較低」的月餅，如綠豆椪為 320 大卡，相當於 1.1 碗飯，慢跑 53 分鐘才能消耗。如果知道你會願意吃嗎？而鳳梨酥 320 大卡，相當於 1.1 碗飯，慢跑也需要 38 分鐘。

　　許多人平常不長痘痘，過了中秋節就狂長。吃的時候心裡幸福，但你有聽到皮膚的哀嚎嗎？

　　含糖飲料更是不遑多讓。世界衛生組織（WHO）在 2015 年公布「成人與兒童糖分攝取指引」，建議糖攝取量應低於每日總熱量（一般為 1800 大卡）的 5%，也就是 90 大卡，相當於 22.5 公克的糖，以每顆方糖含 5 公克糖來計算，每人每天極限約 4.5 顆方糖。於下方表 3-1 整理出市售含糖飲料含糖量與方糖數。

表 3-1 　市售含糖飲料含糖量與方糖數

飲料名稱	容量（c.c.）	甜度	含糖量（g）	等於幾顆方糖
珍珠布丁奶茶	700	全糖	90	18
百香果汁	500	全糖	80	16
珍珠奶茶	700	全糖	70	12
烏龍茶	700	全糖	55	11
檸檬汁	500	微糖	25	5

連「微糖」的 500 c.c. 檸檬汁一杯，對於成人來說，糖分都爆表，更何況是對兒童？

為什麼吃糖容易長痤瘡呢？

近年研究證實，高升糖指數／負擔飲食（high GI/GL diet）會引發高胰島素血症，類胰島素生長因子（Insulin-like growth factor-1, IGF-1）增加，類胰島素生長因子結合蛋白（Insulin-like growth factor-binding protein 3, IGFBP-3）活性降低，導致類胰島素生長因子的生物活性更加提高，刺激痤瘡形成，機轉包括：角質細胞增生、皮脂細胞增生、脂肪形成。[2,3]

再者，胰島素和類胰島素生長因子都會增加性荷爾蒙（雄性素）、腎上腺荷爾蒙的合成，降低肝臟製造性荷爾蒙結合蛋白（SHBG），將雄性素受體去抑制化，活化並增加雄性素的生物利用率。雄性素增加皮脂製造，並促進痤瘡病理機轉。[2,3]

此外，類胰島素生長因子結合蛋白會強效地促進角質細胞（Corneocytes）、以及角質形成細胞（Keratinocytes）的凋亡。當高糖導致它活性降低時，皮膚將過度角質化，促成痤瘡產生。[4]

含糖飲料的陷阱

家人買了茶飲店的水果茶，有百香果、柳橙、蘋果在橘色的果汁中飄浮著，加上外裝，相當賞心悅目。當我插入吸管，用力一吸，心裡大叫：「天哪！怎麼會買全糖的呢？不知道這會長痘痘嗎？」

已經減糖、甚至斷糖的我，對於這類全糖飲料，真的難以忍受。當我仔細看飲料瓶上的標示，就更傻眼了：「去冰，1/3 糖。」

沒錯，家人已經細心為我做了「健康選擇」，然而敵不過業者的商業頭腦。董氏基金會調查市售含糖飲料，發現一杯 500 c.c. 的百香果汁中，全糖為 75 公克糖，為 16 顆方糖的量；所謂「半糖」竟也是 70 公克糖，並非一半的糖。「3 分糖」為 51 公克，超過 10 顆方糖的量。看似健康地選擇「半糖」、「3 分糖」，吃下去的糖其實是半斤八兩。酸口味的飲料也沒有比較健康，加糖量還是一般飲料的 3 倍，因為需要用糖壓住酸味。這是含糖飲料的陷阱，愛吃糖的您，真的只能自求多福了。

痤瘡患者進診間時，手上常握著含糖飲料，上面標著「全糖」、或「半糖」，真可說是「人贓俱獲」！YES，痤瘡的犯案工具，就在您的手上。

▊ 高糖與溼疹

Jane 胸口一塊溼疹多年，反覆發作沒好過，來診間時，我問：「是否常吃含糖食物？」

她說：「沒有啊！我可沒喝含糖飲料，而且，每天早上我都點很健康的豆漿來喝！」

我問：「妳有注意過，早餐店的豆漿怎麼做的嗎？」

低頭族的她，點了餐就低頭追劇，果然都沒注意豆漿怎樣到她手上。

隔一天她仔細看，發現老闆娘在飲料杯中先加進 3 大匙的白砂糖，再舀進白豆漿。她想到，自己根本不可能直接吃 3 大匙的白砂糖，可是他們卻藏在豆漿的「健康」外表底下，通通進入自己的肚子！

後來，我建議她堅持喝「無糖」豆漿。三天後，她的溼疹自然消退了一半。

糖分對皮膚免疫有直接的衝擊。動物實驗發現含高糖的西式飲食，顯著增加皮膚炎的發生率，且年紀愈大、女性都增加其頻率。促發炎激素如第十七、二型介白素等的基因表現增加，機轉牽涉到與膽酸（Bile acid）受體相關的搔癢、角質形成細胞增生、代謝與發炎。[5]

荷蘭鹿特丹橫斷面研究中，4300 多位受試者有 14.5% 具有脂漏性皮膚炎，西式飲食分數較高者比起較低者，前者罹患脂漏性皮膚炎風險增加了 47%，但若水果攝取量較高者比起較低者，風險反而降低 25%。脂漏性皮膚炎是慢性發炎疾病，西式飲食的促發炎效應是重要原因。[6]

英國倫敦一項世代研究發現到：媽媽在懷孕期間攝取額外糖分（添加糖，非食物原有的糖），孩子到了 7 到 9 歲，明顯容易過敏，相較於攝取較少糖的孕婦，攝取較多的罹患過敏疾病（包括：溼疹、過敏性鼻炎、氣喘）、氣喘的風險較高，勝算比分別為 1.38 和 2.01，此結果已控制了多項干擾因子。甚至孩子在同年早期是否攝取較多糖分，並不影響結果。[7]

Anne 是一位含糖飲料店的女老闆，今年 45 歲，指著她兩側大腿上的大面積溼疹，對我說：「我已經看了十年都沒好！」

我也注意到她大腿、小腿上有深淺不一、大蛇小蛇一般的靜脈曲張，也有些瘀青的斑塊，代表撞擊容易局部血腫。

她常需要試喝新口味含糖飲品，而且每天賣不完的飲料，節儉的她不想浪費，整桶留下來當水喝。她小時就嚮往長大以後，每天都能喝甜甜的飲料，這下可真如願了！

我解釋：「妳的溼疹、靜脈曲張、瘀青，都和糖分有關喔！糖分不只助長免疫系統過敏與發炎，也加速膠原蛋白的破壞，導致靜脈與小血管都容易受損並且老化……」

她有點生氣地回應：「照你這樣講，這樣全國飲料店不就倒光光？」

我是不希望這種事發生，畢竟大家都要討生活。所以，我們就勇敢地繼續喝下去吧！她還準備把店面騎樓租給鹹酥雞攤販，剛好隔壁又是一家診所，「含糖飲料店——鹹酥雞攤——診所」的組合，真是一條強大的「生病產業鏈」啊！

高糖與皮膚感染

Allen 是 45 歲的金融業小主管，當兵時頻繁流汗、又沒按時洗衣，很快就被傳染到股癬，但這十多年沒再發作。前陣子中秋節，他吃完客戶送的 4 顆蛋黃酥，胯下竟又開始長出圓圈狀、搔癢的紅色板塊，我診斷他股癬復發。

皮膚感染症，也和糖分有關嗎？

《美國國家科學院院刊》（Proceedings of the National Academy of Sciences）研究發現：比起攝取高纖飲食的老鼠，攝取高糖西式飲食的老鼠有較高的發炎狀態，包括代謝性發炎（Metaflammation），在細菌內毒素脂多醣（Lipopolysaccharide, LPS）引起的敗血症時，有較多中性球且型態老化，有較高的嚴重度以及致死率。此並未透過改變微生物菌叢的機轉，顯示飲食可能直接改變了先天免疫系統。西式飲食改變了平時的免疫狀態，以及面對細菌性敗血症的急性反應，和更嚴重病程與較差預後有關。[8]

高糖或高升糖食物，一方面促進發炎，更容易出現溼疹；另一方面降低免疫力，更容易得到皮膚感染症。

高糖與皮膚老化

愛美族請小心，夏天喝珍珠奶茶，可能導致嘴脣周圍出現「陽婆婆

紋」。這是為什麼呢？

　　長期用力吸吮，過度使用口輪匝肌與周邊皮膚，加上含糖飲料加速膠原蛋白流失，導致皺紋形成。由於與口輪匝肌的肌肉方向垂直，稱為「陽婆婆紋」。

　　加州大學舊金山分校醫學院研究團隊，針對 5000 多名美國健康成年人，進行各類含糖飲料攝取習慣調查，並檢測當事者白血球端粒長度，這是老化的生理指標。

　　分析發現，美國成人每天喝 1.5 份的含糖碳酸飲料，一份為 8 盎司（約 226.8 公克），已超過美國心臟醫學會建議的添加糖攝取上限。[9] 攝取愈多份含糖碳酸飲料，端粒長度愈短。每天多喝一份含糖碳酸飲料，就老了 1.9 歲，以此類推。然而，市售一杯含糖碳酸飲料為 20 盎司（約 567 公克），或 570c.c.，每天喝將提早老化 4.6 歲！ 2 成以上民眾每天喝超過這個量。[10]

　　含糖碳酸飲料的危害相當於抽菸，因為抽菸縮短端粒長度，是讓你老了 4.6 歲。[11]

　　此外，含糖非碳酸飲料與端粒縮短無關，因為喝含糖非碳酸飲料的族群，平均每天喝 0.3 份，遠低於喝含糖碳酸飲料的 1.5 份，最可能是因為前者糖分較低，而不產生端粒縮短效應。研究也發現喝 100% 純果汁，和端粒延長有邊緣性的相關。果汁中的植化素與營養素帶來好處，但液體中的糖分仍可能有其壞處，而抵消部分好處。[10]

　　含糖飲料造成老化，是透過兩大機轉：一是高血糖造成新陳代謝異常，二是糖分直接摧毀細胞結構。

　　喝含糖飲料造成空腹血糖過高，以及胰島素阻抗，又會增加全身性發炎，以及氧化壓力（自由基），以上都會導致細胞端粒耗損。若又形

成心血管代謝疾病,將惡化細胞端粒耗損,大大加速老化進程。[9,10,12]

再者,葡萄糖、乳糖、或果糖等還原糖進入身體後,會和胺基酸、核苷酸或脂肪酸,導致以上分子糖化,形成糖化終產物(Advanced glycation end products, AGEs)。「AGE」在英文中是年齡的意思,相當有意思地說明:「糖化終產物=老化」(AGE-ing),簡稱「糖老化」,令人想起「『糖老』鴨(呀)」![13]

健康檢查項目、以及糖尿病例行檢查包括了「糖化血色素」(HbA1c),指的就是血紅素糖化的比例,也是其他組織糖化的參考指標。當血糖過高,相當比例的血色素也被糖化,影響其功能。糖化終產物在各種組織都大量產生,導致糖尿病患者加速老化與多重器官病變。

糖化的化學反應,稱為梅納反應(Maillard reaction),是不牽涉酵素的、慢速的化學反應,讓還原糖上的羰基和蛋白質上的一級胺基結合,需要花費數天至數週。[14]還好,細胞也存在一套乙二醛酶解毒系統(Glyoxalase system),包含 GLO-1 和 GLO-2,可以減少糖化終產物的產生。[15,16]

糖化終產物若累積,可導致以下生理組織危害:

● 有些糖化終產物會讓鄰近的蛋白質產生異常交聯,讓原來有彈性的組織變得僵硬。
● 有些不會產生交聯的糖化終產物,繼續糖化蛋白質並改變其功能。
● 已經糖化的蛋白,或小型糖化胜肽,會和糖化終產物受器(Receptor for AGE, RAGE)結合,參與發炎反應。
● 增加氧化壓力,而造成組織危害與老化。[17]

　　真皮組織正是對糖化反應的重災區，因為膠原蛋白、彈力蛋白是存活較久的蛋白質，胺基與葡萄糖或果糖產生糖化反應，導致兩股膠原蛋白異常交聯，彈力蛋白變性，且不易修復，其結果就是真皮硬化、彈性減少、更多紫外線引起活性氧的製造。[16,18]

　　研究也發現，糖化終產物會刺激黑色素細胞上的受器（RAGE），刺激製造黑色素。此外，在紫外線照射下，角質細胞也會釋出糖化終產物，加速黑色素形成，以及光老化。[19] 由於糖化終產物會持續在身體累積，年紀增加又使腎臟排毒功能減弱，老年人即使吃進較少糖化終產物，血液中的濃度卻高，可能和老化疾病有關。[20]

　　糖化終產物加速全身老化，也和動脈硬化、慢性腎衰竭、糖尿病、慢性阻塞性肺病、卵巢老化、阿茲海默症、癌症有關。[13,14,18,21]

　　事實上，食物中就含有糖化終產物，烹煮過程產生的褐色物質，多出現在：[22]

● 富含糖分、蛋白質或油脂的食物
● 高溫烹調，特別是超過攝氏 120 度
● 乾烤：比水煮產生更多糖化終產物
● 燒烤、炭烤、油炸：比水煮、燉燜產生更多糖化終產物

　　短時間的高溫烹調，比長時間低溫烹調產生的糖化終產物更多。雞胸肉烤 15 分鐘所產生的糖化終產物，竟是水煮 1 小時的 5 倍！[22] 透過測量皮膚螢光反應，可得知皮膚糖化終產物嚴重度，更成為得知其他身體組織糖化與老化程度的黃金標準。[23]

🌀 03 高油的皮膚危害

▌高油與乾癬

　　德國萊比錫大學醫院的皮膚學、性病學與過敏學科團隊分析發現，飲食中的飽和脂肪，是惡化皮膚發炎的關鍵因素，且和患者本身的脂肪量、脂肪細胞激素濃度、葡萄糖代謝等因素無關。

　　他們針對一群乾癬患者進行關聯性研究，發現血液游離脂肪酸濃度是影響疾病嚴重度的唯一肥胖相關因子。同時，在老鼠實驗中，即使是健康的瘦老鼠，讓血液游離脂肪酸濃度增加，就可以誘導發炎性乾癬病灶的出現。

　　他們也發現，飽和脂肪酸可以讓骨髓細胞敏感化，受到促發炎刺激時，增加身體的發炎反應，導致角質細胞的過度活化，產生乾癬病灶。在該老鼠實驗中，僅僅減少飽和脂肪酸攝取，就能改善胖老鼠的乾癬病灶。[24]

　　飽和脂肪酸的常見來源包括：紅肉中的動物油、乳製品中的奶油（牛油）、椰子油，在室溫下凝固，多屬促發炎的油類，難怪會惡化皮膚發炎。

　　相反地，ω-3 多元不飽和脂肪酸，來源是深海魚肉、亞麻仁籽，在室溫下呈液態，為抗發炎的油類，反而能改善皮膚發炎。ω-6 多元不飽和脂肪酸基本上也屬發炎性的油類，需與抗發炎的 ω-3 保持平衡，最健康的 ω-6 ／ ω-3 比例為 3 ～ 4。

　　波蘭研究團隊一項針對乾癬患者與健康對照組的血液脂肪酸分析發現，在非肥胖的乾癬患者中，皮膚症狀愈嚴重，血液中 DHA、ω-3 多元不飽和脂肪酸（PUFA）濃度就愈低，單元不飽和脂肪酸（MUFA）比例就愈高。而且飽和脂肪酸／不飽和脂肪酸比例愈高，罹患乾癬的時間就愈久。[25]

▌高油與感染

高油促進了花生四烯酸、前列腺素 E2（Prostaglandin E2, PGE2）的製造，皆具促發炎效果，增進第十七型介白素製造，活化巨噬細胞與其他發炎路徑。高油還改變了免疫細胞膜的脂肪組成，危害了免疫功能。[26]

富含高飽和脂肪的西式飲食能導致先天免疫系統發炎，這乃是透過活化巨噬細胞、樹突細胞、中性球上的第四型類鐸受體（Toll-like receptor 4, TLR4），激活發炎訊息傳導、製造更多發炎介質。[27] 由於第四型類鐸受體是免疫細胞用來感知細菌，飽和脂肪和細菌內毒素成分類似，可導致免疫細胞錯誤地攻擊飽和脂肪而非細菌。[26]

飽和脂肪也導致腸胃黏膜發炎以及異常滲漏，有害物質從腸道移行到血流中，導致免疫失調，降低殺菌力。果然，人體實驗也發現：打進飽和脂肪可以在數小時內，直接造成細菌內毒素（LPS）的移位。[26]

與此同時，高脂飲食抑制了後天免疫系統，透過增加氧化壓力，危害了 T 細胞與 B 細胞的增生與成熟過程，促使 B 細胞凋亡與免疫低下。因此，高油導致慢性發炎，又降低對抗病原體的免疫力。[27]

▌高油與痤瘡、表皮囊腫、脂漏性皮膚炎

某個夏天假日晚上，我一摸頭髮超油。我已經許久不會如此，當天不熱，冷氣也吹得涼。

原來，我傍晚到百貨公司美食街，吃了一客 7 分熟 12 盎司沙朗牛排。關鍵就是紅肉中的動物性飽和脂肪。回想大學時期，我常吃牛肉麵，頭髮頭皮總是油。頭髮一開始油，不自覺摸到後腦勺也長起痘痘了！痤瘡、表皮囊腫、脂漏性皮膚炎等常見皮膚疾病，都肇因於皮脂腺過度出油。

Stella 是 35 歲女性，抱怨五年前生完小孩之後，頭皮就開始容易出

油，奇癢難耐，伴隨大量頭皮屑。她即使每天洗頭也是如此，用過多種護髮產品，看過許多醫師，診斷有脂漏性皮膚炎，用藥部分改善，停藥後馬上復發。

她哀怨地問我：「到底頭皮出油根本的原因在哪裡？我不想為了這個問題，一直看病下去！」

當時是十二月，天氣明顯轉冷，我追問她的飲食習慣，她坦承：「我超級喜歡吃火鍋的，每兩天就吃一次火鍋，像是羊肉爐、麻辣鍋、薑母鴨，特別愛喝火鍋湯，一次喝快 10 碗。」

火鍋湯除了高鹽之外，就是高油了，不只是浮在湯上，還有在湯裡潛水的油，這些動物性飽和脂肪往往來自牛肉、羊肉、豬肉，而加工製品中的發炎性脂肪（ω-6 不飽和脂肪）、反式脂肪、糖分也溶到湯裡，讓皮脂腺樂不可支，趕緊製造大量皮脂來報答主人恩情，皮膚上的皮屑芽孢菌（Pityrosporum ovale, or Malassezia furfur）看到皮脂也吃到飽，大量繁殖，造成了脂漏性皮膚炎。

她還愛吃巧克力、油炸食物，長期便祕，是「無肉不歡族」之外，很少吃蔬果，之前就很容易冒痘，部位包括頭皮、下巴、後頸、胸口、乳房，跟異常出油關係密切。臉上還有多處淡黃色丘疹，診斷是皮脂腺增生。她長期吃大量豬肉，還只吃肥肉、不吃瘦肉，覺得「超療癒」，這代表她可能不自覺吃高油食物來紓壓。

她還有過敏體質，有氣喘、過敏性鼻炎、手部溼疹等狀況，脂漏性皮膚炎也就如影隨形了。

Bill 是 60 歲的男性，在左顴骨靠近眼睛的地方，這兩天突然長出一大顆腫包，有 1 公分那麼大，診斷為表皮囊腫。他說平常皮膚就容易出油，這兩天還吃完一大包花生，以前只要吃花生，總是長這種腫包。

為什麼呢？花生富含花生四烯酸，這是促發炎的 ω-6 不飽和脂肪酸，除了增加皮脂腺分泌，還讓皮膚發炎，容易形成發炎性的表皮囊腫。

▌ 高油與皮膚癌

在澳洲昆士蘭進行的一項為期十年的社區研究中，追蹤 1000 餘名成年人的飲食習慣，以及皮膚癌的發生，包括：基底細胞癌、鱗狀上皮細胞癌。

研究並未發現整體脂肪攝取量與皮膚癌有關係，卻發現到，曾有過皮膚癌的族群，整體脂肪攝取量愈多，其鱗狀上皮細胞癌的數量愈多，攝取最多的分組比起最少的，增加了 142% 的危險性。[28]

原因可能是當中的 ω-6 不飽和脂肪酸攝取過多，會增強紫外線對於皮膚的致癌反應，並增加促發炎、以及免疫抑制的前列腺素 E2，而增加皮膚癌的風險。

相反地，若提升 ω-3 脂肪酸的量，能抑制紫外線對於皮膚的致癌反應，減少前列腺素 E2，產生皮膚光保護作用。[29]

04 化學添加物的皮膚危害

日本長崎大學醫院發表在《兒科學》（Pediatrics）的案例報告提到，一名 14 歲的少女在過去四個月中，不明原因地發作了 4 次的嚴重過敏，症狀包括蕁麻疹、臉部血管性水腫與呼吸困難，需要肌肉注射腎上腺素來改善。以往具有過敏性鼻炎，以及一次不明原因的蕁麻疹。

起初，醫師以為是她吃了披薩或漢堡，接觸到小麥、麩質（gluten）、乳酪而導致過敏，但檢測 IgE 與進行食物挑戰測試，結果都是陰性。醫

師逐漸懷疑到她在超過四小時前所吃的冰棒或拿鐵奶昔，先進行了食物過敏原檢測，蛋、奶、番茄、明膠等成分也是陰性，最後發現這些食物共通的成分，就是羧甲基纖維素鈉（Carboxymethylcellulose sodium, CMC-Na），這是一種增稠劑，果然，刺膚測試顯示為陽性。

研究團隊還聯繫廠商，特製了不含羧甲基纖維素鈉的冰棒，進行食物挑戰測試，結果並未引起少女的過敏。她持續攝食避免含羧甲基纖維素鈉的食品，過敏維持了六個月不再發作，直到第 5 次過敏發作，當時她誤吃了麵條，當中正含有羧甲基纖維素鈉！[30]

除了反芻動物，哺乳類已經失去了纖維素的消化酵素，纖維素或羧甲基纖維素鈉，無法從腸道吸收而會排除體外。但研究仍發現，人類左側大腸具有可消化纖維素的菌叢，小分子的纖維素仍可能被分解，而吸收到血流中，導致特定體質者產生全身性的過敏反應。延遲性發作的原因，推測是口服纖維素後，需要兩小時抵達大腸，且菌叢將大分子纖維素分解為更小分子需要時間。

研究團隊建議：醫師應透徹檢查患者的飲食史，調查可疑食物以及內含的羧甲基纖維素鈉。當不同食物反覆引發過敏，就是重要線索，可能當中所含共同的食品添加物引發了過敏！[30]

食品添加物確實可能引起兩種不良反應：一種是免疫性的，包括立即或延遲過敏反應（Hypersensitivity）；另一種是非免疫性的，即不耐受反應（Intolerance）。多半相當輕微，且以皮膚症狀為主，少見全身性過敏反應。研究發現，食品添加物引起過敏反應的盛行率是 0.01 ～ 0.23%，其實相當低，但在過敏族群可達 2 ～ 7%。[31]

有趣的是，患者或家長觀察此比例為 7.4%，有可能太少被醫師診斷出來，畢竟需要十分謹慎地詢問飲食史。目前最有效的治療就是：迴避食品添加物。[31]

05 乳製品的皮膚危害

▌牛奶、乳製品與痤瘡

有次農曆小年夜，我鼻上突然長了腫痘，而且舌頭痛。奇怪，什麼原因？

回想前一天，朋友請我喝珍珠鮮奶茶，3 分糖。十分不巧，吃飯時雞骨頭卡在牙齒中間，我想用舌頭撥出來，反倒刮傷了舌頭，3 分糖還讓我發炎厲害，到了晚上，舌頭痛不堪言，難以下嚥。

大年初一早上，我發現人中又長了一顆痛痘。前一天並沒有喝牛奶啊？！

後來，我才想到親戚在除夕夜帶了珍藏的「奶酒」回來，大家喝得盡興。

到了大年初二，人中痘不僅沒消，鼻子上又多了另一顆腫痘。我大年初一也沒喝牛奶，可是我喝了親友請客的大杯拿鐵咖啡，裡面是加牛奶的。

大年初三，我臉上鼻旁黑頭粉刺突然大了起來，不得不擠掉它。因為我大年初二時，喝了含牛奶的抹茶奶綠……

整個過年痛苦不堪，真是「奶」影幢幢！了解到是吃東吃西導致，還希望過年趕快結束。

青春期時，爸媽希望我多喝牛奶，能夠長高，加上家族遺傳，整個臉爆痘，至今留下月球表面隕石撞擊般的坑疤。離開了青春期，我已少長痘，再次長痘時，總不出兩個原因：一是睡眠不足，二是喝牛奶。

許多患者都和我有類似的經驗：

Nicole 是 35 歲的女性上班族，鼻子大、整個鼻子的毛孔多又大，布

滿黑頭粉刺像草莓一樣，抱怨之前痤瘡治療效果差。我追問才發現，她每天都喝一杯鮮奶，常額外喝鮮奶茶，雖然都點「無糖」。

Kent 是 26 歲男性上班族，平常很少長痘，最近這兩週人中卻長兩顆痘痘。他否認睡眠、壓力、食物的改變。我特別問他：「有無喝牛奶？」他否認。再問：「有無接觸乳製品？」

他恍然大悟地說：「這兩週開始，我早上都喝一罐優酪乳，一罐大概 500c.c.。」

儘管優酪乳好處多，但畢竟也是乳製品，還需要小心添加糖、色素、香料的問題。

究竟攝食乳製品是否與痤瘡有關？

哈佛公共衛生學院分析「護士健康研究第二波」中，回溯 4 萬 7000 多位女性的資料發現，攝取乳製品較多的比起較少的人，長痤瘡的機會增加了 22%。其中，攝取全脂乳者增加 12%，低脂乳增加 16%，脫脂乳增加 44%。且日常生活攝食即溶早餐飲品、雪酪、茅屋起司、奶油起司，都和長痤瘡有關。研究團隊推斷，可能是因為「牛」奶中的荷爾蒙與生物活性物質，讓「人」長了痤瘡。[32]

牛奶（包含乳糖）產生類似高升糖指數碳水化合物的效應，胰島素、第一型類胰島素生長因子 IGF-1 增加，類胰島素生長因子結合蛋白 IGFBP-3 減少。再者，牛奶中的 20% 正是由乳清蛋白構成，乳清蛋白主要由支鍊胺基酸（Branched chain amino acids, BCAAs） 組成，會增加類胰島素生長因子、刺激胰島素過度分泌，導致角質細胞過度生長、皮脂腺分泌油脂、雄性素活性增加，導致粉刺與痤瘡形成。

此外，牛奶還含有牛類胰島素生長因子 IGF-1，一樣會結合到人類的受體上，促進粉刺形成、皮脂腺脂肪生成、毛囊發炎、以及刺激雄性

素。牛奶還含有高活性的雙氫睪固酮（Dihydrotestosterone, DHT）前驅物，包括：胎盤源黃體酮、5α-pregnanedione, 5α-androstanedione；以及六種和痤瘡相關的生長因子：轉化生長因子（TGF）、類胰島素生長因子（IGF-I , -II）、血小板源生長因子、纖維生長因子（FGF-1, -2）等，都會刺激痤瘡形成。[33,34]

Dylan 是 35 歲男性工程師，苦惱於耳朵前方的疼痛粉瘤，經藥物與注射治療，仍反覆發作。我追根究底地詢問：「有發現什麼時候容易發作起來嗎？」

他想一想說：「都是兩個狀況：夜眠 5 小時，加上吃了起司，有時候是吃蛋糕、布丁、奶昔，真的一吃就發作！」

儘管牛奶、優酪乳、起司，都是相當優質的營養來源，但若在意皮膚長痘痘的問題，可能就需要以其他食物來替換了。

牛奶、乳製品與痘痘之間似乎有常見的關聯，但在醫學上仍存在爭議。我建議，若長期困擾於痤瘡、且感到一般治療療效不佳者，是可以考慮停用乳製品並且觀察痤瘡是否有改善。

▌乳清蛋白粉與痤瘡

許多人上健身房鍛鍊肌肉，並配合攝食乳清蛋白粉，以養出健美的肌肉。他們自然也是愛美一族，發現臉上、胸口、背上不斷冒痘，吃、擦抗痘藥卻不斷復發，更出現發炎後的黑色素沉澱，好不容易透過雷射治療開始改善，卻又冒出紅腫的新大痘。

Hank 是 26 歲的男性科技業工程師，在醫師建議下，乖乖地吃過兩個療程、每次為期一年半的口服 A 酸，卻抱怨：「我吃 A 酸時，皮膚乾燥的副作用十分嚴重。都已經配合長期治療了，為何仍一再復發？」

　　口服 A 酸是現今痤瘡治療的最強效的選項，不過根據《美國醫學會：皮膚醫學》研究，仍有 32.7% 痤瘡患者在完成 A 酸療程後一年內復發，當中低劑量治療組（A 酸累積劑量小於 220 毫克／公斤）復發率為 47.4%，高劑量治療組（累積劑量大或等於 220 毫克／公斤）為 26.9%。[35] 為何接受如此強效的治療，仍頻繁復發？

　　臨床上，我發現若有性荷爾蒙失調、不當飲食、睡眠障礙、合併精神疾病、服用特定藥物等狀況，就成為復發的高危險群。這也是為何我要在本書中系統性地分析皮膚關鍵病因，希望找出個人原因，減少復發率。

　　果然，Hank 喜好健身，每兩天按時上健身房進行重量訓練。為了增肌，他吃多量乳清蛋白粉（每天 40 公克以上）、奶油、奶茶、布丁、水蜜桃……口味琳瑯滿目，喝起來甜滋滋的，真是不亦樂乎！他還愛喝牛奶，最近大賣場特價，索幸牛奶整箱搬回家，把它當水喝，每天喝 1500c.c. 都不膩。平常還喜歡吃美式炸雞、炸薯條。

　　我追問：「你的年度健康檢查有無異常？」

　　他說：「醫生說我有高膽固醇血症、低密度膽固醇 LDL 過高，但沒告訴我為什麼？我自己也不知道原因。」

　　我說：「小心你攝取的乳製品！已有研究報告指出乳清蛋白與痤瘡有關，全脂牛奶含的飽和脂肪、乳糖，多量攝取也可能和你的高血脂有關。」

　　一項研究針對三十位使用乳清蛋白補充品的成年人，未服用前僅有 57% 的人有痤瘡，嚴重度在第一級（輕度）至第二級（中度），無人為第三級（重度），服用乳清蛋白兩個月後，所有人都出現了痤瘡，7 成為第一級至第二級嚴重度，而 3 成為第三級嚴重度。[36]

　　為什麼會這樣呢？

乳清蛋白（Whey protein）是在牛奶形成起司的凝固過程中，留下的上清液，富含乙型乳球蛋白（beta-lactoglobulin），佔了 65%、甲型乳球蛋白（alpha-lactalbumin）佔了 25%、牛血清白蛋白（bovine serum albumin）、以及免疫球蛋白（immunoglobulins）。

這些牛奶蛋白會增加類胰島素生長因子（IGF-1），誘發角質細胞過度增生與細胞自戕，也會刺激 5α 還原酶（5α-reductase）將雄激素睪固酮轉化成二氫睪固酮（DHT），以及增加腎上腺與性腺的雄性素製造、促進雄性素受體訊息傳導，導致粉刺與痤瘡形成。

事實上，健身者服用的乳清蛋白補充品，相當於喝下了 6 ～ 12 公升的牛奶。[37] 若你在攝食這類產品，同時困擾於長期痤瘡，可以考慮停用一陣子，看看痤瘡是否自然改善。

🌀 06 其他特定食物的皮膚危害

▌ **奶精與痤瘡**

Tim 是 30 歲男性上班族，下巴下顎脖痘，伴隨兩頰潮紅，被診斷有痤瘡與酒糟性皮膚炎。他從小腸胃就不好，若喝鮮奶會拉肚子，後來發現喝早餐店用奶精泡成的奶茶就沒問題，沒想到一喝就上癮，從此戒不掉。兩年前，他迷上健身，每天泡乳清蛋白來喝，卻發現痘痘迅速惡化。他決定停掉乳清蛋白，痘痘果然改善 5 成，但卻沒有再繼續進步，因此來找我。

我提醒他：「留意一下你奶茶裡面的奶精！」

奶精被許多人誤認為奶製品，因此，有些人像 Tim 戒掉了奶製品，

理所當然用奶精來取代。但人造的奶精確是個陷阱。

奶精的主要成分是：氫化植物油、玉米糖漿、酪蛋白、香料、食用色素、磷酸氫二鉀（屬於食品添加物，防止凝結）等。酪蛋白是從牛奶提取的乳蛋白。奶精多使用氫化植物油，知名且廣被使用的乳瑪琳就是一例，都含有反式脂肪酸，已知會增加罹患心肌梗塞、動脈硬化等心血管疾病的風險。

研究發現，奶精中主要的脂肪酸是月桂酸（Lauric acid，十二烷酸），是中鏈的飽和脂肪，也是椰子油的主要成分。[38] 前文我介紹了高油食品對皮膚的危害，包括出現皮脂腺相關的疾病，如痤瘡。

▎巧克力與痤瘡

2018 年 12 月，在德國西部小鎮韋斯頓（Westönnen）的 DreiMeister 巧克力工廠儲存槽發生外洩，約有 1 噸液態巧克力外流成河，並快速凝固成超大巧克力塊，消防隊用鏟子清路，用熱水和火燒將巧克力融化，才解除這場「甜蜜災難」。

黑巧克力是備受歡迎的點心，富含有益於大腦與心血管健康的營養素。然而對 Felicia 來講，卻是場「甜蜜災難」。她是 40 歲上班族女性，長期困擾於人中及鼻孔旁的腫脹痘痘。她終於發現真相：一吃巧克力就發作，屢試不爽。

在一項小型的雙盲對照試驗中，年齡介於 18 至 35 歲的男性被分派服用 100% 可可膠囊、安慰劑、或以不同比例混合二者的劑型，內容物都是巨量的 6 盎司。結果發現，在第 4 天與第 7 天的痤瘡數量（包含粉刺、丘疹、膿皰、結節）顯著增加，且巧克力服用量和第 4 天與第 7 天的痤瘡數量成正比。[39]

另一項研究中，33 位年輕男性（20 至 30 歲）或中年男性（45 至 75 歲）每天服用含有 10 公克 70% 可可的黑巧克力，為期四週，再運用顯微鏡檢視其皮膚檢體的改變。結果發現：兩組的油滴大小並未改變，但年輕男性（脫落的）角質細胞顯著增加，年輕與中年男性的表皮革蘭氏陽性菌，包括：痤瘡桿菌、金黃色葡萄球菌，也增加了，都與痤瘡形成有關。[40]

過去研究也發現，巧克力會增加痤瘡桿菌引起的第 1 β 型介白素分泌，發炎導致角質細胞增生，因此惡化痤瘡。[40]

▌ 高鹽或辛辣食物與痤瘡

Vera 是 25 歲護理師，抱怨下巴頻繁長痘，從經前持續到經後，一問喜歡吃麻辣鍋，而且都吃大辣。她也愛吃其他的油炸與辛辣食物。

一項案例對照研究中，比較 200 位痤瘡患者，以及年齡、性別相當的對照組，發現前者每日顯著攝取較多的氯化鈉，中位數為 3.37 公克，對照組的中位數為 2.27 公克。分析發現，氯化鈉攝取量愈高，在愈小的年齡就開始長痤瘡。但吃較鹹、或辛辣食物，與痤瘡的嚴重度與發作時間並無關聯。[41]

根據美國膳食指引，每人每日鈉攝取量應低於 2.3 公克。鈉平衡影響著水平衡，高鹽可能導致皮膚組織水腫，而導致毛囊開口的壓迫與阻塞，促進痤瘡的形成。[41]

儘管研究並未發現辛辣食物與痤瘡的直接關聯，但辛辣食物或火鍋的一大特徵就是高鹽，也許因此促成痘痘生長。

▌ 肉食與狐臭

許多患者抱怨：「醫生，我為什麼狐臭這麼明顯？究竟是什麼原因？

抹除汗劑、止臭劑以外，有什麼非侵入性的治療嗎？」

我回答：「狐臭受到基因的影響，確實難以改變，但有個可以改變的，是你的飲食！」

一項捷克的研究中，讓 17 位男性遵照「肉食」或「非肉食」的飲食指導，為期兩週，之後再互換，並收集腋下氣味，由 30 位女性嗅聞，評估其愉悅度、吸引力、男人味、強度等面向。結果發現，是「非肉食」男性腋下氣味明顯更有吸引力、更愉悅、較溫和。顯然，「肉食」對於腋下氣味有負面影響。[42]

過去在臭味研究上，名列黑名單的食物包括：大蒜、洋蔥、辣椒、胡椒、醋、起司、高麗菜（包心菜）、白蘿蔔、酸奶（發酵乳製品）。有趣的是，滷過的魚（Marinated fish）能帶來較佳氣味。[42]

後文將會介紹狐臭的三大兇手：類雄性素的類固醇、揮發性脂肪酸、硫乙醇，都是惡名昭彰臭味分子。由於他們和雄性素、脂肪酸、硫等成分有關，因此可合理推測在飲食上：

● 含硫食物容易造成狐臭，包括：肉類、牛奶與奶製品、蛋、十字花科含硫蔬菜（高麗菜、白蘿蔔）、蒜科（大蒜、洋蔥、辣椒、胡椒）。
● 多動物脂肪的肉類、奶油、油炸食物，也與脂肪酸過多有關，而睡眠不足或失眠，也造成皮脂過度分泌，會是原因。
● 肉食、高糖食物、牛奶都容易增加雄性素製造，在皮膚雄性素活性的增加，和狐臭（費洛蒙）的製造有關，更是痤瘡的原因。

我鼓勵狐臭患者：細心找出加重你狐臭的日常食物，試著迴避一陣子，看看效果如何！

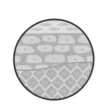

>>> CHAPTER **4**

營養失衡
對皮膚的影響

01 脂肪酸的重要性

▋ 脂肪不足和皮膚老化有關

剛進入秋天，天氣變乾涼。在一家餐廳裡，45 歲女性 Emily 和朋友聚餐。當朋友要幫她夾菜，她卻說：「不要！」，語氣很凶，臉上還有殺氣。接下來抱怨她的工作壓力，每天面對難搞的客戶。她還說道，最近在減肥，每天只吃一顆麵包就出門。但臉乾癢得厲害，晚上一直抓，出現血痕與黑色素。她用了洗面乳、擦了保養品，反而變得嚴重，還在脫皮。

Emily 發生什麼事？她的皮膚因為不當減重，少了重要的油脂，加上氣候乾冷、洗面乳洗去僅存的皮脂、保養品特定成分引起刺激或過敏，皮膚炎因此惡化。長期下來，皮膚自然老得快。

日本岐阜大學刊載於《英國營養學期刊》（British Journal of Nutrition）的研究中，針對 716 名接受醫院年度健康檢查的女性族群，評估其皮膚老化狀況，包括：皮膚保水度、皮膚表皮脂肪（皮脂與角質脂肪）、與皮膚彈性（以右上臂內側為標準）、臉部皺紋（魚尾紋），

並調查其飲食習慣。分析發現皮膚老化的四大特徵當中：

● 皮表脂肪（Surface lipids）變少：和年齡增加有關。
● 皮膚彈性變差：和年齡增加、身體質量指數（BMI）降低、表皮脂肪變少有關。
● 臉部皺紋變多：和年齡增加、日曬累積時間、目前有抽菸、表皮脂肪變少、皮膚彈性變差有關。

　　研究發現：皮膚彈性愈好的女性，單元不飽和脂肪酸（橄欖油）、整體脂肪攝取、甚至飽和脂肪攝取也較多。歐美研究普遍認為飽和脂肪對皮膚不好，本研究無此發現，可能和日本女性即使攝取飽和脂肪，攝取量仍明顯低於歐美女性有關。

　　研究也發現，臉部皺紋較少的，就是多吃綠色或黃色青菜，含有胡蘿蔔素與其他抗氧化植化素。[1]

　　適當脂肪攝取對皮膚健康的重要性，和對大腦健康一樣，皆不言可喻。

■ ω-3 與 ω-6 脂肪酸平衡對皮膚的影響

　　亞油酸（Linoleic acid, LA）與次亞油酸（α-linolenic acid, ALA）是必需脂肪酸（Essential fatty acids, EFA），人體無法製造而必須從食物攝取。透過酵素的碳鏈延長作用，以及去飽和作用（增加雙鍵，變為不飽和性質），終能合成長鏈多元不飽和脂肪酸（Polyunsaturated fatty acids, PUFA），分別為 ω-6 脂肪酸、ω-3 脂肪酸。

　　西式飲食中，亞油酸是次亞油酸的 15 至 20 倍，因此會製造高濃度的 ω-6 脂肪酸（而非 ω-3 脂肪酸），以花生四烯酸（Arachidonic acid,

AA）為代表，因此吃西式飲食的人，可能需要額外補充 ω-3 脂肪酸，包括： EPA（二十碳五烯酸，Eicosapentaenoic acid）、DHA（二十二碳六烯酸，Docosahexaenoic acid）。

ω-6 脂肪酸與 ω-3 脂肪酸會競爭前述合成作用中的延長酶（Elongase）、去飽和酶（Desaturase），也會競爭環氧酶（Cyclooxygenase, COX）與脂氧合酶（Lipoxygenase, LOX）。若 ω-6 脂肪酸透過環氧酶代謝路徑，將形成前列腺素 E2，將是一種促癌劑（Tumor promoter），和人類皮膚基底細胞癌、鱗狀細胞癌侵襲性的腫瘤細胞生長有關。[2]

相反地，ω-3 脂肪酸會和 ω-6 脂肪酸競爭在環氧酶（COX）上的接合處，因而能抑制前列腺素 E2 的製造，提升前列腺素 E3 的製造，並轉為脂氧合酶（LOX）的代謝路徑，其產物能抑制腫瘤生長，具有免疫監控作用。[3]

丙二醛（Malondialdehyde, MDA），是前列腺素與血栓素（Thromboxane）代謝路徑的產物，是反映脂肪過氧化的重要生化指標。

在動物實驗中，已經發現 ω-6 脂肪酸、ω-3 脂肪酸在癌症形成中的角色：

● 增加飲食中的 ω-6 脂肪酸，會加速紫外線的致癌機轉，包括縮短癌的潛伏期與癌的分化，主要作用在癌的啟動期（initiation stage）之後的階段，即促進期（promotion stage）與進展期（progression stage）。
● 增加飲食中的 ω-3 脂肪酸，會抑制紫外線的致癌機轉，它作用在癌的啟動期（initiation stage）。
● 隨著飲食中的 ω-6 脂肪酸增加，前列腺素 E2 濃度增加，具有促發炎、以及免疫抑制作用。相反地，當飲食中的 ω-3 脂肪酸增加，前列腺素 E2 濃度反而減少。[2,3]

▌ω-3 與 ω-6 脂肪酸失衡和皮膚症狀

痤瘡

一項研究比較痤瘡患者與健康人的各種脂肪酸，發現：前者血清 EPA 濃度顯著較低，花生四烯酸／ EPA 的比值、雙同 -γ- 次亞麻油酸（Dihomo-γ-linolenic acid, DGLA，可轉化為花生四烯酸）／ EPA 的比值較高，但花生四烯酸、雙同 -γ- 次亞麻油酸本身無差異，DHA 也無差異。這解釋了痤瘡患者皮膚處於促發炎狀態，且為具有抗發炎作用的 ω-3 脂肪酸作為痤瘡輔助療法，提供了理論基礎。[4]

乾癬

和正常皮膚相比，乾癬病灶的花生四烯酸和代謝物的濃度都升高，特別是白三烯 B4（leukotriene B4）、12-HETE（12-hydroxyeicosatetraenoic acid），他們會吸引中性球聚集，而引起發炎反應。[5]

相反地，在自體免疫疾病的研究發現，當血液與細胞膜中有較高的 EPA 和 DHA 濃度時，促發炎的花生四烯酸、白三烯 B4 的製造就愈少，疾病嚴重度下降愈多。但 ω-3 脂肪酸在乾癬治療的研究，尚未取得一致性的結果。[5]

皮膚癌

美國布朗大學團隊針對兩大世代追蹤研究資料進行分析，追蹤皮膚癌患者將近三十年，包括：1530 名惡性黑色素細胞瘤患者、3979 名鱗狀上皮細胞癌患者、3 萬 648 名基底細胞癌患者。他們發現攝食多元不飽和脂肪酸最高量的分組，相較於最低量的分組，前者得到鱗狀上皮細胞

癌的危險性增加16%，基底細胞癌增加6%。當中，攝取較多 ω-6 脂肪酸，三種皮膚癌的機率都增加。

有趣的是，攝取較多 ω-3 脂肪酸，不影響鱗狀上皮細胞癌、惡性黑色素細胞瘤機率，但與基底細胞癌有關。攝取較多單元不飽和脂肪酸（如橄欖油），可降低基底細胞癌風險。攝取較多膽固醇，可降低鱗狀上皮細胞癌的風險。[6]

同樣是多元不飽和脂肪酸，一般人攝取促發炎的 ω-6 脂肪酸量，遠多於抗發炎的 ω-3 脂肪酸，可能因此提升了皮膚癌風險。研究若進一步分析血液中 ω-3／ω-6 脂肪酸濃度比例與皮膚癌關係，將能提供更完整資訊。多攝取單元不飽和脂肪酸如橄欖油，以及適量的膽固醇如海鮮、雞蛋等，也是預防皮膚癌的可行方向。

美國亞利桑那州癌症中心的研究發現，和 ω-3 脂肪酸濃度較低的人相比，ω-3 脂肪酸濃度較高、以及最高的分組得到皮膚鱗狀上皮細胞癌（Squamous cell carcinoma, SCC）的風險較低（勝算比分別為0.85、0.71）和 ω-3／ω-6 脂肪酸濃度比例較低的人相比，此比例較高、最高的分組得到皮膚鱗狀上皮細胞癌的風險也較低（勝算比分別為0.88、0.74）。[7]

這項研究顯示出 ω-3 脂肪酸在預防皮膚鱗狀上皮細胞癌的益處，其攝取來源包括：深海魚肉、魚油、亞麻仁油、紫蘇籽油等。

✐ 02 胺基酸的重要性

人體無法合成的 9 種胺基酸包括：組胺酸（Histidine, His）、離胺酸（Lysine, Lys）、白胺酸（Leucine, Leu）、異白胺酸（Isoleucine, Ile）、纈胺酸（Valine, Val）（以上 3 種為支鏈胺基酸）、苯丙胺酸（Phenylalanine, Phe）、色胺酸（Tryptophan, Trp）、甲硫胺酸（蛋胺酸）（Methionine, Met）、蘇胺酸（Threonine, Thr），又稱為必需胺基酸，是皮膚健康的要角。

組胺酸

絲聚蛋白（Filaggrin），是在皮質層角質細胞最重要的蛋白質之一，重要成分就是組胺酸（Histidine），另外還有絲胺酸、精胺酸。角質層運用游離胺基酸，以維持其保水度在 15%，這些游離胺基酸正是由絲聚蛋白進行選擇性蛋白分解而來。若游離胺基酸不足，將導致皮膚乾燥，因此，絲聚蛋白正是天然保溼因子。[8]

尿刊酸（Urocanic acid），是組胺酸進行去胺作用（Deamination）而來，富含於角質層中，具有光保護效果，具緩衝作用而維持偏酸（pH 5.5）的皮膚酸鹼值，抑制病菌與黴菌生長。很特別的是，皮膚接觸紫外線後，會增加尿刊酸的量，後者藉由血流跨越血腦障壁，在大腦轉變為麩胺酸（Glutamate），這是重要的興奮性神經傳導物質，可以解釋為何曬太陽能夠帶來正面的情緒、學習、記憶與認知效果。[8]

組胺酸可被轉化為組織胺，在皮膚受傷時參與發炎反應，包括血管擴張、組織腫脹，也扮演皮膚過敏反應的靈魂角色。

組胺酸富含於奶類、起司、雞肉、牛肉中。

離胺酸、脯胺酸與甘胺酸

這三種胺基酸是膠原的重要組成，也是膠原合成的調節者。由於膠原分子量太大（分子量 130 kDa），無法滲入皮膚內（分子量小於 0.5 kDa 才能滲透），塗抹膠原在皮膚上效果有限，若是脯胺酸與甘胺酸的游離胺基酸型態，會有效得多。

離胺酸對於膠原與彈力蛋白的組成與功能至為重要。當離胺酸構成皮膚前原膠原（Preprocollagen）的一部分，會被兩種酵素所催化而進行蛋白修飾，一是離胺酸羥化酶（Lysyl hydroxylase），依賴維生素 C 才能作用。二是離胺酸氧化酶（Lysyl oxidases），它含銅，在原膠原（Tropocollagen）之間進行交聯鍵結，而提供了膠原的張力，以及彈力蛋白的彈力。此外，含離胺酸與組胺酸的三胜肽，可用作皮膚保溼劑。[8]

脯胺酸也是前原膠原（Preprocollagen）的一部分，會被脯胺酸羥化酶（prolyl hydroxylases）轉化為 4- 羥基脯胺酸（4-hydroxyproline, OHPro），這酵素一樣依賴維生素 C 才能作用。4- 羥基脯胺酸對於原膠原（Tropocollagen）的穩定很重要，因為能夠形成氫鍵。當膠原分解，會產生 4- 羥基脯胺酸，有效率地用於合成甘胺酸，也是強力的抗氧化劑。[8]

離胺酸富含於魚肉、牛奶、起司、肉類、酵母、雞蛋、大豆製品、富含蛋白質的食物。人體會自行合成脯胺酸、甘胺酸。

支鏈胺基酸

三種為支鏈胺基酸即：白胺酸（Leucine, Leu）、異白胺酸（Isoleucine, Ile）、纈胺酸（Valine, Val）。它們和角質、膠原與皮膚蛋白的形成都有關，特別是替換損壞的膠原。若白胺酸與異白胺酸缺乏，將透過抑制 mTOR 機轉，減少膠原製造。有種白胺酸代謝物 HMB，也就是 β - 羥

基 - β - 甲基丁酸 （beta-Hydroxy beta-methylbutyric acid），已經被用作營養補充品，有研究發現它能促進傷口修復，也被用作保溼劑的成分之一。[8]

支鏈胺基酸的食物來源包括：雞肉、牛奶、起司、牛肉、肝臟等。

苯丙胺酸與酪胺酸

這兩種含有苯環的胺基酸是黑色素的前驅物，黑色素能吸收有害的紫外線，防止皮膚細胞 DNA 損害、以及皮膚癌，其重要性不言可喻。[8]

苯丙胺酸是必需胺基酸，而酪胺酸可由苯丙胺酸轉化。黑色素細胞接觸到紫外線，胞內黑色素小體（Melanosomes）的苯丙胺酸羥化酶（Phenylalanine hydroxylase, PAH）受到活性氧刺激而活化，將苯丙胺酸轉化為酪胺酸。接著，酪胺酸酶（Tyrosinase）將酪胺酸氧化為黑色素，黑色素小體將傳遞到角質細胞中。

生化路徑一產生真黑色素（Eumelanin），以黃種人、黑種人為典型，路徑二產生棕黑色素（Pheomelanin），以白種人為典型。棕黑色素的合成需要較少苯丙胺酸／酪胺酸，但需要半胱胺酸（Cysteine）。[8]

完整的黑色素合成路徑如下表所示。

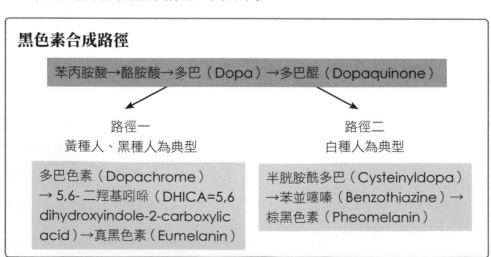

黑色素合成路徑

苯丙胺酸→酪胺酸→多巴（Dopa）→多巴醌（Dopaquinone）

路徑一
黃種人、黑種人為典型

路徑二
白種人為典型

多巴色素（Dopachrome）→ 5,6- 二羥基吲哚（DHICA=5,6 dihydroxyindole-2-carboxylic acid）→真黑色素（Eumelanin）

半胱胺醯多巴（Cysteinyldopa）→苯並噻嗪（Benzothiazine）→棕黑色素（Pheomelanin）

苯丙胺酸的食物來源包括：大豆製品、牛奶、起司、杏仁、花生、
南瓜子、芝麻，含蛋白質豐富的食物。

酪胺酸的食物來源包括：奶製品、香蕉、酪梨、杏仁、南瓜子、芝麻。

色胺酸

左旋色胺酸也含有苯環，是睡眠荷爾蒙褪黑激素的前驅物。左旋色
胺酸經過葉酸、鐵、氧、菸鹼酸的催化，先變為 5- 羥基色胺酸（5-HTP），
又經維生素 B_6 催化，形成穩定情緒的血清素，再經 SAMe 甲基化、鎂催
化，在藍光減少的環境，合成褪黑激素。

褪黑激素主要由大腦深處的松果體分泌，除了是睡眠荷爾蒙，也是
對抗皮膚氧化壓力的荷爾蒙。人類皮膚含有一切能夠轉化色胺酸為褪黑
激素的酵素，功能竟然跟松果體一樣！[8]

色胺酸的食物來源包括：起司、牛奶、肉類、魚類、火雞肉、香蕉、
黑棗、花生，含蛋白質豐富的食物。

甲硫胺酸、半胱胺酸

這兩種胺基酸含硫元素。半胱胺酸是角質的重要組成，它可從食物
中攝入的甲硫胺酸轉化而來，在皮膚結構中的雙硫鍵扮演重要角色，是
合成多醣體、醣胺聚醣（Glycosaminoglycan, GAGs）所必需，也是身體
硫元素的提供者。[8]

甲硫胺酸的食物來源包括：豆類、魚類、蛋類、大蒜、黃豆、肉類、
洋蔥、種子、優格。

精胺酸

在人體,精胺酸是透過腸腎軸(Intestinal-renal axis),從麩醯胺酸、麩胺酸、脯胺酸轉化而來。它能夠製造一氧化氮,因此能加速傷口修復。[8]

精胺酸的食物來源包括:堅果、爆米花、巧克力、糙米、燕麥、葡萄乾、葵花子、芝麻、全麥、肉類、含蛋白質豐富的食物。

03 維生素 B 群的重要性

維生素 B$_3$(菸鹼酸)

維生素 B$_3$,即菸鹼酸(Niacin, Nicotinic acid),在細胞內被轉化成菸鹼醯胺(Nicotinamide),是維生素 B$_3$ 活性且具水溶性的型態,是輔酶 NADH 與 NADPH 作用所必須,參與超過兩百種酵素反應,包括能量(三磷酸腺苷 ATP)的製造、還原反應。[9]

菸鹼酸/菸鹼醯胺缺乏症導致糙皮症(Pellagra),產生光敏感性皮膚炎、腹瀉與失智。菸鹼醯胺能減少色素沉澱、皺紋、紫外線誘發免疫抑制、以及皮脂製造,還具有抗氧化、神經保護功能。[10]

菸鹼醯胺能減少色素沉澱、皺紋、紫外線誘發免疫抑制、以及皮脂製造,還具有抗氧化(還原態)、神經保護功能。4 ～ 5% 的外用菸鹼醯胺乳霜明顯減少皺紋、改善皮膚彈性;口服菸鹼醯胺,則能減輕非黑色素細胞瘤皮膚癌的進展。[9,10]

在英國南安普敦女性世代研究中,針對將近 500 名孕婦抽血,進行菸鹼酸、菸鹼醯胺以及其生化代謝物檢測,追蹤她們的嬰兒是否得到異

位性皮膚炎。結果發現血液中菸鹼醯胺濃度較高者，嬰兒在十二個月大時得到異位性皮膚炎的機會，下降了 31%。[11]

這可能和菸鹼醯胺的多重功能有關：

● 能調節發炎因子。
● 抑制 cAMP 磷酸二酯酶、抑制組織胺與 E 型免疫球蛋白的釋放，因而穩定肥大細胞與白血球。
● 促進神經醯胺與角質層脂質的合成。
● 減少水通道蛋白（Aquaporin）製造，減少水份的滲透性與經皮散失。
● 協助製造膠原蛋白、角質（keratin）、絲聚蛋白（filaggrin）、 內披蛋白（involucrin）等，維護皮膚結構完整、溼度與彈性等功能。[11]

菸鹼酸還能作為降膽固醇的藥物，但可能出現血管擴張、皮膚潮紅、頭痛與低血壓等不適症狀。菸鹼醯胺，才是皮膚醫學上主要應用的形式。

維生素 B_3 以菸鹼醯胺、或菸鹼酸形式存在，最豐富的食物來源包括：酵母（100 公克中含 130 毫克菸鹼酸）、烤花生（23 毫克）、烤鮪魚（19 毫克）、葵花籽（19 毫克）、烤雞胸肉（11 毫克）等，其他如肉類、海鮮、蕈菇、堅果、全穀、起司、咖啡等。

維生素 B_5

維生素 B_5，即泛酸（Pantothenic acid），在體內先被轉換為磷酸泛素（4'-phosphopantetheinc），再透過能量分子三磷酸腺苷（Adenosine triphosphate, ATP）轉化為重要的輔酶 A （Co-enzyme A, CoA），參與許多生化反應，包括脂肪酸合成、或膽固醇合成，是皮膚角質層滲透性

屏障的重要組成，這包含了富含蛋白質的角質細胞，以及富含脂肪的細胞間隙。角質層的脂肪以神經醯胺、膽固醇、游離脂肪酸為主，但表皮深處則以三酸甘油酯、磷脂質為主。[12]

　　維生素原 B_5（Provitamin B5），又稱右旋泛醯醇（Dexpanthenol），優秀的保溼劑，可加速修復皮膚因接觸水或清潔劑引起的滲透性屏障損害，減少經皮水分散失。[12]它可合併外用 10% 尿素，來改善脫屑、粗糙、紅疹、乾裂等皮膚症狀，以及腎功能衰退引起的搔癢。[13]

　　外用 5% 泛酸藥膏已有相當廣泛的應用，包括：小型傷口（擦傷、切傷）、敏感肌膚（尿布區域、乳頭等）、輕微燙傷等。[12]

生物素（維生素 B7）

　　生物素（Biotin），即維生素 B_7，參與眾多酵素的羥基化作用，與葡萄糖新生、脂肪合成、脂肪酸合成、丙酸鹽代謝、白胺酸分解有關。生物素缺乏症會出現鱗屑脫皮、斑塊性皮膚炎與憂鬱。生物素的補充，早已用於獸醫領域來改善馬蹄，對於人類的皮膚、頭髮、指甲也有助益。[12,14]

　　在健康飲食下，不容易有生物素缺乏。但若大量攝食生蛋白，可能造成生物素缺乏，因為內含醣蛋白「抗生物素蛋白」（Avidin），會不可逆地結合生物素。每日攝食生物素 30 ～ 100 微克已經足夠。[12]

04 維生素 D 的重要性

　　身體製造的維生素 D 為膽促鈣醇（Cholecalciferol），即維生素 D_3，在皮膚接觸紫外線，特別是短波紫外線 UVB 後，將原維生素 D_3（Provitamin D_3）轉化為前原維生素 D_3（Previtamin D_3），再到周邊

組織經過羥基化，轉變為具有生物活性的維生素 D_3，譬如在肝臟形成骨化二醇（Calcifediol, 25-hydroxyvitamin D_3），在腎臟形成骨化三醇（Calcitriol, 1,25-dihydroxyvitamin D_3）。維生素 D 在維護骨骼、皮膚、免疫健康，對於腦神經、疼痛、心血管、感染症、自體免疫疾病、癌症等多種疾病，均有關鍵角色。[15]

　　體內維生素 D 濃度的升高因素，包括：陽光曝曬、口服攝取、低緯度、夏季、戶外活動時間久、身體活動多、適量飲酒、維生素 D 結合蛋白的基因多型性（rs7041）；維生素 D 濃度的降低因素，包括：膚色較深、女性、身體質量指數較高、過量飲酒、維生素 D 結合蛋白的基因多型性（rs4588）。[15]

　　在皮膚生理學上，維生素 D 有三大作用：

● 調節角質細胞的分化與增生：骨化三醇被證明具有抗角質細胞增生的效果，也透過改變細胞內鈣濃度來調節。
● 表皮免疫系統的平衡：對於單核球、巨噬細胞具有抗發炎效果，能夠下調促發炎激素的表達與製造，包括：甲型腫瘤壞死因子、第 1 β、6、8 型介白素等。
● 參與細胞自戕的過程：藥理濃度的骨化三醇會促進角質細胞自戕。[16]

　　25- 羥基維生素 D（25-OH-D, D2 與 D3）的理想血液濃度在 40 ～ 60 奈克／毫升（ng/ml）之間，相當於 100 ～ 150 奈莫耳／公升（nmol/L）（換算公式：1.0 nmol/L = 0.4 ng/mL）。在 20 ～ 30 奈克／毫升稱維生素 D 不足（Insufficient），小於 20 奈克／毫升稱維生素 D 缺乏（Deficient）。體內維他命 D 濃度過低和多種常見皮膚疾病有關。

▌異位性皮膚炎

德國柏林夏里特醫院 （Charité-Universitätsmedizin Berlin）研究發現，嚴重異位性皮膚炎患者的維生素 D 濃度較低，且有特定的維生素 D 受體基因（Vitamin D receptor gene, VDR） 多型性（Polymorphisms），影響到表皮屏障功能的調節，以及局部免疫反應。[17]

荷蘭烏特勒支（Utrecht）大學醫學中心針對皮膚與過敏疾病門診患者的研究發現：相較於能用局部類固醇藥膏控制的異位性皮膚炎患者，難治型患者有兩倍的風險是維他命 D 缺乏，也就是小於 50 奈莫耳／公升，即 20 奈克／毫升。

目前尚無證據顯示維他命 D 不足／缺乏會惡化或伴隨異位性皮膚炎，但異位性皮膚炎患者更容易有骨質缺乏或骨質疏鬆，考量 70% 的異位性皮膚炎有維他命 D 不足／缺乏，應對患者進行維他命 D 濃度檢測。同時，難治型患者有最高風險是合併維他命 D 不足／缺乏，比例達 76%，更應進行維他命 D 濃度檢測，必要時進行補充。[18]

▌慢性蕁麻疹

和一般人相比，慢性蕁麻疹患者血液中維生素 D 濃度明顯較低。美國內華達大學醫學中心研究中，定義慢性蕁麻疹為在過去一年內，每週至少發作 3 次風疹塊且至少維持六週，並且安排同樣是過敏疾病的對照組，後者患有過敏性鼻炎，在過去研究中證實與維生素 D 濃度無關。結果發現，慢性蕁麻疹患者維生素 D 濃度平均為 29.4 奈克／毫升，對照組則為 39.6 奈克／毫升，呈現統計上明顯差異。[19]

另一項波蘭研究發現，嚴重度達到維生素 D 缺乏症，也就是小於 20 奈克／毫升，在慢性蕁麻疹患者族群比例較高，但在維生素 D 不足的範

圍,也就是 20 ～ 29 奈克／毫升,兩組無差異。同時,慢性蕁麻疹患者發炎指標 C 反應蛋白較高,但和維生素 D 濃度無關。[20]

▌乾癬症

《美國皮膚醫學會期刊》(The Journal of the American Academy of Dermatology (JAAD))一篇西班牙案例對照研究中,比較 43 位乾癬症患者,以及另外 43 位年齡性別配對的健康人,發現乾癬症患者出現血清維生素 D(25-hydroxyvitamin D)濃度不足的機會,是健康人的 2.9 倍,這已控制可能干擾因子。且較低的維生素 D 濃度與較高的發炎因子 C 反應蛋白、較高的身體質量指數有關。乾癬症患者若身體質量指數大或等於 27(公斤／平方公尺),依台灣國民健康署定義為達到肥胖程度,有較高的機會出現維生素 D 濃度不足。[21]

▌白斑症

過低的維生素 D 濃度,已被發現與多種自體免疫疾病有關,而白斑症正是一種自體免疫疾病。美國一項系統性回顧與薈萃分析中,比較 1200 位白斑症患者與健康人的血液維生素 D 濃度,果然發現前者顯著較低,低了 7.45 奈克／毫升。[22]

▌系統性硬化症

系統性硬化症(Systemic sclerosis)又稱硬皮症(Scleroderma),患者出現皮膚與多重器官纖維化、免疫失調、瀰漫性小血管病變等,是一種免疫相關的結締組織疾病。患者的 T 細胞與 B 細胞過度活化,製造出自體抗體與細胞激素,導致小血管病變、發炎與纖維化。[23]

義大利一項研究中，分析 140 位患者，他們平均 61 歲，根據有無補充維生素 D 習慣分為兩組。結果發現，未補充維生素 D 患者的血液維生素 D 濃度平均為 9.8 奈克／毫升，有 44% 未達到 10 奈克／毫升，相當地低。

相對地，有補充組維生素 D 濃度則有 26 奈克／毫升，但也只有 31% 有達到正常的 30 奈克／毫升或以上。低維生素 D 濃度也與自體免疫甲狀腺炎有關。研究指出，維生素 D 低下在系統性硬化症患者相當常見，且很嚴重，即使有補充維生素 D，也只有不到 1/3 能達到正常濃度。[23]

維生素 D 低下與自體免疫疾病有密切關係，可能是因為多種免疫細胞上都有維生素 D 受體，包括：抗體呈現細胞、自然殺手細胞、B 細胞、T 細胞等，維生素 D 藉此調控先天與後天免疫反應。當維生素 D 低下，在基因敏感的族群，影響了樹狀細胞、調節性 T 細胞、第一型助手 T 細胞等，失去了免疫耐受作用，而開始攻擊自身細胞。[24]

▌圓禿

圓禿是非瘢痕性的落髮，是 T 細胞媒介的自體免疫疾病，造成生長期毛囊周圍的發炎。

《英國皮膚醫學期刊》（British Journal of Dermatology）一篇研究中，比較圓禿患者、白斑症患者與健康人的血清維生素 D 濃度，結果發現三組達到維生素 D 缺乏症的比例，依序為 91%、71%、33%，圓禿患者的濃度最低。此外，血清維生素 D 濃度愈低，圓禿的嚴重度愈高，達到中度相關性。研究建議對於圓禿患者，應進行血清維生素 D 濃度檢測，並考慮補充的可能性。[25]

台灣萬芳醫院皮膚科進行系統性回顧與薈萃分析，再次證實圓禿患

者有較低的血清維生素 D 濃度,且罹患維生素 D 缺乏症的勝算比達到健康人的 4.86 倍。此重要結論登載於《美國皮膚醫學會期刊》。[26]

避免自體免疫疾病的關鍵之一就是擁有足量的維生素 D_3(1,25 羥基維生素 D),機轉歸納如下:

● 抑制第一型助手 T 細胞的細胞激素分泌,會刺激第二型助手 T 細胞的細胞激素分泌。免疫系統導向第二型助手 T 細胞優勢的結果,能夠抑制第一型助手 T 細胞媒介的自體免疫疾病。

● 抑制第十七型助手 T 細胞,它們可是自體免疫疾病的強力誘導者。

● 增強調節型 T 細胞,能夠抑制自體免疫反應。[26]

皮膚細菌感染

抗微生物肽(Antimicrobial peptides),或抗菌肽(Cathelicidin)的製造,是避免皮膚感染的免疫機制。研究發現,維生素 D_3 能與副甲狀腺素協同作用,增加抗菌肽(Cathelicidin)的製造,提升免疫功能。在老鼠身上塗抹副甲狀腺素,降低了被 A 型鏈球菌感染的易感性。當老鼠的飲食被剝奪了維生素 D_3,其感染風險就增加,這時,會出現副甲狀腺素增高的代償性反應,藉以產生更多的抗微生物肽。[27]

《美國皮膚醫學會期刊》一篇研究中,針對異位性皮膚炎患者與健康人做比較,發現血液維生素 D 濃度並無差異,但異位性皮膚炎患者若維生素 D 濃度不足,有較高頻率會出現皮膚細菌感染。[28]

皮膚癌

當紫外線引起基因損害,維生素 D 能使腫瘤抑制蛋白 p53 表現,促

進 DNA 修復，減少腫瘤形成。動物實驗發現，缺乏維生素 D 受體的老鼠容易在紫外線照射下，出現皮膚癌，而維生素 D 與其衍生物，能預防紫外線的損害與皮膚癌發生，提供了光保護效果。[29]

研究發現，較低的維生素 D 濃度，和黑色素細胞瘤出現潰瘍、以及較差的存活率有關。維生素 D 濃度愈低，黑色素細胞瘤早期癌症轉移的機會愈大，較高的維生素 D 濃度能保護患者免於復發與死亡。[30,31]

▍ 皮膚老化

在重要的美國健康與營養檢查研究（National Health and Nutrition Examination Survey, NHANES）中，分析 4347 位受試者資料，當中女性佔 53%，平均年齡為 42.7 歲，發現：每增加一奈克／毫升的維生素 D 濃度（25〔OH〕D），抗老化指標白血球端粒長度（Telomere-to-single copy gene〔T/S〕ratio）就增加 0.045，這已排除年齡、種族、婚姻狀態、教育程度、發炎因子 C 反應蛋白等因素。如果再考量抽菸、身體質量指數、身體活動等因素，則維生素 D 濃度與端粒值的關聯性就不再了。[32]

針對此資料庫的另一項分析則顯示：在 40 ～ 59 歲年齡族群的受試者，在排除年齡、性別、種族與相關因素後，發現血清維生素 D 濃度每增加 10 奈莫耳／公升，白血球端粒長度平均增加 30 個鹼基對。而且，維生素 D 濃度大或等於 50 奈克／毫升者比起小於 50 奈克／毫升者，平均多了 130 個鹼基對。維生素 D 濃度和基因不穩定是有關的。[33]

由於維生素 D 可以降低系統性發炎因子，如第二型介白素、甲型腫瘤壞死因子等，而白血球（T ／ B 淋巴球、自然殺手細胞、單核球）普遍有維生素 D 受體，因此維生素 D 具有抗發炎、抗增生效果，降低了白血球的更新率（Turnover rate）。因此，維生素 D 能保護端粒長度隨分

裂而出現的損耗，抵抗了發炎與氧化壓力這兩大生物老化關鍵。[32]

　　透過口服補充、或多曬太陽，可以提升維生素 D 濃度，連同戒菸、降低身體質量指數、增加身體活動，都是後天可改變的抗老化行動。不過，當血液維生素 D 濃度高起來，是否就代表皮膚會變年輕呢？

　　荷蘭一項研究中，分析兩大世代追蹤資料庫，發現維生素 D 濃度較高者，反而自覺臉部皮膚較為老化、皺紋較多，但和斑點無關。且和基因遺傳有關的維生素 D 濃度，與皮膚老化症狀無關連性；和基因遺傳有關的臉部斑點，也與較高的維生素 D 濃度無關。[34]

　　這發現實在讓人氣餒，為何如此？

　　其實這一點都不奇怪。維生素 D 濃度較高者多半都是從事較多戶外活動者，像是運動、日光浴，飲食品質較佳、體脂較低，中波紫外線 UVB 是產生維生素 D 的關鍵因素，卻也是造成皮膚老化的凶手，難怪，維生素 D 濃度較高者會自覺臉部較為老化！[34]

　　這也暗示，用口服維生素 D 來取代過度頻繁的日曬活動，或許有機會拿捏到平衡點，保持臉部皮膚年輕化。

▋痣與老化

　　英國倫敦大學國王學院雙胞胎研究暨基因流行病學系的 Ribero 等人，針對英國雙胞胎研究數據進行痣數量的分析，將痣定義為大或等於 2 毫米的黑色病灶，至於小或等於 2 毫米的，因有可能是雀斑所以不列入。

　　結果顯示，總體 25- 羥基 - 維生素 D 濃度愈高時，痣的數量也愈多。全身多於 50 顆痣的人，平均血清維生素 D 濃度為 78.8 奈莫耳／公升（nmol/L），相當於 31.5 奈克／毫升（ng/ml）；少於 50 顆痣的人，平均血清維生素 D 濃度為 73.3 奈莫耳／公升（nmol/L），相當於 29.3 奈

克／毫升（ng/ml），在統計上呈現明顯差異。[35]

在排除年齡、體重、身高、檢查季節、雙胞胎相關性等影響後，維生素 D 濃度仍然與痣的數量相關。此研究在排除白血球端粒長度的影響時，關聯性下降但仍維持顯著，顯示白血球端粒長度只是此關聯性的原因之一，還有別的原因存在。[35]

過去研究已知維生素 D 濃度愈高，白血球端粒長度愈長；痣愈多，白血球端粒長度也愈長。[36] 這意味著，擁有較多痣的人，維生素 D 濃度愈高，白血球端粒長度較長，可能在生理上也是比較年輕化的。[35]

這不純然是個好消息，因為，全身痣數量是最能夠預測黑色素細胞瘤的危險因子。[37] 但當維生素 D 濃度愈低，所罹患黑色素細胞瘤的發炎程度與死亡率愈高。[31]

🐾 05 維生素 C 的重要性

健康的皮膚含有高量的維生素 C（抗壞血酸），且高於血清濃度，表示皮膚具有從循環系統主動累積維生素 C 的能力。表皮維生素 C 含量為 6 ～ 64 毫克（每百克組織），就平均值而言，與腎上腺的維生素 C 含量 30 ～ 40 毫克相當，略低於腦下垂體的 40 ～ 50 毫克，高於其他身體組織含量，顯示維生素 C 應該在皮膚健康扮演重要角色。研究發現，在老化或光傷害的皮膚，維生素 C 含量降低；處在氧化壓力大的環境中，不管是來自汙染物、或紫外線照射，維生素 C 含量也會降低。[38]

維生素 C 在皮膚扮演的角色包括：

▌促進膠原形成

在皮膚由真皮的纖維母細胞製造膠原，產生基底膜、真皮膠原母質。膠原形成需要脯胺酸（Proline）與離胺酸（Lysine）作為原料，透過羥化酶（Hydroxylase）而穩定結構，維生素 C 作為其輔因子。羥化酶相當依賴維生素 C，在沒有維生素 C 的狀況下，膠原的合成與交聯都減少了。維生素 C 也能促進纖維母細胞的膠原基因表達。[38]

實驗性的研究發現，老年人（78 ～ 93 歲間）的纖維母細胞在加入維生素 C 後，和對照組相比，前者呈現更快速的增生反應、以及更多的膠原合成。[9]臨床試驗也發現，在塗抹含 5% 維生素 C 的乳霜為期數個月後，膠原合成增加、皺紋深度減小。[39]

▌清除自由基與毒性氧化物

維生素 C 是水溶性維生素，是體內水分環境的重要抗氧化劑，能中和與移除氧化物，包括汙染物、紫外線暴露所導致。它具有光保護效果，能減少中波紫外線 UVB 引發的紅斑，減少紫外線造成的 DNA 損害，以及減少曬傷細胞。[9,38]

當維生素 C 結合維生素 E，在減少皮膚氧化傷害上是特別有效。它能將被氧化的維生素 E 進行更新，而能維持維生素 E 的脂溶性自由基清道夫角色，進而保護細胞膜免於氧化傷害。維生素 C 能使氧化型麩胱甘肽（oxidized glutathione, GSSG），變為還原型的麩胱甘肽（reduced glutathione, GSH），藉以清除過氧化物。維生素 C、維生素 E、麩胱甘肽三者協同清除自由基、更新被還原的抗氧化物。[38]

抑制黑色素形成

維生素 C 代謝物能減少黑色素形成，推測是干擾了酪胺酸酶，它是黑色素形成的速率決定酵素，將酪胺酸羥基化而形成多巴，再氧化為鄰苯醌（Ortho-quinone），維生素 C 減少了鄰苯醌的形成。因此，維生素 C 已被應用在黑色素沉澱、肝斑、老人斑等色素疾病的治療上。[38]

維護表皮健康

維生素 C 維護表皮角質細胞分化、改善角質層結構、強化屏障功能，能增加透明角質（Keratohyalin）顆粒與絲聚蛋白數量，促進屏障油脂的合成與組織。[38]

促進傷口癒合

維生素 C 增加真皮纖維母細胞的增生與移動，促進有效率的傷口癒合，同時活化第一型缺氧誘導因子（Hypoxia-inducible factor-1, HIF-1），後者控制了數百個和細胞存活與組織重塑有關的基因表現，包括膠原蛋白酶。它能調控彈力蛋白、細胞外基質醣胺聚醣的製造，調控抗氧化酵素的基因表現，抑制促發炎激素分泌、增加對受到氧化傷害的 DNA 修補。[38]

一項韓國臨床試驗中，將維生素 C 加入局部使用的矽膠中，塗抹在手術後患者的傷口上，為期六個月，有效地減少了疤痕的高度與紅色色澤、黑色素也減少、更快接近正常膚色。[40]

皮膚抗老化效果

基於上述機轉，維生素 C 被證實能改善皮膚老化症狀，包括：皺紋、鬆弛、色澤差、皮膚粗糙、乾燥等。[38]

〰 06 維生素 A 的重要性

維生素 A 家族包含了：視黃醇（Retinol）、視黃醛（Retinaldehyde）、視黃酸（retinoic acid），以及數種原維生素 A，即類胡蘿蔔素（Carotenoids），包括最有名的 β 胡蘿蔔素、α 胡蘿蔔素、茄紅素、葉黃素、β 與 α 隱黃質（Cryptoxanthin）、玉米黃素（Zeaxanthin），具有強大的抗氧化能力，很重要的功用是：預防曬傷。[9]

當皮膚裡的感光性物質，譬如吡咯紫質（Porphyrin）、核黃素（維生素 B_2，Riboflavin），會吸收紫外線而變成三重態（Triplet），激發的能量會造成活性單態分子氧（Reactive singlet molecular oxygen），會與 DNA、蛋白質、脂肪產生化學反應，構成氧化壓力。類胡蘿蔔素，正是撲滅這些三重態分子與單態氧最有效的分子，將激發的能量轉化為熱能消散。其他活性氧，包括超氧化物、過氧自由基、羥基過氧化物、過氧化氫等，類胡蘿蔔素也能將之轉化為穩定的中間物質、或無活性的分解物，具有明確的光保護作用，發揮了防曬乳的作用。[41]

維生素 A 不只和防曬功能有關，缺乏時也和痤瘡有關。

《臨床與實驗皮膚醫學期刊》（Clinical and Experimental Dermatology）一項研究中，徵集了一百位痤瘡患者，並且安排年齡相仿的健康人作為對照組，進行抽血營養素檢測，發現痤瘡患者血清維生素 A 濃度為 336.5 微克／公升，健康人則為 418.1 微克／公升，在統計上呈現明確差異。

此外，血清維生素 A 濃度和痤瘡嚴重度有明顯相關性，當維生素 A 濃度愈低，痤瘡愈嚴重。輕度痤瘡患者平均維生素 A 濃度是 398.8 微克／公升，中度痤瘡患者 355.2 微克／公升，嚴重痤瘡患者低到 202.8 微克／公升。[42]

這是為什麼呢？

　　當皮膚維生素 A 濃度過低，皮脂腺會變得肥大、製造更多皮脂，痤瘡桿菌因此大量增生，其代謝物刺激組織發炎，會聚集更多促發炎的中性球累積。此外，角質細胞脫落、角質生成、毛囊中的細胞黏滯性增加，因而產生更多粉刺、發炎性病灶、更久的疾病時間。[43]

　　美國加州大學洛杉磯分校皮膚科團隊研究青春痘的致病機轉，發現皮膚上的痤瘡桿菌會啟動單核球第十七型介白素相關基因，導致 CD4-T 細胞分泌第十七型介白素，誘導第十七型助手 T 細胞（T helper 17）以及第一型助手 T 細胞，因而出現發炎性痤瘡病灶。在沒有痤瘡的健康人身上，並無出現表現第十七型介白素的皮膚細胞。

　　有趣的是，透過維生素 A 家族裡的視黃酸（retinoic acid），又稱維生素 A 酸、全反式 A 酸（All-trans Retinoic Acid, ATRA, Tretinoin），以及維生素 D_3（1,25-dihydroxyvitamin D_3），就可以抑制痤瘡桿菌引發的第十七型助手 T 細胞分化。這是因為視黃酸與維生素 D_3，都透過視黃酸受體 X（Retinoid X receptor）進行訊息傳導，抑制第十七型助手 T 細胞分化的功能是相似的。[44]

　　也難怪，維生素 A 衍生物──維生素 A 酸，已是皮膚醫學治療痤瘡的主流之一。第一代 A 酸為全反式 A 酸用於急性骨髓性白血病第三型（又稱 APL）的治療。第二代 A 酸（13-cis retinoic acid: Isotretinoin）是目前痤瘡治療的口服劑型，第三代 A 酸（Polyaromatic retinoids: Adapalene, Tazarotene）則是痤瘡治療常用的外用劑型。

07 維生素 E 的重要性

　　脂溶性的維生素 E 在 1922 年被發現，在老鼠實驗中缺乏它會造成

不孕。維生素 E 包含 8 種自然生成的化合物，即 α、β、γ、δ 生育醇（Tocopherols）與生育三烯酚（Tocotrienol），其中 α - 生育酚具有最強的生物活性。[45]

維生素 E 在細胞膜上的濃度很低，每 100 個脂肪分子才有一個維生素 E 分子。它藉由親脂性的支鍊插在富含脂肪的細胞膜上，參與還原（Redox）的代謝反應，清除自由基，能避免不飽和脂肪的過氧化，避免氧化壓力對細胞膜結構的損壞。維生素 E 也存在低密度脂蛋白（LDL）中，也具有避免氧化的保護作用。[12,45]

維生素 E 能增強免疫力，透過兩個機轉：具有抗氧化能力，保護巨噬細胞膜免於氧化壓力傷害；降低前列腺素的製造。在動物與人體實驗中，它都能增強體液與細胞媒介的免疫力，能夠抗感染，也能降低血清免疫球蛋白 E，改善過敏。[45]

高濃度的維生素 E 存在皮脂中，以及皮脂分布高的區域，如臉部 T 字部位。由皮脂腺分泌的維生素 E 可以保護皮膚免於氧化，特別是脂肪的過氧化。但若皮脂過多，內源性的維生素 E 的供應遠遠不足，此抗氧化物不足會造成氧化壓力的增加。[46]

痤瘡患者皮膚具有高氧化壓力，遠超過抗氧化防衛能力。研究發現到維生素 E 濃度愈低，痤瘡愈嚴重。[46] 前述《臨床與實驗皮膚醫學期刊》有關維生素 A 的研究中，發現到健康人血清維生素 E 濃度為 5.9 毫克／公升，痤瘡患者為 5.4 毫克／公升，明顯較低。特別是嚴重痤瘡患者為 4.1 毫克／公升，比起輕度、或中度患者，也都明顯較低。[42]

維生素 E 保護細胞免於受到發炎過程的活性氧傷害，並能避免皮膚不飽和脂肪酸的氧化。缺少了維生素 E 的保護，皮膚就容易受到發炎傷害，惡化痤瘡問題。[42] 每天口服 α - 生育酚能有效增加皮膚維生素 E 濃

度,特別是在皮脂腺密度高的區域,如臉部。[47] 一項針對輕度至中度痤瘡患者的臨床試驗中,在抗痘外用藥物過氧化苯與水楊酸之外,額外塗抹維生素 E,為期八週,痤瘡數量顯著減少,且在第二週就有差異。[46]

08 礦物質的重要性

鋅

鋅在調節蛋白質、脂肪、核酸代謝至關重要,因為它是超過 300 種金屬酵素、2000 種轉錄因子的必要輔酶。它透過組蛋白去乙醯化(Histone deacetylation)、鋅指模體(Zinc finger motif)蛋白,以調節基因轉錄。它能維持巨噬細胞、中性球功能,刺激自然殺手細胞與補體活性。[48]

據估計,世界上有33% 的民眾缺乏鋅,在不同國家的差距可在 4% ~ 73% 之間。輕微的鋅缺乏症可能出現:免疫力下降、味覺與嗅覺障礙、夜盲、精子製造減少等;嚴重的鋅缺乏症則可能出現:嚴重免疫失調、頻繁感染、水泡膿皰皮膚炎(bullous pustular dermatitis)、腹瀉、禿髮等。

鋅對於表皮的發育不可或缺,鋅偏低時,可能造成雄性素過度分泌,導致皮脂腺肥大活躍,容易形成痤瘡。鋅能抑制 5α 還原酶,因此能避免睪固酮轉換為雙氫睪固酮(Dihydrotesterone, DHT),而能抑制皮脂腺活性。痤瘡另一重要機轉是第二型類鐸受體(Toll-like receptor-2, TLR-2)過度表現,導致過度發炎,鋅抑制甲型腫瘤壞死因子、第六型介白素等發炎因子的製造,具有抗發炎作用。此外,它還能抑制痤瘡桿菌繁殖。[49]

一項研究針對 100 位痤瘡患者，以及年齡配對的健康人，進行血清鋅濃度的檢測，前者平均為 81.3 微克／分升，後者為 82.6 微克／分升，未達到統計顯著差異，但輕度、中度、重度痤瘡患者之間則有明顯差異，鋅濃度愈低，痤瘡愈嚴重，在重度痤瘡患者的濃度降到 74.7 微克／分升。

十分有趣的是，鋅濃度與病灶型態也有相關性：鋅濃度愈低，愈容易出現額頭的丘疹、右臉頰的膿皰、下巴的膿皰、胸部與上背的丘疹或膿皰。鋅濃度愈高，愈容易出現左臉頰的粉刺。[50]

另外，鋅與銅在黑色素製造與色素性疾病中扮演重要角色，將於「銅」小節中一併介紹。

銅

銅與鋅是在黑色素製造過程中，許多金屬酵素的核心組成，在最後形成真黑色素（Eumelanin）的過程中，金屬酵素催化重構多巴色素（Dopachrome），以形成 DHICA（5,6- 二羥基吲哚）這種中間色素，且將真黑色素的單體結合為聚合體。

再者，銅與鋅是超氧歧化酶的組成物質，能保護黑色素細胞免於高氧化壓力的細胞毒性，以及對酪胺酸酶的抑制。此外，能刺激細胞免疫反應，製造並釋放黑色素細胞促素（Melanocyte- stimulating hormone, MSH），是黑色素製造的機轉之一。[51]

中國一項薈萃分析中，比較 891 名白斑症患者與 1682 位健康人的血清銅濃度，發現前者的血清銅與鋅濃度都較後者低。儘管這項發現是口服補充銅與鋅的支持性證據，但尚未有臨床試驗證實療效。[51]

鐵

世界上最常見的礦物質缺乏症，就是鐵缺乏，月經與其異常狀況也是健康停經前女性最常見的鐵缺乏原因。藉由抽血檢驗鐵蛋白（Ferritin），可以了解鐵庫存。但許多狀況鐵蛋白都會升高，包括：發炎、感染、癌症、肝病等。[52]

Lily 是 45 歲女性，體型肥胖，最近五年來，困擾於臉部與頭皮脂漏性皮膚炎，即使治療也是反覆發作。最近一年，皮膚炎卻「不藥而癒」，讓她心情好了許多！這是怎麼回事？

原來，她有多顆子宮肌瘤，每次月經經血量大，導致貧血，血紅素甚至低到 5 公克／分升（成年男性低於 13 公克／分升、女性低於 12 公克／分升稱為貧血）。隨著年紀接近 50 歲，她每月的經血量明顯變少，膚況竟大幅改善，她還發現睡眠品質自然改善。

在我的臨床經驗中，像 Lily 這樣的案例不少。當皮膚疾病治療反應差、或反覆發作時，找出是否有貧血、並且積極改善，往往能帶來不錯的皮膚療效。

鈣

研究發現，正常的鈣濃度梯度（Calcium gradient）能促進基底層角質細胞增生，以及在棘狀層的正常分化，但在皮膚老化過程中，此鈣濃度梯度會消失，和乾癬症、異位性皮膚炎等常見皮膚疾病也有關。[53]

乾癬症的重要病理是角質細胞的轉換與增生，從正常的 28 天加速為乾癬狀態的 3 至 4 天。此時的角質細胞並未成熟，且型態異常，近似老化的角質細胞，細胞內的鈣代謝是異常的。

異位性皮膚炎的狀況下，表皮的鈣濃度梯度異常，CLSP（Calmodulinlike skin protein；註：鈣調蛋白〔Calmodulin〕，是一種與鈣離子結合的蛋白質）過度表現，與皮膚屏障功能異常有關。[53]

當抗原呈現細胞與 T 細胞上的受體結合時，引發細胞質內的鈣濃度增加，活化了鈣調蛋白的結合，進而激活鈣調磷酸酶（Calcineurin）。接著，鈣調磷酸酶誘導第二型介白素基因的轉錄因子，所產生的第二型介白素會活化助手 T 淋巴球，並誘導產生其他細胞激素，形成發炎反應。[54,55]

新一代的異位性皮膚炎外用藥膏 Tacrolimus 或 Pimecrolimus，是一種非類固醇局部抗發炎藥物，在藥理上屬於外用鈣調磷酸酶抑制劑（Topical calcineurin Inhibitors, TCI），可以抑制表皮 T 細胞活化與增生，並且修復表皮屏障，而能改善皮膚炎。[56]

矽

矽是地球含量最多的元素，僅次於氧，也是人體含量第三多的微量營養素。矽能增加真皮的脯胺酸羥化酶（Prolyl hydroxylase）濃度，促進膠原合成，以保持皮膚的強度與彈性。存在於身體的原矽酸（Orthosilicic acid, OSA），能刺激纖維母細胞分泌第一型膠原。矽還能增加醣胺聚醣的交聯，維持結締組織的穩定。[57,58]

當毛髮中有較高的矽濃度，毛髮脫落的速度降低、光澤度提高。矽也是指甲組成中相當主要的礦物質。[57] 局部使用矽膠（貼片、凝膠），已經應用在處理蟹足腫、肥厚性疤痕、或燒傷疤痕。[40]

硒

硒蛋白對於正常角質細胞功能、皮膚發育、傷口癒合是必要的。乾癬患者被發現硒濃度比健康人低。動物實驗也發現，硒能預防皮膚黑色

素細胞瘤,硒的有機型態,也就是硒甲硫胺酸(Seleno-L-methionine),能預防與治療光老化。[59,60]

　　硒在皮膚細胞的作用包括:

- 作為麩胱甘肽過氧化酶(Glutathione peroxidases, GPXs)與硫氧還蛋白還原酶(Thioredoxin reductases)的輔酶,麩胱甘肽過氧化酶也是硒濃度的指標。
- 移除有害的脂肪過氧化物、過氧化氫、過氧亞硝酸。
- DNA 製造與修補。
- 預防氧化壓力、細胞膜不穩定、DNA 損害。
- 預防紫外線 UVB 效應、誘發細胞自戕。[59]

☙ 09 營養失衡對指甲的影響

　　指甲板主要由角蛋白(Keratin)所構成,佔了 78% 的重量,包含了 80 ～ 90% 毛髮型(硬的)、10 ～ 20% 表皮型(軟的)角蛋白。此外,還有中間絲(Intermediate filament)相關蛋白,含酪胺酸／甘胺酸,髮透明蛋白(Trichohyalin),以及高濃度的硫。當蛋白質缺乏,可出現前文介紹的指甲博氏線。[14]

　　指甲板硬的原因,是因為有鈣嗎?

　　錯!鈣的重量只佔了 0.2%,硫才是關鍵。硫的重量佔指甲板將近 1 成。在甲母質蛋白中的胱胺酸(Cystine)(由非必需胺基酸 Cysteine 半胱胺酸氧化而成)就有著「雙硫鍵」,能將角蛋白纖維拉在一起,發揮膠水的功用,打造出指甲板的硬度。[14]

　　油與水，是指甲板硬度另一關鍵。指甲板中的脂肪含量較一般皮膚的角質層低，佔小於 3%，主要含有乙醇酸（Glycolic acid）與硬脂酸（Stearic acid），功用在於防水。指甲板中水含量有 18%，也是硬度的關鍵。許多人發現自己的指甲很脆弱，容易斷裂，常因為含水量少於 16% 所致。但若含水量高於 25%，則會讓指甲軟化。[14]

　　多種礦物質也和指甲板硬度有關，包括：鎂、鈣、鐵、鋅、鈉、銅。

　　脆甲（Brittle nail, fragilitas unguium）是極常見的指甲問題，指甲軟化、乾燥、脆弱、容易斷裂，伴隨指甲老化（Onychorrhexis）與裂甲（Onychoschizia），牽涉到細胞間閉合小帶（Zonula occludens）與間隙連接（Gap junction）的黏合物質不足，包括磷脂質、黏多醣、酸性磷酸酶（Acid phosphatase）等，可出現於慢性病、營養缺乏、內分泌或代謝疾病、皮膚疾病等。當指甲失去該有的硬度時，也需要考慮是否有營養素缺乏，包括：硫、蛋白質、含水量、油脂、礦物質等。[14]

　　當出現縱向黑甲（Longitudinal melanonychia），若排除了黑色素瘤的惡性狀況，可能是因為營養不良、維生素 D 與 B_{12} 不足、或血鐵質沉積症（Hemochromatosis）。[14]

　　指甲下線狀出血（Splinter hemorrhage）是微血管破裂，紅血球從甲床的縱向血管中滲出，而堆積在鄰近的縱向凹槽中，並因指甲生長慢慢前進。多因局部創傷、凝血功能異常，可能在服用抗凝血劑。有時是細菌性內膜炎、敗血症、血鐵質沉積症等導致。

　　糙面甲（Trachyonychia）是指甲板粗糙像砂紙，伴隨顏色混濁、縱向瘠、點狀凹洞、脆甲、甲緣裂開等，甚至侵犯所有指甲與趾甲，稱為二十甲失養症（Twenty nail dystrophy）。60 歲以上的銀髮族若水分或飲食營養不足，容易出現糙面甲，也和圓禿、異位性皮膚炎、接受化療等多種狀況有關。[61]

　　當指甲出現縱向的波浪狀凸起，這意味著指甲老化（Onychorrhexis）。雖然多半隨著年紀增加而明顯，但也可能遺傳導致，可用來區別是否為同卵雙胞胎，用於法醫鑑定。最常見於類風溼性關節炎患者身上，但也見於缺鐵性貧血、鋅缺乏、砷中毒。[14]

　　下表根據現今實證研究，整理維生素與礦物質失衡與指甲症狀的關係[14]。不過，並非補充特定維生素與礦物質，就能理所當然地改善指甲狀況，指甲症狀病因常是更複雜的。

表 4-1　維生素與礦物質失衡與指甲症狀的關係[14]

維生素與礦物質	與指甲症狀的關係
維生素 A	維生素 A 缺乏可出現指甲軟化（Hapalonychia）
維生素 B_2（核黃素）	維生素 B_2 缺乏可導致匙狀甲（Koilonychia，指甲變薄，前端向上彎，中間凹下）
維生素 B_3（菸鹼酸）	維生素 B_3 缺乏（糙皮病）可導致博氏線、橫向白甲（Transverse leukonychia）、匙狀甲
維生素 B_6	維生素 B_6 缺乏可出現指甲軟化
生物素（維生素 B_7）	補充生物素可改善脆甲
維生素 B_{12}	維生素 B_{12} 缺乏可出現縱向黑甲
維生素 C	維生素 C 缺乏會出現指甲軟化、匙狀甲
維生素 D	維生素 D 缺乏可出現縱向黑甲、指甲軟化
鐵（血鐵蛋白）	● 缺鐵性貧血可導致甲床蒼白、甲床分離、匙狀甲（最常見）、指甲老化 ● 血鐵質沉積症可出現指甲下線狀出血、縱行黑甲
鋅	鋅缺乏可導致指甲老化
鈣	低血鈣可能出現博氏線、脫甲症、指甲軟化、橫向白甲

🔖 **10 營養失衡對頭髮的影響**

頭髮的主要成分是角蛋白（Keratin），當蛋白質攝取過低，可導致毛球失養、髮幹變細、容易掉髮、彈性變差、頭髮變軟與脆弱、髮色變淡等。維生素 C 則對於角蛋白的膠原合成與交聯是關鍵的。[62]

鐵是氧化還原反應的重要催化劑，調控分裂細胞的 DNA 合成。鐵缺乏可造成休止期落髮，藉由抽血檢驗鐵蛋白（Ferritin），可以了解落髮者的鐵庫存。鐵缺乏和圓禿、雄性禿（包括發生在女性的雄性禿，稱為女性型態落髮）也有關，但有些研究則認為無關。[52,62]

鋅是數種金屬酵素與轉錄因子的輔因子。鋅缺乏可導致休止期落髮、白髮、脆髮，在老年人、酗酒者、腎病變、胰臟炎、接受縮胃手術、厭食症等患者族群，較容易有鋅缺乏問題。[62]

銅在氨氧化酶（Aminoxydase）扮演關鍵角色，後者能將硫醇基（Thiol）氧化為雙硫醇交聯，對於角蛋白強度很重要。有些酵素也依賴銅，包括：抗壞血酸氧化酶（Ascorbic acid oxidase），以及酪胺酸酶。銅缺乏導致頭髮黑色素不足，可發生在早產兒、奶量不足、鋅濃度過高等狀況。[62]

生物素（Biotin）對頭髮很重要，又稱為維生素 B_7 或維生素 H，是五種粒線體羧化酶（Carboxylase）的輔因子，催化脂肪酸、葡萄糖、與氨基酸的代謝過程，也參與組蛋白（Histones）對基因的修飾調控、細胞訊息傳導，落髮者的生物素濃度可能較低，也和前述脆甲有關。[52]

生物素缺乏的原因，包括：食物攝取不足、吃生蛋、腸胃吸收不佳、腸道菌產生拮抗生物素的物質、藥物導致腸道菌叢失調（抗生素、抗癲癇藥、磺胺類藥物）等。[14]

當頭髮容易掉落、提早出現白髮，營養失衡可能是重要因素，應該評

估以下營養素是否有缺乏或過多：維生素 A、C、D、E，維生素 B 群中的 B$_2$（核黃素）、生物素、葉酸、B$_{12}$，礦物質如鐵、鋅、硒、銅。[52,62]

下表根據現今實證研究，整理維生素與礦物質失衡與頭髮症狀的關係 [52,62]。同樣地，並非補充特定維生素與礦物質，就能理所當然地改善頭髮狀況，需要更系統性地評估頭髮症狀的關鍵病因。

表 4-2 維生素與礦物質失衡與頭髮症狀的關係 [52,62]

維生素與礦物質	與頭髮症狀的關係
維生素 A	● 維生素 A 濃度過高可導致落髮 ● 部分落髮者可考慮檢測維生素 A 濃度
維生素 B$_2$（核黃素）	● 維生素 B$_2$ 缺乏可導致落髮
生物素（維生素 B$_7$）	● 落髮者的生物素濃度可能較低
葉酸（維生素 B$_9$）	● 葉酸濃度可能影響圓禿嚴重度 ● 白髮者應檢測葉酸濃度，若缺乏應補充
維生素 B$_{12}$	● 維生素 B$_{12}$ 濃度可能影響圓禿嚴重度 ● 白髮者應檢測維生素 B$_{12}$ 濃度，若缺乏應補充
維生素 C	● 若落髮者有鐵缺乏症，應積極補充維生素 C
維生素 D	● 矯正維生素 D 缺乏症，可能改善落髮（雄性禿、休止期落髮） ● 維生素 D 濃度低和圓禿有關，矯正維生素 D 缺乏症可改善圓禿並增強治療反應 ● 白髮者應檢測維生素 D 濃度，若缺乏應補充
鐵（血鐵蛋白）	● 若落髮者有鐵缺乏症（一般認為血鐵蛋白小於 40 奈克／分升時），應積極補充鐵 ● 女性圓禿患者可能同時出現鐵缺乏症 ● 白髮者應檢測鐵濃度，若缺乏應補充 ● 素食者若有鐵缺乏症，建議補充左旋離胺酸（L-lysine）

維生素與礦物質	與頭髮症狀的關係
鋅	● 圓禿患者鋅濃度低
硒	● 過度補充可導致落髮 ● 白髮者可檢測鐵濃度，若缺乏可補充
銅	● 缺乏時頭髮黑色素不足

11 錯誤飲食與營養失衡的常用功能醫學檢測

　　臨床上，你所熟知的常規檢測，用以發現器官組織的「病理」，讓醫師用以確定疾病的存在，並作為開立藥物的依據。相對地，所謂功能醫學檢測（Functional medicine lab tests），用以發現存在身體系統的「失調」，可能還沒到「病理」的嚴重度，包括基礎醫學、生化學、生理學、免疫學等層次的進階檢測，屬於預防醫學的用途，可作為飲食營養調整、生活型態建議的參考指標。

（一）脂肪酸分析，透過抽血得知以下脂肪酸血液濃度：

重要指標	代表性項目
ω-3 脂肪酸	α- 次亞油酸（α-linolenic acid, ALA）（C18:3）、EPA（C20:5）、DHA（C22:6）等
ω-3 脂肪酸指標（ω-3 index）	紅血球細胞膜脂肪酸組成中，EPA+DHA 所佔比例（正常值應大或等於 4%）
ω-6 脂肪酸	亞油酸（Linoleic acid, LA）（C18:2）、γ- 次亞麻油酸（GLA）（C18:3）、雙同 - γ- 次亞麻油酸（Dihomo-γ-linolenic acid, DGLA，可轉化為花生四烯酸）（C20:3）、AA（C20:4）
ω-6 ／ ω-3 比值	即 AA ／ EPA（正常值在 2.0 ～ 10.7 之間）
LA ／ DGLA	DGLA 具有抗發炎活性，是 LA 透過 Δ6- 去飽和轉化酶轉換而來，此比值可看出該酵素活性（正常值在 6.0 ～ 12.3 之間）

重要指標	代表性項目
ω-9 脂肪酸	油酸（C18:1）等
飽和脂肪酸	羊脂酸（C10:0）、月桂酸（12:0）、肉豆蔻酸（14:0）、棕梠酸（16:0）、硬脂酸（18:0）、花生酸（20:0）等
反式脂肪酸	反式油酸（Elaidic acid）、反亞麻油酸（linolelaidic acid）

（二）胺基酸分析，透過抽血得知以下胺基酸血液濃度：

重要指標	代表性項目
必需胺基酸	組胺酸、離胺酸、白胺酸、異白胺酸、纈胺酸（以上三種為支鏈胺基酸）、苯丙胺酸、色胺酸、甲硫胺酸、蘇胺酸
非必需胺基酸	丙胺酸、天門冬醯胺酸（asparagine）、天門冬胺酸、半胱胺酸、麩胺酸、醯胺麩胺酸、甘胺酸、脯胺酸、絲胺酸、酪胺酸、精胺酸、牛磺酸

（三）抗氧化維生素分析，透過抽血得知以下維生素血液濃度：

重要指標	代表性項目
維生素 A	視黃醇、β 胡蘿蔔素
維生素 C	
維生素 D	
維生素 E	α 生育醇、γ 生育醇、δ 生育醇
輔酶 CoQ10	
植化素	葉黃素、茄紅素

（四）維生素 B 群分析，透過尿液檢查，推知維生素 B 群狀態：

重要指標	代表性項目
維生素 B 群標記	α - 酮異戊酸、α - 酮異己酸、α - 酮 β - 甲基戊酸、黃尿酸、β - 羥基異戊酸
甲基化反應標記	甲基丙二酸（MMA）、亞胺甲基麩胺酸

（五）礦物質分析，透過抽血、或者頭髮檢測，得知以下礦物質血液濃度：

重要指標	代表性項目
巨量礦物質	鈣、鎂、鉀
微量礦物質	鐵蛋白、銅、鋅、銅／鋅比例、硒、鉻、錳、釩、鉬、鈷、鋰等

12 錯誤飲食與營養失衡的反思

在這兩章中，我們檢視了皮膚症狀的營養成因，頭號槍擊要犯就是「糖」。其實原形食物中早有豐富的「醣」，它們是複合結構的、對人體有益的碳水化合物，但在尋常的美食地圖中，偏要加入更多的「糖」，這些精製澱粉、單糖，將迅速地轉化為人體血糖、帶來你想要的神經興奮效果，終歸短暫，卻也如滴水穿石般，戕害皮膚與身體。

皮膚在糖化終產物的日夜腐蝕下，提早老化，形成皺紋、鬆弛、暗沉等現象，出現不折不扣的「糖老症」。

高糖刺激你的身體分泌大量胰島素，胰島素更快地將過多的糖分形成為脂肪，造成了「糖胖症」。

一方面，儲存在你如游泳圈般、不容易溺水的肥肚腩，這是惡名昭彰的、導向心腦血管疾病、多種癌症的腹部肥胖，另一方面，打造了你媲美

鵝肝醬的肥嫩肝臟，這是導向肝炎、肝硬化、肝癌的非酒精性脂肪肝。

你受了街上琳瑯滿目的廣告催眠加洗腦，三餐吃精製澱粉食物，下午茶配冰淇淋、餅乾、甜點，一定要隨時喝幾口含糖飲料。雖然你對台灣經濟有重大貢獻，但也獻出了你的健康。許多人說：「若我不吃甜，就感覺活不下去。」當你用高糖來提振心情，正是「飲鴆止渴」，小心，你還可能有「糖癮症」……

許多人不吃飯的時候，就需要「重甜」來刺激味蕾、刺激腦神經，吃飯的時候，當然是「重口味」，無（紅）肉不歡，吃進高量的飽和脂肪、各種發炎性的油類，以及油炸食品，其實，這不歸類於前一章談的錯誤食物，而是後文將討論的「毒物」與「致癌物」。

上班族最不想碰的，就是富含各類皮膚營養素的全穀（糙米、燕麥等）、蔬菜、水果、堅果，搞得營養素不足。你我生活在不愁吃穿的國度，卻能搞到自己營養出問題、皮膚因此變差，「傑克，這真是太神奇啦！」

錯誤飲食與營養失衡，除了送來痤瘡的大禮，皮膚溼疹、感染、老化、癌症……也在路上，都快到你家了。

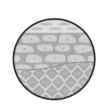

>>> CHAPTER **5**

氧化壓力、
紫外線與光老化

🌀 01 粒線體、氧化壓力、抗氧化力

皮膚是輪換率（Turnover rate）很高的器官，不斷進行表皮層的再生，因此表皮的前驅細胞（Progenitor cell）是高度增生，且代謝十分活化的，非常需要能量的供給，也就是三磷酸腺苷（Adenosine triphosphate, ATP），它就是從粒線體中的氧化磷酸化（Oxidative phosphorylation, OXPHOS）反應所製造的，透過電子傳遞鏈。

然而，在氧化磷酸化過程，自然會產生活性氧（Reactive oxygen species, ROS），包括：單態氧（$^1O_2$）、陰離子過氧化物（O_2^-）如過氧化氫（即雙氧水，H_2O_2），羥基自由基（OH）等，透過連鎖反應與正常分子反應，產生出更多種類的自由基，損害了細胞組織。此外，鐵離子（Fe^{2+}）是產生自由基、活性氧反應的催化劑，銅離子（Cu^+）也是，但可以直接影響 DNA 鹼基，是強力的突變劑（Mutagen）。[1,2]

圖 5-1　細胞與粒線體

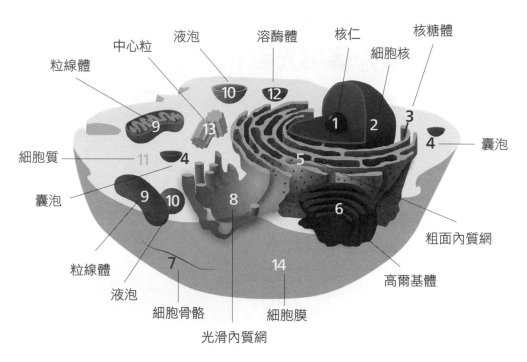

粒線體　中心粒　液泡　溶酶體　核仁　核糖體
細胞核
細胞質
囊泡
粒線體
液泡
細胞骨骼　細胞膜
光滑內質網
囊泡
粗面內質網
高爾基體

出處：取材自維基百科公開授權（連結：https://en.wikipedia.org/wiki/File:Animal_Cell.svg），由 Kelvinsong，CC BY-SA 3.0

　　活性氧對細胞蛋白質、DNA、其他大分子的傷害是累積的，導致慢性發炎，與年齡相關的老化疾病都有關，包括：動脈硬化、退化性關節炎、神經退化疾病、癌症。活性氧也參與缺血——血液回流傷害、動脈硬化、發炎反應等。活性氧能改變細胞增生或存活的訊號，特別是改變細胞自戕機轉，參與多種皮膚疾病機轉，從光敏感疾病、到皮膚癌。[1] 活性氧還導致細胞外基質與膠原的分解，促成皮膚老化！[3]

　　粒線體是非常特殊的胞器，擁有母系遺傳的 DNA（mtDNA），可製造 13 種氧化磷酸化的蛋白，由於鄰近電子傳遞鏈所產生的活性氧，

高度容易受到損害，而導致氧化磷酸化異常，造出更多活性氧，以及受損的粒線體 DNA，產生突變或單核苷酸多態性（Single-nucleotide polymorphism, SNP），和老化、疾病與癌症有關。[2]

事實上，人體自己也製造自由基，那是在被活化的白血球裡，釋放出陰離子過氧化物、次氯酸鹽，用來殺入侵身體的微生物，或者分解已經被破壞的身體組織，但過程並非完全精準，常造成周邊正常細胞的氧化壓力，以及病理傷害。[1]

皮膚的氧化壓力主要來自粒腺體內部產生的活性氧，氧化壓力的重災區就是粒線體，但有部分來自環境。因為皮膚作為最大的身體器官，是抵禦外界環境干擾、保護內在器官運作的重要介面，但也遭受物理性傷害（如紫外線）、以及化學性傷害（如空氣汙染、環境毒物、食物添加劑、防腐劑、化妝品、藥物等），許多環境毒物本身就是氧化劑，或活性氧的催化劑。[4]

長期的紫外線暴露，造成細胞核與粒線體的 DNA 損壞與氧化壓力，產生光老化或皮膚癌。研究比較光老化與光防護的細胞，前者有 10 倍機會出現 5000 個鹼基對的粒線體 DNA 缺失（Deletion）。有長波紫外線暴露的皮膚區域，比起沒有暴露的區域，前者粒線體 DNA 缺失的頻率增加 4 成。[2]

需要留意的是，紫外線引起的粒線體 DNA 缺失不僅可以維持多年，即使不再暴露在紫外線下，還會自行增加 30 至 40 倍！這可以解釋某些皮膚疾病為何難以逆轉，包括本章後文會介紹的肝斑。受影響的皮膚細胞不只氧化壓力異常增高，分解膠原的金屬基質蛋白酶濃度增加，製造膠原的基因也被下調，而導致皮膚老化。[2]

還好，在粒線體電子傳遞鏈中有個分子輔酶 Q10（Coenzyme

Q10），能夠清除活性氧，保護細胞膜免於氧化。輔酶 Q10 在表皮的濃度達到真皮的 10 倍，但隨著年齡而降低，當真皮纖維母細胞的輔酶 Q10 降低，也會產生更多的活性氧（超氧陰離子）。[2] 需要注意的，如果你有高血脂症，正在服用他汀類（Statins）降血脂藥，體外實驗發現：這成分會抑制真皮纖維母細胞的輔酶 Q10，刺激氧化壓力與粒線體失調，導致細胞提早老化。[5]

除了輔酶 Q10，皮膚用來降低活性氧毒害的抗氧化系統分為：

● 強力抗氧化劑：麩胱甘肽（Glutathione, GSH）、維生素 E、維生素 C
● 氧化劑降解系統：麩胱甘肽過氧化酶（Glutathione peroxidases）、麩胱甘肽還原酶（Glutathione reductase）、麩胱甘肽硫轉移酶（Glutathione S-transferases, GSTs）、過氧化物轉化酶（Superoxide dismutases, SODs）、催化酶（Catalase）、醌還原酶（Quinone reductase）。[6]

簡而言之，當氧化／抗氧化的生理恆定被打破，皮膚活性氧大量積累，將促成皮膚老化與疾病。因此，要預防或治療氧化壓力相關的皮膚老化與疾病，提升抗氧化能力是非常重要的，才能逐步恢復生理恆定。[6]

﹆ 02 氧化壓力與皮膚疾病

多種皮膚疾病與異常的氧化壓力有關，在此先簡要地介紹。

▌脂漏性皮膚炎

　　脂漏性皮膚炎（Seborrheic dermatitis）是常見、慢性的發炎性皮膚病，具有白色至黃色的鱗屑、紅色的丘疹、斑塊、板塊等型態，好發於皮脂腺密集的部位。將在第七章「免疫失調第二、三型：發炎、感染」詳細介紹。

　　一項研究定義血清總體氧化狀態（Total oxidant status, TOS），以微莫耳過氧化氫（雙氧水）當量／公升表示，總體抗氧化能力（Total antioxidant status, TAS）以微莫耳 Trolox（水溶性維生素 E）當量／公升來表示，氧化壓力指標（Oxidative stress index, OSI）計算方式則為 TOS ／ TAS 乘以 100。接著，對比脂漏性皮膚炎患者與一般人，發現：血清總體氧化狀態平均分別為 12.2、9.9 當量／公升，前者顯著較高；總體抗氧化能力分別為 3.3.、3.5 當量／公升，前者顯著較低；氧化壓力指標分別為 0.4、0.3，前者顯著較高。[7]

　　氧化壓力造成細胞膜脂肪過氧化、DNA 損壞、分泌發炎性的細胞激素，導致脂漏性皮膚炎患者皮膚發炎與過敏。[1,8]

▌乾癬症

　　乾癬患者身上出現深紅增厚的板塊，界限明顯，黏著銀白鱗屑，又稱為銀屑病。將在第七章「免疫失調第二、三型：發炎、感染」中詳細介紹。

　　研究發現乾癬症患者比起健康人，前者血清脂肪過氧化物丙二醛（MDA, Malondialdehyde）顯著較高，這是重要的氧化壓力指標，與此同時，整體抗氧化能力較低。乾癬症患者過氧化物歧化酶 SOD 較高，[9]可能是氧化壓力升高初期的適應性生理反應。

另一項研究發現乾癬症患者比起健康人氧化壓力較大,且隨著乾癬嚴重度從輕度、中度、到重度,血清脂肪過氧化物 MDA、一氧化氮自由基終產物隨之變高,紅血球過氧化物歧化酶 SOD、血清觸酶 CAT、血漿總體抗氧化力皆漸次降低。[10]

▌ 白斑症

白斑(白癜風),是皮膚出現多處粉筆般純白色的斑塊,直徑從 5 毫米到超過 5 公分,界限明顯,漸進性地擴展。將在第八章「免疫失調第四、五型:自體免疫、癌症」中詳細介紹。

《歐洲皮膚性病學會期刊》一項系統性回顧與薈萃分析中,發現白斑症患者在氧化壓力指標,血清 MDA 濃度與紅血球脂肪過氧化反應顯著增高;皮膚過氧化氫增高,皮膚與紅血球活性氧增加;彗星實驗(Comet assay)也檢測出 DNA 有損傷。[11]

在抗氧化酵素系統方面,過氧化物歧化酶(SOD)濃度增加,它能將超氧自由基(O_2^-)分解為過氧化氫與氧氣;觸酶(CAT)濃度降低,它是將 SOD 處理產生的過氧化氫轉化為水與氧氣;麩胱甘肽過氧化酶(GPx)在紅血球與周邊血液單核球中的濃度也降低,它也將 SOD 處理產生的過氧化氫轉化為水與氧氣。

在非酵素的抗氧化物方面,白斑症患者的維生素 C 濃度較健康人低,血液與皮膚維生素 E 濃度也較低。[11] 整體而言,白斑症患者在整體氧化狀態增加,血液中的抗氧化能力則下降,氧化壓力指標升高,表示氧化與抗氧化之間明顯失衡。[11]

白斑症患者的黑色素細胞比起健康人,對於氧化壓力更脆弱,且很難在體外環境進行培養。可能是因為先天難以處理壓力,包括黑色素製

造的正常生理過程較差,以及後天遭遇環境與化學物的傷害。[12,13]

　　黑色素細胞在製造黑色素的正常生理機轉中,就有較高的氧化狀態,但先天上的抗氧化系統又有缺損。當細胞對抗氧化壓力時,有細胞自噬(Autophagy)的重要機轉,也就是在控制中的自我消化過程,將有問題的分子或胞器毀掉。在遇到氧化壓力如過氧化氫時,正常細胞顯著增加了自噬反應,但白斑症患者黑色素細胞自噬反應較少,且對過氧化氫造成的氧化傷害出現過敏反應,這和 Nrf2-p62 的生化路徑缺損有關。相反地,若上調 Nrf2-p62 的生化路徑,則可以透過啟動自噬反應,減少過氧化氫對黑色素細胞造成的氧化損害。[14]

　　活性氧會損害細胞核內的 DNA,可從血液中的 8-OHdG(8- 氧代 -2'-脫氧鳥苷)增高得知;損害細胞內的粒線體,導致黑色素細胞自戕;更啟動了促發炎的免疫反應,開啟「潘朵拉的盒子」。[15]

　　在遇到壓力時,黑色素細胞會釋放活性氧,釋放第 1β、18 型介白素,活化「先天免疫」系統,包括:自然殺手細胞、發炎性樹突細胞。此外,活性氧也刺激熱休克蛋白(Heat shock protein, hsp)70i 的製造,結合到類鐸受體啟動促發炎訊息傳導,刺激黑色素細胞釋放第 6、8 型介白素,拮抗調節型 T 細胞的免疫抑制作用[16]。

　　接著,「後天免疫」系統活化,出現針對黑色素細胞攻擊的 CD8+ T 細胞,進行自體免疫的殺害動作,此現象甚至在體外培養皿中也可以見到。[17]

█ 靜脈曲張

　　靜脈曲張,為皮下可見曲張的青紫色血管、或有毛細血管擴張。將於第 15 章「組織再生與血管功能障礙」詳細介紹。

　　波蘭一項研究中，運用彗星電泳技術，檢測慢性靜脈功能不全（第二、第三級）患者與健康人的血液（從前臂抽取），發現前者血液淋巴球的 DNA 氧化傷害明顯增加，也就是出現更多的 8-OH-dG。前者 DNA 氧化傷害比例為 15.6%，後者為 5.24%。可能局部的發炎反應導致吞噬細胞（白血球）的累積，增加了氧化壓力與活性氧等自由基。

　　過去研究也發現靜脈曲張血管的組織鐵濃度增加，比例遠高於正常血管組織，分別為 197% 比上 31%。游離鐵催化了羥基自由基（OH•）的產生，破壞了血管組織、細胞、蛋白質、脂質、碳水化合物與 DNA，終究導致慢性靜脈功能不全的產生。[18]

▌其他皮膚疾病

　　其他發炎性皮膚疾病如：扁平苔蘚患者有較高的脂肪過氧化（包括 MDA），觸媒 CAT 活性下降、過氧化物歧化酶（SOD）活性增加。

　　異位性皮膚炎患者 MDA 增高，觸媒 CAT 活性下降。

　　蕁麻疹患者 MDA、活性氧增高，過氧化物歧化酶（SOD）活性也增加。[11]

　　牽涉氧化壓力異常的皮膚疾病還包括：接觸性皮膚炎、尋常性痤瘡、尋常性水皰症、多形性日光疹、皮膚癌、原發性多汗症、扁平疣、貝歇氏症等。[7]

🌀 03 紫外線與光老化

▌紫外線與光老化

　　在本書中談最多的，是內在老化，又稱為年齡老化（chronological

aging），包括：細胞減少、表皮變薄、真皮表皮連結（DEJ）變薄、皺紋的細紋部分。

但外在老化，特別是紫外線引發老化，也帶來早發性的皮膚老化，又稱為光老化（photoaging），包括：皺紋的粗紋部分、色素變化（變黑，也可能變白），大大影響我們對光照皮膚部位的觀感，包括：臉部、脖子、手臂等。

Gina 是 46 歲的保險公司經理，抱怨最近五年臉上黑色素斑點、斑塊變多，而且右邊明顯比左邊更多、更黑，儘管接受雷射脈衝光治療，好了一兩個禮拜，又馬上復發。原來，她熱愛戶外活動，週休二日都在騎單車或爬山，儘管她出門前會擦隔離霜。

她問我：「那為什麼我右邊的斑比左邊更多呢？」

我問她：「想一想在妳的生活中，右邊會比左邊更容易曬到太陽嗎？」

她想了一會，恍然大悟地說：「對耶，五年前，我們公司搬到知名商業大廈的 30 樓，我的辦公室右邊是一扇大落地窗，可以眺望整個台北盆地，風水師看過，我那方位還是最好位置，業績果然蒸蒸日上！唯一缺點是西曬，光線窗簾遮不太住，冷氣要開很強。難道，待在辦公室裡也需要擦防曬嗎？」

我回答：「是的！」

紫外線對皮膚的傷害性可說是「溫水煮青蛙」，等到有感的那一刻到來，早已累積了多年的摧殘，看似單純的黑色素斑點，已經是皮膚老化的結果了！

您可以填寫下表皮膚光老化問卷，了解自己有哪些光老化症狀。

表 5-1　皮膚光老化問卷

> 您有哪些光老化症狀呢？看看您的臉部、側頸部、後頸部、手背等處皮膚，是否有以下症狀：
>
> ☐ 不均勻的色素變化與斑點，為日光性小痣（曬斑）。
> ☐ 表皮變薄且乾燥。
> ☐ 眼周出現細紋，臉部前額、口周、嘴角等出現更深的皺紋。
> ☐ 後頸出現十字形的皺紋。
> ☐ 皮膚變得鬆弛、失去彈性。
> ☐ 耳朵與臉頰出現微血管擴張。
> ☐ 手臂與前臂在輕微受傷時出現瘀斑。
> ☐ 毛囊皮脂腺變得明顯，毛囊擴大而堆積皮脂，在眼周出現日光性粉刺。
> ☐ 光照部位出現白色粟粒疹。
> ☐ 局部發紅、脫屑，為日光性角化症。
> ☐ 皮膚變粗變黃，為日光性彈力纖維變性（Elastosis）。
> ☐ 在臉部、側頸出現紅棕色色素增化、表皮萎縮、血管擴張的組合，稱為多形皮膚萎縮（Poikiloderma）。

以上僅是表面的光老化，在顯微鏡下可看到的真相是「皮膚全層老化」，包括：角質層過度角化、角質細胞變性或角化不良、網狀脊變平坦，真皮出現膠原蛋白減少、彈力纖維變性、血管擴張等。

根據研究，臉部皮膚老化的原因當中，紫外線可以佔到 8 成！[19] 讓我們來看看，皮膚光老化的元凶紫外線，是怎樣影響皮膚、並逐步地導致黑色素加深、以及光老化的。

長波紫外線 UVA（320 ～ 400 奈米）導致立即性色素加深，數分鐘出現，可持續 6 至 8 小時。

　　中波紫外線 UVB（280 ～ 320 奈米）是導致曬傷的元凶，可持續 4 至 8 小時。它也促進酪胺酸酶活性增加、黑色素細胞與黑色素小體（Melanosome）都增加，造成延遲性曬黑反應（Delayed tanning reaction），在曝曬後 2 至 3 天開始，持續 10 至 14 天。[20]

　　紫外線的皮膚效應[21]整理如下表。

表 5-2 **紫外線種類與皮膚效應**[21]

紫外線種類	波長（奈米）	穿透力	皮膚效應
短波 UVC	200-280	被大氣層吸收	致突變、致命
中波 UVB	280-320	僅佔地表紫外線 5%，可達乳突真皮	**曬傷**、致突變、致癌、刺激黑色素細胞與黑色素形成、將 7- 去氫膽固醇轉化為維生素 D_3
長波 UVA	320-400	穿透皮膚，可達網狀真皮	紅斑、黑色素形成、較低致癌性、強烈**光老化**效應

　　急性紫外線暴露產生活性氧，耗損細胞抗氧化能力，傷害 DNA 且引發突變，同時導致中性球、單核球、巨噬細胞在表皮與真皮積聚，這些活化的白血球，其實是要來清除紫外線引發細胞自戕、或細胞膜已被氧化的皮膚細胞，還釋放出中性球彈力酶（neutrophil elastase），以及第一、九型基質金屬蛋白酶（Matrix metalloproteinases-1,-9, MMP-1,9），分解膠原蛋白，導致光老化。

圖 5-2 紫外線傷害 DNA 而引發突變

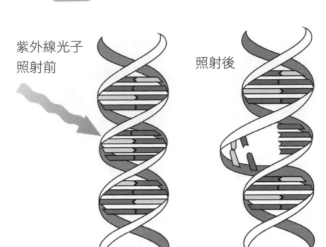

紫外線光子
照射前

照射後

出處：取材自維基百科公開授權（連結：https://commons.wikimedia.org/wiki/File:DNA_UV_mutation.svg），由 derivative work: Mouagip (talk)、DNA_UV_mutation.gif: NASA/David Herring，CC BY-SA 3.0

　　巨噬細胞有兩個來源，一個從血流運送過來，一個是真皮內已經存在的前驅單核球。巨噬細胞是快速打擊部隊，為了能在皮膚組織內來去自如，具有上述基質金屬蛋白酶，用來溶解細胞外基質，又能產生活性氧，誘導真皮纖維母細胞製造更多的基質金屬蛋白酶。當紫外線過度照射，巨噬細胞累積，就會因為過多的基質金屬蛋白酶與活性氧，導致真皮細胞外基質的摧毀。[22]

　　此外，受傷的細胞與氧化的細胞膜脂肪，會活化補體系統，過度活化的補體會摧毀表皮真皮交界（Dermal-epidermal junction, DEJ），並且沉積在那邊。同時，補體會誘導發炎，巨噬細胞累積，釋放更多促細胞發炎激素、基質金屬蛋白酶與活性氧，導致慢性發炎與組織損害，加速皮膚老化。[22]

隨著皮膚老化，真皮纖維母細胞數量與功能逐漸減少，修復與再生真皮細胞外基質的能力變弱。若能盡力做好防曬，對皮膚還是有保護效果的。

表 5-3 紫外線導致皮膚光老化的關鍵機轉 [23,24]

- 紫外線誘導產生活性氧，耗損細胞抗氧化能力。
- 細胞膜脂質過氧化。
- 紫外線誘導表皮角質細胞釋放發炎激素，如第一型介白素、甲型腫瘤壞死因子。
- 紫外線促使肥大細胞產生前列腺素，以及其他發炎因子，如組織胺、白三烯等。
- 引發表皮神經內分泌反應。
- 皮膚細胞死亡。[23,24]

▌多形性日光疹與防曬策略

有些人對紫外線「超有感」，接觸陽光雖然沒有曬傷，也出現了皮膚紅疹，那是怎麼回事呢？

這是多形性日光疹（Polymorphous light eruption, PMLE），是最常見的光照性皮膚炎（Photodermatitis），盛行率可達2成，女性較常發生。在接觸陽光2小時到5天之內，反覆發作的皮膚紅疹、搔癢、灼熱或疼痛，在前胸、手臂、手背、下肢等外露部位，持續 7 到 10 天，常發生在高緯度國家的春季，隨著陽光強度增強而變嚴重，或者去緯度低國家度假時，照射充足陽光而發作，在夏季最嚴重。

多形性日光疹牽涉到延遲型的過敏反應，牽涉紫外線誘發的抗原或自體抗原，又被稱為日光過敏，或日光中毒。元凶多是長波紫外線UVA，有時和中波紫外線 UVB 有關。[25,26]

要預防紫外線光老化、或是多形性日光疹等日光相關疾病，做好防曬至關緊要。首要的，物理性防曬的作法是：穿上防曬或防紫外線的衣物、戴寬帽緣的帽子、找遮蔽的樹蔭、戴面罩型太陽鏡。

化學性防曬的作法是：建議選擇同時具有 SPF15 與 PA++ 以上的防曬乳，因為 SPF 只能防護 UVB 而不能防護 UVA。記得每 2 小時補一次，以避免流失。需要注意的是，隔離霜的防曬效果，並不如真正的防曬產品。

防曬產品上的防曬係數 SPF、PA、UVA，各是代表什麼意思呢？ 20 SPF 指陽光防護係數，是針對被中波紫外線 UVB 曬紅的防護能力，等於 MED（防護下）／ MED（未防護）。MED（Minimal erythema dose）指最小紅斑劑量，MED（防護下）就是使用產品時，誘發皮膚泛紅所需的曝曬時間，MED（未防護）指未使用產品時，誘發皮膚泛紅所需的曝曬時間。兩者相除，可看出陽光防護效果是幾倍。

PA 指長波紫外線防護係數（Protection Grade of UVA），是針對被長波紫外線 UVA 照射 2 小時後出現曬黑的防護能力，PPD（Persistent pigment darkening）指此持續性色素沉著，等於 MPD（防護下）／ MPD（未防護）。MPD（Minimal Phototoxicity Dose）指最小光毒性劑量，比值為產品延長皮膚被曬黑所需時間的倍數，從 +、++、+++ 到 ++++，定義 2≤PA+<4、4≤PA++<8、8≤PA+++<16、PA++++≥16。

歐洲委員會建議防曬比率為 SPF/PPD≤3，可標示為 UVA。

由於 SPF 係數指每 1 平方公分的肌膚面積上，塗上 2 毫克的防曬乳劑量，因此，一般臉型需要擠出防曬乳約 3 公分的量。

▌脂漏性角化與曬斑

Carolyn 是 35 歲的電腦工程師，當我看到她的臉孔，就覺得不是本地人，一問果然是加州來的華裔人士。為什麼？臉上充斥著脂漏性角化、曬斑、痣、肝斑、痘疤都超多，而且抬頭紋很嚴重。她說加州陽光充足，她和白人朋友常一起在海濱活動、做日光浴，還常潛水，由於頻繁往水面上看，難怪抬頭紋異常明顯。

脂漏性角化（Seborrheic keratosis）是最常見的良性表皮腫瘤，具有遺傳性，多發生於 30 歲以後、中老年。呈現有或無色素、邊界清楚的隆起斑塊，起初為針頭大小、增大為淡或深褐色扁平結節，表面油膩、疣狀、黏上去的質感。好發於臉部、頭皮、軀幹、乳房下皺褶處、上肢等。[26]

曬斑（Solar lentigo/ lentigines），又稱為老人斑，是卵圓形到幾何形狀的色素斑塊，和紫外線傷害有關，出現在陽光照射區域，譬如：臉部、前臂、手背、軀幹上部等，可以是多年日曬、或者一次曝曬後發生，多在 40 歲後出現，超過 60 歲的白種人約 75% 有曬斑。[25]

脂漏性角化的形成原因，是紫外線引發角質形成細胞老化，牽涉到活性氧製造、鳥嘌呤脫氨酶 （Guanine deaminase）的作用。曬斑牽涉到細胞自噬（Autophagy）作用的降低，是皮膚提早老化。細胞自噬指細胞分解與回收損壞胞器的過程，此能力隨著年齡降低，也隨著紫外線所導致的光老化而變差。當細胞自噬能力受損，受傷的細胞成分累積，氧化壓力也變大，就導致了皮膚老化。[27]

Harry 是 32 歲男性，兩頰卻已經出現深色的曬斑。我想說年紀輕輕，為何曬斑如此明顯？於是問他：「你待在戶外時間長嗎？」

他說：「沒有。」

我再問：「那你工作會接觸強光嗎？」

他思考了一下，回答：「會喔，因為我是在空中工作，我是機師！」

他的曬斑，顯然是因為職業性的紫外線暴露所造成。他也說到自己睡眠長短很不固定，儘管放假時可以大補眠，但總覺得很累。不只是機師，其實空服員都常有此狀況。

▋ 肝斑

肝斑（Melasma, Chloasma），或稱孕斑（Mask of pregnancy），在前額、顴骨、上脣、下巴等處，出現對稱性的棕褐色色素增生，有時伴隨色素不均，邊緣不規則、但界線明顯，沒有發炎現象。這是許多華人女性非常困擾的臉部色素問題，因為黃種人比白種人更容易發生，而且相當明顯。有 1 成患者為男性。[25]

Tiffany 是 43 歲網購直播主，住在台北市。她困擾於臉頰、太陽穴、人中的大面積肝斑。她的肝斑是在 30 歲生完第二胎後出現的。24 歲開始工作以後，假日就喜歡到海邊戲水，穿著比基尼大秀凹凸有致的身材，自拍不少性感照片放在網站或臉書上，贏得不少按讚數。生了兩胎以後，更頻繁地帶小孩去海邊玩。她自恃臉色白皙，還需要曬點古銅色，因此長期根本沒防曬，有過好幾次曬傷。

40 歲那年，她開始做網購直播，熬夜盯著電腦，經營壓力大，睡眠只有 5 小時。後來不知怎麼回事，臉上就頻繁過敏，一直換保養品、化妝品，結果更嚴重，肝斑也跟著加劇。她抱怨在別的地方接受治療 3 年，肝斑卻沒有明顯改善。

她又問我：「我什麼左臉肝斑超明顯，右臉還好一點？」

我問她：「妳平常有在開車嗎？」

她說：「有啊！15 年來每天都開車，以前跑業務、現在批貨。」

我說：「妳是不是早上開車往南開，下午開車往北開？」

她吃驚地說：「沒錯，你怎麼知道的？」

我說：「妳左臉應該接受了更多的紫外線，如果妳是這樣的開車方向，早上往南開時，東升的太陽曬到妳的左臉，下午往北開時，西落的太陽還是曬到妳的左臉。曬 1 天沒差，曬 15 年下來，兩邊臉的肝斑嚴重度就不一樣囉！」

她恍然大悟。

肝斑的一大關鍵病因，就是紫外線暴露，已有許多流行病學與組織病理學證據支持。[28] 紫外線照射可直接刺激黑色素細胞，產生黑色素，並且間接刺激角質細胞，釋放出促進黑色素細胞與黑色素製造的因子，包括：纖維母細胞生長因子（Fibroblast growth factor, bFGF）、神經生長因子（Nerve growth factor, NGF）、內皮素（Endothelin-1, ET-1）、黑色素細胞促素（Melanocyte-stimulating hormone, MSH）與皮促素（Adrenocorticotrophic hormone, ACTH）。[29]

肝斑病灶的氧化壓力過高。和一般人相比，肝斑患者血清氧化傷害指標丙二醛（Malondialdehyde, MDA）增高，但保護性的抗氧化酵素超氧化物歧化酶（Superoxide dismutase, SOD），以及抗氧化物麩胱甘肽（Glutathione）都增高。當丙二醛濃度愈高，肝斑嚴重度也愈高。[30]

另一項研究中，也發現肝斑患者血清抗氧化酵素超氧化物歧化酶，麩胱甘肽氧化酶（Glutathione peroxidase, GSH-Px）都增加，但氧化傷害指標蛋白質羰基（Protein Carbonyl）則降低。顯示肝斑患者的氧化物、抗氧化物間存在失衡，且氧化壓力增加。[50]

▌肝斑與皮膚老化

肝斑患者只要一照鏡子，就看到兩頰髒髒的黑斑，心情就不好，加上治療效果不佳，心情更差，常杏眼圓睜，向醫師興師問罪：「為什麼

我雷射打了、淡斑藥擦了、美白藥也吃了，肝斑還是這麼嚴重？！」

　　我會回應：「妳想聽安慰的話？還是聽真話？」

　　她說：「那還用說，當然是聽真話啊！」

　　我回答：「真相很殘酷：因為妳的皮膚『真的』老了！」

　　當然，我也不輕易這樣回答。

　　肝斑患者長期暴露在紫外線下所引起的色素沉澱，事實上是光老化（Photoaging）的一部分，皮膚同時出現大量的日光彈力纖維變性（Solar elastosis），彈力纖維捲曲或破碎、基底膜損害、血管增加、肥大細胞增加 [29,31,32]，還可伴隨皺紋、觸感粗糙、失去皮膚彈性等皮膚老化症狀。但在肝斑發作以後，只有 1/3 女性願意「亡羊補牢」，也就是積極防曬。[33]

　　研究也發現，像肝斑這類黑色素疾病所牽涉到的機轉，包括了：氧化壓力異常、粒線體 DNA 突變、DNA 受損、端粒縮短、荷爾蒙改變、細胞自噬異常，正是皮膚老化的關鍵機轉。[27]

　　本質上，肝斑就是光老化疾病（Photoaging disorder）。[31,32] 老化，是最難醫的「病」，大腦老了出現失智症，皮膚老了出現肝斑，都挑戰著醫學的極限與人體老化的真正面目。

　　真的，最好的策略就是：預防勝於治療！

▎特發性滴狀黑色素減少症

　　愛美的你好不容易保持皮膚白泡泡、幼綿綿，45 歲以後，卻發現兩隻手臂和小腿，怎麼開始一塊塊小小的白斑出現？去看醫生，醫生說：「這是一種色素脫失，黑色素減少了，但不是白斑症喔，不要太擔心，加強保溼、防曬就好。」

　　你不禁又抱怨：「醫生，那些『該死』的黑色素到哪裡去了？」

　　在前臂、小腿紛紛出現許多小而白的斑點，2 到 5 毫米大小，

邊緣規則，原來這是特發性滴狀黑色素減少症（Idiopathic guttate hypomelanosis），常合併皮膚萎縮、曬斑、皮膚乾燥等皮膚老化症狀，分布在日曬暴露的上下肢。50 歲以上民眾 5 成到 7 成有此症狀，光老化是主因，但生理老化也是原因。[25]

　　在生理老化過程，黑色素製造會每十年降低 1 至 2 成，和這種皮膚老化疾病有關。黑色素細胞對氧化壓力特別敏感，因為黑色素製造過程牽涉氧化反應，和其他細胞相比，黑色素細胞平常就有更多的活性氧！長期紫外線暴露也會直接氧化黑色素，繼續增加活性氧以及氧化壓力。而褪黑激素調節的表皮時鐘基因，也會控制表皮的黑色素製造。[2]

　　黑色素變多，固然可能是皮膚光老化，但黑色素變少，也可能是同樣原因喔！

04 人造光源、可見光與色素性病灶

▌可見光引發黑色素沉澱

　　Sandra 是 40 歲女性銀行理財專員，臉部白皙透嫩，吹彈可破，可是左側顴骨硬是長了一塊明顯的曬斑，上下眼皮、眼角部位也冒出多顆淡淡的小曬斑。

　　她覺得很奇怪，長年都做防曬，戶外活動也不多。但我發現，她不管工作或在家，總喜歡把檯燈開到最亮，檯燈正是放左邊。此外，手機上下班都不離身，每天滑 10 小時以上，螢幕也總是開最亮。晚上主臥室熄燈，丈夫睡著後，她則開著手機追劇。

　　此外，最近她工作業務量大，下班已是晚上 9 點，再照顧家裡兩個小孩，忙完再用手機追點劇，放鬆一下，半夜 2 點才睡，早上 6 點半又

被鬧鐘吵醒，要起來幫孩子準備早餐，自己和丈夫也得上班。外食族難得吃到蔬果，自己也少補充……

紫外線是刺激肝斑復發的重要因素，防曬是必需的。但許多患者抱怨：「我已經積極防曬、都待在室內，為什麼肝斑還在發作？」

小心，室內的人造光源，可能是元凶！累積的醫學證據顯示：可見光與紫外線一樣，都能夠增加皮膚色素，特別在較深色的皮膚上，像是黃種人。

《研究皮膚醫學期刊》一項研究中，針對膚色第四至第六型（類似黃種人、黑種人膚況）的受試者背部進行光照兩小時，比較兩種光源：長波紫外線 UVA1，其波長在 340 ～ 400 奈米，以及可見光，其波長在 400 ～ 700 奈米，並且追蹤兩週。

結果發現，可見光和長波紫外線一樣，都能產生黑色素。而哪種光源會引起較深、較持續的皮膚色素呢？答案不是紫外線，竟然是可見光！[34]

研究人員也讓膚色分型第二型的受試者（接近白種人）進行照射，兩種光源都沒有引起黑色素。[34] 這顯示愛「美白」的黃種人，其實對可見光的敏感性比紫外線高。搞了半天，醫界和民眾都錯把紫外線當凶手，真正的凶手是「可見光」，還逍遙法外中！

▍藍／紫光引發黑色素沉澱

針對膚色為第三或第四型的健康人（類似黃種人膚況）進行三種光照：波長為 415 奈米的藍／紫光、波長為 630 奈米的紅光、中波紫外線 UVB。結果發現：藍／紫光能引起明顯色素沉澱，且有劑量反應關係，紅光則不會引起色素沉澱，真是好險！

當和中波紫外線 UVB 比較時，令人驚訝的是，藍／紫光造成的色

素沉澱比前者還強，且維持達到三個月。不過，中波紫外線 UVB 確實導致皮膚細胞受傷，出現更多的角質細胞壞死與 p53 分子，後者是 UVB 造成色素沉澱的關鍵分子。[35]

後續研究發現，藍光導致黑色素沉澱的關鍵，是一種視蛋白 -3（Opsin-3），是黑色素細胞中感應短波可見光的感應器，增加了製造黑色素的酵素，包括：酪胺酸酶（Tyrosinase）與多巴色素互變異構酶（dopachrome tautomerase, DCT），且酪胺酸酶的活性會持續增強一段時間，可解釋為何色素沉澱不會很快地消失。[36]

造成黑色素沉澱的是——藍光，聽起來有點耳熟？

藍光，就是你我手上 3C 螢幕散發出來的主要光源！現代低頭族每天接觸最多的，不是紫外線，恰恰就是藍光。

根據《美國國家科學院院刊》（Proceedings of the National Academy of Science）一項哈佛大學與麻州總醫院的研究中，比較平板電腦與紙本書籍的光源，發現：平板散發藍光非常強烈，能量高峰就在 452 奈米藍光，相較之下，日光燈照到書本上、再折射進入眼睛的光源，是能量高峰在 612 奈米的紅光，在藍光波段的能量幾近於零。平板光源能量有多強？是書本折射光線的 30 幾倍。[37]

而現代人用得更多的手機呢？

根據研究，比較常見 3C 螢幕的輻射率（Blue light weighted radiance）由低而高分別為：電腦螢幕、筆記型電腦、平板電腦、智慧型手機螢幕，手機藍光能量約平板電腦的 2 倍、筆記型電腦的 1.5 倍、電腦螢幕的 3 倍，如表 5-3 所示。[38] 加上使用手機時，比起其他 3C 更靠近眼睛，且在黑夜或處於黑暗環境中，還會自動加強亮度，可以預測它對於皮膚的負面影響更嚴重！

表 5-3　常見 3C 螢幕的亮度、藍光輻射率比較 [38]

3C 螢幕種類	亮度（cdm^{-2}）	藍光輻射率（$Wm^{-2}sr^{-1}$）
電腦螢幕	98.5	0.082
筆記型電腦	130.4	0.107
平板電腦	143.2	0.127
智慧型手機螢幕	292.6	0.262

難怪肝斑患者會抱怨：「明明我都沒曬太陽，整天躲在家裡滑手機，為何臉上還是長黑斑？」

根據以上最新研究結果，躲在家裡滑手機，可能比出來曬太陽還更容易出現臉部黑斑啊！

▌ 可見光與藍／紫光的防曬策略

很重要的是，可見光和長波紫外線 UVA1 一樣，不僅可以穿透皮膚，還可達真皮與附屬皮膚組織，因此和紫外線一起參與了包括肝斑在內的光老化過程。[32]

因此，真正的防曬不只是避免曬到陽光，也要避免暴露在人造光源下過久，特別是高藍光、近距離的智慧型手機。我遇到許多抱怨長斑的女性，深入追問才發現是：在 LED 強光或紫外線燈下工作的美甲人員、需要用到紫外線燈的手機包膜人員、在 LED 燈強光下工作的總機人員、每天在百貨公司強光照射下工作 8 小時的櫃姐等，都屬於職業性的強光暴露，即使整天在室內，積極的物理性與化學性防曬是必要的。

需要提醒的是，大多數針對紫外線的防曬劑，只能發揮對部分的可見光防護效果。礦物粉類的物理性防曬劑，才能夠同時阻隔紫外線與可見光，比較有可能預防肝斑復發！[39]

▶ 關注焦點｜白髮

一、白髮的出現

你，離不開染髮劑了嗎？幾歲開始冒白髮？何時白髮明顯變多？「白髮除不盡，春風吹又生」，到底長白頭髮的根本原因是什麼？

人體合成黑色素的細胞，在 30 歲後，每十年耗損 8% ～ 20%。50% 的人，到了 50 歲，白（灰）髮比例超過 50%，白髮的快速生長期，就是 50 至 59 歲。而開始出現白髮時間，則因人種有不同：

● 白種人：34±10 歲
● 黃種人：男性 30 ～ 34 歲，女性 35 ～ 39 歲
● 黑種人：44±10 歲 [40]

男性的白髮，多從太陽穴、鬢角開始，延伸到頭頂與頭皮其他部位，最後到後腦勺。女性的白髮，則從頭皮的髮際開始。令人氣餒的，白髮的生長速度比黑髮快，直徑、髮髓質直徑更大，因此看起來更明顯！

二、氧化壓力與白髮

懷念的黑髮原來怎麼形成的呢？

毛囊下端膨大而構成毛球（hair bulb），當中 1 個黑色素細胞可以伸出突觸到 5 個角質細胞中，形成「毛囊──黑色素單位」，相對地，皮膚中的1個黑色素細胞連結到36個角質細胞中，形成「表皮──黑色素單位」。毛囊的黑色素形成，只有在生長期有，在退化期逐漸關閉，在休止期則完全不動。[40]

在黑色素製造過程，先是酪胺酸羥基化，形成左多巴（Dihydroxyphenylalanine, DOPA），再來是左多巴的氧化，才形成黑色素（Melanin），都牽涉到積累的巨大氧化壓力，若抗氧化能力不足，就可能傷害黑色素細胞，導致黑色素形成減少。[41,42]

實驗發現，在白髮的毛囊中，一種活性氧過氧化氫，也就是雙氧水，有高濃度的累積，但抗氧化酵素如觸媒（Catalase）與甲硫胺酸硫氧化物還原酶（Methionine sulfoxide reductase）卻沒有表現，顯然，缺乏足夠抗氧化能力，累積過大的氧化壓力是白髮生成的重要機轉。[43]

氧化壓力變大的原因，固然牽涉到環境因素，如：紫外線暴露、空氣汙染等，但更常見的是生理因素，如：情緒壓力、發炎、飲酒、慢性疾病等，加速了白髮的形成。[40] 大部分狀況下，白髮就是生理老化（內在老化）的結果，當事者累積氧化壓力過大，大量自由基、活性氧、過氧化氫傷害了 DNA。與此同時，抗氧化能力不足，包括抗氧化的營養素或酵素不足，無法抵消自由基對 DNA 的傷害。

由於老化相關的 DNA 損壞的持續累積，導致黑色素幹細胞的再生出問題，因此，黑色素細胞、毛囊幹細胞、黑色素幹細胞早夭。毛囊黑色素細胞染色體末端的端粒長度，是生理老化的重要指標，在不斷的耗損中縮短，導致黑色素細胞老化與死亡，就產生了一根白頭髮。追本溯源，是染色體基因受到氧化傷害所致。[44]

三、白髮的其他致病因素

白髮還存在許多致病因素，包括：

- 抽菸：具有促氧化作用，產生活性氧傷害毛囊黑色素細胞。
- 白斑症：白斑症患者的黑色素細胞，對於氧化壓力更敏感，更容易受到傷害。
- 甲狀腺功能低下：甲狀腺荷爾蒙 T3、T4 都能增加黑色素製造，若低下則產生較少的黑色素。
- 營養素缺乏：維生素 B_{12}、維生素 D_3、鐵、銅、鈣、鋅等缺乏，以及高密度脂蛋白濃度較低。[40]

有個族群容易出現早發性白髮（少年白），是指白種人 20 歲前、黑種人 30 歲前出現白髮。這是「非戰之罪」，和遺傳因素較有關。[40]

四、白髮與慢性生理疾病

丹麥大型世代研究「哥本哈根市心臟研究」的早期（追蹤 12 年）分析中，曾發現男性白髮和心肌梗塞有關。和無白髮者相比，有部分白髮的男性罹患心肌梗塞的相對危險性多了 4 成，滿頭白髮的男性罹患心肌梗塞的相對危險性多了 9 成。[45] 不過，後續分析（追蹤 16 年）並未發現關聯性。[46]

由於 DNA 損壞也可導致動脈硬化，白髮或可作為動脈硬化的參考指標。

研究還發現，和年齡（約 30 歲）、性別相當的健康人相比，有白髮者的聽力在高頻與超高頻範圍（8-20 kHz）顯著較差。因此，白髮可能是聽力減退的重要危險因子。[47] 由於聽力缺損是阿茲海默症的重要危險因子，白髮所代表的皮膚老化，與阿茲海默症、聽神經退化

所代表的大腦老化，彼此間的關係值得探索。

白髮，不只是一根白髮，它可以是全身老化的最初證據，是「閻羅王的第一封信」。

五、白髮的預防策略

目前治療白髮有哪些藥物呢？

答案是：無「藥」可醫。

染髮劑的發明，「阿摩尼亞＋雙氧水＋對苯二胺」，以及後續改良的產品，確實是現代人一大福音。白髮一染，瞬間年輕 30 歲。但別忘了：身體和皮膚還是繼續在老化的！染髮，說穿了是弄個假象。

根本的作法是力行抗老化醫學，愈年輕就開始保養愈好，才有機會延緩老化的降臨。為了皮膚而進行的抗老化，也正是全身健康的抗老化。我建議你做到兩件事：

（一）終結發炎體質

內在老化的第一大原因，就是發炎老化（Inflammaging）。[48] 我將在第七章「免疫失調第二、三型：發炎、感染」解釋。長期反覆的急性過敏（環境與食物過敏），以及你沒有意識到慢性發炎（多種生理狀況與食物敏感），是各類慢性疾病（高血壓、心臟病、腦中風、癌症、阿茲海默症）的共通病因。

當免疫細胞產生大量的自由基、活性氧、發炎因子、介白素、補體等，對皮膚造成影響是膠原蛋白的分解、毛囊幹細胞的減少、以及

對毛囊黑色素細胞的傷害，最後種出一根根的白髮。[48]

因此，透過本書學會辨認過敏與發炎症狀，並善用抗發炎策略，包括迴避過敏原與敏感原、低敏飲食、地中海飲食療法、抗氧化營養素補充等，才是面對發炎老化的根本作法。

（二）終結腦疲勞

《美國國家科學院院刊》一項針對 20 至 50 歲停經前健康女性（平均為 38 歲）的研究發現：主觀壓力感受最大的女性族群，其端粒長度平均為 3110 個鹼基對，壓力感最小的女性族群為 3660 個鹼基對，前者端粒長度顯著地縮短 550 個鹼基對。若以健康人一年縮短 31 ～ 63 鹼基對的老化速度換算，壓力大的女性比壓力小的老了 9 至 17 歲。自己感覺壓力大的時候，真的老化就在加速！[49]

白髮，是身體老化的金絲雀。壓力大、睡眠少、慢性發炎，就容易長白髮。相反地，紓壓技巧高、睡眠充足、力行抗發炎生活，就能延緩白髮的發生。我將在第十一、十二章「腦神經失調造成的影響」詳細分析。

在毛囊面對氧化壓力的時候，抗氧化營養素與酵素，是非常珍希的戰鬥資源，因為身體要有用剩的，才會給皮膚。如果身體氧化壓力太大，把抗氧化資源消耗完畢，那麼毛囊黑色素細胞們也只能遭受活性氧地毯式攻擊，提早告別人世了。

抗老化，就從第一根白頭髮開始！

🦱 05 氧化壓力、光老化的常用功能醫學檢測

（一）粒線體能量代謝分析，透過驗尿，分析與粒腺體能量生成的相關指標，包括脂肪酸代謝、碳水化合物代謝、檸檬酸循環等：

重要指標	代表性項目
脂肪酸代謝標記	己二酸、辛二酸、乙基丙二酸
碳水化合物代謝標記	丙酮酸、乳酸、β-羥基丁酸
粒腺體能量生成標記（檸檬酸循環）	檸檬酸、順式烏頭酸、異檸檬酸、α-酮戊二酸、琥珀酸、富馬酸、蘋果酸、羥甲基戊二酸

（二）氧化壓力分析，透過驗尿與抽血，檢查氧化傷害產物、身體抗氧化能力：

重要指標	代表性項目
氧化傷害	丙二醛（MDA）、去氧鳥糞核糖核苷（8-OHdG）、花生四烯酸過氧化物（F2-IsoPs）、硝化酪胺酸（Nitrotyrosine）
抗氧化酵素	超氧化物歧化酶（SOD）、麩胱甘肽過氧化物酶（GSHPx）、麩胱甘肽轉硫酶（GSTs）
抗氧化物	麩胱甘肽（t-GSH）、含硫化合物（f-Thiols）

𖤓 06 重新思考氧化壓力、紫外線與光老化

Ruth 是 53 歲女性，長期困擾於遍布兩頰、眼尾的肝斑，抱怨打雷射效果總是有限。一問週末兩天，要不是參加國內旅行團，就是出國度假，戶外活動時間長，一收假，肝斑都加深了。

我首先問她：「妳防曬怎麼做？」

她說：「我出門有擦隔離霜，都戴寬帽緣的大帽子。」

我回應：「妳應該用真正的防曬乳，會比用隔離霜好，而且每 2 個小時補充一次。肝斑是惡名昭彰的斑，一方面對紫外線超級敏感，正確防曬很重要，另一方面，跟個人體質十分有關，導致黑色素細胞分泌功能失調，用雷射打掉舊的黑色素，卻可能快速長出新的黑色素，因此看起來好像沒進步，所以，高標準的身體保養也很重要喔！」

你已經了解到，紫外線、甚至手機藍光，在皮膚老化扮演關鍵角色，特別是色素性皮膚疾病。在我的前一本著作《大腦營養學全書》，倒很少談紫外線。和裸露在外的皮膚相比，大腦被鎖在「不見天日」的顱骨中。

不過，光會照射在神經系統的末端，也就是眼球，包括視網膜、視神經，它們是大腦構造的延伸。眼科醫師發現，看視網膜退化程度，可以推估大腦退化程度。精神科醫師也運用光照治療，從眼球逆向治療大腦，證實能改善一些睡眠障礙症與憂鬱症。

Alice 是 35 歲的肝斑患者，告訴我以下故事。眼科醫生診斷她白內障，直指是長期暴露在手機藍光所引起，需要換人工水晶體，問她：「用健保的？還是自費 5 萬的？」

她選健保的，不用額外付錢。該醫生回覆她：「人工膝蓋一輩子可以換多次，但水晶體只能換一次。妳買一隻最新手機就要 4 萬，妳的筆電也買了 5 萬，妳奶奶的人工膝蓋花 10 萬，妳媽媽植牙一顆要 8 萬，

妳爸爸一張嘴 32 顆植牙，就花了一台名牌跑車的錢……他們都把錢花在自己身上，妳的水晶體真的不換好一點？才 5 萬，妳對自己也太不好了吧！」

Alice 不只有白內障，她的肝斑嚴重、治療反應差、皮膚乾粗而鬆弛，臉部外觀看起來像 50 歲。

手機藍光加速眼部的「光老化」，已是醫師與患者的常識。許多年輕人在年度健康檢查中，已有著老花眼、白內障、飛蚊症、視網膜退化、視網膜剝離等「光老化」疾病。民眾也許知道，紫外線可以引起皮膚「光老化」，但還不知道手機藍光也正偷偷地加速皮膚「光老化」。

本章的案例中，除了紫外線暴露與手機藍光之外，睡眠不足、情緒壓力、不當飲食等，都是皮膚老化疾病的凶手，卻都「逍遙法外」。在數位時代，愛美的你需要有智慧地使用手機，徹底調整生活型態。

紫外線讓皮膚能夠產生維生素 D，人造光源照亮你我生活，卻也同時傷害皮膚組織，加速老化，形成我們所討厭的外表瑕疵。也許我們對於辛勞的皮膚，應多一分照顧，少一分苛責吧！

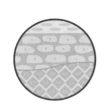

>>> CHAPTER **6**

免疫失調第一型：
過敏

　　講到免疫系統，您想到什麼？白血球、淋巴球、殺手細胞？這些血液細胞和皮膚有什麼關係？

　　事實上，皮膚就是免疫器官！許多型態的免疫失調反應，幾乎都有皮膚的參與。我從大量實證研究、以及多年臨床經驗中，歸納出和皮膚相關的免疫失調，共有五種型態：

● 第一型：過敏
● 第二型：過度發炎
● 第三型：免疫力不足
● 第四型：自體免疫疾病
● 第五型：癌症

　　我發現多數患者的免疫失調病程是：第一型→第三型→第四型或第五型，或者，第二型→第三型→第四型或第五型。了解免疫失調的病程變化很重要，你才能讀得懂皮膚症狀，辨認出自己已經出現第一、二型，從而預防具有高傷害力的第三、四型出現，並降低最嚴重的第五型發生機會。

◎ 01 蕁麻疹

▌蕁麻疹案例分析

Sophia 是 24 歲的金融研究所學生，身材纖瘦，臉上兩個明顯黑眼圈。陪同的媽媽先講話：蕁麻疹發作兩天，到藥房買藥擦卻沒好。晚上也睡不好，像女孫悟空抓癢抓個不停。

全身皮膚檢查發現：雙眼眼皮出現紅腫，為血管性水腫，身上多處圓盤狀風疹塊，包括：脖子、手臂、胸部、腰部、臀部、外陰部、大腿等處，為蕁麻疹。

媽媽辯稱：「最近她生活都沒有任何變化啊？以前也沒有這樣，為什麼最近一年開始發作蕁麻疹？每次都沒有原因！」

我深入詢問病史，發現她國中前有氣喘，後來有過敏性鼻炎、結膜炎，屬於過敏體質。上了研究所後，修學分、報告、寫論文壓力大，一邊熬夜唸書，一邊滑手機「紓壓」，搞到半夜 3 點才睡，早上 8 點就要起床，趕早上的課。

既然有過敏體質，於是我再追問過敏原，問到：「家裡有養寵物嗎？」

媽媽睜大眼睛地說：「家裡有養一隻貓，已經 6 年了，『絕對』不可能過敏！」

這時，Sophia 一邊揉著眼睛，一邊抓著大腿，銳利的指甲在乾燥的皮膚上，發出嘶嘶聲響，她的痛苦表情中似乎帶了點快樂。

我又問：「最近有吃到『可能』過敏的食物嗎？包括中秋節月餅，含有蛋黃、牛奶、人工添加物……」

媽媽打斷我的話，搶著回答：「她吃的東西，跟以前『完全一模一樣』啊！」

這時，Sophia 終於說話了：「媽，我前天晚上吃掉 3 顆蛋黃酥，妳拿給我的，妳忘了嗎？妳自己不是也吃 2 顆嗎？」

媽媽終於沉默下來，願意好好聆聽我的分析與建議了。

Sophia 是有可能碰到過敏原了，蛋黃酥中的蛋黃、麵粉（小麥製品）、牛奶是常見的急性食物過敏原，而酥油（反式脂肪）、色素、以及為了避免食物腐敗的「必要之惡」防腐劑，可能刺激免疫系統發炎。貓咪和她一起睡了 6 年，貓毛說不定也是她的環境過敏原。

當以上外在的過敏原突然都到位了，加上換季、壓力、睡眠問題讓過敏者內在的免疫系統不穩，就有可能爆發蕁麻疹。

▋ 蕁麻疹的臨床表現

蕁麻疹（Urticaria）是突然出現、極度搔癢的膨疹塊，大小、形狀不同，有時周圍出現一圈白暈（Halo），或形成多環，通常是全身性的。單獨病灶通常不超過 24 小時，但舊膨疹消了，卻在其他地方出現新的，接受治療的患者還是抱怨：「為何發作範圍變廣了？」蕁麻疹是動態過程，整個免疫系統都在過敏狀態。蕁麻疹若持續發作時間小於 6 週，稱為急性蕁麻疹，超過 6 週稱為慢性蕁麻疹。1/4 的人一輩子至少發作一次蕁麻疹。[1,2]

有些蕁麻疹發作於皮膚深處，皮膚與黏膜皮下組織血管通透性增加，形成較廣泛的組織腫脹，通常不癢，但有灼熱或脹痛感，稱為血管性水腫（Angioedema），好發於眼皮、嘴脣、臉部、陰部、手腳掌、四肢。[1,3]

圖 6-1 **皮膚過敏機轉：肥大細胞活化並釋放組織胺**

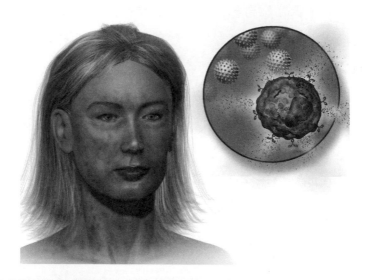

出處：取材自維基百科公開版權（連結：https://en.wikiversity.org/wiki/File:Blausen_0018_Anaphylaxis.png），由 BruceBlaus. Blausen.com staff（2014）. "Medical gallery of Blausen Medical 2014". WikiJournal of Medicine 1（2）. DOI:10.15347/wjm/2014.010. ISSN 2002-4436，CC BY-SA 3.0

　　蕁麻疹的核心機轉是第一型過敏反應，患者接觸到過敏原（如藥物、食物、花粉等）後，透過免疫球蛋白 E 機轉，肥大細胞（Mast cell）釋放出大量組織胺與發炎物質，形成皮膚的發炎與水腫。肥大細胞也受到自律神經系統的腎上腺素、乙醯膽鹼，以及神經細胞的物質 P 所調控。

　　蕁麻疹發作時，需要注意是否影響呼吸道，產生呼吸困難或氣喘。當影響腸胃道時，則會出現吞嚥困難、嘔吐、腹痛、腹瀉。通常患者出現腸胃道症狀時，根本不會想到：這是急性過敏！[2,3]

　　患者搔抓時，會發現立即形成直線型的病灶，這稱為皮膚劃紋症（Dermatographism），屬於物理性的蕁麻疹，同學可能還在患者皮膚上畫「圈圈叉叉」遊戲（不鼓勵！）。物理性蕁麻疹還包括物理壓力、

震動、冷熱、紫外線。其中在運動、接觸熱、或情緒壓力下，伴隨身體過熱的蕁麻疹，稱為膽鹼性蕁麻疹。[1,3]

圖 6-2 **皮膚劃紋蕁麻疹**（Dermatographic urticaria）：患者用空的原子筆管在手臂上寫下「隱形」的字，過幾分鐘就出現了「L50.3」字樣，這正是皮膚劃紋蕁麻疹的國際疾病分類標準（ICD-10）診斷碼。

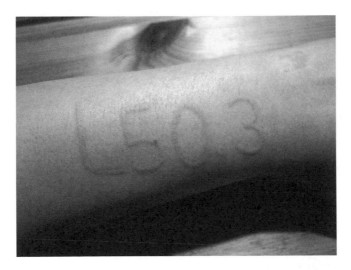

出處：取材自維基百科公開版權（連結：https://commons.wikimedia.org/wiki/File:Dermatographic_urticaria.jpg），由 Mysid，CC BY-SA 3.0

　　還有一種「孕婦專用」的蕁麻疹，稱為「妊娠搔癢性蕁麻疹樣丘疹及板塊」（Pruritic Urticarial Papules and Plaques of Pregnancy），真的超難記，還好它的英文縮寫 PUPPP 就好記多了。它是孕婦最常見的皮膚病，在腹部、妊娠紋處、臀部、大腿、胸部、背部、手臂上出現搔癢的丘疹，以及類似蕁麻疹的板塊，呈現對稱分布，常在懷孕最末三個月出現。和一般蕁麻疹不同的是它位置固定，到分娩前後才消失。[1]

▎破解蕁麻疹誘發因素

急性蕁麻多半可以找到觸發因素，也就是過敏原。但慢性蕁麻疹只有不到 2 成患者可找到具體病因，且持續發作數個月到數年，讓患者感到始終「莫名其妙」，十分困擾。

臨床醫師需要發揮福爾摩斯的精神，系統性地詢問可能病因，才有機會捕捉到真正凶手。下表是我整理的過敏病因確認清單。

表 6-1 張醫師的過敏病因確認清單

（一）藥物：

☐ 中藥、西藥或成藥都可能，最常見的是口服或針劑注射抗生素、消炎止痛藥、避孕藥（荷爾蒙製劑），而皮膚外用藥、陰道栓劑或肛門栓劑也都可能。常見的誤區是：患者以為當下有吃的才算數，事實上，一個月內有服用過的都是嫌疑犯。

（二）菸酒或藥物濫用：

☐ 酒精：有些人是小酌兩杯、或應酬時多喝了酒，有些人因為失眠而固定睡前飲酒，有些人是餐飲業、夜店、特種行業，職業性地喝酒。

☐ 香菸：除了自己抽之外，家人或同事吸入二手菸，或到店家去接觸到沾染在傢俱物品上的三手菸，也都需要懷疑。

☐ 藥物濫用：私下使用搖頭丸、K 他命、大麻等，都有可能過敏，但不容易診斷出來。

（三）環境過敏原：

☐ 塵蟎：常見於棉被、床單、衣物、布沙發、地毯、窗簾、絨毛玩具，以及電風扇、冷氣久未清洗時。患者最近常在家庭大掃除，要換季而從衣櫃裡拿出舊衣服，或在整理公司倉庫，塵蟎與灰塵滿天飛。

☐ 黴菌：浴室、廚房潮溼處、櫥櫃或冰箱角落，或有水果默默地長霉，許多還是可以製造盤尼西林的青黴。有時則是「風水」問題：家裡住在「河岸第一排」、地處低窪，或住在擁有百萬夜景的山上，溼氣重。

□ 蚊蟲或動物叮咬：上山被蜂螫或隱翅蟲、毛毛蟲爬過，下水時被水母螫到、
　　或珊瑚刺到，在平地被小黑蚊、紅火蟻叮到，在家被跳蚤、禽蟎咬到。
□ 動物毛屑：狗毛、貓毛、雞毛、鳥毛、鼠毛、兔毛，甚至蟑螂。還有，請
　　你照鏡子：身上是否穿著羊毛衣物、或動物皮衣（不鼓勵！）？
□ 植物或花粉：若有到公園、野外或山上，碰觸到特定植物，或花粉吸進肺
　　裡，也可能是過敏元凶。
□ 懸浮微粒（PM2.5）：室外空氣汙染、汽機車廢氣、焚燒物品、燒香拜拜、
　　新裝潢釋放出的甲醛或油漆氣味、職場環境中吸入化學溶劑等。

（四）皮膚過敏原：

□ 戴特定材質項鍊、耳環、手環、手錶。
□ 塗抹精油、按摩油、香水、防曬乳、防蚊液，特別是使用新品時。
□ 敷面膜、洗面乳、保溼乳液、化妝水、卸妝油、彩妝，特別是使用新品時。

（五）食物過敏原：

□ 海鮮、蝦蟹類。
□ 花生、堅果。
□ 牛奶、乳製品、蛋。
□ 小麥、麵粉製品。
□ 蔬果如：芒果、奇異果、柿子、竹筍、香菇。
□ 含食品化學添加物：防腐劑、色素、香料，如香腸、糕餅。
□ 油炸食品類。
□ 辛辣食品或麻辣鍋。
□ 其他特定食物：_____。

（六）生理疾病：

□ 過敏疾病：氣喘、氣管炎、過敏性鼻炎、過敏性結膜炎、溼疹、藥物過敏等。
□ 感染疾病：包括細菌、黴菌、病毒、寄生蟲等，如咽喉鏈球菌感染、足癬、
　　股癬、皰疹，都可能引發過敏反應。婦科感染如念珠菌陰道炎，也是常被
　　忽略的過敏元凶。

☐ 甲狀腺疾病：甲狀腺亢進或低下，包括自體免疫甲狀腺炎。
☐ 自體免疫疾病：紅斑性狼瘡、乾燥症、類風溼性關節炎等。
☐ 癌症：乳癌、攝護腺癌、肺癌、血液癌症等。
☐ 其他：＿＿＿＿＿＿＿＿＿＿＿＿＿＿＿＿＿＿＿。

▌食物過敏與機轉

有次，我到早餐店吃了蛋沙拉雜糧麵包，吃完後，覺得脖子特別刺癢，一抓就出現了風疹塊。什麼原因？

原來，我平日以米食為主，但因早餐店只有麵粉製品如麵包、吐司、貝果等，我遂點了健康概念的雜糧麵包。而在我的完整過敏原檢測報告中，對小麥有過敏反應，嚴重度還尚未達到輕度過敏原，吃了相當量，還是引發了過敏。

這樣的經驗我有很多。有次背上突然發癢，不抓不快，想到半小時前，我剛吃了小麥吐司。另一次，感到左腳背很癢，又去搔抓，想到早餐吃了蛋餅，餅皮中含了小麥，加上當天穿比較緊的新襪子。

Kate 是 48 歲的生技公司執行長，長期失眠，一直在吃安眠藥或中藥。這五年來頻繁發作蕁麻疹，接觸環境過敏原後發作的情境包括：掃墓期間接觸植物、吸到焚燒煙霧、泡硫磺泉，接觸食物過敏原後發作的狀況包括：吃花生又吃麻醬麵、吃西班牙海鮮燉飯含大明蝦與生蠔，伴隨喉嚨異物感、噁心。最嚴重的一次，是去港口吃處女蟳，吃到一半拉肚子、乾咳，接著全身起風疹塊，後來難以呼吸，而跑去急診打針！

昨天晚上她又發作蕁麻疹了，她強調已經記取多年教訓，沒吃花生、海鮮蝦蟹、小麥製品等。發作前她去泰式餐廳吃晚餐，也依此原則，只多吃蔬菜，所有過敏食物都不碰，她說：「這次發作應該沒有原因！」

我問她：「有沒有吃到蝦醬之類？」

她想了一下，說：「對喔，我有吃蝦醬高麗菜！」

像 Kate 這樣願意探討蕁麻疹根本原因的，其實是少數。許多蕁麻疹患者並無好奇心、也無耐性，每次發作僅是怪罪醫師：「為什麼我脖子癢？明明我一輩子沒過敏，最近都吃一樣，生活沒有任何改變，重點是：我吃東西從來不會過敏……為什麼吃藥還是不會好？為什麼上次（五年前）來看你，到現在還是沒好？」

每個人會過敏的食物天差地別。想知道自己對哪些食物過敏，可透過完整的過敏原檢測得知。

為什麼你會出現食物過敏？除了先天遺傳、後天接觸過敏原外，研究發現了重要機轉。

哈佛醫學院小兒科暨波士頓兒童醫院團隊，把一組小白鼠用卵白蛋白（Ovalbumin，蛋白中佔 55% 的蛋白質種類）塗抹在受傷的皮膚上，藉以誘發表皮過敏；另一組則「口服」少量卵白蛋白。八週後，進行「口服」大量卵白蛋白的挑戰測試，測量兩組小白鼠的免疫反應。

他們發現，皮膚塗抹卵白蛋白、再「口服」卵白蛋白的老鼠，小腸組織肥大細胞明顯擴張，血液第四型介白素濃度增加，出現全身性過敏反應，且與免疫球蛋白 E（IgE）過敏反應有關。反之，一開始就「口服」卵白蛋白、再「口服」卵白蛋白的老鼠，小腸組織肥大細胞沒有擴張，血液第四型介白素濃度沒有增加，更沒有全身性過敏反應，但卵白蛋白相關的免疫球蛋白 E、脾臟細胞激素（Splenocyte cytokine）製造則與前者相當。

顯然地，免疫球蛋白 E 參與引發食物過敏，但單獨並不足以引發食物過敏，因為小腸組織肥大細胞的擴張反應，也扮演過敏反應的關鍵角色。[4]

簡而言之，先吃點容易過敏的食物，讓腸道免疫組織認識後，之後吃進該食物的過敏反應就會減弱，便能夠「耐受」該食物。如果皮膚先碰到了該食物，之後吃進該食物時，免疫系統變會解讀為異物入侵，產生嚴重過敏反應，該食物就變成為嚴重的過敏原。

比方說，對於花生過敏的孩子，可能是皮膚先碰觸到花生的分子，許多是不自覺的，才吃到花生，引發全身性過敏反應，嚴重者出現氣喘或休克，可以達到致命的嚴重度。但若先吃過少量花生，之後再吃到大量花生，免疫系統能夠耐受。事實上，皮膚是對食物抗原產生免疫敏感反應的重要途徑。因此，避免皮膚接觸到食物過敏原，可能可以預防未來的食物過敏。[4]

▌ 蕁麻疹與心腦血管疾病

Helen 是 65 歲的退休公務員，自 50 歲停經以後，就容易發作蕁麻疹，在臉部、胸背、手臂、臀部、大小腿等處出現風疹塊。她還有糖尿病、高血壓、高血脂，去年發作短暫性腦缺血（俗稱小中風），檢查發現有頸動脈、腦內動脈狹窄問題。她問我：「怎麼回事，蕁麻疹吃藥擦藥也不會好，一直發作？」

在我地毯式偵查與解釋下，她恍然大悟：發作前常是在享用「美食」，像是她熱愛的肉粽（蛋黃、香菇、蝦米、糯米）、花生糖、芋頭糕、土魠魚、蝦蟹、芒果，還有糕餅甜食等，種類族繁不及備載……這些食物不僅含有她的過敏原，許多還是高升糖食物，讓她血糖飆高，惡化了過敏的嚴重度。

像 Helen 的慢性蕁麻疹患者，和她的慢性病有關係嗎？

答案是肯定的。一項研究發現，慢性蕁麻疹患者比起健康人，前者

的發炎指標 C 反應蛋白明顯較高，且兩側頸動脈內膜中層厚度（Carotid Intima Media Thickness）都較厚。蕁麻疹愈嚴重，頸動脈內膜中層厚度愈厚，三酸甘油酯愈高，C 反應蛋白也愈高，高密度膽固醇則愈低。慢性蕁麻疹者的動脈硬化風險的確提高了，可能和免疫系統的慢性低度發炎有關。[5]

蕁麻疹不只是搔癢、皮膚不適而已，它也是免疫失調疾病。[6,7] 如果放任不管，讓免疫系統長期發炎，會加速了心腦血管的老化與病變！

02 過敏性接觸性皮膚炎

環境過敏原，是引發皮膚過敏的常見原因。當皮膚接觸到過敏原，出現溼疹樣的皮膚炎，出現發紅、搔癢、水腫，甚至水泡，好發於手部、前臂、臉部、眼皮、嘴唇、陰部、手背、腳背，稱為過敏性接觸性皮膚炎（Allergic Contact Dermatitis），是接觸性皮膚炎的一種。另一種則是刺激性接觸性皮膚炎（Irritant Contact Dermatitis），在第七章「免疫失調第二、三型：發炎、感染」中介紹。

過敏性接觸性皮膚炎在免疫學上，屬於「第四型」過敏，為 T 細胞介導的延遲性過敏反應。通常第一次接觸過敏原後約 14 至 21 天，才產生 T 細胞的敏感化（Sensitization），出現發炎反應，第二次接觸則由敏感化的 T 細胞快速反應，提前到 12 至 48 小時就出現過敏，皮疹可持續三週，且可出現在未接觸過敏原的其他部位皮膚上。[1,3]

皮膚過敏反應，牽涉到巨噬細胞、自然殺手細胞、組織記憶細胞的免疫記憶功能，第一次接觸過敏原時，發炎反應較小，但會記憶清楚。在第二次接觸過敏原時，能夠迅速掀起強大的發炎反應。《自然》

（Nature）研究更發現到，不只是以上免疫細胞，連表皮幹細胞（EpSC），這種單純的皮膚細胞也有免疫記憶功能！[8]

人類角質形成細胞（Keratinocyte）在接觸到鎳這種過敏原時，會製造第二十三型介白素，並且在周邊血液形成針對鎳的記憶 T 細胞，未來在皮膚樹突細胞遇到鎳時，能引發第一型、第十七型助手 T 細胞的快速增生。在發作過敏性接觸性皮膚炎的皮膚病灶上，有中性球浸潤、以及大量表現第十七型、第二十二型介白素等的細胞。過敏性接觸性皮膚炎牽涉到第十七型 T 細胞介導的免疫失調，針對過敏原啟動了先天與後天免疫反應。[9]

過敏性接觸性皮膚炎也和職業有關，常出現在手部，包括：美容美髮人員、醫護人員、花藝工作、工人等。皮膚炎的嚴重度和個人過敏體質程度、過敏原的濃度、與過敏原的接觸量有關。[1]

北美接觸性皮膚炎學會列出十一大常見接觸性過敏原，包括：

1. 鎳：常見於衣飾金屬、珠寶。
2. 新黴素：外用藥膏所含抗生素。
3. 祕魯香膠（Peru balsam）：常見保養品或衛生用品香料。
4. 綜合香精（Fragrance mix）：見於香水與化妝品。
5. 硫柳汞（Thimerosal）：抗菌劑。
6. 硫代硫酸金鈉（Sodium gold thiosulfate）：抗風溼藥物。
7. 甲醛：抗菌劑。
8. 季銨鹽 -15（Quaternium-15）：為甲醛釋放劑性質的防腐劑，溶解後會釋放出甲醛。
9. 枯草素（Bacitracin）：外用藥膏所含抗生素。

10. 二氯化鈷（Cobalt chloride）：用於工業油、冷卻劑、眼罩。

11. 苯氧乙醇（Phenoxyethanol）、Methyldibromo glutaronitrile（MDBGN）：用於防腐劑、化妝品。

　　《兒科學》研究指出，鎳廣泛被用在首飾、與金屬材質物品，但美國就有 110 萬孩童對鎳敏感，鎳也是全球最常見的過敏性接觸性皮膚炎過敏原，在孩童的發生率也愈來愈高，造成搔癢、不適、無法到校、生活品質降低，推測和過早、頻繁接觸含鎳金屬有關，包括：玩具、背帶扣、電子產品等，或是因為穿耳洞。丹麥與歐盟政府數十年來，已經立法推動減少鎳的使用，以減少鎳過敏性接觸性皮膚炎的發生率。[10]

　　我將臨床常見皮膚環境過敏原整理如下表，如果你皮膚過敏了，可以想想看是否有接觸以下可疑物質喔！

表 6-2　張醫師的皮膚環境過敏原確認清單

☐ 護膚用品：保溼乳液、眼霜、護唇膏、化妝品、保養品、清洗劑含防腐劑，如甲醛、丙二醇（Propylene Glycol）、對羥基苯甲酸酯（Parabens）、汞鹽等，還有其他添加物。

☐ 防曬劑：特別是防腐劑、酒精與其他添加物。

☐ 個人衛生用品：衛生棉、衛生紙等，含有漂白劑與其他添加物。

☐ 體香劑、止汗劑：含有香水、香料，如桂皮醛（Cinnamaldehyde）成分。

☐ 染劑：染髮劑、衣飾染劑，含有對苯二胺（Phenylenediamine）。

☐ 指甲油與添加物。

☐ 金屬：手錶、耳環或項鍊上的鎳、鉻。

☐ 植物：手環上的木頭材質、或塗漆。

☐ 天然乳膠、合成橡膠與添加物：出現在手套、鞋子、保險套。

☐ 外用藥物：含新黴素、枯草素、磺胺類的抗生素藥膏，或含抗組織胺
（Diphenhydramine）的止癢藥膏，民眾用來塗抹溼疹或傷口，卻發
現病灶愈演愈烈，就必須懷疑對藥膏成分過敏。甚至治療溼疹的類固醇
（Hydrocortisone）藥膏，也可能出現過敏。

☐ 職業、居家、嗜好上接觸的其他物品。[1,3]

如果你某些部位出現了過敏性接觸性皮膚炎，而你正在局部使用保溼乳液、防曬劑或其他用品，需要停止使用。若因此而皮膚變得乾燥或搔癢，可暫時用無人工添加物的凡士林，是最安全的選擇。

迴避過敏原是最重要的治療，首要是確認過敏原，可到大醫院進行標準的貼膚試驗。過敏原抽血檢測，在某些項目可作為簡便的替代作法。

🐌 03 異位性皮膚炎

▌異位性皮膚炎的特徵

在蟬鳴震耳的炎熱夏日，一位穿著鮮黃色連身長裙的女子走進診間，我心裡想到：「這麼大熱天，怎麼會有人穿長裙？！」

Irene 是 25 歲的上班族，平常在上海工作，偶爾回台灣，就排了許多看診行程。她長期困擾於全身多處搔癢、發溼疹、搔抓後產生血痕與黑色素沉澱，從脖子、手臂、腰部、背部、臀部、大腿、膝蓋、小腿，臀部、小腿還出現多顆特別癢的突起，愈抓愈凸，是結節性癢疹。晚上睡到一半，出現極端搔癢，只好專程起來抓，導致嚴重睡眠中斷。

原來，她夏天穿長裙，是為了蓋住那些黑色素與血痕。儘管她臉蛋十分白皙清秀，但身體只能說是「體無完膚」，她自己也不忍心看。她

從小就被診斷有異位性皮膚炎（Atopic dermatitis），還有氣喘、過敏性結膜炎、多重藥物過敏，爸爸、媽媽也都是過敏體質。她知道對塵蟎、海鮮蝦蟹、蛋白、牛奶、甚至陽光都過敏，但居住環境卻是悶熱，汗流浹背，加上工作壓力、睡眠品質差，惡化了溼疹。

異位性皮膚炎會出現紅色的丘疹、斑塊，常合併脫屑，嚴重搔癢、反覆發作，分布於身體皺褶處，如手肘內側、膝蓋後方、頸部、手腕、腳踝，具有對稱性，通常從小就出現。急性期可出現水泡、滲液，亞急性期出現脫屑、結痂，慢性期變暗紅色，因抓癢而出現苔蘚化（Lichenification）。[1]

異位性（Atopic）體質是過敏體質，異位性皮膚炎常只是過敏症狀的一部分，還有急性蕁麻疹、過敏性鼻炎、過敏性結膜炎、支氣管氣喘。台灣健保資料庫分析顯示以上過敏疾病盛行率為：

● 異位性皮膚炎 6.7 %：小於八歲男生多，大於八歲女生多
● 過敏性鼻炎 26.3 %
● 氣喘 11.9%

此外，異位性疾病盛行率最高的發生在兒童青少年。異位性皮膚炎患者達 49.8% 合併過敏性鼻炎或氣喘，同時異位性皮膚炎與過敏性鼻炎者，罹患氣喘的機會更達一般人的 9 倍。最常因異位性皮膚炎就診的季節是晚春到盛夏。[11]

▌異位性皮膚炎的診斷

Diane 是 34 歲的公司會計，國中以後，開始出現反覆皮膚炎發作，

還有過敏性鼻炎、結膜炎合併麥粒腫、藥物過敏史。最近進入春季後，皮膚變得極為搔癢，脖子、手肘內側、膝蓋後方、手腕、腳踝的溼疹明顯惡化。

她還有眼下皺褶、口脣炎、乳頭溼疹、雙臂與軀幹毛孔角化、皮膚乾燥等皮膚症狀。此外，半年前她出現甲狀腺亢進，服用抗甲狀腺藥物中，還有胃潰瘍，最近壓力大、常熬夜。她被診斷為異位性皮膚炎，怎麼說呢？

異位性皮膚炎的臨床表現非常多樣，因此採用「主要特徵」加上「次要特徵」的診斷方式。詳細內容如 Hanifin & Rajka 異位性皮膚炎診斷標準所示。

表 6-3 Hanifin & Rajka 異位性皮膚炎診斷標準 [12]

主要特徵（以下 4 項中，出現 3 項或以上）	加上次要特徵（以下 23 項中，出現 3 項或以上）
● 搔癢。 ● 典型皮膚症狀與分布：成人是屈側（腹面）的苔癬化（粗皮）及皺紋，幼兒是臉部或伸側（背面）的皮疹。 ● 慢性或反覆性皮膚炎。 ● 個人或家庭史中有異位性體質（氣喘、過敏性鼻炎、過敏性結膜炎、異位性皮膚炎）。	● 臉部症狀：口脣炎、面部蒼白或潮紅、黑眼圈、眼下皺褶（Dennie-Morgan infraorbital fold）、白色糠疹。 ● 四肢軀幹症狀：手或足皮膚炎（包括刺激性接觸性皮膚炎）、魚鱗癬或掌紋增加或毛孔角化、毛孔突起、脖前皺褶、乳頭溼疹。 ● 一般皮膚症狀：皮膚乾燥、出汗搔癢、容易皮膚感染（特別是金黃色葡萄球菌、單純性皰疹病毒，細胞免疫缺損）、白色皮膚劃痕症（Dermographism）、食物不耐（Food intolerance）、羊毛不耐（wool intolerance）、第一型（立即）皮膚過敏試驗陽性、環境因素影響病情、發作年齡早。
	● 皮膚以外症狀：反覆結膜炎、血清 IgE 增高、白內障（前囊下）、圓錐形角膜（Keratoconus）。

臨床上，不少患者因一、兩項「主要特徵」，或是幾項「次要特徵」求診，儘管沒有到異位性皮膚炎的疾病嚴重度，不被診斷為異位性皮膚炎，但事實上還是代表有「過敏體質」，代表不同程度的免疫失調。

異位性皮膚炎的預後

《美國醫學會期刊：皮膚醫學》的丹麥世代研究中，針對罹患氣喘的媽媽所產嬰兒進行 13 年的臨床追蹤，用 Hanifin & Rajka 準則來診斷異位性皮膚炎，以 Scoring Atopic Dermatitis（SCORAD）評估嚴重度。在 411 位兒童（49.4% 為男童）中，45.3% 被診斷有過異位性皮膚炎，24.1% 到了 13 歲仍有持續性的異位性皮膚炎，76.0% 則是緩解。

哪些罹患異位性皮膚炎的兒童容易變成持續性的？包括：較高的異位性皮膚炎遺傳風險（勝算比 1.8 倍）、絲聚蛋白（Filaggrin）基因突變（2.6 倍）、父親有氣喘（3.7 倍）、父親有異位性皮膚炎（6.2 倍）、較高社經環境（較高家庭收入與母親教育程度等；1.6 倍）。

此外，在診斷時，最容易合併出現的次要皮膚特徵包括：眼下與脖前皺褶、白色皮膚劃痕症、羊毛不耐、出汗搔癢、容易皮膚感染、食物不耐、食物過敏（勝算比 2.6 倍），以及較高症狀嚴重度（1.1 倍）。以上特徵有助於推測患有異位性皮膚炎兒童的預後。[12]

異位性皮膚炎的免疫機轉

在異位性皮膚炎的成人患者中，有 8 成有以下特徵：

● 血清免疫球蛋白 E 濃度增高。
● 對環境或食物過敏原發生過敏反應。
● 以及／或，出現食物過敏、鼻炎、氣喘。[13]

台大醫院小兒部研究也發現，罹患異位性皮膚炎孩童的睡眠障礙，包括：睡眠效率差、睡眠中斷次數多與時間長，和血清中與特定過敏原塵蟎相關的免疫球蛋白 E 濃度有關，顯示過敏的敏感化、接觸塵蟎，是該族群睡眠障礙的重要原因。[14]

迴避環境或食物過敏原是重要的。特別是當孩童有嚴重異位性皮膚炎時，應考慮食物過敏問題，移除過敏原對病情有幫助。[1]

流行病學研究也印證：免疫球蛋白 E 的過敏反應，在異位性皮膚炎的產生與病程上格外關鍵，在特別是嚴重型患者。此外，組織嗜伊紅性白血球增多，病灶細胞激素增加，樹突細胞表面 Fc 受器高度活化。[15]

我們在第一章「認識皮膚與症狀的關聯」中談過，異位性皮膚炎患者的表皮破損，這確實讓過敏原的接觸量變大。然而，單獨角質層破損仍無法產生異位性皮膚炎，另一個關鍵因素，還是免疫失調。[16]

當角質層破損，抗原（過敏物質）的暴露機會大幅增加，保水度下降，P 物質活性增加，促進角質細胞分泌第一型介白素，啟動第二型助手 T 細胞（Th2）發炎反應，透過表 6-4 的三條免疫路線，終而造成廣泛性的皮膚損害。[17]

異位性皮膚炎患者始終在異常的發炎性傷口癒合過程中，先天免疫（Innate immunity）系統也有問題。[17]另有兩成患者，具有異位性皮膚炎臨床特徵，對環境或食物過敏原卻沒出現免疫球蛋白 E 過敏反應。他們通常是晚發型的，20 歲以後才發作。[15]這顯示異位性皮膚炎存在不同的發炎機轉。

表6-4 異位性皮膚炎與第二型助手 T 細胞發炎反應 [17]

主要介質	說明
第四型介白素增加	● 刺激 B 細胞製造免疫球蛋白 E 與免疫球蛋白 G1（IgG1），讓抗原呈現細胞（Antigen presenting cell, APCs）與嗜伊紅性白血球分泌 CCL18，是一種吸引其他 T 細胞、B 細胞與樹突細胞，而放大發炎反應的趨化因子（Chemokine）。 ● 會惡化角質屏障的重要組成，如減少製造神經醯胺（Ceramide）、減少製造兜甲蛋白（Loricrin）、下調橋粒芯蛋白（Desmoglein）基因表現、下調絲聚蛋白基因表現等。
第十三型介白素增加	● 增強免疫球蛋白 E 過敏反應。 ● 製造趨化因子 CCL18。
抗微生物胜肽減少	● 抗微生物胜肽（Antimicrobial peptides, AMPs）如抗菌肽（Cathelicidin）、防禦素（Defensin）等減少，和患者表皮金黃色葡萄球菌、馬拉色菌（又稱皮屑芽孢菌）菌落增加有關，更容易出現感染症與免疫球蛋白 E 過敏反應。 ● 部分金黃色葡萄球菌能製造外毒素與蛋白，為超級抗原（Superantigen），能誘發過敏、惡化異位性皮膚炎。

▍異位性皮膚炎的「發炎進行曲」

異位性皮膚炎的嚴重性，不只是終身反覆發作搔癢與皮疹，更在於：

● 持續製造促發炎細胞激素、影響皮膚和多種發炎性皮膚疾病有關。

● 發炎激素進入全身血液循環，和多種發炎性生理疾病有關。

因此被稱為「皮膚發炎進行曲」（Inflammatory skin march）。[18]

異位性皮膚炎和接觸性皮膚炎、膿痂疹（金黃色葡萄球菌或鏈球菌引起的皮膚感染）、皰疹性溼疹（Eczema herpeticum）等發炎性皮膚病有關，也和其他異位性（過敏性）疾病有關，如嬰兒期的食物過敏、兒童青少年晚期或成人期的氣喘與過敏性鼻炎，也被稱為「過敏進行曲」（Allergic march; atopic march），從嬰兒期一路「進行」到成人，是終生必須面對的體質弱點。[19]

雙胞胎研究顯示，異位性皮膚炎的遺傳度（Heretability）達到80% ～ 90%[20]，顯示「過敏進行曲」很容易從上一代「進行」到下一代。

連眼科疾病如白內障、圓錐角膜（Keratoconus）、甚至視網膜剝離，也與異位性皮膚炎有關。[21,22]

異位性皮膚炎也與代謝症候群有關。肥胖的兒童青少年比起一般的，更容易罹患異位性皮膚炎（勝算比 2.37）。[23]《美國皮膚醫學會期刊》的薈萃分析也顯示，過重或肥胖的患者比起一般體重的人，前者有異位性皮膚炎的機率明顯增加（勝算比為 1.42）。[24]

十分嚴肅的問題是：在美國一項大型追蹤研究中，發現成年異位性皮膚炎患者，有一年溼疹發作病史者，有較高機會罹患冠狀動脈心臟病、心絞痛、心肌梗塞、其他心臟疾病、腦中風、周邊血管疾病等。在過去一年有身體彎曲處（肘、膝等）溼疹者，有較高機會罹患冠狀動脈心臟病、心肌梗塞與鬱血性心衰竭，但與腦中風無關。[25]

一項丹麥的研究發現：比起一般人，較嚴重的異位性皮膚炎患者有較多出現冠狀動脈鈣化（患者 45.2%，一般人 15.2%），電腦斷層血管成

像顯示，患者也有較多冠狀動脈斑塊（患者 48.1%，一般人 21.2%），以及輕度單一血管狹窄（患者 40.7%，一般人 9.1%）。[26]

雖然異位性皮膚炎的發炎機轉主要牽涉第二型助手 T 細胞（Th2）媒介的細胞激素，特別是在急性期，與動脈硬化牽涉的發炎機轉不同，但在慢性期，第一型助手 T 細胞（Th1）媒介的細胞激素大量增加，還包括了第十七型／第二十二型助手 T 細胞（Th17 ／ Th22）、調節型 T 細胞（Treg）的作用，就和動脈硬化的發炎機轉息息相關了。[27]

異位性皮膚炎是溼疹的一種，事實上，整體溼疹患者更容易罹患肥胖症、高血壓、糖尿病前期等疾病，若同時合併疲倦、日間嗜睡或失眠，又有更高的機會得到肥胖症、高血壓、糖尿病前期、糖尿病與高膽固醇血症。[28]

異位性皮膚炎也和自體免疫疾病有關。在沒有異位性皮膚炎的成人當中，自體免疫疾病的盛行率為 5.7%，有異位性皮膚炎的成人則為 7.9%；沒有異位性皮膚炎的兒童當中，自體免疫疾病的盛行率為 1.0%，有異位性皮膚炎的兒童則為 2.0%。[29]

《美國皮膚醫學會期刊》的大型丹麥研究中，異位性皮膚炎患者得到以下自體免疫疾病的機會，和對照組相比呈倍數增加：圓禿（勝算比達 26.3 倍）、白斑症（18 倍）、慢性蕁麻疹（9.9 倍）、乳糜瀉（5.2 倍）、慢性腎絲球腎炎（4.2 倍）、乾燥症（3.7 倍）、系統性紅斑性狼瘡（2.7 倍）、僵直性脊椎炎（2.3 倍）、克隆氏症（2.1 倍）、潰瘍性結腸炎（1.6 倍）、類風溼性關節炎（1.6 倍）。[30]

台灣研究也發現到兒童異位性皮膚炎與免疫球蛋白 A 血管炎（Henoch-Schönlein purpura, HSP）、免疫性血小板缺乏症（Immune thrombocytopenia, ITP）有關。[31]

異位性皮膚炎牽涉到最重要的發炎因子，包括：第十七型／第二十二型介白素（IL-17 ／ IL-22），以及其他促發炎因子，包括第一型介白素（IL-1）與腫瘤壞死因子，造成系統性的慢性低度發炎，產生胰島素阻抗、肥胖、高血壓、高血脂等心血管與代謝疾病，是患者譜寫出的「皮膚發炎進行曲」。[18]

《英國皮膚醫學會期刊》研究也總結：異位性皮膚炎患者最初由於表皮屏障破損，接著對過敏原敏感化以及病原菌增生，再來，引發了第二型助手 T 細胞的發炎反應與胸腺基質淋巴細胞（Thymic stromal lymphopoietin）介導的路徑，終而導致遠端屏障的破壞，包括腸道、呼吸道，印證了「皮－腸－肺軸」（Skin– gut–lung axis）的機轉。[32]

異位性皮膚炎不只是個皮膚病，正是典型的免疫失調疾病，也是全身性疾病 [33,34]，患者應積極面對，根本改善過敏發炎體質，避免用一輩子演出了「皮膚發炎進行曲」！

04 過敏性血管炎與進行性色素性紫斑

Daniel 是 24 歲的資訊研究所男學生，身形高壯，有天晚上發現自己兩邊小腿、腳踝、腳背，出現大量紅色至紫色的斑點與斑塊，隔天早上，連右側臀部、肩膀到上背，也出現同樣的斑塊。這些病灶不痛不癢，他一副無所謂的樣子，倒是帶他前來的媽媽相當焦急。

我詳細問診時，發現他在發作前一晚，發現冰箱有一整箱從大賣場買回來、快過期的奶酪，當天打完籃球又特別飢餓，於是吃了半箱。除此之外，並未服用任何藥物、酒精，最近也沒有感冒或感染跡象。

我向他們解釋：這是過敏性血管炎（Hypersensitivity vasculitis），

主要是皮膚小血管發炎產生的可觸摸紫斑（Palpable purpura），多半分布在小腿與腳踝，可延伸到臀部與手臂。顯微鏡下呈現白血球破碎性血管炎，肇因於免疫球蛋白 G（IgG）、或免疫球蛋白 M（IgM）的免疫複合體大量產生，沉積在微血管後的小靜脈，造成表淺血管的栓塞，出現從針尖大到數公分的丘疹、結節、水腫等，這是典型的「第三型」過敏反應。三至四週後消退，留下色素沉澱或疤痕。[1]

　　免疫機轉除了免疫複合體沉積，還牽涉：靜脈通透性增加、補體系統活化、肥大細胞釋放組織胺、中性球吞噬複合體而釋放溶酶體酵素等。為何產生第三型過敏反應？誘發因素包括：

● 感染症：細菌（金黃色葡萄球菌、A群貝他鏈球菌）、病毒（肝炎病毒、單純性皰疹病毒、流感病毒）、黴菌（白色念珠菌）、瘧原蟲、血吸蟲等。
● 藥物：青黴素、磺胺類藥物、口服避孕藥、抗乳癌藥泰莫西芬（Tamoxifen）、奎寧、流感疫苗等。
● 化學毒物：殺蟲劑、石化產品等。
● 食物過敏原：乳清蛋白、小麥麩質等。[1,3]

　　Daniel 的過敏性血管炎，可能是食物過敏原乳清蛋白導致，過去他曾有錢幣狀溼疹、過敏性鼻炎。

　　新病灶出現時，可能會出現發炎症候群，包括：關節痛、肌肉痛、倦怠、發燒等。需要注意的是，免疫複合體也可能沉積在腎臟、胃腸道、肺臟、心臟、周邊神經、肌肉、關節、眼睛，而引起多重器官損害。

　　出現過敏性血管炎，也可能是嚴重疾病的皮膚症狀，包括：自體免

疫疾病（紅斑性狼瘡、類風溼性關節炎、乾燥症、貝歇氏症〔Behçet's disease〕）、高血球蛋白狀態、血液腫瘤（淋巴瘤、多發性骨髓瘤等）、癌症（肺癌、乳癌、大腸癌、攝護腺癌等）。[1,3]

Elizabeth 是 50 歲的家庭主婦，在左右小腿、大腿，出現大面積、不痛不癢的橙棕色斑點，如針頭大小且密布，看起來像撒上了大片辣椒粉（Cayenne pepper）。

原來，這是進行性色素性紫斑（Progressive pigmented purpura），又稱為薛安保氏紫斑（Schamberg's purpura），是淋巴球性微血管炎，血管損壞、紅血球滲出微血管，導因於細胞介導的過敏反應（Cell-mediated hypersensitivity），即「第四型」過敏反應。瘀斑從一開始的亮紅色，逐漸變為紫紅色、棕色的血鐵質（Hemosiderin）沉積。

成因未明，可能原因包括：物理性壓力、創傷、藥物（乙醯酚胺、非類固醇類消炎藥、利尿劑等）。逐漸出現，可維持數個月至數年，如果是藥物引發，可以快速發展、擴散到全身，但停藥能快速改善。[1,3]

和過敏性血管炎相比，進行性色素性紫斑不侵犯內臟，且隨時間改善。沒有確定的治療方式，但文獻報告營養療法，可用生物類黃酮 50 毫克每天 2 次，與維生素 C 500 毫克每天 2 次，為期四週可治療。[1]

▶ 關注焦點｜黑眼圈

　　Jane 是 30 歲的軟體公司專員，長期困擾於黑眼圈。有些同事給她貼上「熊貓眼」的綽號，有些同事則關心地問她：「是不是一直沒睡好？」

　　租屋在信義區的她，看到街上紅男綠女，似乎都沒有黑眼圈。自己出門也一定要在眼圈擦上厚厚的遮瑕膏，當然，絕對不能素顏就上街。有次，她參加完和同事的聚餐，半夜 12 點走在路上，突然被一名警察攔下來，盤問她：「妳是不是有吸毒？」

　　《英國皮膚醫學期刊》研究中，比較患有飲食障礙症（厭食症、暴食症）女性患者、以及一般女性對皮膚的不滿意度，詢問項目如下，也許會讓你愈看愈覺得心情沉重：皮膚外觀、皮膚顏色、黑眼圈、眼袋、皮膚乾、魚尾紋、雀斑、細紋、皺紋、出油、成片黑色素、毛孔粗大、皮膚粗糙、皮膚下垂、表淺小血管、皮膚蠟黃。

　　整體來說，56% 的一般女性報告對皮膚外觀不滿意，但患有飲食障礙症的女性達到 81%，在不滿意黑眼圈上，前者有 9%，但後者為38%，差了 4 倍，都達到統計顯著差異。飲食障礙症顯著不滿意的皮膚項目還包括：眼袋、皮膚乾、雀斑、細紋、成片黑色素、皮膚粗糙。[35]

　　黑眼圈（Under-eye dark circles）指分布在兩側眼皮的圓形、均質色素斑塊。看似簡單的皮膚症狀，卻是惡名昭彰的難搞問題，許多人接受美容醫學治療，仍覺得成效有限。其重要成因包括：

● 發炎後色素沉澱：黑眼圈確實常見於過敏體質者，可能是異位性或過敏性接觸性皮膚炎而眼皮癢，有時因過敏性結膜炎而眼睛

癢，自覺或不自覺地搔抓或摩擦眼周眼皮，皮膚因慢性發炎、或發炎嚴重，而在真皮出現發炎後色素沉澱（Post-inflammatory hyperpigmentation）。

● 眼周水腫：因為眼周皮膚過敏，以及組織水腫，可以是局部或全身性的。通常在早晨比較嚴重，或吃完較鹹的一餐，帶點紫色。

● 眼周充血：發炎後產生的眼周充血（Congestion）與黑眼圈有關。當發炎愈嚴重，眼周（減氧）血液體積、流量愈大，黑眼圈也愈嚴重。

● 表淺血管：皮膚隨著年齡增加而逐漸老化，由於眼周皮下脂肪的流失，以及真皮膠原蛋白流失，皮膚變薄（萎縮），導致真皮的表淺微血管網變得明顯，看似瘀青的色澤。

● 淚溝凹陷：淚溝位於內側下眼眶邊緣，除了上述眼周皮下脂肪的流失，脂肪也向前移位，臉頰皮膚下垂，眼眶骨質流失，導致出現空洞與陰影，隨光源方向更明顯。[36-38]

西班牙一項研究發現，黑眼圈最重要的危險因子是家族史，平均在 24 歲出現，愈早發作、嚴重度也愈高，氣喘者較容易有黑眼圈，但自訴過敏則無關。運用高光譜影像（Hyperspectral imaging）技術，發現和黑眼圈最有關的成分是黑色素，其次是減氧血（Deoxygenated blood），也就是較低的血液氧氣飽和度。[37]

儘管近半數患者觀察到，睡眠不足、失眠會加重他們的黑眼圈，但研究團隊分析了整體睡眠品質、睡眠時數不足（小於 6 小時）、入睡困難、睡眠中斷、使用睡眠藥物、晨起疲倦、晚上想睡、白日嗜睡

等面向，都發現與黑眼圈無關。[37]

　　總體來説，黑眼圈最根本的病因，就是過敏體質、以及皮膚老化。因此，改善過敏是關鍵的一步，從避免接觸環境與食物過敏原做起，並且全方面改善過敏體質。而皮膚老化則與發炎老化密不可分，在眼周皮膚的老化，特別要注意眼皮溼疹、過敏性結膜炎、甚至呼吸道過敏的問題，根本上還是要：積極改善過敏體質。

🗝 05 重新思考過敏症狀

在診間，當我指出患者在過敏時，患者的口頭禪是：「怎麼可能？我以前從來都不會過敏啊！！」（用著不爽而質疑的口氣）

這時，我心裡的 OS 常是：「難道是醫生害你過敏的嗎？」

東亞流行病學研究發現：最常見的過敏疾病，也就是過敏性鼻炎的盛行率可達 62%，氣喘可達 18%。[11] 耳鼻喉科醫師觀察到患者鼻黏膜腫脹，有過敏性鼻炎的時候，患者卻說從來不曾鼻塞、流鼻水。患者常不知道自己正是過敏體質，黏膜或皮膚早已有了免疫系統進入過敏狀態的細微反應，直到聽到那一聲「槍響」，也就是比較嚴重的過敏症狀出現，還不知道過敏已經發作了千萬次，只是在身上不同部位，只是嚴重度的差別而已。

皮膚敏感而忠實地反映出免疫系統的過敏反應，本章的文獻回顧再次驗證：皮膚本身就是免疫系統的一部分。長期的蕁麻疹或異位性皮膚炎，可以伴隨心血管代謝疾病，過敏真是一種影響深遠的免疫失調型態。

當皮膚過敏症狀出現，患者渴望用藥物快速消滅症狀，卻沒思考過敏的根本原因，是否有免疫失調，直到心血管代謝疾病出現、或者皮膚長期「發炎老化」的結果出爐，才問醫師：「我平常都沒生什麼病啊，為什麼會頸動脈狹窄？為什麼黑眼圈這麼嚴重？」

不過，當患者抱怨：「為什麼我的皮膚症狀都不會好？」我會恭喜他。

我知道，等著他的未來是：皮膚症狀會惡化、會反覆發作、皮膚會提早老化、全身提早老化、重大器官疾病，以及生命的終結，這是一道接一道的下坡路。如果只是皮膚困擾，那還表示：和未來相比，他在「最好」的階段，只要肯察覺、肯面對、肯行動，未來還有救！

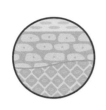

>>> CHAPTER **7**

免疫失調第二、三型：
發炎、感染

🌀 01 一般發炎性皮膚症狀

免疫系統的過度發炎，不僅止於前一章以免疫球蛋白 E、免疫複合體、細胞介導免疫等「過敏」反應，還存在許多種發炎型態，本章將介紹常見非過敏的、發炎性的皮膚症狀。

▌刺激性接觸性皮膚炎

Mary 是來自屏東鄉下的洗頭小妹，今年 18 歲，來到新北市的美髮廳工作才一個禮拜，手紅腫癢裂，有戴手套還是起水泡，癢到不行，沒辦法睡覺，之前一年甚至乾裂流血。她氣急敗壞地對我說：「為什麼看醫生都不會好？！之前有個資深同事還嘲笑我：我就說妳不適合這行嘛，趕快換工作了！」

儘管她的語氣，好似我害她的，我仍耐心詢問：「手部是否接觸刺激物？」、「以前皮膚、鼻子、氣管、眼睛是否曾經過敏？」解釋刺激物與過敏體質是根本原因，鼓勵手先戴棉質手套，再戴工作用的塑膠或乳膠手套，才去接觸水、清潔劑、染髮劑等，只要洗手就補擦保溼乳液、

或凡士林，做好平日皮膚保養，發作頻率會下降的。

即使接觸溫和刺激物，像是狀似無害的水、肥皂、清潔劑、熱與物理性摩擦，即可引起皮膚乾燥、裂隙、發紅、脫屑的溼疹反應，灼熱、疼痛比搔癢更常見。若接觸強烈刺激物，像是酒精、化學物品、有機溶劑、接著劑、樹脂、酸液、鹼液、油料、溼水泥等，則可引發灼熱、發紅、水腫、潰瘍的急性溼疹反應，稱為刺激性接觸性皮膚炎（Irritant Contact Dermatitis, ICD），手是最好發的部位。[1]

John 是 35 歲送貨員，新冠疫情期間貨運量大增，搬貨搬到左手肘酸痛，岳母拿了茶樹精油給他擦，沒想到一小時後，肘彎處出現刺痛的大面積紅疹，皮膚變得粗糙、並出現裂隙。他異想天開地拿出酒精來噴，想說皮膚涼涼的就不癢了，很快地，病灶面積變得更大，既搔癢又劇痛，只好趕快來找我。

急性反應時，是對角質形成細胞產生細胞毒性傷害，若持續刺激，則造成細胞膜傷害、危害皮膚屏障、導致蛋白質變性、細胞毒性，而產生慢性皮膚炎。在慢性（累積毒性的）接觸性皮膚炎中，先天免疫系統如皮膚及淋巴結的樹突細胞活化，導致敏感風險上升，且因皮膚受損，導致過敏原穿透到皮膚深層，容易引發過敏反應。誘發因子包括：異位性體質、低溫、乾燥氣候、密封、機械性刺激等。[2,3]

它也佔職業性皮膚病的 8 成以上，像是家庭主婦在洗碗、做家事、照顧小孩時，光是重複碰水就可以發病，還加上肥皂、清潔劑。其他如廚師與餐飲業員工、美容美髮美甲人員、醫護人員，碰髒東西、重複洗手、使用清潔劑或酒精，更是反覆發作，成了皮膚科的常客。此外，工人接觸鋸木屑、玻璃纖維、福馬林、環氧樹脂、工業溶劑、戊二醛，不只是皮膚接觸，分子藉由空氣飄散到皮膚，在臉部、脖子、前胸、手臂

等部位，可引起空氣傳播刺激性接觸性皮膚炎（Airborne ICD）。[1,2]

這種職業性皮膚病患者，建議先戴棉質手套，再戴塑膠或橡膠手套，可減少刺激與反覆洗手的機會，對病情大有幫助。但若使用手套等防護器具仍無法改善，為了健康而轉換工作，也成為選項。

眼皮也好發，和常用手指或手背去搓揉眼睛不適、或眼皮搔癢有關。喜歡舔嘴唇的人，也因乾溼循環而發作。整天接觸尿布或衛生棉的陰部與臀部，會因為潮溼而出現病灶。反覆發作造成皮膚損傷，也容易合併黴菌或細菌感染。

及早辨認、並且避免接觸皮膚刺激物，經常塗抹保溼劑很重要。

▌指甲的刺激性接觸性皮膚炎

慢性甲溝炎

在指甲底部與皮膚交界處，有薄薄的一層小皮，稱為指緣上皮（Eponychium, cuticle）或甲小皮，具有保護指甲內部、甲基質（發育指甲的深層組織）的重要作用，若它受到機械性、或化學性的傷害，導致近端甲褶、甲基質的慢性發炎，甲小皮消失、甲板與近端甲褶分離。[2]

甲小皮即使接觸溫和刺激物，像是狀似無害的水、肥皂、清潔劑、熱與物理性摩擦，即可引起皮膚乾燥、裂隙、發紅、脫屑的溼疹反應，灼熱、疼痛比搔癢更常見。若接觸強烈刺激物，像是酒精、化學物品、有機溶劑、接著劑、樹脂、酸液、鹼液、油料、溼水泥等，則可引發灼熱、發紅、水腫、潰瘍的急性溼疹反應，皆為刺激性接觸性皮膚炎。

此時，水分、細菌容易進入近端或側甲褶（甲溝）、甲床、甲半月、甲基質等處，導致繼發性感染，如：金黃色葡萄球菌、綠膿桿菌、念珠菌、

毛癬菌（灰指甲）、甚至病毒疣等。[2]

　　當甲上皮過度乾燥，特別在秋冬、天氣乾冷，過度碰水，洗去皮脂，出現脫皮、萎縮，或拔掉小肉刺。特別在疫情流行時，頻繁洗手之後，洗去皮脂，若未適時進行保溼，很容易導致甲上皮乾裂。有些人還習慣摳掉這層甲上皮，造成外傷，出於潛在焦慮，或以美觀為目的而刻意刮除。當指甲留得過長，導致有無意間極易受到碰撞，可能壓迫整個指甲組織，間接刺激到甲上皮。

　　建議減少洗手次數、避免使用酒精或清潔劑、並在洗手後馬上加強甲上皮局部保溼，使用乳液或凡士林。此外，適度修剪指甲、避免碰撞、常戴棉質手套，可保護指甲、避免刺激，同時減少手髒汙而必須洗手的機會。

甲床分離

　　甲床分離（Onycholysis）是指甲從甲床遠端、或側面剝離的現象。外在原因包括：刺激性接觸性皮膚炎（機械性、化學性的傷害）、局部創傷（職業性傷害、腳趾結構異常、不合腳的鞋子）、過敏性接觸性皮膚炎、灰指甲、乾癬等。它是第三常見的指甲疾病，僅次於灰指甲、尋常性病毒疣。內在原因仍包括：缺鐵性貧血、糙皮病（維生素 B_3 缺乏）等。[2,4]

糙面甲

　　糙面甲（Trachyonychia）是指甲板粗糙像砂紙，伴隨顏色混濁、縱向瘠、點狀凹洞、脆甲、甲緣裂開等，常出現在做家事或工作中碰水、或者接觸具有脫水性質的藥劑，導致指甲板反覆脫水，特別是 60 歲以上

的銀髮族，指甲組織含水量已經逐年降低。[4]

當指甲出現點狀凹洞，也需要注意是否為乾癬症，這是一種過度發炎的皮膚病，它可能只出現指甲病灶，卻未出現皮膚或關節症狀。[2]

脂漏性皮膚炎

Cathy 是 35 歲的上班族女性，在她的額頭、眉毛處、眉心、鼻旁、法令紋、耳後、前胸部等部位，反覆出現白色鱗屑、紅色斑塊，最無法忍受的，頭皮上黏著濃密頭皮屑，搔癢難耐，愈摳愈厚，一搔頭還「雪花紛飛」，也讓她的家人相當困擾。

她已經接受多年治療且反覆發作，問我：「醫生，為什麼我都不會好？看那麼久、吃那麼久藥？」

我透過病史詢問，已經發現許多危險因子，包括：過敏體質、情緒壓力、睡眠不足等，再問是否常喝牛奶時，她激動地說：「我在大醫院檢查過過敏原，只有對塵蟎過敏而已，沒有任何食物過敏，每天把鮮奶當水喝也沒有關係！」

真的如此嗎？

脂漏性皮膚炎（Seborrheic dermatitis）是常見發炎性皮膚病，影響可達人口的 10%。特徵為橙紅色或灰白色的皮膚變化，伴隨油膩、脫屑的斑塊、板塊或丘疹，愈摳愈厚，邊界明顯，發生在頭皮的鱗屑又稱為頭皮屑（Dandruff）。常分布在皮脂旺盛的部位，包括：頭皮、額頭、眉毛處、眉心、眼皮、法令紋、耳後、耳洞、胸骨前、肩胛間、腋下、乳下、肚臍、胯下、肛門生殖器等。[2]

病灶處的細胞激素，如：第 1α、1β、12、4 型介白素、甲型腫瘤壞死因子、丙型干擾素，都顯著比非病灶的地方高。[5] 和健康人相比，

脂漏性皮膚炎患者頭皮病灶的第 1 型介白素受體拮抗劑（IL-1RA）與第 1α 型介白素比值、第 8 型介白素都較高，且組織胺有過度製造現象。[6,7]

很重要地，皮屑芽孢菌（Malassezia furfur）的增生是個關鍵。當皮膚過度出油，皮屑芽孢菌攝食皮脂中的三酸甘油酯，代謝物為花生四烯酸與油酸，導致異常表皮分化、皮膚屏障缺損、以及發炎反應[8,9]。Cathy 的油脂來源，也包含了全脂的牛奶。

《英國皮膚醫學期刊》研究發現，在 16 萬名德國公司員工中，3.2% 患有脂漏性皮膚炎，當中男性佔 4.6%，女性佔 1.4%，平均年齡 43.2 歲，盛行率也隨年紀增加。有脂漏性皮膚炎者更容易合併其他皮膚疾病，包括：毛囊炎、接觸性皮膚炎、對磨性皮膚炎、酒糟、痤瘡、膿皮病、體癬、汗斑、乾癬。可能共同牽涉到表皮菌叢改變、皮脂組成、皮膚發炎等機轉。[10]

即使接受治療，患者常抱怨：「為何總是重複發作？根本找不到原因。」事實上，它是慢性皮膚病，存在多種危險因子，包括：遺傳、季節變化、壓力、疲勞、巴金森氏症、腦中風、免疫低下（如愛滋病、癌症）、C 型肝炎感染、雄性素刺激、營養缺乏症（鋅、維生素 B_3 與 B_6）等。[1,2,9]

▎乾癬

乾癬的皮膚症狀

乾癬患者身上出現深紅增厚的板塊，界限明顯，黏著銀白鱗屑，又稱為銀屑病。此種型態也稱為板塊型乾癬，過度角質化可以堆積如「牡蠣殼」般厚，底層為「牛肉」般的紅色。移除皮屑時，可出現點狀出血，稱為 Auspitz 徵象。通常發生在四肢伸側，特別是手肘與膝蓋、頭皮、薦部（尾椎）、陰部等處。[1,2]

乾癬還有多種型態，包括：滴狀乾癬，在軀幹出現「鮭魚」粉紅丘疹；局部膿疱型乾癬，在手掌、腳掌出現小型無菌性的疼痛膿疱，常有指甲侵犯；反式乾癬，出現在皺褶處，包括腹股溝、乳房下；全身性膿疱型乾癬，無菌性膿疱可以全身或局部分布，伴隨發燒與疼痛的嚴重型態；紅皮性乾癬，伴隨全身疼痛、皮膚痛與發冷。[1,2]

1/3 的乾癬患者有指甲侵犯，因危害甲基質，逐漸出現甲板凹陷、甲床分離、甲下碎片、黃棕色「油滴」狀病灶、指甲失養變形等指甲病變。有可能皮膚病灶不明顯，直接透過指甲症狀就能診斷乾癬。[1]

5% ～ 8% 乾癬患者出現關節炎，多為不對稱、單關節侵犯，特別在遠端指骨關節（Interphalangeal joints）形成指（趾）炎（Dactylitis），為香腸般增厚的「臘腸指（趾）」。[2]

乾癬症的病理機轉，包含：角質形成細胞的細胞週期（Cell cycle）加速，製造表皮細胞的速度是正常人的 28 倍！此外，啟動第一型助手 T 細胞的發炎反應，CD8+T 細胞大量聚集，促進真皮發炎，以及表皮的異常增生。[2] 乾癬牽涉到的促發炎因子，包括：甲型腫瘤壞死因子，第十七型／二十二型／二十三型介白素，以及第一型介白素，同時造成全身性的慢性低度發炎。[11]

乾癬的盛行率為 1% ～ 3%，有遺傳與環境成因，誘發因素包括：

● 物理性外傷：又稱為寇勃納現象（Köbner phenomenon）。
● 感染：A 型鏈球菌咽喉炎、念珠菌、病毒感染、愛滋病。
● 藥物：鋰鹽、乙型阻斷劑、抗瘧疾藥物、全身性類固醇、干擾素。
● 其他：香菸、酒精、壓力、冬季。[1,2]

　　麻煩的是，日本研究發現，和其他皮膚疾病患者相比，乾癬患者對治療的順從度比較差，特別是局部用藥，且對於口服藥物的療效感受、整體治療滿意度都比較差。[12]

乾癬的「發炎進行曲」

　　Sam 是 45 歲的網路商務公司總經理，在頭皮、手肘、膝蓋、胯下等處都有乾癬病灶。他本身是固執、完美主義、急性子的個性，這十年來，來自工作與家族兩方面的壓力都很大，白天很緊繃，上床、起床時間、與睡眠長度都不固定，根本日夜顛倒。他發現，乾癬在睡眠不足、疲勞、感冒等狀況下明顯加劇。當他覺得累，就喝含糖飲料、蜂蜜水、蜆精等。他同時有肥胖、頸動脈狹窄、高血壓、高血脂等生理問題。他接受乾癬治療效果有限，事實上，他也沒好好配合治療。

　　當他來找我時，我幫他進行維生素分析與全套過敏原檢測，發現他維生素 D 濃度很低，只有 12 奈克／毫升，落入維生素 D 缺乏（Deficiency）範圍，且蜂蜜、蛤蠣是他的嚴重、中度急性過敏原。加上其他功能醫學檢測，我了解到他的乾癬痼疾，絕非單純皮膚問題，而是整體免疫系統出了很大問題！

　　乾癬和前述的異位性皮膚炎，同樣是「發炎皮膚進行曲」（Inflammatory skin march），和心血管疾病、代謝症候群、自體免疫疾病等都有關。[11]

　　英國大型前瞻性世代研究發現，乾癬患者罹患多種心血管疾病的機會比起一般人較高，按風險高低依序包括：心肌梗塞（風險比例為 2.74倍）、鬱血性心衰竭（1.57 倍）、心房顫動（1.54 倍）、高血壓（1.37 倍）、血栓栓塞（1.32 倍）、瓣膜性心臟病（1.23 倍）。[13]

一項丹麥研究發現，比起一般人，較嚴重的乾癬患者有較多嚴重冠狀動脈鈣化的狀況（患者 19.3%，一般人 2.9%），電腦斷層血管成像顯示，患者也有較多嚴重冠狀動脈狹窄（狹窄程度大於 70%；患者 14.6%，一般人 0%），以及 3 條血管狹窄、或是左側總動脈狹窄（患者 20%，一般人 3%）。[14]

日本研究發現，若乾癬患者和無乾癬的健康人相比，前者更容易有耳垂皺褶，並且在較年輕時就出現，若乾癬患者合併有雙側耳垂皺褶（在第二章已有介紹），出現冠狀動脈硬化、以及在多個冠狀動脈分枝出現硬化的機會皆顯著增加（勝算比分別為 14.1、10.7）。[15]

這導因於乾癬患者有相當活躍的系統性發炎，大量第一型／第十七型助手 T 細胞（Th1/Th17）媒介的細胞激素，這正是動脈硬化的發炎機轉；[14] 而腫瘤壞死因子與第一型介白素，造成系統性的慢性低度發炎，更是產生心血管疾病、代謝症候群（肥胖、第二型糖尿病、高血脂症）的核心機轉。[11]

乾癬也和自體免疫疾病有關，如發炎性腸道疾病、乳糜瀉、多發性硬化症、自體免疫肝炎、橋本氏（自體免疫）甲狀腺炎、自體免疫水泡病等[11]。當中牽涉到兩種免疫機轉，一是自體發炎（Autoinflammation），屬於先天免疫機轉，一是自體免疫，為後天免疫機轉，主角是針對特定抗原的 T 細胞、以及 B 細胞的作用。[16]

⚡ 02 特定發炎性皮膚症狀

▌假性食物過敏

慢性蕁麻疹、反覆血管性水腫（嘴唇腫、眼皮腫等）、非過敏性的氣喘，都是長年困擾患者、且醫師也找不出原因的慢性皮膚病。看起來明明是過敏反應，認真迴避了過敏原，卻沒有改善；或者，進行了初步檢驗，卻查不出任何過敏原。到底原因藏在哪裡？

首先，這不是「真過敏」，而是「假過敏」。在大家知道的過敏原（Allergen）之外，還存在一類假性過敏原（Pseudoallergen），包括：小分子的人工防腐劑、色素、香料等多種人工添加物，但天然食物中也有，可引起非過敏性食物不耐（Non-allergic food intolerance），出現持續的或反覆發作的慢性蕁麻疹。[17]

假性食物過敏症狀類似免疫球蛋白 E 介導的過敏疾病，但沒有對抗過敏原的免疫球蛋白 E 出現，皮膚針刺反應為陰性，暴露在這些食物底下，並不一定每次都造成臨床症狀。雖然存有爭議，假性過敏原是可能誘發、或加重部分慢性蕁麻疹患者的病情。[18] 假性過敏原牽涉到的致病機轉，可能包括腸漏症、或組織胺代謝異常。[19,20]

有些物質可以刺激肥大細胞分泌組織胺顆粒，產生典型皮膚過敏症狀，卻不經過免疫球蛋白 E 抗體機轉，稱為顆粒釋放劑，包括：藥物如阿斯匹靈或非類固醇消炎藥（NSAIDs）、麻醉藥（可待因、嗎啡）、神經肌肉阻斷劑、擬交感神經作用劑（腎上腺素、安非他命等）、含碘的顯影劑等，還有毒蛇或昆蟲針刺的毒液、水母螫刺。[20,21]

▌ 食物敏感

Alexander 是 55 歲的電機工程師，最近五年深受慢性蕁麻疹的困擾，曾經做過敏原檢測，發現對小麥完全沒有過敏（Hypersensitive）反應，卻有重度敏感（Sensitive）反應，其他過敏原包括：塵蟎、蟑螂、蛋白、螃蟹、黃豆，但他一直不以為意。一直到某個禮拜天半夜，他全身蕁麻疹大爆發，癢到沒辦法睡，整晚只淺睡了 2 個小時，隔天跑來找我。

我問他：「你昨天是否有碰到過敏原，或吃到容易敏感的食物呢？」

他想了想，恍然大悟地說：「昨天我一大早 5 點就開車去屏東、傍晚又開回來台北，在休息站吃得很隨便：早上吃 2 顆饅頭夾油條，中午吃 3 顆麵包，晚上吃一大碗陽春麵，加上車內冷氣不涼、又穿牛仔褲，飆得滿身大汗。」

我回應：「你昨天一大早就接觸小麥，到了半夜才發作蕁麻疹，有可能是食物敏感反應，和常見的過敏反應不太一樣。最近還是得迴避小麥等敏感原與過敏原喔！」

對於食物的免疫不良反應（Immune-mediated adverse reaction） 稱為食物過敏（Food allergy, FA），可簡單區分為免疫球蛋白 E 介導的過敏，以及非免疫球蛋白 E 介導的過敏（Non-IgE mediated FA, NFA），後者主要影響腸胃黏膜，最容易影響的食物蛋白質是牛奶與大豆。[22]

其中，遲發性食物過敏（Delayed food hypersensitivities），又被稱為食物敏感（Food sensitivities），是在接觸敏感原後經過數小時、甚至數天才出現的發炎反應，免疫機轉牽涉免疫球蛋白 G （IgG）的製造，特別是 IgG1 與 IgG4。它們並不像免疫球蛋白 E，並不促使肥大細胞釋放組織胺，而代表了辨認外來抗原與產生抗體反應。[23]

免疫球蛋白 G 的半衰期很長，可達 22 ～ 96 天，佔了全身免疫球蛋

白數量的 75%，參與第二型過敏反應，也就是抗體依賴的細胞介導細胞毒性（Antibody dependent cell-mediated cytotoxicity, ADCC），以及第三型過敏反應，免疫複合體過敏反應，如血清病（Serum sickness）。[17,23,24] 免疫球蛋白 G 抗體增加了小腸黏膜的滲透性，當腸道屏障功能不佳，食物過敏原容易直接進入系統性血液循環，讓免疫細胞敏感化，而導致食物過敏反應。[23]

表 7-1 免疫球蛋白 G 相關的食物敏感症狀 [23]

系統	症狀描述
全身	疲倦、虛弱、耐受力差、多汗、發燒、畏寒
皮膚	**搔癢、紅疹、紅腫、蕁麻疹、角質化、脫屑（如溼疹或乾癬）**
腸胃	腹痛、脹氣、噁心、嘔吐、腹瀉
呼吸	食物引發的氣管炎、氣喘
骨骼、肌肉、結締組織	食物過敏關節炎（Food-allergic arthritis）、疼痛、僵硬、腫脹
腦神經	思考與感覺混亂、記憶障礙、行為問題

奧地利格拉茨醫學大學（Medical University Graz）的研究人員推測，以免疫球蛋白 G 為主的食物敏感反應，可能導致慢性低度發炎、促進動脈硬化形成。他們找來 30 位肥胖的少年，以及 30 位正常體重的少年，檢測他們針對食物的免疫球蛋白 G 抗體濃度、發炎指標 C 反應蛋白、以及頸動脈內膜厚度（Thickness of intima media, IMT）。

結果發現，肥胖少年的免疫球蛋白 G 食物抗體（Anti-food IgG）濃度顯著較高，且頸動脈內膜較厚、C 反應蛋白較高。且免疫球蛋白 G 食

物抗體濃度和 C 反應蛋白、血管內皮厚度皆為中度正相關，這已排除其他干擾因子。免疫球蛋白 G 食物抗體可能也參與了肥胖與動脈硬化的病理機轉。[25]

食物敏感可能是不明原因皮膚症狀的病因之一，值得臨床醫師關注。目前可透過血液檢測找出敏感原，而當過多食物皆有免疫球蛋白 G 抗體反應時，也可能代表腸黏膜滲透性異常，不只是食物敏感。[23]

▋ 小麥麩質敏感

Alice 是 40 歲高中女老師，每次吃完小麥製品，就出現皮膚溼疹，奇怪的是，急性過敏原檢測出來是：塵蟎、白色念珠菌、香蕉、蘋果、橄欖、辣椒、薑、杏仁、蜂蜜、當歸、蓮子等，就是不包括小麥。有天晚上逛夜市，她吃了大餅包小餅、貝果、手工餅乾，結果當天難以入睡，半夜又做惡夢，隔天早上還大發「起床氣」，下巴、脖子、胸口出現搔癢的紅疹，全身倦怠、肌肉痠痛，坐上俗稱「天王椅」的全身按摩器，力度開最強，過了一小時才好些。

我建議她接受麩質敏感檢測，發現她是中度敏感。我請她迴避小麥製品後，症狀在一週內迅速改善，大半年也都沒再發作溼疹和相關症狀了。

小麥麩質主要由麥穀蛋白、麥膠蛋白這兩種蛋白質組成，麩質敏感（Gluten sensitivity）最嚴重的反應是乳糜瀉（Celiac disease），是一種自體免疫腸道病變，影響 1% ～ 3.9% 的人口，造成小腸絨毛萎縮，出現吸收不良的「典型」症狀，包括：體重減輕、慢性腹瀉、發育遲緩等，但相對少見；較常見的「非典型」症狀包括：類似腸躁症症狀、腹痛、腸道習慣改變、貧血（最常見是缺鐵性貧血）。[26,27] 簡而言之，腸道周邊的淋巴組織將小麥麩質視為異物，啟動強烈發炎反應來清除它，卻同

時損害小腸黏膜，導致腸道通透性異常增加、小腸絨毛潰爛。

乳糜瀉的併發症，包括因吸收不良引起的骨質疏鬆、貧血，以及淋巴瘤風險增加。[27] 根據文獻回顧，和乳糜瀉最相關的皮膚疾病包括：皰疹樣皮膚炎、乾癬症、蕁麻疹、酒糟、皮膚癌等。[26]

皰疹樣皮膚炎（Dermatitis herpetiformis）是皮膚出現對稱分布且群聚的水泡，劇烈搔癢、燒灼感，狀如單純性皰疹，也可以是紅色丘疹、風疹塊，或是搔抓之後產生的破皮與痂皮。典型分布在手肘、膝蓋，十分對稱，若在臀部、尾椎處，常會呈現「蝴蝶」狀。也可能出現在頭皮、臉部、髮線處。[2]

患者沒感覺自己腸胃有異樣，但小腸絨毛因麩質敏感而慢性發炎、變平、萎縮，是麩質敏感腸病變（Gluten-sensitive enteropathy），未來出現小腸淋巴癌與非小腸淋巴癌的機率增加。皮膚切片可發現：表皮下裂縫與乳突狀真皮充滿嗜中性白血球，偶爾有嗜伊紅性白血球，有免疫球蛋白 A 的沉積，血液中則有免疫球蛋白 A 抗肌肉膜抗體（IgA anti-endomysial antibodies），其濃度與空腸（小腸的一部分）絨毛萎縮的程度成正比，2 至 4 成出現免疫複合體沉積。2 至 3 成出現脂肪便（Steatorrhea），大便灰白而惡臭。[1,2,26]

慢性蕁麻疹，也可能是乳糜瀉的皮膚症狀，因腸黏膜的異常高滲透性（腸漏症），導致食物抗原容易從腸道直接進入血流循環，誘發免疫系統產生蕁麻疹。此外，乳糜瀉的發炎反應，會誘發製造對抗免疫球蛋白 E 受體的抗體，異常活化了肥大細胞，是 35% ～ 40% 慢性蕁麻疹患者的致病機轉。[18,28]

有種較輕微的麩質敏感型態，沒有乳糜瀉、對小麥也沒有「過敏」（wheat allergy），但有麩質過敏的腸胃或腸道以外症狀，稱為非乳糜瀉

麩質敏感（Non-coeliac gluten sensitivity, NCGS）或麩質敏感，盛行率在 0.55% ～ 5% 間。在乳糜瀉患者中，帶有人類白血球抗原 HLA-DQ2 或 HLA-DQ8 基因高達 95%，在非乳糜瀉麩質敏感者可達 50%，在健康人為 30%。[29,30]

義大利波隆那大學（University of Bologna）臨床醫學、消化疾病與內科學系的沃爾塔（Volta）等人，在《自然：肝膽腸胃學回顧》（Nature Reviews Gastroenterology & Hepatology）論文中統計麩質敏感（不包含乳糜瀉）者的最常見症狀，腸胃症狀類似腸躁症（Irritable bowel syndrome），出現頻率較腸道以外症狀高，但溼疹與皮膚紅疹名列第三常見的腸道以外症狀，整理如表 7-2。[31]

表 7-2 **麩質敏感的腸胃、腸胃以外症狀**

名次	腸胃症狀	出現比率	腸道以外症狀	出現比率
1	腹痛	77%	腦霧（Foggy mind）	42%
2	腹脹	72%	疲勞	36%
3	腹瀉	40%	**溼疹與皮膚紅疹**	33%
4	便祕	18%	頭痛	32%
5			關節或肌肉疼痛	28%
6			腿或手麻	17%
7			憂鬱	15%
8			貧血	15%

沃爾塔等人提出麩質敏感（Gluten sensitivity）診斷準則，包括：

- 攝取麩質迅速引發腸胃與腸道以外症狀。
- 迴避麩質後，症狀快速消失。
- 重新攝取麩質導致症狀。
- 麩質與小麥的免疫球蛋白 E 與刺膚反應為陰性。
- 乳糜瀉的血清檢測結果為陰性，包括：免疫球蛋白 A 抗肌肉膜抗體、免疫球蛋白 A 轉麩醯胺酸酶抗體（IgA tissue transglutaminase antibodies）、免疫球蛋白 G 脫醯胺化麥膠蛋白（IgG deamidated gliadin antibodies）。
- 抗麥膠蛋白抗體（Antigliadin antibodies），主要是免疫球蛋白 G，在一半患者呈陽性。
- 組織病理學呈現：正常黏膜、或表皮內淋巴球些微增加。
- 人類白血球抗原 HLA-DQ2 與／或 HLA-DQ8 在 4 成患者呈現陽性。[31]

因此，找不到原因的溼疹與皮膚紅疹，麩質敏感或乳糜瀉是重要的鑑別診斷。無麩質飲食成為最重要的治療，且《英國醫學期刊》（British Medical Journal）論文指出，對於乳糜瀉患者，「終生嚴格的無麩質飲食，是現今唯一證實有效的療法」[27]，後文將介紹。

▌發炎與色素性皮膚病

發炎後色素沉澱

發炎後色素沉澱（Post-inflammatory Hyperpigmentation），在較

深色皮膚（費氏分型第四至六型）的人種較容易出現，也就是黃種人、黑種人，可以出現在皮膚疾病發作後，如：痤瘡、異位性皮膚炎、接觸性皮膚炎、乾癬、扁平苔癬，或皮膚受傷後，如燙傷、擦傷、化學性溶劑、雷射光療，可維持數週到數月。[2]

在皮膚發炎時，刺激位於表皮真皮交界的黑色素細胞，製造大量黑色素，並透過黑色素小體，傳送到角質形成細胞，並在每個月的表皮代謝中，傳遞到更上方的表皮層，最後剝落。因此，若發炎結束，後續黑色素的製造減少，帶有黑色素的表皮細胞持續脫落，就能造成色素淡化的效果，這過程需要一至六個月不等。[32]

然而，若表皮最底端的基底層破損，黑色素將「掉進」真皮中，招致真皮巨噬細胞的吞食，持續維持在那裡，有可能終生無法消失。[32]

有種 Riehl 氏黑變症（Riehl melanosis），在臉與脖子出現網狀、匯聚的黑色、棕紫色素沉澱，肇因於接觸化妝品中的化學成分、香料，引發了接觸性敏感、或光接觸敏感，刺激黑色素生成。[2]

發炎與肝斑

Bella 是 46 歲女性，抱怨這五年來，在臉頰、額頭、法令紋、下巴等處陸續出現棕黃色斑塊，被診斷為肝斑，且療效不佳。

我深入詢問發現，她更年輕時，戶外活動多，但都沒做防曬。到了六年前開始注意防曬，但只要用新的防曬乳、保溼乳液、美白產品、彩妝品，臉部就過敏，一發作好幾個禮拜。連打掃家裡、吃點海鮮、天氣一變，臉也過敏。她本身就有氣喘、過敏性鼻炎、結膜炎等病史。長期熬夜到半夜 2 點才睡，睡到 7 點就起床忙小孩上學。

肝斑的成因，除了前述的紫外線光老化、氧化壓力，慢性發炎是重要因素。

研究發現：肝斑患者真皮發炎，活化了纖維母細胞，分泌幹細胞因子（Stem cell factor, SCF），誘導黑色素製造，幹細胞因子受體 c-kit 也增加了，與幹細胞因子結合後，活化了黑色素製造過程的酪胺酸激酶（Tyrosine kinase）路徑。[33,34] 此外，環氧合酶（Cyclooxygenase）COX-2 與前列腺素 PGE2 也增加，刺激了黑色素細胞。[35]

肝斑病灶也出現更多的肥大細胞，他們是參與皮膚過敏反應的頭號戰犯，釋放出組織胺，活化酪胺酸酶路徑，製造黑色素，肥大細胞釋放的蛋白酶會促成分解第四型膠原蛋白，毀損表皮與真皮間的基底膜、細胞外基質，導致皮膚屏障損害。[36]

肝斑、發炎後色素沉澱、曬斑三者，是常一起出現的色素疾病，都與慢性發炎有關。[37]

▋ 發炎與皮膚老化

慢性低度發炎（Chronic low-grade inflammation）被稱為「沉默殺手」，估計至少 5% ～ 7% 人口罹患發炎性疾病，並且在增加中。

發炎老化（Inflammaging）由發炎（Inflammation）與老化（Aging）兩字組成，指慢性低度發炎參與生理老化，且是多種年齡相關疾病的致病因子，包括：動脈硬化、糖尿病、阿茲海默症、癌症、年齡相關的黃斑部退化（Age-related macular degeneration, AMD）。[38]

根據文獻回顧，參與皮膚老化的發炎因素，除了前文提到的氧化壓力（活性氧）之外，整理如表 7-3。

表 7-3　參與皮膚老化的發炎因素 [38]

發炎因素	皮膚老化機轉
甲型腫瘤壞死因子（TNF-α）、第一型介白素	主要促發炎細胞激素，啟動皮膚發炎反應，促成其他發炎細胞激素的製造與釋放。
第六、八型與其他介白素	徵集中性球、巨噬細胞，活化真皮纖維母細胞，分泌多種金屬基質蛋白酶（MMPs）。
中性球	釋放彈性蛋白酶（Elastase）與金屬基質蛋白酶，造成細胞外基質分解。
金屬基質蛋白酶	造成細胞外基質（ECM）分解，傷害真皮結締組織，造成皮膚老化。
補體系統	受到紫外線誘發而活化巨噬細胞，沉積在表皮真皮交界。
巨噬細胞	在接觸紫外線後浸潤皮膚，產生活性氧、金屬基質蛋白酶，繼而分解細胞外基質。

　　以老人斑（Age spot），也就是曬斑（Senile lentigo）為例，和周圍皮膚相比，曬斑病灶有增強的發炎反應，真皮有更多含黑色素的巨噬細胞（Melanophage），可能是受損的黑色素細胞被巨噬細胞所吞噬，代表長期處於氧化壓力下。且參與輪替（Cycling）的上皮細胞減少，顯示發炎也消耗了表皮幹細胞。[38]

▶ 關注焦點｜眼皮鬆弛與眼袋

　　全身皮膚最薄的地方，就是眼皮，正是反映皮膚老化的前哨站。透過簡單、非侵入性、低風險的拉眼皮測驗（Snapback Test），你就知道眼皮老化輕微或嚴重了。有兩步驟：

- 把下眼皮往下、往外（離開眼球方向），維持 2 至 3 秒，不鬆手。
- 鬆手，觀察眼皮復位所需時間，如果無法復位，就看它到新位置所需時間。受試者不應眨眼。

　　打分數的方式如下：

0 分：立即復位。
1 分：在 2 至 3 秒內復位。
2 分：在 4 至 5 秒內復位。
3 分：復位時間大於 5 秒。
4 分：無法復位，維持眼瞼外翻（Ectropion）狀態。[39]

　　換句話說，如果下眼皮立即回歸原位，依偎在眼球上，那麼恭喜你，這表示它很有彈性，皮膚年齡還輕。如果需要 2 秒或更長的時間，表示下眼皮鬆弛、張力過低，可能是眼皮疾病或老化引起。

　　眼皮鬆弛（Dermatochalasis），在大約或等於 45 歲的族群盛行率為 16%，包括男性 19%，女性 14%，危險因子包括：較大年齡、較高身體質量指數、膚色較白、抽菸、男性、遺傳等。鬆弛的眼皮組織具有鬆散的膠原束，而淋巴管數量增加、也較擴張，彈力纖維減少，可能由慢性低度發炎、局部缺血、機械性壓力開始，激活金屬基質蛋白

酶 MMP-9、MMP-7、MMP-2 等，進而分解維持張力的膠原、維持彈性的彈力纖維，並出現繼發性的淋巴循環阻滯（Lymphostasis）。[40]

皮膚老化的多種因素也參與其中，包括：持續日曬、抽菸、喝酒、營養缺乏、遺傳等。[40]

▶ 關注焦點｜體味

你發現自己有濃重體味，且找不出原因嗎？

瑞典卡羅林斯卡醫學中心的研究團隊，將受試者隨機分組，一組注射細菌內毒素脂多醣（Lipopolysaccharide），以製造身體發炎狀態，這可由體溫的上升、血液發炎因子的增加，包括：甲型腫瘤壞死因子（TNF-α）、第六、八型介白素來得到確認，另一組則注射生理食鹽水，並讓他們穿著很緊的 T 恤以收集體味，4 小時後，將此 T 恤送實驗室的氣味分析，並由另一群人評估體味強度、愉悅度，並預測健康狀態。一個月後，兩組互換，再進行一次評估。

結果發現，發炎狀態時的體味明顯更強烈、更令人不悅、且他人可「聞到」的健康狀態更差。值得注意的是，運用液相層析法（GC-MS）分析臭味分子，卻發現兩組在統計上無顯著差異，即使發炎狀態時的臭味分子濃度還稍低些。這顯示，感染或發炎狀態會讓人體味變差，而且他人可以嗅聞得到，具有讓人回避感染族群、藉以自我保護的社會生物學意義。[41]

與其用香水而抱怨效果差，從飲食與生活方式來降低發炎或感染，提升抗發炎能力，才是減少體味的根本作法。

☙ 03 皮膚細菌感染

人偶爾得到呼吸道、腸胃道、皮膚感染症，是很正常的。但部分民眾很容易得到細菌、黴菌、病毒等皮膚感染，在用了不錯的抗生素、抗黴菌藥、抗病毒藥治療，進步速度慢、治療效果差，即使暫時治療好了，還常常復發。這是怎麼回事呢？

這就要思考感染的體質因素：免疫力低下，屬於免疫失調的第三種型態。及早覺察免疫力問題，並且積極提升，才能避免更嚴重的感染症、或出現其他更嚴重的免疫失調。

█ 疔瘡

Clair 今年 26 歲，她身形略胖，困擾於「爛屁股」，臀部三不五時長出腫痛的膿包，自己擠出黃色的濃液，卻屢屢加重病灶發炎，拖個兩、三個禮拜還沒完全好，夏天發作更頻繁，十分困擾。

當我問到她的職業，她回答：「研究所畢業後，我就當『今晚我想來點 XX』的外送平台送貨員，也送半夜的宵夜，很辛苦，但能夠存一筆小錢，已經一年了。」

我分析：「妳因為工作關係，長時間坐著，座墊又熱又燙，皮膚流汗、毛囊堵塞、摩擦、容易受傷，加上過度勞累、睡眠不足，免疫力下降，因此容易得到這類細菌感染症。」

疔瘡，即癤與癰（Furuncles and carbuncles）。癤是深部的疼痛結節或膿液，沒有囊壁，一開始是表淺的細菌性毛囊炎，致病菌主要是表皮的金黃色葡萄球菌，也可能是鏈球菌等其他細菌，從毛囊開口進入，快速進展為大型、紅腫、疼痛的膿瘡。癰則是數個深部發炎毛囊互相連結。癤好發於摩擦與多汗的部位，包括：皮帶下方、大腿前側、臀部、

會陰部、腋下、腰部等。癤則常在後頸部、上背部、大腿外側，可能伴隨倦怠、發冷、發燒。癰與癤軟化後可能自然破裂。[1,2]

《英國皮膚醫學期刊》研究指出，癰與癤發生的機轉，可能是衣物太緊、或肥胖引起的多汗、悶塞、局部溼度高、摩擦，引起局部細菌增生，且毛囊受傷和反覆感染有關。其他因素包括：衛生狀況差、肥胖、接受免疫抑制劑治療（像是口服或外用類固醇）、抗生素治療、先前住院、貧血、糖尿病、皮膚疾病等。特別要注意的，鼻孔容易有金黃色葡萄球菌增殖，特別在異位性皮膚炎患者，成為重要的反覆感染源。而社區中增加的抗藥性金黃色葡萄球菌（Methicillin-resistant Staphylococcus aureus, MRSA）、以及它產生的毒素（Panton – Valentine leucocidin, PVL）也成為重要病因。[42]

蜂窩性組織炎

蜂窩性組織炎（Cellulitis），是真皮、皮下組織的瀰漫性感染，可出現邊緣不明顯的、紅腫疼痛的板塊、發燒、水腫等特徵，可出現在外傷、被蟲咬、燒燙傷、擦傷、撕裂傷。高風險族群包括：糖尿病、肝硬化、腎功能不全、愛滋病、癌症、接受化療、乳癌手術後淋巴水腫、酗酒、藥物濫用、營養不良、免疫力低下、過去蜂窩性組織炎病史等。[1,2]

當病原菌進到組織空間中，運用透明質酸酶（Hyaluronidase，又稱玻尿酸降解酶）分解細胞外基質的多醣體，纖維蛋白溶酶（Fibrinolysin）消化掉纖維蛋白屏障，以及卵磷脂酶（Lecithinase）摧毀細胞膜。其實病原菌量並不多，蜂窩性組織炎可能是針對細胞激素、細菌超級抗原（Superantigen）的發炎反應，而非全面性的組織感染。[2]

下肢的蜂窩性組織炎，常和足癬形成皮膚傷口有關。反覆發作時，

可能和靜脈或淋巴循環不良有關,如慢性鬱血性皮膚炎。[1,2]

█ 熱水盆毛囊炎

Yvonne 是 50 歲女經理,剛從溫泉鄉泡湯回來,還拉著大箱行李,急忙地進診間問我怎麼回事?該怎麼辦?我發現她身上數十個搔癢的紅色斑狀丘疹與膿皰,分布在胸部、腹部、臀部。

原來這是熱水盆毛囊炎(Hot tub folliculitis),即綠膿桿菌毛囊炎(Pseudomonas folliculitis),常發生在受到汙染的泳池、溫泉、滑水道、物理治療池等,在長時間碰水、水池髒汙、過多澡客、水池衛生不佳時,就可能出現。據估計,67% 的熱水缸與 63% 的游泳池,都有綠膿桿菌的汙染。

澡客身上掉落的皮屑成為水中綠膿桿菌的絕佳食物,女性穿單件式泳衣時,悶溼的皮膚部位助於細菌繁殖。也有個人體質因素,當血糖升高、或者罹患糖尿病時,氧化壓力增加,表皮保護性的菌叢減少,導致綠膿桿菌易於增生。若皮膚受傷、或有燙傷,表皮層破損也使細菌增生。還好此感染是自限性的,多能在 7 至 10 天自然消除。[1,2,43]

█ 口周皮膚炎

女性在嘴巴四周出現脫屑紅疹、膿皰,從鼻孔旁、法令紋、到下巴,甚至在眼周,但不影響唇周,這是口周皮膚炎,病因不清楚,可能和類固醇、細梭菌屬(Fusobacterium)引發皮膚改變有關。研究發現的相關因素包括:

● 藥物因素:使用外用類固醇、吸入性類固醇鼻噴霧(為了過敏性鼻炎)。

● 皮膚黏膜產品：含氟牙膏、護膚油膏或乳霜、含汞牙填充物、薄荷口味潔牙粉。

● 物理因素：紫外線、熱、風。

● 微生物因素：細梭菌屬（Fusiform spirilla）、念珠菌、毛囊蟎蟲（Demodex folliculorum）。

● 其他：口服避孕藥、腸胃吸收不良、情緒壓力、吹樂器、乳膠手套、口紅、使用除蟲藥 Permethrin。[44]

不少民眾自行使用類固醇藥膏，雖然暫時改善了皮膚的發炎症狀，卻降低了皮膚免疫力，讓平日規矩的表皮細菌也蠢蠢欲動，趁機擴張地盤。需要停用外用類固醇，以恢復皮膚正常免疫力。

▌ 細菌性甲溝炎

表皮的金黃色葡萄球菌或鏈球菌，侵犯到甲溝、甚至進到甲下。危險因子包括：反覆微小創傷、在潮溼環境工作（如園藝）、甲床分離（局部刺激或乾癬造成）、甲溝炎、強迫性摳甲症（Onychotillomania）、乾癬症、吸大拇指、糖尿病、免疫低下（包括吃免疫抑制劑）。[45,46]

綠指甲，則是甲下受到革蘭氏陰性細菌綠膿桿菌（Pseudomonas aeruginosa）的侵犯，其所分泌的綠膿素（Pyocyanin）融合到甲板中了。[45]

𝄞 04 皮膚黴菌感染

▌ 足癬與體癬

足癬（Tinea pedis），又稱香港腳、運動員足（Athlete's foot），在

趾縫出現糜爛、脫屑、裂隙，在足底出現乾燥脫屑、角質增厚（像有個軟靴一樣），或在腳底、腳背突然出現水泡。由皮癬菌（Dermatophyte）造成，是最常見的皮膚黴菌感染，包括：紅毛癬菌（Trichophyton rubrum）、鬚毛癬菌（Trichophyton mentagrophytes var. interdigitale）等。它們感染並生存在死的角質上，包括皮膚外層、頭髮、指甲，但無法在口腔與陰道內生存，因為這兩個部位沒有角質層。[1,2,47]

在台灣這類熱帶、潮溼國家十分常見，加上腳流汗、鞋子提供溫暖潮溼環境，房間地板、公共澡堂都有皮癬菌的存在，導致人際傳染或重複感染。具有異位性體質者較容易復發。臨床分類整理如下表。

表 7-4　足癬的臨床分類與特徵 [1,2,47]

分類	特徵
趾縫型	脫屑、厚皮、紅疹，外側三趾間、趾下最常見，伴隨糜爛、搔癢、臭味，即運動員足。
慢性足底脫屑型	平底（鹿皮）鞋似的脫屑，最常由紅毛癬菌引起。有可能出現「兩腳一手症候群」，合併單手的手癬。
急性水泡型	在足背或腳掌旁出現大於 3 毫米的水泡或大泡，由鬚毛癬菌引起，容易因熱或潮溼發作。
急性潰爛型	鬚毛癬菌感染合併細菌感染，通常是金黃色葡萄球菌，在腳掌引起潰瘍。

很特別的是，足癬（特別是急性潰爛型和急性水泡型）可能引起一種溼疹，稱為皮癬菌疹（Dermatophytid），在遠端的手臂、手指側、胸部或足側出現類似汗皰疹（dyshidrotic-like）的搔癢水泡，發生率約 17%。實質上，這就是對黴菌的過敏反應，又稱自體敏感（Autosensitization）或自體反應（Id reaction），有時還是黴菌感染的

唯一臨床表現。自體反應在黴菌、細菌、病毒、寄生蟲等感染都可能發生，在表淺黴菌最常見，因為局部的感染激活了全身循環的 T 細胞與抗體，導致局部與全身性的發炎反應。[47]

再者，足癬也可能誘發氣喘等過敏疾病！這是因為皮癬菌感染活化了第二型助手 T 細胞的免疫機制，出現第一型立即性過敏反應，又被稱為「毛癬菌氣喘」（Trichophyton asthma）。研究也發現，氣喘患者對紅毛癬菌較為敏感，表淺黴菌感染可以誘發異位性皮膚炎發作，治療黴菌也同時改善了異位性皮膚炎。[47]

你沒看錯，黴菌除了它的毒性，也會誘發人類的過敏，本身就是容易被忽略的過敏原！治療過敏疾病時，絕不能忽略隱藏的黴菌感染，可能才是根本原因。

此外，體癬（Tinea corporis）為皮癬菌感染身體或四肢，呈現圓環型、邊緣隆起的丘疹，若在臉部、或面積大時，外貌類似溼疹，常出現在糖尿病患者、免疫低下患者、或是濫用類固醇藥膏。也可能從動物或寵物傳染而來，會出現紅色隆起的膿皰，容易產生黴菌性毛囊炎。[1,2]

▋ 甲癬

Ruby 是 48 歲女性，五年前開始，大部分的手指甲與腳趾甲開始變黃、明顯增厚、指甲下堆積白屑，她嫌不好看，就開始做彩繪指甲、裝人工美甲，就看不到那些灰指甲了，但終究藏不住，在朋友鼓勵下去看醫生，接受口服抗黴菌藥療程，療效卻不明顯。

今年，她不明原因暴瘦 15 公斤，健康檢查才發現有嚴重糖尿病，合併腎病變、視網膜病變，糖化血色素為 12%，即使打針吃藥一陣子了，血糖仍超過 300 毫克／分升。原來，她五年前的灰指甲，正是糖尿病的

第一部曲，糖尿病造成免疫低下，黴菌在指甲增生，可惜她視若無睹，認為只是指甲不好看，終究付出慘痛代價！

甲癬（Onychomycosis, Tinea unguium），又稱灰指（趾）甲（以下皆稱灰指甲），為指甲板被皮癬菌、酵母菌、非皮癬菌的黴菌所感染，變成黃棕色或白色、出現黃色縱溝，甲片增厚隆起、以及甲下皮屑堆積，並引起甲床分離。[1,2]

根據歐美研究，一般人口中有 4.3% 罹患灰指甲，住院患者則為 8.9%。隨著年齡而盛行率增加，超過 65 歲的銀髮族盛行率達到最高。最常見的菌種是紅毛癬菌，佔了 65% 的案例。其次是酵母菌，佔了 21.1%，非皮癬菌的黴菌佔了 13.3%。[48]

黴菌常來自家人間互相傳染，可能是透過家庭的澡缸、也可能隔代傳染。感染源也可能是：公眾泳池、三溫暖、健身房、地板教室（瑜伽、念佛誦經處赤腳或採用公用拖鞋）等。長灰指甲的體質因素包括：先前指甲受傷（包括鞋子太緊）、年齡較大（指甲生長較慢、四肢血液循環變差、周邊神經損傷）、心血管疾病（局部血流減少）、淋巴水腫、糖尿病、免疫低下、足癬、尋常性乾癬、指甲乾癬、多汗（高溫溼熱）等。[49]

▌汗斑與皮屑芽孢菌毛囊炎

汗斑是頸部、前胸、上臂、腹部等處出現圓形至卵圓形（也可融合為地圖狀）、邊緣清楚、大小與顏色不一、帶些微皮屑的斑塊。在膚色深的人，病灶是淡白色或深棕色，但膚色較淺的人身上，呈現為粉紅色或淡褐色。

造成汗斑的酵母菌稱為正圓形皮屑芽孢菌（Pityrosporum orbiculare）、或稱為馬拉色菌（Malassezia furfur），正是我們在脂漏性

皮膚炎曾介紹過的致病菌。在顯微鏡下，它們呈現有趣的「義大利麵與肉球」型態，就是圓形的酵母菌與其長條狀的假菌絲（Pseudohyphae）。它將皮表的脂肪酸進行酵素氧化，形成二羧酸（Dicarboxylic acid），能抑制表皮黑色素細胞裡的酪胺酸酶，減少黑色素形成，而產生白色斑塊。[2]

屬於伺機性感染，平常是皮膚菌群之一，但在流汗、有氧運動、油性皮膚、溼熱氣候、夏天等狀況下，容易增生感染。在熱帶地區盛行率達到 2 成。誘發因素包括：免疫功能低下、類固醇治療、庫欣氏症候群、懷孕、營養不良、燒燙傷、口服避孕藥，都可能降低皮膚免疫力，造成皮屑芽孢菌群過度增生。[1,2]

有些汗斑患者可以同時合併脂漏性皮膚炎，以及皮屑芽孢菌毛囊炎，這是青年至中年男女在胸前、上背、上臂出現多顆型態一致的毛囊丘疹與膿皰，無症狀或輕微搔癢，就是皮屑芽孢菌感染到毛囊。油性肌膚的皮脂腺過度活躍，所分泌的油脂成為這類酵母菌的食物，大有助其生長。誘發因子包括：毛囊堵塞、糖尿病、使用抗生素、類固醇。[1,2]

〰 05 皮膚病毒感染

▍帶狀皰疹

Natalie 是 45 歲女性，進入診間就問我：「醫生，我胸部出現很多疼痛的水泡，是不是得到『蛇皮』了？」

我頓時呆住，心想什麼是「蛇皮」？一檢查皮膚才發現，左側胸口、乳房、延伸到上背，有大面積紅色丘疹、水泡、膿皰，十分刺痛且搔癢，

診斷為帶狀皰疹，侵犯左側第四胸椎神經節，發作第 3 天。這是俗稱的「皮蛇」，她卻記成「蛇皮」了。

她告訴我，三天前感到左胸疼痛，也冒出一些紅疹，先去一般診所看，醫師聽了她的病情描述，說應該是肌肉筋膜炎，沒有要求她配合做詳細的皮膚檢查，就直接開消炎止痛藥給她。但這 3 天，她的疼痛愈來愈明顯、紅疹也愈來愈多，甚至冒出水泡，她覺得不對勁，上網查了資料，懷疑有「蛇皮」，才跑來找我看。

我聽了她這麼說，覺得很遺憾，若能一開始就進行皮膚檢查，就能及早診斷、及早治療，能帶來更好的療效。想到時至 21 世紀，我國民眾對於隱私部位的皮膚症狀，仍常是諱疾忌醫，而醫師也過度配合此保守民風。儘管所有醫生在醫學院的第一課，就是學做身體理學檢查，且一定包含皮膚。帶狀皰疹常發作在胸部、臀部、陰部等隱私部位，若民眾能像歐美民眾，培養面對身體健康開放的態度，醫療品質必能大大提升。

我之前也遇過，70 歲的阿嬤說她得到「皮蛇」，檢查發現她右側腹部與下背部果然出現大面積紅疹與水泡，但皮膚上也有好幾條鮮紅如血的色帶，這不太尋常，我問她怎麼回事？她說：

「我鄰居介紹我去廟裡，廟公幫我『畫皮蛇』啊！他畫完以後，跟我說：等一下要去看醫生，所以我才來啊！」

我只能說，這位廟公也蠻有醫學常識的。

帶狀皰疹（Herpes zoster），是長期潛伏於感覺神經節的水痘——帶狀皰疹病毒（Varicella Zoster Virus, VZV）重新活化（Reactivation），常見於免疫力下降，開始從脊髓附近的感覺神經移動到遠端的皮膚或黏膜表面，造成皮膚紅腫與紅色丘疹（24 小時）、水泡或大皰（2 天）、膿皰（3 天）、結痂（7 至 10 天），在 1 週內都可能出現新的皮膚病灶，

需要 2 至 4 週，皮膚結痂才會脫落，並且恢復正常。

圖 7-1 帶狀皰疹的皮膚與神經症狀示意圖

①一簇小突起，逐漸進展為：②充滿淋巴液的水泡或膿泡，③水泡破裂，④結痂，
⑤可能傷害神經而產生皰疹後神經痛。

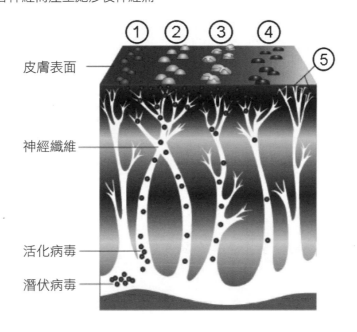

出處：取材自維基百科公開版權（網址：https://en.wikipedia.org/wiki/File:A_Course_of_
Shingles_diagram.png），由 Renee Gordon, CC BY-SA 3.0

　　病灶分布通常是單側的單一神經節，但也可能同時影響二個或更多
的神經節，1 成患者可因病毒的血液傳播，在其他皮膚上長出帶狀皰疹。
所影響神經節有 5 成以上在胸部，臉部三叉神經佔 1 至 2 成，腰薦部與
頸部佔 1 至 2 成。[2]

　　文獻回顧與薈萃分析顯示，帶狀皰疹的風險因子按照所增加風險，由高至低排列，包括：家族史增加了 259% 風險、身體受傷增加 156% 風險，罹患紅斑性狼瘡增加 110% 風險、類風溼性關節炎增加 67% 風險、憂鬱症增加 36% 風險、發炎性腸道疾病增加 35% 風險、慢性阻塞性肺病增加 31% 風險、女性增加 31% 風險、糖尿病增加 30% 風險、慢性腎病增加 28% 風險、氣喘增加 25% 風險，心理壓力增加 18% 風險、使用降血脂藥（他汀類）增加 14% 風險，但黑種人降低 46% 風險。[50]

　　上述容易得到帶狀皰疹的慢性病，參與了多種免疫失調型態，包括：過敏（氣喘）、免疫力下降（因身體受傷、糖尿病、慢性阻塞性肺病、慢性腎病、憂鬱症等導致）、自體免疫疾病（類風溼性關節炎、紅斑性狼瘡、發炎性腸道疾病）等狀況。

　　帶狀皰疹最惡名昭彰的事蹟，是可能留下皰疹後神經痛（Postherpetic neuralgia, PHN），由於神經發炎，產生持續性嚴重、戳刺、燒灼痛，伴隨感覺異常，特別在老年人，大於 60 歲者有 40% 機會，六個月內 87% 能緩解。此族群常伴隨憂鬱症。[2]

▌單純性皰疹

　　Jesse 是 19 歲的女大生，在診間告訴我：「醫生，我得到『嘴炮』了！」

　　我聽了愣住，心想什麼是「嘴炮」？打嘴炮？她指了指上脣的紅腫皮膚與水泡，我才會意過來，是嘴脣皰疹（Herpes labialis）。

　　單純性皰疹是單純性皰疹病毒（Herpes simplex virus, HSV）感染所致，成群水泡出現在一塊紅腫的皮膚或黏膜上，水泡破裂可形成糜爛（Erosion）或結痂，最常影響嘴脣、肛門生殖器、手或手指，需要 2 至 4 週才能癒合。

最初可能受無症狀感染者的病毒傳染，透過皮膚、黏膜的接觸。脣皰疹很容易復發，佔了1/3，其中一半至少一年發作2次。誘發因素包括：皮膚或黏膜刺激（特別是紫外線）、月經、發燒、感冒、免疫狀態改變，而生殖器皰疹比嘴脣皰疹更容易復發。患者免疫力缺損（Host defense defect）仍是重要體質病因：愛滋病、癌症（特別是白血病、淋巴瘤）、器官移植、化學治療、全身性類固醇、免疫抑制劑、放射線治療等。[2]

▌病毒疣

病毒疣，是在手、腳、膝蓋等部位出現堅硬的、過度角化的丘疹，表皮粗糙、或帶有裂痕，由惡名昭彰的人類乳突瘤病毒（Human papillomavirus, HPV）造成。病灶上常帶有紅色或棕色點，是真皮乳突微血管迴圈栓塞，是該病毒造成的病理特徵。通常是角質層受傷後，皮膚接觸傳染得到，和患者的免疫狀態有關，免疫力缺損如愛滋病、服用免疫抑制劑等狀態更容易得到。[2]

病毒疣的治療進步速度慢，不少是難治型。臨床上可見，曾得過病毒疣的患者，常到不乾淨的游泳池、溫泉等潮溼場所，再次感染而復發，或家人間透過浴室溼地板互相傳染。患者也常在勞累、睡眠不足等免疫力下降狀況復發。事實上，病毒疣也可以自行消退的。[2]因此，提升免疫力來對抗難纏的乳突瘤病毒，也非常重要。

人類乳突瘤病毒是個龐大的家族，擁有超過150種分型，造成病毒疣的人類乳突瘤病毒分型，還算是「友善」的，其他分型真的可怕許多，甚至和癌症有關。該病毒分型與所造成感染型態與癌症，整理如下表。

表 7-5 人類乳突瘤病毒分型與皮膚疾病、癌症的關係 [2]

疾病	HPV 型號（最常見）	HPV 型號（高癌變風險）
尋常疣	1、2	41
足底疣	1	2
扁平疣	3、10	41
尖圭溼疣 （生殖器菜花）	6、11	30、45、51
上皮內瘤變 （癌前病變）	16、18	16、18、31、33、35、39、45、51
子宮頸癌	16、18	16、18、31、33、39、45、51

▶ 關注焦點｜狐臭與表皮菌失調

35 歲的 Marilyn 最近升遷為公司經理，需要常和員工開會，但員工們總不想和她開會，不是因為她很凶，而是大家都知道她有狐臭，心裡滴咕著：「我的老天鵝啊，怎可以臭成這樣？拜託快去治療吧！」

Marilyn 也不是不知道自己有狐臭，但不知道原因與治療方法，「如入鮑魚之肆，久而不聞其臭」，自己平常沒注意，卻帶給同事不小的困擾。

頂漿腺的分布侷限在腋下、生殖器、肛門、乳房（乳腺）、肚臍周圍、包皮、陰囊、眼皮、外耳道等處，大多數部位的頂漿腺（Apocrine sweat glands）與汗腺（Eccrine sweat glands）的數量比例為 1:10，但在腋下頂漿腺密集，此比例增為 1:1，且頂漿腺的分泌量還是汗腺的 7 倍。[51] 在顯微鏡下，狐臭患者的頂漿腺早已被發現比沒有狐臭的人多、也比較大，但這沒辦法說明為何比較臭。

直到微生物學領域有了重大發現：皮膚頂漿腺的分泌物輸出到表皮後，皮膚本來的共生菌叢會去代謝它們，包括金黃色葡萄球菌、格蘭氏陰性菌，形成腋下氣味，這本來是相當正常的生理現象。其中有一種棒狀桿菌屬（Corynebacterium），它們是格蘭氏陽性菌，和惡名昭彰的白喉棒狀桿菌（Corynebacterium diphtheria）可是親戚，若大量增生，代謝為阿摩尼亞、短鏈脂肪酸如反式（E）-3-methyl 2-hexonic acid（E-3M2H），就形成了狐臭。[52]

有趣的是，日本研究發現有兩種腋下氣味：一種是類似孜然粉、辣辣的，也就是典型狐臭，稱為 C 型；另一種是牛奶、皮膚味道的，稱為 M 型，屬於正常人會有的體味。兩種菌群種類並沒有差異，都包

含了厭氧球菌（Anaerococcus）、棒狀桿菌（Corynebacterium）與葡萄球菌（Staphylococcus）組成的優勢菌群，以及其他種類的細菌。然而，C型者的腋下細菌數量是 M 型者的 3 倍，前者棒狀桿菌數量是後者的 5.4 倍，金黃色葡萄球菌是 2.7 倍。這表示腋下細菌數量會影響狐臭的製造。[53]

其實在皮膚上的分泌物，如蛋白質、胺基酸、脂肪、游離脂肪酸、類固醇、甘油、乳酸等，本來是無臭無味的，會變得有味道，主因是細菌的代謝與轉換。研究已發現三大類狐臭分子：

- 類固醇臭味：類雄性素分子 16-androstenes，屬於費洛蒙（Pheromones），是動物傳達訊息的體味分子，其中的 5α-androstenol and 5α-androstenone 具有味道，被認為是狐臭的來源。
- 揮發性脂肪酸（Volatile fatty acids, VFAs）：有短鏈（二至五個碳），有中鏈（六至十個碳），特別是前述反式（E）-3-methyl 2-hexonic acid（E-3M2H）。
- 硫乙醇（Thioalcohols）：包括較難聞的、肉味、洋蔥味的典型狐臭，是 2-methyl-3-mercaptobutan-1-ol 分子，另一種是較好聞的、淡淡果香的狐臭，則是 3-mercaptohexan-1-ol 分子。[54]

你有狐臭嗎？你的耳垢是溼吧？！

日本學者 Adachi 早在 1937 年於德國醫學期刊發表：狐臭者常伴隨有溼耳垢。近期日本針對 723 名腋下臭汗症（Axillary osmidrosis）患者研究發現，高達 96.1% 患者都有溼耳垢的特徵，乾耳垢者只有 3.9%。在

日本一般民眾中，溼耳垢約佔 12.6 ～ 22.4%，但在腋下臭汗症患者卻達 96.1%。顯示溼耳垢與腋下臭汗症關係匪淺。[55]

溼耳垢者比起乾耳垢者，前者腋下臭汗症較為嚴重，有更多家族遺傳史，更多接受了侵入式的手術療法。此外，女性狐臭程度比男性輕，但卻更多具有家族遺傳史，並且更會感覺到困擾。[55]

果然，遺傳學研究發現，第 16 對染色體上有個 ABCC11 基因，能夠同時決定溼耳垢與腋下臭汗症的表現。根據日本長崎大學人類遺傳學系團隊的研究，高達 98.7% 的狐臭患者具有 G/G 或 G/A 基因型，在一般人這個比率只有 35.4%。[56] 狐臭患者多半有這類 ABCC11 基因的多型性，為顯性體染色體遺傳，除了有溼耳垢，還會增加皮膚載脂蛋白 D（Apolipoprotein D）的製造，這會增加 E-3M2H 的分泌。[52]

附帶補充，載脂蛋白 E 的基因多型性，則和惡名昭彰的阿滋海默症有關，一半以上的患者有此狀況。帶有一個 ε4 基因型患病機率增加 3 ～ 5 倍，帶兩個 ε4 則基因型提高到 5 ～ 15 倍，相反地，若帶有 ε2 者則可能保護不形成阿茲海默症。

✿ 06 重新思考發炎、感染症狀

人類賴以生存的環境中，乃至於自己的皮膚黏膜上，本來就充滿細菌、黴菌、病毒、寄生蟲等微生物。在人體免疫系統正常時，並非將他們趕盡殺絕，而是與它們「和平共存」。但當人體免疫力下降，淋巴球數量變少、或功能變差，這些微生物自然擴張地盤，在人體各部位建立許多難以想像的「海外殖民地」。

用來殺菌的抗生素，無法百分百克服細菌感染，多種病毒更沒有抗生素可用。抗生素只是輔助的部隊。當主力軍團衰弱，也就是免疫力不足，再強的抗生素，也可以是回天乏術的。施打疫苗以誘發免疫力，見證了人體免疫系統的奇蹟，與生俱來的免疫力，是對抗多種病原體的高手。

我們內建聰明的免疫系統，如果你好好保養，大多時候都能處理巨變的新局。皮膚感染症，就像是免疫力的「隨堂考」，如果每天都在摧殘自己的免疫系統，皮膚感染這關過不了，肺炎這類致命的「大學入學考」可能就更難過了！

而新冠肺炎疫情的爆發，讓我們對感染的全貌有進一步了解。

新冠肺炎為何讓許多患者死亡？不僅是因為患者免疫力低下，而是免疫系統遇到新冠病毒時，產生病態性的過度發炎，當身體欠缺適當的抗發炎能力，終究產生致命性的細胞激素風暴（Cytokine storms），大規模摧毀呼吸道與肺部。

這告訴我們：免疫系統需要平衡，一方面能夠適當地發炎，來滅殺新冠病毒，同時也必須有好的抗發炎能力，避免戰火殃及無辜。[57]

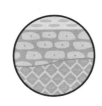

>>> CHAPTER **8**

免疫失調第四、五型：
自體免疫、癌症

🌀 01 皮膚的自體免疫疾病

免疫失調的第四種型態，免疫系統已經錯亂，錯把自己的身體，當成細菌、病毒、異物來攻擊，導致組織細胞過度發炎、甚至壞死，稱為自體免疫疾病。

▌白斑症

Tina 今年 48 歲，是會計事務所的合夥會計師，外表看來開朗，不管是工作業務、公司員工、或家裡老小，她總是盡心盡力，深獲肯定。近五年來，她經歷婚變、公司營運危機與財務糾紛等，完美主義、控制欲強的她，還不認為自己有壓力，只抱怨夜不成眠。有一天，她洗澡時發現，下巴出現白斑，且在數週內，逐漸延伸到脖子、軀幹、腿部……

白斑症（白癜風），是皮膚出現多處粉筆般純白色的斑塊，直徑從5 毫米到超過 5 公分，界限明顯，漸進性地擴展，甚至到正常顏色皮膚只剩下一點點，稱為「宇宙白斑」（Vitiligo universalis）。如果一個白斑中的毛囊周圍還有色素，那代表殘餘的色素，或是正在復原中。[1]

　　臨床上分為兩型，一種是非分節型，白色斑塊呈全身性、對稱性分布，好發於手背、手指、臉部、身體皺褶處、腋下、生殖器，特別是身體開口處，包括：眼睛、鼻孔、嘴巴、乳房、肚臍、肛門。另一種是分節型，侷限在身體的某一單側，相對穩定。疑似白斑患者需要檢查腋下、外陰、肛門等隱私部位，因為這些地方好發，且可能是唯一發生的部位。[1,2]

　　白斑症在世界上的盛行率為 0.5% ～ 2%，較高盛行率的國家是印度（8.8%）、墨西哥（2.6% ～ 4%）、日本（1.68%）。[3] 台灣健保資料庫分析顯示，白斑症的盛行率為 0.064%，或有低估可能，患者最好發年齡為 40 ～ 59 歲。和歐美研究相比，台灣白斑症的盛行率極低、發作時間晚、合併症也有所不同。[4]

　　白斑症不是只有皮膚不好看，可能是自體免疫失調所導致。科學家發現負責催化黑色素製造的酪胺酸酶編碼基因 TYP，在部分族群存在易感性，免疫系統的編碼基因也有許多變異，酪胺酸酶正是白斑症患者的自體抗原，遭到了免疫系統的破壞。[5]

　　在北美洲，白斑症患者有 19% ～ 30% 合併自體免疫疾病，在土耳其的合併比率可達 55%，推測與近親結婚風俗有關。[3] 台灣健保資料分析顯示：14.4% 有合併自體免疫疾病或異位性疾病，包括：圓禿、橋本氏甲狀腺炎（自體免疫甲狀腺炎）、重症肌無力、乾癬、格雷夫氏症、乾燥症、紅斑性狼瘡、異位性皮膚炎。進一步分析顯示，紅斑性狼瘡、乾燥症在 60 ～ 79 歲族群才容易合併出現；重症肌無力、類風溼性關節炎在 20 ～ 39 歲男女、或 60 ～ 79 歲的女性族群才與白斑症有關。台灣白斑症患者比起歐美，合併症有所不同。[4]

　　義大利研究顯示，41.8% 白斑症患者具有至少一種針對特定器官的自體抗體，8.2% 具有超過一種以上的自體抗體，最常見的是：抗甲狀腺

過氧化酶抗體（Anti-thyroperoxidase, Anti-TPO）25.6%、抗甲狀腺球蛋白抗體（Anti-thyroglobulin, Anti-TG）23.4%、抗核抗體（Antinuclear antibodies, ANA）16.8%、抗胃頂細胞抗體（Anti-gastric parietal cell antibodies）7.8%。41.5% 白斑患者合併自體免疫疾病，最多的是自體免疫甲狀腺炎，佔了 37%。[6]

此外，白斑症患者的黑色素細胞對氧化壓力比健康人敏感，且更難生存。在黑色素形成機轉，以及遭受物理性或化學性傷害時，黑色素細胞會釋放活性氧，促進了第 1β、6、8、18 型介白素分泌，活化自然殺手細胞、發炎性樹突細胞、細胞毒性 T 細胞，拮抗了調節型 T 細胞的抑制功能，發炎反應失控，最終的結果是：黑色素細胞被殺害了。[5]

白斑的發作，也可能和過敏疾病[7]、生理疾病、情緒壓力、曬傷、皮膚受傷有關。[2]

由於黑色素細胞不只在皮膚出現，也富含於眼球的葡萄膜束（脈絡膜、睫狀體、虹膜），以及視網膜色素上皮，白斑症患者的眼睛可能出現問題。一項印度研究發現，16% 白斑症患者具有在葡萄膜束與視網膜色素上皮的眼球異常，包括色素的白色斑點。[8]

▎圓禿

Anna 是 30 歲的電視台記者，某天去理髮時，理髮師發現她有「鬼剃頭」，轉介找我時，發現有 6 片大小不一的圓禿斑塊。她自述當記者 6 年，壓力大、工時長、深夜才下班，之後跟同事朋友去夜店吃點燒肉、喝點小酒紓壓，要嘛就是連續追劇幾個小時，凌晨 3 點後才睡，7 點多起床又去跑新聞，熬夜多年，早已有反覆陰道感染的困擾。這次又發現圓禿，會不會是她「夜生活太精彩」的代價呢？

圓禿（Alopecia areata），俗稱鬼剃頭，是一種暫時性、非疤痕性、叢集性的毛髮脫落現象，毛囊是完好的，本質是自體免疫疾病，影響 2% 人口。[9]

毛髮脫落的部位可以是局部的斑塊（Patchy），如部分頭髮、眉毛、鬍子、陰毛等；蛇行禿（Ophiasis），在頭顱邊緣（顳葉或枕葉）出現帶狀分布的禿髮；全頭禿（Alopecia totalis）頭髮幾乎全部脫落；宇宙禿（全身禿）（Alopecia universalis）則是全身的毛髮幾乎都脫落。

圖 8-1　圓禿的醫學史攝影圖片

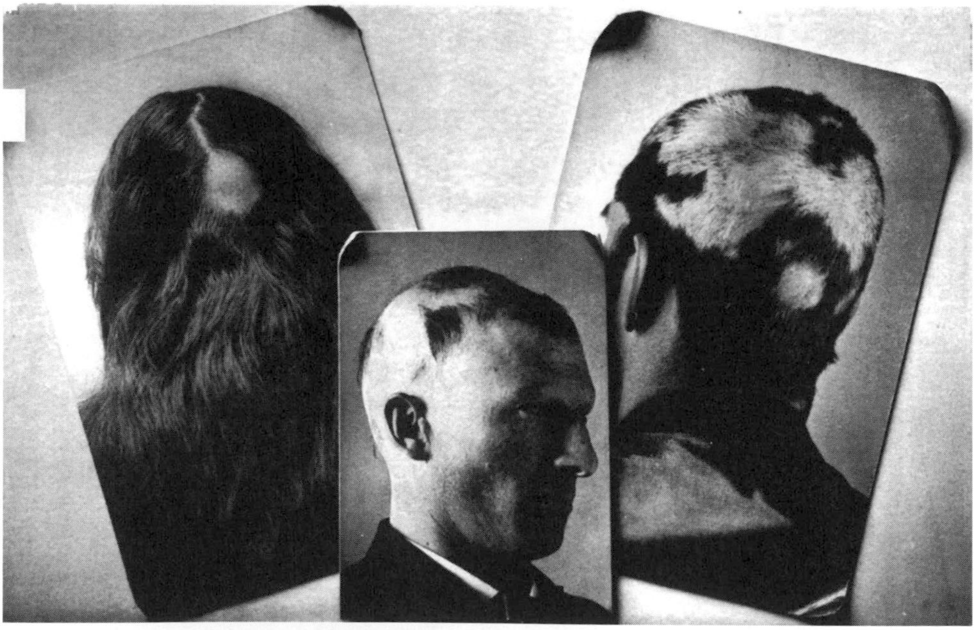

出處：取材自維基百科公開版權（連結：https://commons.wikimedia.org/wiki/File:Alopecia_areata.jpg），由 George Henry Fox，CC BY-SA 3.0

中國春秋末年的知名故事：「伍子胥過昭關，一夜愁白了頭」。壓力可能造成白髮，但一夜突然發生，可能嗎？

事實上，一夜頭髮全變白，可能是突發的廣泛性掉髮，但因為黑色的頭髮掉得比灰白的頭髮多，或者只有白髮沒有掉落，造成「一夜白頭」的錯覺，它就是圓禿的一種，稱為「一夜白頭」（Canities subita），又稱瑪麗皇后症候群（Marie Antoinette syndrome），據稱法國瑪麗王后1793 年被送上斷頭臺前，頭髮一夕變白。這意味著，圓禿也跟毛囊黑色素有關。[9]

在圓禿發作之前，最常被報告的誘因是情緒或生理壓力，如親友過世、身體受傷等，有時則是發燒、服藥、或接種疫苗。[9,10]

嚴重圓禿患者可能在手或腳指甲出現「糙面甲」（Trachyonychia），甲面上出現凹洞與縱向條紋。

圓禿患者常合併生理疾病（共病症），特別是自體免疫或發炎性疾病，如甲狀腺疾病（甲狀腺亢進、甲狀腺低下、甲狀腺腫、甲狀腺炎）、紅斑性狼瘡、白斑症、乾癬症、類風溼性關節炎、發炎性腸道疾病等。[9,11]

圓禿患者也常合併發炎性皮膚疾病，包括：異位性皮膚炎、白斑症、乾癬症、扁平苔癬。如果圓禿合併過敏性疾病如：異位性皮膚炎、鼻竇炎、鼻炎、氣喘等，可能讓圓禿更早發作、且病情更嚴重，特別是異位性皮膚炎。[9,12]

顯見，圓禿是一種免疫失調的疾病，牽涉到過敏體質（Atopy）與自體免疫問題（Autoimmunity）。免疫學研究指出，正常毛囊享有免疫特權（Immune privilege），抗原呈現細胞、殺手細胞、肥大細胞等都被抑制了，還有免疫抑制的神經胜肽，如毛囊周邊感覺神經纖維釋放出來的血管活性腸肽（Vasoactive intestinal peptide, VIP）。

然而，圓禿患者的毛囊周邊充斥著抗原呈現細胞、CD4+ 與 CD8+ T 細胞，甚至鑽進毛髮周圍的根鞘，啟動一系列的發炎反應，包含第 2、15 型介白素、丙型干擾素等，失去了免疫特權，導致毛髮脫落。[9]

圓禿患者常擔心頭髮永遠長不回來。事實上，圓禿即使不治療，也是有可能自然改善的。1/3 到 1/2 的患者在 1 年內自然恢復。即使接受治療，至少也要等待 3 個月，才會出現新生的毛髮。最重要的是，圓禿洩露了過敏或自體免疫的體質罩門，未來需要留意合併生理疾病的變化。

🌀 02 自體免疫疾病的皮膚症狀

▌乾燥症

又稱修格蘭氏症（Sjögren's syndrome），是一種自體免疫表皮炎（Autoimmune epithelitis），唾液腺、淚腺等腺體遭受自體免疫抗體所攻擊。可出現多種皮膚黏膜症狀：

● 皮膚症狀：乾皮症（Xeroderma）、眼皮皮膚炎、環狀紅斑、表皮血管炎等。
● 黏膜症狀：全身性黏膜乾燥，包括：口乾症（Xerostomia）、口角炎、乾眼症（Xerophthalmia）、喉嚨沙啞、乾咳、陰道乾燥引起性交疼痛等。[13]

在健康組織，細胞自戕（自我毀滅）後能夠被抗原呈現細胞（如巨噬細胞、樹突細胞）、吞噬細胞等所清除，但在乾燥症患者，這能力有缺失，促使自體抗原（Autoantigens）持續刺激免疫系統，CD4+ 與

CD8+ T 細胞浸潤在局部組織，增加了促發炎細胞激素，特別是第一、十七型助手 T 細胞相關的，如丙型干擾素、第十七型介白素，導致表皮組織異常發炎。[13]

▌ 紅斑性狼瘡

系統性紅斑性狼瘡（Systemic lupus erythematosus, SLE），是侵犯多重器官組織的自體免疫疾病，牽涉多種自體抗體，特別是抗細胞核自體抗體，導致皮膚、漿膜、關節、血管、血液、神經、腎臟、心臟、肺臟、腸胃病變，初期可能表現為發燒、虛弱和體重減輕、肌肉酸痛、淋巴結腫大、食慾不振、噁心及嘔吐等。

皮膚紅斑性狼瘡（Cutaneous lupus erythematosus, CLE），系統性紅斑性狼瘡患者在被診斷時，52% 有此症狀，症狀分為局部型的、以及全身型的。局部型的病灶中，臉頰會出現所謂「蝴蝶斑」，在臉頰突起處與鼻子出現紅斑，但不出現在法令紋，以及陽光遮蔽處如上眼皮。表皮可能有微細鱗屑與水腫，嚴重時可有大小水泡。[14]

全身型的病灶則是，廣泛性、丘疹性的紅斑，分布在臉部、軀幹上部、四肢等。病灶快速形成，維持數小時至數天。皮膚病灶發作後可形成色素沉澱、或者色素脫失。局部型與全身型的病灶嚴重度，都與紅斑性狼瘡的疾病活動、接觸陽光與紫外線的程度有關。[14]

17.3% ～ 85.2% 的系統性紅斑性狼瘡出現落髮問題，分為與狼瘡病情直接相關的，以及非特定的，後者如休止期落髮、圓禿。[15] 研究發現亞急性皮膚紅斑性狼瘡患者當中，有 7 成出現 Anti-Ro（SS-A）自體抗體，9 成出現光敏感皮疹。[14]

致病機轉牽涉數種基因變異，包括人類白血球抗原的亞型（Human

leukocyte antigen, HLA）、甲型腫瘤壞死因子、補體等。紫外線也促進細胞膜自體抗原的表現，促進細胞自戕，且促發炎激素上調，如甲型腫瘤壞死因子、第十八型介白素、干擾素等。[16]

《科學》（Science）論文指出，自體免疫疾病如系統性紅斑性狼瘡，可能是病原菌誘發腸道屏障缺損，病原菌因此移行到淋巴結與肝臟，導致全身性的自體免疫反應。研究發現，基因突變、腸道病菌、高血糖，是導致腸道屏障缺損、自體免疫疾病與全身性發炎的三大根本病因！[17]

▍類風溼性關節炎

是一種慢性、全身性的自體免疫疾病，慢性發炎造成骨骼與軟骨的破壞。患者手部關節腫脹、疼痛、早上僵硬，手指彎曲變形，出現皮下結節。可侵犯肺臟、脾臟、淋巴、神經、心臟等部位。

皮膚症狀包括：血管炎、腿部潰瘍、網狀青斑（Livedo Reticularis）、雷諾氏症（小動脈痙攣導致手指蒼白）、中性球皮膚炎、化膿性肉芽腫等。[18]

病因和瓜胺酸化過程（將蛋白質中的精胺酸轉化為瓜胺酸）異常有關，也許是感染導致。在發病前數年，血液中已出現抗環瓜胺酸抗體（Anti-cyclic citrullinated peptide antibody, anti-CCP），這是一種抗絲聚蛋白抗體（Anti-filaggrin）。接著，甲型腫瘤壞死因子、第六型介白素主導了促發炎細胞激素、化學激素的慢性發炎，導致了多重組織的破壞。[18,19]

類風溼性關節炎的危險因子，包括：抽菸、暴露於有肺傷害性的懸浮微粒中（包括矽塵）、感染（包括牙周病伴隨的牙齦紫質單孢菌〔Porphyromonas gingivalis〕感染）、維生素 D 缺乏、肥胖、腸道菌失調（影響免疫調節與宿主免疫耐受性）等。[19]

🔥 03 癌症的皮膚症狀

▎癌症：免疫失調第五型

　　根據 2017 年衛生福利部統計資料，國人十大死因排行榜上，癌症連續蟬聯 36 年榜首。年齡標準化發生率為每 10 萬人有 305.4 人，平均每 4 分 42 秒，就有 1 位罹癌，在 2014 年的數據是每 5 分 6 秒，顯然這癌症時鐘愈走愈快。下表是台灣人十大癌症發生率與死因排行。

　表 8-1　衛生福利部國民健康署統計台灣人癌症發生率（2017）與死因排行
　　　　　（2017）

（發生率：人／每 10 萬人）

名次	男性癌症	發生率	女性癌症	發生率	男女癌症死因排行
1	大腸癌	52.2	乳癌	78.9	肺、支氣管及氣管癌
2	肝及肝內膽管癌	43.5	大腸癌	34.7	肝及肝內膽管癌
3	肺、支氣管及氣管癌	43.5	肺、支氣管及氣管癌	31.6	大腸癌
4	口腔、口咽及下咽癌	41.2	甲狀腺癌	20.0	女性乳癌
5	攝護腺癌	31.7	肝及肝內膽管癌	16.2	口腔、口咽及下咽癌
6	食道癌	14.5	子宮體癌	15.1	攝護腺癌
7	胃癌	12.4	卵巢、輸卵管及寬韌帶癌	9.2	胃癌
8	皮膚癌	11.3	皮膚癌	7.9	食道癌

（發生率：人／每 10 萬人）

	男性癌症	發生率	女性癌症	發生率	男女癌症死因排行
9	膀胱癌	9.1	子宮頸癌	7.9	白血病
10	白血病	9	胃癌	6.8	卵巢、輸卵管及寬韌帶癌
全癌		335.7		281.0	123.4（發生率）

出處：衛福部國民健康署 https://www.hpa.gov.tw/Pages/Detail.aspx?nodeid=4141&pid=12682

為什麼你我的身體會產生癌症？

癌症的成因包含多層面，最關鍵的病因在於：免疫失調，甚至是免疫力崩潰。事實上，身體中本來就有微量存在的癌細胞，它們可能因為老化、特定生理環境、遺傳基因啟動，導致 DNA 錯誤複製而來。身體共 60 兆細胞，據估計健康人在每 10 億個細胞中有 1 個腫瘤細胞，但他們被自然殺手細胞（Natural killer cell）為代表的免疫系統給壓制，始終不敢輕舉妄動。

但人體幾十年的免疫失調下來，我們的免疫系統「兵敗如山倒」，這些癌細胞卻「十年生聚，十年教訓」，終於熬到了「逆轉勝」的那一天！以大腸癌為例，在第一、二期，每 10 億個細胞中約出現 10 個腫瘤細胞，到第三、四期，每 10 億個細胞中約出現 100 個以上的腫瘤細胞。癌細胞是人類可恨的敵人，卻也是可敬的對手。

▌從皮膚也能看見癌症？

灰指甲

在《奇蹟醫生陳衛華：20 年戰勝 3 癌》書中，心臟科醫師陳衛華醫師說道，32 歲時，在大醫院工作十分忙碌。他左腳大姆趾有灰趾甲，也就是趾甲黴菌感染，看了多位皮膚科醫師卻一直沒好，腳趾頭還愈來愈痛，靠吃止痛藥度日，直到痛到不行，有天照 X 光片，發現大姆趾竟然沒有骨頭！教授宣告他得到骨癌。

他的反應是：「怎麼可能？我怎麼可能得到癌症？我還這麼年輕，身體這麼健康，我還是運動健將，怎麼可能得到骨癌？」

他終究接受現實，接受骨癌手術，之後遠離菸、酒、熬夜等不良習慣，把生活與體質做徹底的改變，一直沒復發。

42 歲那年，他有天看電視時感覺腰痠腹痛，自己到診所拿超音波檢查，驚訝地發現腎臟有顆 1.2 公分的腫瘤，最後確診為腎臟癌。他再次面對現實，手術切除腫瘤。沒想到五年後，意外發現自己罹患甲狀腺癌！還好因為認真面對任何身體不適，癌症發現得早，預後良好。

陳醫師在 15 年內，罹患了 3 種癌症。他是運動健將，且家族成員皆無重大疾病、也無癌症病史，長輩皆長壽。他覺悟：「人之所以會生病，終歸一句話，還是免疫力的問題」，罹癌根本原因在於：睡眠、飲食、生活方式的紊亂。他開始用對方法，照顧好自己的身體，健康開始「逆轉勝」。

他說：「罹患了 3 種癌症，能幸運地康復，除了感恩，還是感恩」，「不要抱怨任何事，這是上天對你最好的安排，如果沒有這次的生病，你不會知道該好好保養自己的身體，也許將來會生更嚴重的病也不一定。」

陳醫師的親身故事，我在患者身上屢見不鮮，舉幾個例子：

Dora 是 50 歲女性公務人員，罹患灰趾甲有 6 年，接受標準治療都未顯著改善，胯下、臀部的大面積股癬也反覆發作，結果去年意外發現罹患肝癌。

Chelsea 是 45 歲的女性業務員，雙側腳踝、小腿極為乾燥、搔癢、狂抓，發作 3 年，診斷有慢性單純苔蘚，用台語說正是：「蠻（頑）皮、又手賤（癢）」。她去年發現卵巢癌，經歷手術切除、化療、放療。

當然，難治的甲癬、大面積黴菌感染、慢性皮膚炎並不等於癌症，但陳衛華醫師與多位患者的真實經歷告訴我：皮膚症狀，可以是癌症的初期症狀。

帶狀皰疹、單純性皰疹

55 歲職場女強人 Claire 抱怨過去五年來，在臀部一直發作疼痛的單純性皰疹，儘管每次都能用抗皰疹藥物撲滅，但每一年至少發作 2 次，她說：「我不知道為什麼？」

結果，她去年偶然在胸部發現硬塊，到醫院確診為乳癌第二期，歷經手術、化療的辛苦過程，她告訴我：「我終於知道為什麼了。我是個工作狂，每天凌晨 4、5 點才睡，只睡 4 小時。前幾年停經後，即使想睡，睡眠品質也不好，又要帶父母看病，常只睡 3 小時。皰疹反覆發作，就是在告訴我：抵抗力低落已經很久，現在我得收自己的爛攤子！」

儘管研究尚未證實單純性皰疹與癌症的關係，反覆的皰疹發作也揭示了免疫力相對低下。若是帶狀皰疹，那真是要嚴陣以待了。

比利時一項回溯性世代研究中，發現得到帶狀皰疹者比起沒有得的人，接下來被診斷有癌症的相對危險性是 1.37 倍（等於是增加了 37% 機

率，後續數據也如此判讀），在女性族群中，危險性提升為 1.60 倍。在大於 65 歲的女性族群中，後續罹癌的相對危險性為 1.82 倍，當中得到乳癌的相對危險性為 2.14 倍，得到大腸直腸癌的相對危險性為 2.19 倍。[20]

澳洲新南威爾斯大學針對 24 萬人進行大型世代追蹤研究，他們平均 62 歲，毫不意外地，和沒有癌症的人相比，患者在確診血液癌症、或實體癌症後得到帶狀皰疹機率較高，相對危險性依序為 3.74 倍、1.30 倍。需要留意的是，患者在被診斷有血液癌症的一至兩年前，發作帶狀皰疹的機率特別高，相對危險性為 2.01 倍，診斷前的一年內相對危險性為 1.95 倍。但實體腫瘤未有此發現。

此外，相對於沒有癌症者，曾接受過化學治療的實體癌症患者得到帶狀皰疹的相對危險性為 1.83 倍，未接受過化療的實體癌症患者則為 1.16 倍，只接受放射線治療的實體癌症患者為 1.38 倍。[21] 這可能因為化學治療在殺滅癌細胞的同時，也削弱了自身的免疫力。

高雄醫學大學暨小港醫院泌尿科分析健保資料庫（1997～2013 年），發現這段時間被診斷有帶狀皰疹者，比起沒有此狀況的人，前者在十年內得到攝護腺癌的相對風險為 1.15 倍，數字已校正了年齡與其他生理疾病。在 60 歲以下的族群中，此相對風險還增加為 1.42 倍。這顯示先前得過帶狀皰疹，在後續得到攝護腺癌的風險是增加的。[22]

一項系統性回顧與薈萃分析顯示，發作過帶狀皰疹者，後來得到任何癌症的相對危險性增為 1.42 倍。在得到帶狀皰疹後一年，罹患癌症的相對風險為 1.83 倍，其絕對風險數值為 0.7～1.8%。[23]

為何如此？研究指出三種可能機轉：

● 帶狀皰疹感染，可能是隱藏癌症的一種指標。T 細胞介導的免疫力，

不僅壓制水痘－帶狀皰疹病毒，讓它們侷限在神經節內，也壓制癌症形成。因此，帶狀皰疹是免疫監控（Immune surveillance）損害的指標，顯示癌症患者的免疫失調，化學治療又降低免疫力。此外，自體免疫疾病患者具有免疫失調，同時增加了帶狀皰疹、以及部分癌症的發生率。

- 癌症形成過程，也會弱化免疫力，在臨床前期、無症狀的階段，就產生了帶狀皰疹。特別是血液癌症導致 B 細胞與 T 細胞的數量與功能都減少，研究發現得到帶狀皰疹後的五至十年後，血液癌症的風險仍是增加的，顯示癌症的免疫抑制效應在臨床上被診斷出來的多年前，就已經存在。
- 帶狀皰疹病毒活化階段、或者在沒有任何症狀的亞臨床階段，就可能藉由慢性發炎，以及改變致癌基因或抑癌基因，促進癌症發生。[21-23]

酒糟

丹麥全國世代研究中，發現到酒糟患者，其罹患多種癌症的機率提高了，包括：肝癌為 1.42 倍，非黑色素細胞瘤之皮膚癌 1.36 倍，以及乳癌 1.25 倍。相反地，得到肺癌機會降低為 0.78 倍。[29]

後文將介紹酒糟相關的眾多生理失調，但與癌症間關係的詳細機轉仍待研究。

▍癌症的早期皮膚症狀

皮肌炎

皮肌炎（Dermatomyositis）是慢性的自體免疫疾病，除了影響皮膚

外，牽涉多種器官系統，包括：肌肉、血管、關節、食道、肺部等。它的典型皮膚症狀包括：

● Gottron 氏丘疹或徵象：在手指關節背側、尤其是掌指關節處出現紫紅色丘疹，或在掌指關節、手肘、膝蓋等大關節，出現平坦的紫色紅斑。

● 眼周向陽性紅疹（Heliotrope rash）：眼眶周圍、尤其是上眼皮的紫紅斑，隨日曬惡化，可出現水腫。也可因日曬，在脖子前出現 V 字形紫斑（V 徵象）、脖子後方與上背出現紫紅斑（圍巾徵象）。

● 指甲周圍紅斑：指甲邊緣的皮膚出現紅斑、甚至潰瘍，虎口部位皮膚粗糙、脫屑、增厚，像長繭，又稱技工手。[24,25]

皮肌炎患者有 14.8% 事實上是腫瘤的伴隨症狀，在超過 45 歲的成年人較容易出現癌症，和卵巢癌、支氣管癌、胃腺癌、鼻咽癌、乳癌等有關，兩者的關係和某些自體免疫抗體的出現有關。[26,27]

薈萃分析顯示，皮肌炎患者罹患癌症的相對危險性，是一般人的 4.66 倍。從被診斷有皮肌炎時起算，在第一年發現有癌症的標準化發生率比（Standardized incidence ratio, SIR）為 17.29 倍，第一至五年為 2.7 倍，五年後為 1.37 倍。患有皮肌炎的成年人，應該同時進行癌症檢查，並且長期追蹤。[25,28]

櫻桃血管瘤

櫻桃血管瘤（Cherry angiomas）為如櫻桃紅色的小丘疹，看起來就像紅色的痣一樣，出現在軀幹、頭頸與四肢，屬於良性血管瘤，在 30 歲以後十分常見，有些人會有數百顆，和年齡增加、特定基因突變、懷孕

等因素有關。爆發性的櫻桃血管瘤（Eruptive cherry angiomas），指在短時間出現多顆、大範圍的櫻桃血管瘤，被認為可能與癌症發生有關。事實上，勒賽爾－崔雷特氏病徵（Lesser-Trélat sign）最早指的，是在癌症患者身上出現了櫻桃血管瘤，而非脂漏性角化。[30,31]

若您有這類櫻桃血管瘤，絕大多數狀況都是相當良性的，不過在癌症預測上，此皮膚病灶仍有其價值。義大利一項針對皮膚科門診族群的研究發現，若在 70 歲以下的族群，出現爆發性的櫻桃血管瘤（定義為大於 10 顆），或者超過 50 歲以上的族群，出現多於 2 顆的不典型黑素色細胞痣（後文介紹），都與惡性黑色素瘤有顯著相關性。[32]

另一項針對單側性乳癌女性的案例對照試驗中，乳癌患側前胸壁皮膚上的櫻桃血管瘤數量，是顯著多於健康側的前胸壁。櫻桃血管瘤有可能出現在罹癌前、罹癌後，是否可作為癌症的預測指標、預後指標或者伴隨症狀，值得更深入的研究。[33]

▌癌症的伴隨皮膚症狀

腫瘤伴隨皮膚病（Paraneoplastic dermatoses），是伴隨癌症出現的皮膚症狀，可在癌症形成之前、或者之後，這些皮膚症狀可能是早期診斷癌症的唯一線索，相反地，如果患者缺乏對皮膚症狀的覺察意識，臨床醫師也不熟悉皮膚症狀與內在癌症的關聯，將可能延誤癌症的診斷與治療。[27] 以下介紹令人印象深刻的三種：

惡性黑色棘皮症

黑色棘皮症，分為良性與惡性，前者佔了 8 成，與肥胖、胰島素阻抗、糖尿病、藥物使用等有關。惡性黑色棘皮症（Acanthosis nigricans maligna, ANM）較少見，病程是突然、嚴重、快速、大面積發展的，在摩擦部位出現對稱的黑色素沉積，包括：腋下、肘窩、乳房下、鼠蹊部、後頸部，也可能是身上其他部位。皮膚病灶呈現天鵝絨般的過度角化斑塊，常被皮膚贅瘤（Acrochordons）給包圍。平均發作年齡為 40 歲。[26]

惡性黑色棘皮症和 9 成的腹腔癌症有關，6 成與胃癌有關，7 至 9 成和各種腺癌（Adenocarcinoma）有關，包括：乳癌、卵巢癌、子宮內膜癌、肺癌等。很特別的是，它隨著癌症共同進展，當癌症惡化，它也惡化。當癌症因為治療而改善，它就改善；當它出現，可能是出現了癌症的轉移。因此，惡性黑色棘皮症可以作為癌症進展與復發的追蹤指標！[26]

因此，若出現此皮膚症狀，應儘速進行腸胃道與癌症相關檢查。當癌症患者被診斷有惡性黑色棘皮症，代表癌症是侵襲性，預後是不樂觀的，平均存活時間只剩下：2 年。[26]

惡性黑色棘皮症產生的原因，可能是腫瘤細胞分泌數種細胞激素，包括：甲型轉化生長因子（Transforming growth factor alpha, TGF-α）、類胰島素生長因子（Insulin-like growth factor, IGF-1）、纖維母細胞生長因子（Fibroblast growth factor, FGF）以及甲型黑色素細胞促素（MSH-α）。其中甲型轉化生長因子結構類似甲型表皮生長因子（Epidermal growth factor-alpha, EGF-α），可與後者在表皮的受體結合而導致角質異常增生。[26,27]

匐行性迴紋狀紅斑

匐行性迴紋狀紅斑（Erythema gyratum repens, EGR），是一種全身性、多環狀、蛇狀匐匍、年輪狀、漩渦狀的紅斑，在病灶邊緣會脫皮，可以一天 1 公分的速度快速擴張。被診斷平均年齡為 63 歲。最早被發現，

是一位女性出現此皮膚症狀，果然九個月後被診斷有乳癌（腺癌）。此
症狀通常在腫瘤切除後數週後，會自然消退。

患者有 8 成會被診斷有癌症，當中 3 成是肺癌，其次為食道癌、乳癌，
還有其他癌症。8 成患者是在被診斷有癌症之前，先被診斷有匐行性迴
紋狀紅斑，兩者時間差了 4 至 9 個月。[26]

匐行性迴紋狀紅斑的原因，可能是免疫系統過度發炎，針對腫瘤抗
原的抗體也攻擊了皮膚抗原，也就是自體免疫攻擊，在皮膚可發現免疫
複合體、補體 C3 的沉積。且當免疫系統受到抑制時，此類皮膚病灶也
會自然消退。[26]

勒賽爾－崔雷特氏病徵

脂漏性角化（Seborrheic keratoses），又稱老人斑，是在銀髮族群
十分常見的良性皮膚病灶，呈現為丘疹、疣狀突起般、邊界明顯的色素
性病灶，咖啡色、黑色、或棕褐色為主，最常見於胸部、背部，其次是
四肢、臉部、腹部、脖子、腋下。

但若這些病灶的數目與面積突然增加，有時伴隨搔癢、發炎，就有
可能是勒賽爾－崔雷特氏病徵（Leser-Trélat sign），最有關係的癌症是
腺癌，佔了 5 成，3 成是腸胃道癌症，最常見是胃癌，其次是大腸直腸癌，
2 成伴隨淋巴增生異常，也與多種癌症有關。[26]

《刺胳針》（Lancet）來自德國埃森大學門診中心的案例報告，描
述了 71 歲女性，身形肥胖且全身出現超過 500 處脂漏性角化板塊，這是
在她被診斷罹患乳癌前數週快速出現的。針對這種爆發性的脂漏性角化，
預防與治療潛在的癌症是最重要的。[34]

腫瘤細胞可能分泌類似表皮生長因子的細胞激素，刺激角質細胞的

生長。此類患者甲型表皮生長因子、類胰島素生長因子濃度也是高的。[26]

臉潮紅

臉潮紅（Facial flushing），是相當常見且多數是良性的皮膚症狀，也可能由酒糟、更年期、過敏、藥物及其他因素導致，也包括癌症，如神經內分泌瘤、腎細胞癌、甲狀腺髓質癌、支氣管癌等。[35]

神經內分泌瘤（Neuroendocrine tumors, NETs），起源於小腸、直腸、氣管、肺部等處的腸嗜鉻細胞（Enterochromaffin cell），會過度地分泌具血管活性的物質與荷爾蒙，包括血清素、物質 P、前列腺素，引起臉潮紅、腹瀉、腹痛、瓣膜性心臟病等典型症狀，又稱為類癌症候群（Carcinoid syndrome）。也有非典型症狀，如臉潮紅過久、頭痛、心悸、氣管收縮等，牽涉到血清素前驅物 5- 羥色胺酸（5-Hydroxytryptophan, 5-HTP），以及組織胺。[35]

▎ 皮膚症狀就是癌症本身

佩吉特氏病（Paget's disease）與乳癌

乳房佩吉特氏病指的是，在乳頭與乳暈出現搔癢的、溼疹樣的紅斑，伴隨乳頭皮膚的剝落或鱗屑，可能有乳頭內陷、刺痛、燒灼感、或疼痛。病情惡化時，出現破皮、潰瘍、結痂、分泌物。乳頭皮膚切片化驗可見到佩吉特氏細胞，是惡性的、表皮內腺瘤。

乳癌患者有 1% ～ 4% 出現此皮膚病灶，而大多數的乳房佩吉特氏病患者，則都是乳癌患者。若病灶是雙側性的、侷限在乳暈而不包括乳頭，比較可能是一般性的溼疹。[36,37]

皮下硬塊與腮腺癌

報載一名 36 歲女性在半年前，發現左腮下方有一顆小硬塊，以為是皮下的痘痘，擦藥膏一陣子仍未消退，因為太忙就忽略了。後來該硬塊變大、變痛，求診才發現是下頜腺的腮腺癌！

這是一種相對罕見、容易復發、化療無效的惡性腫瘤，經手術切除、配合光子刀放射線療法，才控制住。她為什麼這麼倒霉呢？根據新聞描述，這位女性患者本身從事網路銷售，日夜顛倒，等於是晚上對著螢幕工作，白天睡覺。（出處：https://today.line.me/tw/v2/article/2Z9kwN，由中廣新聞網，2018 年 7 月 23 日）

答案可能在褪黑激素。近年研究發現：褪黑激素長期過少和癌症產生有關，夜間大量分泌的褪黑激素會被 3C 藍光強烈壓抑。我推測，這不幸的案例可能揭開了：電子商務「光明」時代的「陰暗」面。

癌症的皮膚轉移

皮膚突然出現突起的、纖維化增厚的結節，可能有潰瘍、或過度角化，或是發炎性的，從粉紅色、到紅色，或流血，可以是牢固的、或變硬，需要考慮是癌症的皮膚轉移。原發的腫瘤可透過淋巴、血流、腹腔或其他組織的接觸，而產生皮膚轉移病灶。[1]

在皮膚出現轉移性的腫瘤時，最常來自肺癌、腎臟癌、卵巢癌。然而因性別而有所不同，在女性，皮膚的轉移性腫瘤最常來自乳癌（69%）、大腸癌（9%）、黑色素瘤（5%）、肺癌（4%）、卵巢癌（4%），在男性則為肺癌（24%）、大腸癌（19%）、黑色素瘤（13%）、口腔鱗狀細胞癌（12%）。大多數出現在腹壁、前胸、與頭頸部。[2]

原發癌症發生皮膚轉移，可能已屬末期癌症，多半預後不佳。

৬ **04 皮膚的癌症**

最常見的皮膚癌為：黑色素細胞癌、鱗狀上皮細胞癌、基底細胞癌，紫外線暴露是單一最大危險因子。

█ **基底細胞癌**

在《我是醫師，我得癌症》（聯合報－健康事業部出版）與相關報導中，前衛生署長、健保局首任總經理葉金川醫師揭露自己罹患癌症的經歷。2014 年 12 月，當時 64 歲的他發現左眼皮突出綠豆大小的硬塊，病理化驗是淋巴增生，醫師請他無須過度憂心。半個月不到，右眼皮上又長出一顆，化驗結果是淋巴癌。

五年後，他發現有一顆痣在脖子上長大而且會癢，這次竟然又被診斷有皮膚癌，是基底細胞癌！他熱衷爬百岳、騎單車、滑獨木舟等戶外活動，雖然戴護目鏡、穿長袖，但沒保護好脖子，常常曬到「燒焦」，可能和罹患皮膚癌有關。葉金川成為罹患淋巴癌、基底細胞癌的雙重癌症患者。

基底細胞癌（Basal cell carcinoma, BCC），是皮膚最常見的惡性腫瘤，源於皮膚或黏膜的基底細胞，40 歲以後較常見，和早年長期日曬導致紫外線傷害有關，特別是中波紫外線（UVB，290-320 奈米），造成了抑癌基因的突變。膚色淺的人較常發生，因為皮膚黑色素的保護較少，在美國發生率為每 10 萬人就有 500 至 1000 人罹患基底細胞癌，亞裔美籍人士較白人少發生，非裔美籍人士更屬罕見。也與暴露在 X 光等游離輻射環境有關。[1]

最常發生在日曬部位，超過 9 成都發生在臉部，需要特別注意的危險區包括：內側與外側眼角、法令紋、耳後。以最常見的結節性基底細

胞癌來說，隆起的紅色丘疹上有散布的擴張血管。患者有可能一開始被診斷為痣，直到增大、形成潰瘍而久未癒合，進行皮膚切片才證實為基底細胞癌。幸運的是，基底細胞癌雖然會造成周邊組織的破壞，卻很少轉移或致命。[1,2]

▌鱗狀細胞癌

鱗狀細胞癌源於表皮的角質細胞，出現不同角質化程度的結節或斑塊，可伴隨萎縮、血管擴張、色素增生、破皮、鱗屑、潰瘍等特徵，發生率隨著緯度降低 8 到 10 度而倍增，發生在容易日曬的部位，特別是禿頭處、臉頰、鼻子、下脣、耳朵、耳前、手背、前臂、軀幹、小腿等。大多數紫外線造成的病灶是分化良好的，在健康人轉移機會低，但分化型態不佳的病灶、以及在免疫低下患者身上，較具侵襲性且轉移機會高。[1,2]

鱗狀細胞癌在美國的發生率，為 10 萬人中有 12 位白人男性、7 位白人女性。發生原因包括：

● 日曬帶來的紫外線傷害：例如戶外工作者，以及淺色皮膚。
● 輻射線暴露。
● 人類乳突瘤病毒（HPV）感染。
● 免疫抑制狀態：接受器官移植者、發炎性疾病、愛滋病患者。
● 皮膚慢性發炎：慢性潰瘍、燒燙傷疤、慢性放射線皮膚炎、口腔黏膜扁平苔蘚等。
● 接觸致癌物：無機砷、碳氫化合物等。[1]

鱗狀細胞癌導致組織破壞，且有機會轉移，在診斷後一至三年內，可侵犯到局部淋巴結。器官移植接受者出現高風險鱗狀細胞癌的機會，達一般人的 40 至 50 倍，相當有侵襲性且預後不佳。[1]

波文氏病（Bowen's disease），則是原位鱗狀細胞癌，惡性角質細胞侷限在表皮內而尚未侵入真皮，表現為粉紅或紅色、邊界清楚、具有鱗屑、過度角化的斑塊。若不治療，會進展為侵襲性的鱗狀細胞癌。[1]

口腔黏膜出現白色、邊界明顯、略為隆起的丘疹，稱為白斑（Leukoplakia），特別在頰膜或下唇黏膜，可能是良性的過度角化，也可能是原位鱗狀細胞癌。8 成以上有抽菸史。少於 2 成的白斑患者逐漸變為口腔鱗狀細胞癌，摸起來是硬的，特別是位於舌頭腹側或口腔底部，轉變為惡性的危險因子包括：抽菸、喝酒、嚼檳榔、人類乳突瘤病毒感染、紫外線照射等。[2]

日光性角化症（Actinic keratosis），具有黃色鱗屑、棕色色素的角化病灶，可形成像牛角一樣的皮角（Cutaneous horn），只有部分角質細胞異常，且侷限在表皮。常發生在年長者的日曬部位，1 至 2 成會變成侵襲性的鱗狀細胞癌，特別是器官移植的接受者。[2]

惡性黑色素瘤

皮膚的惡性黑色素瘤（Malignant melanoma）是頭號致死的皮膚癌症，佔了皮膚癌死因的 8 成。在美國終身罹患侵襲性黑色素瘤的風險是 2%，且每年以增加 7% 持續成長中。是 25～29 歲西方女性最常發生的惡性腫瘤，在 30～35 歲女性發生率僅次於乳癌。[1,2]

早期黑色素病灶變大、形狀或顏色改變、搔癢，一直到晚期出現疼痛、出血或潰瘍。有 3 成是從原有的痣變化而來，7 成是獨立生成。黑

色素瘤有 4 種亞型，包括：表淺瀰漫型、結節型、惡性小痣型、肢端小痣型。以最常見的「表淺瀰漫型」為例，在白種人佔了黑色素瘤的 7 成，直徑可從 5 毫米發展至 25 毫米、不對稱、邊緣不規則、多種顏色混雜的黑色素斑塊或結節。[1,2]

　　黑色素瘤的危險因子包括：白皮膚、在日曬或遮蔽部位都出現非典型痣、非典型痣大於 5 顆、本身就有黑色素瘤病史、家族史有非典型痣或黑色素瘤、間歇性而密集的日曬習慣（固定週末日曬，比長期紫外線累積風險更大）、曾因曬傷出現水泡、兒童時期有曬傷、黑色素痣多於 50 顆、痣大於 5 毫米、先天痣（形狀愈大、危險性愈高）等。早期發現與治療將有機會治癒，如果沒有治療，黑色素瘤將逐漸向下侵犯，轉移到淋巴結，或透過血液遠端轉移到肺部、肝臟、腦部、骨骼、腸道、其他皮膚部位等，晚期診斷預後不佳。[1,2]

　　您可根據「ABCDE」的簡單口訣，初步判斷身上的痣，是否為「非典型痣」，它們具有惡性變化的機率，需要到大醫院進一步診療、切片檢查、甚至切除。非典型痣具有五大特徵之一或更多：

- Asymmetry：不對稱，任意畫一條中線會發現兩側的形狀不同。
- Border irregularity：邊緣不規則。
- Color variegation：顏色多變，同一個病灶存在不同顏色或色澤。
- Diameter greater than 6 mm：大於 6 毫米是通常的標準，因黑色素瘤直徑多大於 6 毫米。更謹慎的做法，是以 5 毫米為標準。
- Elevation or Evolving：突起、表面不規則或扭曲，以及在改變中，特別是在變大。[1,38,39]

縱向黑甲症（Melanonychia）出現縱向的黑色線條，通常來自良性的痣組織，但有時暗藏危機，是惡性黑色素瘤，特別是「肢端小痣型」黑色素瘤，這是在亞洲人和黑種人可佔到一半的型態，白種人較少見。[2]

哪些指甲色素狀況需要提高警戒，留意惡性黑色素瘤？

● 黑色素從指甲下延伸到甲溝或周邊皮膚（又稱「Hutchinson 氏徵象」）
● 線條寬度大於 3 毫米、或邊緣不規則
● 條紋顏色從棕色到黑色不等
● 50 至 70 歲在大拇指或食指指甲出現黑線條
● 具有家族或個人惡性黑色素瘤病史 [40]

以上皮膚癌症相關病灶，需要至大醫院尋求皮膚專科醫師進一步檢查與治療。

▶ 關注焦點｜痣與黑色素瘤

在第二章「千萬別小看皮膚症狀」，我提到當你擁有比較多痣，代表你現在和十年後可能擁有較佳記憶力，實際生理年齡較年輕化，能延緩大腦老化。如果你是「痣」多星，真的代表延年益壽嗎？

答案恐怕不然。《英國醫學期刊》一篇研究指出，全身上下痣的總數是預測黑色素瘤發生最重要的危險因子。有鑑於民眾要數完全身上下的痣數量並不容易，倫敦國王學院的研究團隊透過雙胞胎世代研究的分析，想看看是否有何部位的痣預測效力最高。

在 3694 位女性雙胞胎受試者中，全身痣總量在 30 歲後逐漸下降，分析 17 處痣數量後，發現最能預測全身痣總量的部位是手臂與腿，相關係數在 0.5 左右，為中度相關。應用在作為對照組的男女中，手臂的預測力最強。

此外，在右手臂上有超過 7 顆痣的女性，最有可能擁有超過 50 顆的全身痣總量，機率是少於 7 顆痣女性的 9 倍。而在右手臂上有超過 11 顆痣的女性，最有可能擁有超過 100 顆的全身痣總量，機率是少於 11 顆痣女性的 9 倍。

計算右手臂的痣數量，會是初步預測黑色素瘤發生的好方法。[41]

🌿 05 免疫失調的常用功能醫學檢測

▍急慢性過敏原檢測

　　抽血進行生物晶片檢測，這是我覺得相當敏感的檢測技術，可得知急性環境與食物過敏原（免疫球蛋白 E 介導，屬於第一型過敏反應），以及慢性食物敏感原（免疫球蛋白 G 介導，屬於食物不耐），儘管無法檢測環境與食物中所有物質，但項目愈多愈有參考價值，國內最多可做到 200 多項數值，檢測項目包括：

過敏原或敏感原分類	代表性項目（舉例）
黴菌／花粉	青黴菌、白色念珠菌、豕草、相思樹、構樹
蟎蟲／毛屑	粉塵蟎、蟑螂、狗毛屑、貓毛屑、羊毛屑、羽毛
奶蛋類	牛奶、起司、優格、蛋黃、蛋白
穀類／核果	米飯、小麥、黃豆、花生、芝麻、杏仁
肉類	豬肉、牛肉、羊肉、雞肉、鴨肉、鵝肉
海鮮類	蝦子、螃蟹、蛤蜊、牡蠣、花枝、鮭魚、鰻魚
蔬菜類	高麗菜、花椰菜、竹筍、地瓜、馬鈴薯、芋頭
水果類	芒果、奇異果、蘋果、香蕉、葡萄、木瓜
酵母／飲料	酵母、茶、咖啡、可可豆、蜂蜜
調味料類	蔥、薑、大蒜、辣椒、白胡椒、九層塔
中藥類	黃耆、當歸、人參、蓮子、靈芝、冬蟲夏草

　　這項關鍵檢測的判讀，需要很有經驗的臨床醫師綜合評估患者病史與當下症狀，給予高度個人化的飲食營養建議，才能達到最大效益。兩項重要的原則是：

- 維持營養均衡：以適當食物取代明顯過敏或敏感食物，避免營養不均。
- 兩害相權取其輕：先迴避中度、重度過敏或敏感食物，再迴避輕度者。

▌ 麩質敏感檢測

　　抽血檢測以下 4 項數值：

- 免疫球蛋白 G 抗麥膠蛋白（IgG Anti-gliadin antibodies, Anti-Gliadin IgG）。
- 免疫球蛋白 A 抗麥膠蛋白（IgA Anti-gliadin antibodies, Anti-Gliadin IgA）。
- 免疫球蛋白 G 轉麩醯胺酸酶抗體（IgG tissue transglutaminase antibodies, Anti-tTG IgG）。
- 免疫球蛋白 A 轉麩醯胺酸酶抗體（IgA tissue transglutaminase antibodies, Anti-tTG IgA）。

　　需要留意的是，在急慢性過敏原檢測中若有小麥過敏、或小麥敏感，和此項檢測中的麩質敏感，其實代表 3 種不同狀況，依序是小麥的免疫球蛋 E 反應、小麥的免疫球蛋白 G 反應、麩質（小麥特定蛋白）免疫球蛋白 G 與 A 反應。

▌血管內皮發炎指標

透過抽血與驗尿，檢測高敏感性 C 反應蛋白（hsCRP）、微白蛋白（Microalbumin）、骨髓過氧化酶（Myeloperoxidase, MPO）、脂蛋白磷脂酶 A2（LP-PLA2）、纖維蛋白原（Fibrinogen）。

▌類風溼性關節炎指標

透過抽血，檢測抗環瓜胺酸抗體（Anti-cyclic citrullinated peptide antibody, anti-CCP）、類風溼性關節炎因子（RA）、高敏感性 C 反應蛋白（hsCRP）。

▌代表性癌症基因檢測

透過血液檢測，可以檢查個別癌症最具代表性的基因是否有變異，舉例如下：

癌症種類（按死亡率由高至低）	代表性基因舉例	基因全稱
肺、支氣管及氣管癌	BAP1 DICER1 EGFR	BRCA1 基因相關蛋白 -1 基因 內切核糖核酸酶 1 基因 表皮生長因子受體基因
肝及肝內膽管癌	APC HNF1A	腺瘤性結腸息肉抑癌基因 肝細胞核因子 1α 基因
大腸癌	APC MLH1 MSH2	腺瘤性結腸息肉抑癌基因 MutL 同源物 1 抑癌基因 MutS 同源物 2 抑癌基因
女性乳癌	BRCA1 BRCA2 TP53 PTEN	乳腺癌一號抑癌基因 乳腺癌二號抑癌基因 TP53 抑癌基因 磷酸酯酶與張力蛋白同源物基因

癌症種類（按死亡率由高至低）	代表性基因舉例	基因全稱
男性攝護腺癌	BRCA1 BRCA2 TP53 HOXB13	乳腺癌一號抑癌基因 乳腺癌二號抑癌基因 TP53 抑癌基因 同源框 B13 基因
胃癌	APC CDH1 MLH1	腺瘤性結腸息肉抑癌基因 鈣黏蛋白 -1 MutL 同源物 1 抑癌基因
白血病	RUNX1 CEBPA	Runt 相關轉錄因子基因 CCAAT 加強子結合蛋白 α 基因
卵巢、輸卵管及寬韌帶癌	BRCA1 BRCA2 MSH2	乳腺癌一號抑癌基因 乳腺癌二號抑癌基因 MutS 同源物 2 抑癌基因
皮膚癌	CDKN2A TP53 EGFR	細胞週期蛋白依賴性激酶抑制劑 2A TP53 抑癌基因 表皮生長因子受體基因

　　關於癌症基因檢測最有名的案例是：國際知名女星安潔莉娜・裘莉得知自己帶有缺陷的 BRCA1 基因後，進行雙乳切除手術以預防乳癌發生。她的家族帶有 BRCA1 基因異常，她的母親 46 歲罹患乳癌而在 56 歲過世，她阿姨也在 61 歲死於乳癌。帶有 BRCA1 基因突變的女性終身罹患乳癌及卵巢癌的風險各為：87%、50%。民眾若檢測出有癌症基因，後續處置應尋求專業醫師充分討論、再行決定。

　　此檢測最容易被誤解的地方是：有些民眾自身罹癌、或有癌症家族史，檢測結果卻是：未偵測到任何具臨床顯著意義的基因突變，因而質疑檢測結果錯誤。真相是什麼呢？

　　國內常用檢測 98 組癌症相關基因，是單一基因且本身就與癌症高度相關者，事實上，癌症的形成是多重基因的作用，和癌症形成有關的基

因變異，數量就像滿天星斗，其中包括已經被科學家發現的、還有許多沒被發現的。而後天生理環境也調控著癌症相關基因的表現，且影響力很大，並不是有某基因突變就一定會得癌症，這使癌症的預防醫學成為可能。

▌循環腫瘤細胞檢測

循環腫瘤細胞（Circulating Tumor Cells, CTC），是原位腫瘤增生、穿過血管壁到血流，藉此轉移到遠端的細胞。藉由量測其數量，可追蹤多種轉移性癌症，包括：大腸癌、乳癌、攝護腺癌、肺癌等，且發現循環腫瘤細胞數量愈高，存活期愈短，可作為監控癌症治療預後與轉移的良好指標。[42]

꩜ **06 免疫失調的反思**

1995 年 6 月 29 日，發生一件震驚全世界的事件：南韓最知名、最富麗堂皇的三豐百貨突然倒塌，造成 502 死亡，937 人受傷，是世界史上第二嚴重的大樓倒塌意外。

當初本來是地上 4 層的辦公大樓，臨時被改為 5 層的百貨公司。當年 4 月，5 樓天花板就已經出現裂痕。管理階層僅把天臺的貨物與商鋪移到地下室。

6 月 29 日早上，天臺裂痕變大，工程師指出整棟建築物有倒塌危險，但管理階層並未疏散人群，因為當天生意非常好。

下午 5 點，4 樓天花板開始塌陷，員工只封閉了 4 樓。管理階層開會討論的是，如何修繕大樓，完全沒想到大樓可能會崩塌。

　　下午 5 點 50 分，大樓傳出斷裂聲，工作人員拉警報，趕緊疏散顧客與員工。

　　下午 5 點 55 分，天臺與上面的大型空調設備開始倒塌，數量不足的承重柱變得不堪負荷，一一倒下，地上層完全崩塌進地下室，在 20 秒內整棟建築夷為平地，上千名顧客與員工未能逃出……

　　這世紀災難發生前，挽救的機會真的不少。主管階層可以全部漠視，利慾薰心，一再編造藉口與謊言。不過，您對待自己的身體，是否就像當年三豐百貨的主管階層？

　　皮膚症狀，不就像三豐百貨的天花板裂痕、天臺裂痕、天花板塌陷、甚至是大樓傳出斷裂聲？它們非常敏感地反映你的免疫失調，甚至全身問題，從過敏、發炎、免以力低下、自體免疫問題、到潛伏而未發現的癌症。

　　但你是否覺得「無傷大雅」？隨便擦個藥膏，不癢、不痛就沒事了？真的是這樣嗎？

　　Barbara 是 40 歲的高中女老師，體型稍胖、很容易流汗，胸背有大面積汗斑、乳房與胯下溼疹、頭皮與臉部脂漏性皮膚炎，一開始去藥房買藥膏擦，後來到診所與醫院接受標準治療，但療效有限、且始終反覆發作。

　　過了一年，當我再看到她，意外發現她身形消瘦且眼窩凹陷。她告訴我：「我今年發現乳癌第二期，經歷手術、化療，現在吃荷爾蒙藥物（泰莫西芬 Tamoxifen，抗雌激素作用），強迫進入更年期，出現熱潮紅、盜汗、乾燥，之前的皮膚困擾更嚴重了。」

　　我告訴她：「千萬別灰心！好好正視皮膚的警報，循序漸進調整體質，妳還是能重獲健康的。」

　　我看診時，十分重視患者皮膚症狀的診察。本書將告訴你，皮膚症狀如何誠實地反映全身健康狀態，讓你成為有智慧的「三豐百貨」管理階層，不只是拒絕疾病，更要及早累積健康庫存，以面對逐年老化的必然耗損。

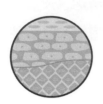

>>> CHAPTER **9**

荷爾蒙失調造成的影響（上）：
腎上腺、甲狀腺、性腺

01 人體內分泌系統

　　人體主要內分泌系統如圖 9-1 所示，包括：腎上腺、甲狀腺、副甲狀腺、性腺（卵巢與睪丸）、胰島、松果體。雖然所分泌的荷爾蒙量極少，卻造成撼動全身的「蝴蝶效應」，在在影響皮膚，他們是守護健康的將軍們。

　　這指揮團隊有影響先後順序之別，最常見的是：腎上腺、甲狀腺、胰島、性腺，但彼此之間仍交互影響，成為荷爾蒙的網絡系統。

圖 9-1 人體內分泌系統

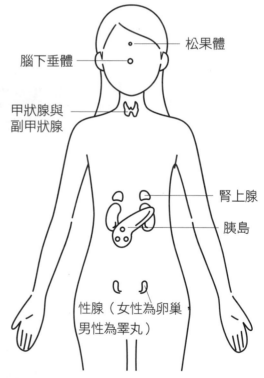

松果體
腦下垂體
甲狀腺與副甲狀腺
腎上腺
胰島
性腺（女性為卵巢，男性為睪丸）

出處：取材自維基百科公開版權（連結：https://en.wikiversity.org/wiki/File:Blausen_0345_EndocrineSystem_Female2.png），由 BruceBlaus. Blausen.com staff（2014）. "Medical gallery of Blausen Medical 2014". WikiJournal of Medicine 1（2）. DOI:10.15347/wjm/2014.010. ISSN 2002-4436，CC BY-SA 3.0

〰 02 腎上腺壓力荷爾蒙的重要性

▌壓力荷爾蒙與黑色素形成

Hebe 是 45 歲的銀行襄理，兩頰上的肝斑在治療半年後已明顯改善。有天，她懊惱地問我：「為什麼這個月肝斑加重了？」

檢查發現她的肝斑確實加深了，還出現新的斑塊。

她補充說道：「明明最近沒曬太陽，也沒戶外活動，沒皮膚過敏，不敢碰甜食，睡眠充足，生理期規律……為什麼？」

我問：「最近壓力比較大嗎？」

她恍然大悟地說：「對喔！這個月主管要我接一個大案子，雖然生活規律，但心理壓力很大。」

壓力和皮膚長黑色素有關嗎？

人體無時不刻面臨壓力，來自心理的（職場壓力）、生理的（皮膚細胞內水分不足）、物理的（日曬中的紫外線刺激），可能是外在的（環境或食物過敏原）、或內在的（失眠）。壓力啟動兩大生理反應系統，出現戰鬥／逃跑反應以求生存：

- 下視丘分泌皮質荷爾蒙釋放激素（Corticotropin-releasing hormone, CRH，簡稱皮釋素），透過門脈循環，活化腦下垂體分泌促腎上腺皮質素（ACTH，簡稱皮促素），刺激腎上腺分泌皮質醇（Cortisol）等，稱為「下視丘－腦下垂體－腎上腺軸」（HPA軸），本書將簡稱為「壓力軸」。荷爾蒙是透過血液運輸，抵達各器官組織。
- 透過腦神經與自律神經迴路，將化學與電訊號傳導到周邊神經系統、神經末梢，作用到各器官組織。

圖 9-2 下視丘－腦下垂體－腎上腺軸（HPA 軸，壓力軸）

當皮質醇濃度提升以後，會抑制上游的下視丘、腦下垂體，避免繼續刺激過多的皮質醇產生，稱為負向回饋機制。

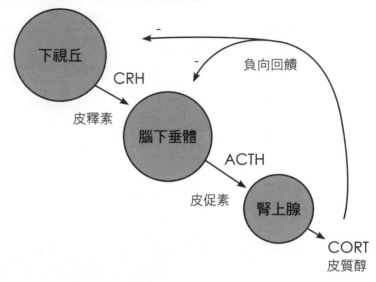

出處：取材自維基百科公開版權（連結：https://commons.wikimedia.org/wiki/File:Basic_HPA_Axis.jpeg），由 essica Malisch；Theodore Garland，CC BY-SA 3.0

　　當腦下垂體前葉上的皮釋素受器（CRH-R1）被皮釋素活化，會刺激神經裡的黑色素細胞轉譯「前腦啡黑細胞促素皮促素」（Pro-opiomelanocortin, POMC）……真的有點拗口，才能製造出皮促素。事實上，「前腦啡黑細胞促素皮促素」是由 241 個胺基酸組成的前驅多肽，再切成多種多肽片段，整理於表 9-1。當中皮促素、甲型黑色素細胞促素（α-Melanocyte-Stimulating Hormone, α-MSH）、丙型促脂解素（γ-Lipotropin）和皮膚黑色素形成直接有關。

表 9-1 前腦啡黑細胞促素皮促素基因轉譯蛋白 [1-3]

蛋白名稱	皮膚作用	下視丘與中樞神經系統作用	腎上腺作用
皮促素（ACTH）	促進黑色素細胞形成真黑色素（Eumelanin）、影響毛囊細胞週期。		刺激葡萄糖皮質素生成。
黑色素細胞促素（Melanocyte-Stimulating Hormone, MSH）	分為三種類型：α、β、γ，以 α-MSH 為主，和黑色素細胞上的第一型黑素皮質素受體（Melanocortin 1 receptor, MC1R）結合後，活化腺苷基環化酶（Adenylate cyclase），大量增加細胞內訊息分子 cAMP，刺激酪胺酸酶活性，製造真黑色素。並刺激皮膚外泌腺分泌，包括皮脂腺出油。	抑制進食、降低食物吸收效率。	
丙型促脂解素	刺激皮膚黑色素細胞合成真黑色素。		
乙型腦內啡（β-Endorphin）		鴉片類物質，是大腦的「天然嗎啡」，產生愉悅感、減輕疼痛。	
N 端醣蛋白（N-terminal glycoproteins）			成為腎上腺細胞中，橫跨細胞膜的蛋白質，促進有絲分裂效果。

在腎上腺機能不全（Adrenal insufficiency）的狀況，如艾迪森氏病（Addison's disease）或導因於自體免疫者，皮質醇過低，因負向回饋機制而刺激腦下垂體分泌過多皮促素，導致全身性的色素沉澱，特別是陽光曝曬區域、手掌、甲床、黏膜等。[4,5]

當皮促素順著血流，與腎上腺皮質外層的第二型黑素皮質素受體（Melanocortin 2 receptor, MC2R）結合，刺激合成包括皮質醇的葡萄糖皮質素（Glucocorticoids），繼而調節全身細胞核內運作與基因表現。但過高的皮質醇也會對免疫系統產生抑制作用，它本質上就是類固醇。另一種葡萄糖皮質素皮質酮（Corticosterone），也是輔助的壓力荷爾蒙。[2,6]

皮質醇在身體的濃度，聽從生理時鐘而高低起伏，在早上起床時達到最高。過大壓力會嚴重干擾皮質醇濃度，及其分泌的生理節律，動物實驗發現壓力可以導致 4 倍的皮質酮分泌。皮質醇刺激皮膚黑色素細胞合成真黑色素（Eumelanin），讓皮膚色調變深，和曬黑、黑色素沉澱、肝斑形成有關。

為什麼歐美有些曬日光浴的人，正午曬、全天曬，已經曬黑、全身長老人斑、皺紋還不夠，曬到長皮膚癌？他們是不是曬上癮了呢？

這是真的！陽光中的紫外線照射，是皮膚面臨最大的環境壓力，紫外線先活化 p53，再啟動上述皮膚壓力反應，前腦啡黑細胞促素皮促素、甲型黑色素細胞促素增加，當然曬黑，乙型腦內啡大量產生，出現快感與成癮行為。[7,8]

也因此在心理壓力大、又接觸紫外線時，皮促素、甲型黑色素細胞促素、丙型促脂解素都大量製造，黑色素細胞製造出最多的黑色素，惡化了肝斑與多種色素疾病。[9]

▌皮膚壓力荷爾蒙系統

動物如魚類、兩棲類、爬蟲類，面對生存壓力的一種本能，就是皮膚變色！你我似乎失去了這種能力。牠們是怎麼辦到呢？

當環境壓力出現，牠們的甲型黑色素細胞促素從腦下垂體、也能從皮膚上大量分泌，和黑色素細胞上的第一型黑素皮質素受體（MC1R）結合，製造真黑色素、使黑色素分散至整個細胞，讓身體看起來變黑色。這稱為色素易位，是動物令人驚奇的擬態行為。正腎上腺素和黑色素細胞上的腎上腺素受體結合，也能控制色素易位。

反之，松果體製造褪黑激素，下視丘產生黑色素凝集激素（Melanin-concentrating hormones, MCH），兩者作用則讓黑色素高度集中在細胞某一點，則會顯露出生物體本來的其他彩虹色素。[10,11]

在爬蟲類，已出現真皮色素細胞單位（Dermal chromatophore units），和其他種類色素細胞形成立體構造，合作無間。而每一個人類黑色素細胞，平均和 36 個角質形成細胞（Keratinocyte）接觸，則形成表皮黑色素單位（Epidermal melanin unit）。富含黑色素的黑色素小體（Melanosome）合成後，沿著微小管往黑色素細胞樹突末梢移動，再透過 PAR-2 受器，加以絲胺酸蛋白酶的活化，才能將黑色素小體攝入上方表皮的角質形成細胞內，皮膚看起來就變黑。

不只是爬蟲類遇到壓力將身體變黑，人類也是如此。皮膚是人體最大的器官，具有自己的一套壓力荷爾蒙系統，也就是壓力軸（HPA 軸）。黑色素細胞，連同角質形成細胞（在表皮與毛囊）、皮脂細胞、肥大細胞等，自己都能夠分泌壓力荷爾蒙，包括：

● 分泌皮釋素、前腦啡黑細胞促素皮促素，並切割後者產生皮促素、甲

型黑色素細胞促素、丙型促脂解素、乙型腦內啡等。

● 具有皮釋素、皮促素、甲型黑色素細胞促素、乙型腦內啡的受體。

● 黑色素細胞、纖維母細胞與毛囊，能夠製造皮促素、皮質醇、皮質酮。

● 具有細胞色素 CYP11A1（即 P450scc），可以將膽固醇轉化為孕烯醇酮（Pregnenolone），再轉變為黃體酮（又稱黃體素、助孕素）、皮質醇、皮質酮等類固醇荷爾蒙。[2,12-15]

皮膚壓力荷爾蒙系統的每種荷爾蒙，與多種皮膚疾病緊密相關，整理於表 9-2。

表 9-2 皮膚壓力荷爾蒙系統與皮膚疾病 [3,16]

壓力荷爾蒙	生理機轉	相關皮膚疾病
皮釋素	● 刺激肥大細胞釋出組織胺 ● 刺激角質細胞製造第十八型介白素，是第二型助手 T 細胞反應的促發炎因子 ● 第四型（延遲型）過敏反應 ● 血管通透性增加、血管擴張 ● 分泌血管內皮生長因子（VEGF），促進血管新生 ● 角質增生與分化異常 ● 刺激角質細胞，產生促發炎的第六型介白素 ● 毛囊角質形成細胞分化異常 ● 刺激皮脂細胞製造皮脂 ● 提前進入毛髮退化期 ● 刺激分泌更多皮促素、皮質醇	異位性皮膚炎 接觸性皮膚炎 蕁麻疹 乾癬 脂漏 痤瘡 腫瘤細胞生長與侵襲 圓禿
甲型黑色素細胞促素	● 刺激黑色素細胞增生與黑色素製造 ● 促進皮脂生成 ● 抑制毛囊皮脂腺第八型介白素分泌	發炎後色素沉澱 肝斑 痤瘡

壓力荷爾蒙	生理機轉	相關皮膚疾病
皮促素	● 刺激角質細胞製造第十八型介白素 ● 刺激黑色素細胞增生與黑色素製造 ● 刺激皮脂細胞分化 ● 促進第二型黑素皮質素受體（MC2R）表現 ● 刺激分泌更多皮質醇	發炎性皮膚病 發炎後色素沉 澱 肝斑 脂漏 痤瘡 圓禿
皮質醇	● 減少抗菌肽製造 ● 抑制表皮脂質合成，與角質層層狀體分泌，危害表皮屏障 ● 增強第一型助手 T 細胞反應的細胞激素作用 ● 透過 PI3K/Akt 路徑影響細胞增生與分化，毛囊增生與分化	皮膚感染 異位性皮膚炎 乾癬 痤瘡

　　皮膚是壓力快速反應部隊，隨時面對紫外線、皮膚受傷、血流中的發炎激素變化等。皮膚真是可敬的壓力器官，當學界提出「腸胃是第二個大腦」，我鑽研皮膚醫學後發現：「皮膚是第三個大腦」。皮膚自己就擁有類似下視丘、腦下垂體、腎上腺的神經內分泌系統，根本不等真正的大腦指揮如何應變，已經以最高效率因應環境變化。

　　為什麼皮膚能夠應變壓力？因為皮膚組織中，表皮與黑色素細胞原本都是神經系統大家族的一員！

　　在胚胎時期，表面外胚層（Surface ectoderm）發育為表皮，表面外胚層的中央部分，透過趨集作用而形成神經管（Neural tube）與神經脊（Neural crest），前者發育為脊髓與大腦，後者形成脊椎神經節（Spinal ganglion）、交感與副交感神經節、腸道神經叢、腎上腺、周邊神經系統，都是神經細胞構成的組織。

　　值得注意的，有些神經脊細胞開始遷徙，並分化為黑色素細胞

（Melanocyte），進入真皮並停留在真皮表皮交界（Dermoepidermal junction），負責形成色素與光保護作用，有些則進入毛囊隆突（Bulge）成為幹細胞，決定毛髮顏色。真皮則由表面外胚層下方的中胚層（Mesoderm）發育，又稱為間質（Mesenchyme）。有些黑色素細胞則進入腦下垂體、眼睛與耳部的神經組織中。[17]

圖 9-3 皮膚的胚胎發育：表面外胚層的演變過程

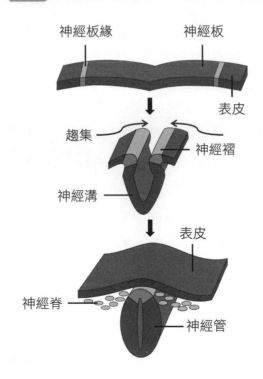

出處：取材自維基百科公開版權（連結：https://en.wikipedia.org/wiki/File:Neural_crest.svg），由 NikNaks，CC BY-SA 3.0

更多壓力與皮膚症狀的關係，將在第十一、十二章「腦神經失調造成的影響」介紹。

03 甲狀腺荷爾蒙的重要性

▌甲狀腺亢進與皮膚症狀

Lisa 是 25 歲女性銀行職員，最近三個月臉上身上出現搔癢不退的溼疹，被診斷為慢性蕁麻疹，接著，經期開始混亂，很容易餓而暴飲暴食，體重卻在變輕，到大醫院進一步檢查，才發現有甲狀腺亢進。開始治療甲狀腺後，慢性蕁麻疹終於獲得改善。她的爸爸也有甲狀腺亢進病史。她回想可能原因：研究所畢業後進入職場半年，工作壓力大、三餐不定時、常熬夜追劇又早起上班。

甲狀腺荷爾蒙失調的第一個臨床徵象，往往出現在皮膚，但十分容易被忽略，患者往往認為是皮膚本身有問題，或者反覆抱怨為何皮膚症狀不會好。

事實上，甲狀腺荷爾蒙具有三大皮膚作用：

● 刺激纖維母細胞，製造蛋白聚糖（Proteoglycan）。
● 影響表皮形成細胞，而調節表皮層分化。
● 影響毛髮形成與皮脂製造。[18]

甲狀腺亢進指「下視丘－腦下垂體－甲狀腺軸」（Hypothalamic-pituitary-thyroid axis, HPT axis）出現失調，以至於循環的甲狀腺荷爾蒙濃度過高，較容易在女性出現，發生機率是男性的 5 倍之多。整體盛行率為 1%，在老年女性達 5%。在年輕女性最常見的原因是葛瑞夫茲氏症（Graves' disease），在老年女性為毒性結節性甲狀腺腫（Toxic Nodular Goiter）。[18]

　　葛瑞夫茲氏症（Graves' disease）是一種自體免疫疾病，甲狀腺充斥了特定淋巴球，它們製造攻擊甲促素（Thyroid Stimulating Hormone, TSH）受體的自體抗體，導致甲狀腺過度活動，分泌過高的甲狀腺素，出現脖子（甲狀腺）腫大、葛瑞夫茲氏眼病變（Graves' ophthalmopathy）、心跳加快、手指顫抖、盜汗、失眠、食慾增加、體重卻變輕、月經過少、無月經等現象。其中，眼病變會呈現眼球突出，肇因於眼外肌與眼眶後纖維脂肪組織的酸性黏多醣（Acid mucopolysaccharide）過度增生與沉積，包括玻尿酸。[18,19]

　　甲狀腺亢進的皮膚症狀包括：

● 手暖、手掌紅斑：皮膚血流增加、周邊血管擴張。
● 手溼：皮膚血管擴張、皮脂腺分泌增加、多汗症，特別是手腳。
● 臉潮紅：皮膚血流增加，類似酒糟症狀。
● 多汗症。
● 頭髮變細：可能出現廣泛性、非疤痕性落髮。
● 黃指甲症候群（Yellow nail syndrome）：黃色、緩慢生長的指甲，缺少甲月牙（Lunula，又稱甲弧影）與甲小皮（Cuticle）。
● 普魯麥氏指甲（Plummer's nail）：指甲遠端甲床分離，與甲面變凹，通常從第四、第五指開始。
● 脛前黏液水腫（pretibial myxedema）：事實上不只小腿前側，其他部位如上臂、脖子、上背、受傷處等，都可能出現此種甲狀腺皮膚病（Thyroid dermopathy），常出現在眼病變之後，肇因於酸性黏多醣沉積在真皮與皮下。
● 甲狀腺杵狀指（Thyroid acropachy）。

● 全身搔癢。

● 溼疹性皮膚炎。

● 慢性蕁麻疹：包括皮膚劃紋症。[18,19]

　　Rita 是 52 歲女性，兩頰有明顯肝斑，皺眉紋、魚尾紋、法令紋都很深，看起來 65 歲的模樣。她自我辯解：「我天生就這樣，而且被兩個小孩氣死了，每天都一直罵人，搞得我神經衰弱，失眠 20 年，每天不吃藥睡不著。」

　　我發現她眼球明顯突出、脖子有橫向疤痕，一問，果然是割除了一半的甲狀腺。當時她 45 歲，甲狀腺亢進又有多顆結節，後來決定提前退休。事實上，她 18 歲就已經有甲狀腺亢進，一直沒好好治療，反覆發作，50 歲又出現多顆子宮肌瘤。她一直不在意外表，卻跑來找我改善皮膚的動機是：「女兒說：『我不要跟阿嬤一起出去！』」

　　甲狀腺亢進可以引起上述多種皮膚症狀，長期處於甲狀腺荷爾蒙失調，促使皮膚加速老化，難怪她皮膚較同年紀的人鬆弛得厲害，造成經久不消的皺紋。找出甲狀腺荷爾蒙失調的相關病因並積極改善，是改善膚況的根本要務。

▌甲狀腺低下與皮膚症狀

　　Ruth 是 43 歲女性，兩頰有深咖啡色的肝斑，抱怨接受雷射光電治療半年「都沒效」，客觀來講是有些改善的，但她總是「看不到」。當我問她家族遺傳、壓力睡眠、婦科疾病等層面，都說：「都還好啊！」我補充問道：「過去有沒有生過任何疾病？」

　　她支支吾吾地說：「五年前醫生說我有甲狀腺低下，有補充三年的

甲狀腺素，現在我覺得又沒怎樣，自己就停藥了。而且，皮膚長肝斑，跟我甲狀腺怎樣，根本八竿子打不著啊！」

什麼是甲狀腺低下？跟肝斑等皮膚症狀真的沒關係嗎？

全球與美國最常見的甲狀腺低下病因，分別是：碘缺乏症、橋本氏甲狀腺炎。亞臨床的甲狀腺低下（Subclinical hypothyroidism），是甲促素升高、但游離四碘甲狀腺素數值正常，可能是甲狀腺低下的早期症狀。

甲狀腺低下，以橋本氏甲狀腺炎（Hashimoto's thyroiditis）為代表，是一種自體免疫甲狀腺炎，甲狀腺受到自體抗體的攻擊，包括：抗甲狀腺過氧化酶（Anti-thyroid peroxidase, Anti-TPO）與抗甲狀腺球蛋白（Antithyroglobulin, Anti-TG），促使甲狀腺素分泌過少，基礎代謝率下降、交感神經活性低落，出現倦怠、怕冷、嗜睡、體重變重、水腫、月經過多、無月經等症狀。[19]

在薈萃分析中發現，肝斑患者的甲狀腺功能出現異常，包括血清甲狀腺促素（Thyroid-stimulating hormone, TSH，或稱甲促素）較高，反映出亞臨床的甲狀腺低下，以及抗甲狀腺過氧化酶與抗甲狀腺球蛋白較高，反映出自體免疫甲狀腺炎傾向，也與甲狀腺低下有關。這些差異在女性身上更明顯。[20]

甲狀腺低下的皮膚症狀還包括：

● 皮膚乾、粗糙、過度角質化而呈現鱗屑狀。
● 皮膚冷而斑駁。
● 高胡蘿蔔素血症：肝臟將 β 胡蘿蔔素轉換為維生素 A 的量減少，導致胡蘿蔔素在表皮層沉積，手腳、法令紋等皮膚看起來黃色，但鞏膜不受影響，和黃疸有所不同。

- 脛前黏液水腫：酸性黏多醣沉積，非凹陷型（Non-pitting）。
- 眉毛外 1/3 脫落。
- 眼皮浮腫。
- 眼瞼下垂：提眼肌缺少交感神經刺激。
- 巨舌（Macroglossia）、鼻變寬、嘴唇增厚。
- 毛髮粗糙脆弱：因為皮脂分泌減少。
- 禿髮：5 成出現禿髮，特別是鬍鬚、陰毛脫落。
- 指甲脆弱並出現條紋。
- 容易出現其他自體免疫疾病，包括：圓禿、白斑症、自體免疫蕁麻疹、疱疹性皮膚炎（Dermatitis herpetiformis，與乳糜瀉有關）等。[18,19]

▌甲狀腺結節與皮膚症狀

　　Lola 是 46 歲女性經理。她臉上有多顆小型脂漏性角化丘疹，在手腳、臉部與脖子，也曾反覆發作病毒疣，腰背部有慢性溼疹。當治療沒明顯改善，她就咄咄逼人地質問醫生：「你為什麼沒有把我醫好？」果然，個性很急的她，長期受到胃食道逆流與胃潰瘍的折磨。去年在健康檢查中，發現右側甲狀腺多顆結節，細針穿刺發現有不典型細胞（Atypia），在外科醫師建議下，她切除了右側甲狀腺。

　　在皮膚醫美門診，常可見到求診者有甲狀腺結節，與皮膚症狀的關聯性不似前述甲狀腺亢進或低下明確，但往往能暴露體質上的重要罩門。

　　案例對照試驗發現，符合代謝症候群者（在以下 5 項中有 3 項或以上：腹部肥胖、血壓較高、空腹血糖較高、三酸甘油酯較高、高密度膽固醇較低），更容易出現甲狀腺結節（勝算比為 2.56），定義為至少 1 顆結節大於 3 毫米者。單獨高密度膽固醇較低（男性小於 40 毫克／分升、女

性小於 50 毫克／分升）、或空腹血糖異常（空腹血糖值大或等於 100 毫克／分升、或在使用降血糖藥物）者，即容易出現甲狀腺結節（勝算比為 2.81、2.05），即使他們沒有符合代謝症候群。研究提醒，臨床醫師應留意甲狀腺結節患者的代謝症候群問題。[21]

代謝症候群的核心問題是胰島素阻抗，在其他研究也發現與出現甲狀腺結節有關，血液中胰島素濃度過高，類胰島素生長因子也升高，與類胰島素生長因子受體（Insulin-like growth factor receptor）結合，刺激了甲狀腺組織增生。代謝症候群引發的慢性發炎，也促進腫瘤增生與進展。胰島素阻抗不只與甲狀腺結節相關，也與甲狀腺癌有關，56.3% 乳突型甲狀腺癌、25% 濾泡型甲狀腺癌存在胰島素阻抗問題。[21,22]

抽菸、接觸或攝入硝酸鹽肥料（Nitrates），暴露於環境毒物，如苯、甲醛、殺蟲劑、雙酚 A、多氯聯苯、多鹵芳香碳氫化合物、多溴苯醚等，也與甲狀腺結節、甚至乳突型甲狀腺癌有關。[22,23]

無論如何，Lola 難治的皮膚症狀真不是三言兩語可以說盡，透過關注甲狀腺結節，深入追查沒被發現的代謝症候群、胰島素阻抗、慢性發炎、環境毒物暴露等問題，它們正是許多皮膚症狀的溫床呢！

◌ 04 性荷爾蒙的重要性

▌月經週期與皮膚症狀

在月經週期中，當雌激素升高，會抑制皮脂腺分泌，皮脂明顯減少，但對於頂漿腺卻幾乎沒有影響。雌激素會增強角質層的水結合能力，並透過增加黏多醣與玻尿酸，來增加真皮的水合能力。月經中期（排卵前後）與經前階段（黃體期）皮膚增厚，正是因為這時雌激素濃度較高，

皮膚含水量最高。

雌激素會抑制真皮膠原的分解，將可溶性的膠原轉換為不可溶的交聯型態。皮膚膠原的 80% 由第一型膠原構成，決定了皮膚厚度，另外 15% 由第三型膠原構成，決定了皮膚彈性。缺乏雌激素將讓第一型與第三型膠原都缺乏，但第一型缺得更多，將導致皮膚明顯變薄。[24]

由上可見，雌激素真是女性皮膚健康的靈魂！

然而，雌激素會刺激表皮黑色素製造，在經前階段（黃體期）形成暫時性的黑色素沉澱，在眼睛周圍變黑的有 6 成，乳頭也可能變黑。最典型的是在懷孕期間，臉上長出黃褐色的「孕斑」，也就是肝斑，乳暈顏色變得更黑、腹壁中線（白線，linea alba）與外陰部都會變得更黑。女性使用含雌激素的避孕藥後，出現臉部黑色素沉澱的比例可達 3 成。[25]

雌激素單獨作用時，會有抗發炎效果，但在經前階段，由於黃體酮的增加，發揮了抗雌激素效果，連帶地使雌激素的抗發炎效果減弱。雌激素可能透過調節性 T 細胞的作用，削弱了細胞免疫反應，同時抑制了自然殺手細胞與中性球的活性，減少丙型干擾素的製造，呈現抵抗力下降的狀態。

同時，黃體酮也有免疫抑制效果，是透過抑制單核球作用。因為在經前的黃體期，黃體酮濃度升高，會抑制免疫，導致許多皮膚疾病容易在這階段發作。黃體酮促成皮膚血流增加，靜脈管腔擴張，因此，有靜脈曲張的患者，特別會在經前受靜脈功能不全的症狀所苦。在經前，黃體酮與雌激素二者都升高，共同作用讓血管擴張。[24]

▎經前症候群與痤瘡、溼疹

45 歲女性職員 Susan，最近一年下巴、人中、嘴邊等部位狂冒痘，

一陣子嚴重、一陣子自然好轉，卻留下許多暗紅色痘疤。她抱怨：「我為什麼這個年紀還在長痘？別人都不會啊！」

我提醒她：「我遇過 60 幾歲還在長痘的。其實，青春期以後冒痘，大部分都跟生理狀態『改變』有關喔！」

她杏眼圓睜，說：「可是我沒生什麼大病啊，壓力……也跟以前一樣（大）啊！睡眠……也跟以前一樣，晚上睡 5 到 6 小時啊！我吃東西的習慣沒有改變，宵夜就喜歡吃鹹酥雞，不行嗎？……我長期都這樣，沒有改變啊！」

我問：「是否最近生理期要來？」

她愣了一下，皺著眉頭說：「對齁！每次都是月經前一個多禮拜就開始爆痘，直到月經來，才明顯好轉。」

儘管她否認壓力，但從她經前特別嚴重的焦慮語氣、易怒情緒、外加深刻的皺眉紋來看，恐怕也有經前症候群的狀況。

經前會冒痘、皮膚與毛髮油膩的女性，佔到 7 成這麼多。口周皮膚炎也容易在經前加重（Premenstrual exacerbation, PME）。經前症候群包括以下症狀：

● 皮膚症狀：熱潮紅、爆痘、口周皮膚炎、皮膚與毛髮油膩、黑色素沉澱。
● 皮膚以外症狀：頭痛或偏頭痛、疲累、憂鬱、易怒與神經質、乳房脹痛感、腹痛或腹脹、口渴或食慾與體重增加、便祕與脹氣。

經前症候群的產生，可能和黃體酮不足或雌激素與黃體酮間的失衡有關，少見的案例中，有對黃體酮過敏的現象。此外，大腦的乙型腦內啡也不足，和情緒症狀特別有關。[24]

美國紐約西奈山醫院一項研究，針對 18 歲至 49 歲育齡女性進行調

查，大多數在 12 歲至 18 歲間開始冒痘，進入成人階段，65% 報告痤瘡因月經而加重。在這族群中，56% 報告痤瘡在經前一周加重，17% 在經期中加重，3% 在經期結束後才加重，24% 認為在整個月的生理週期都嚴重，且當中有 35% 有在使用口服避孕藥。[26]

因此，每位女性生理狀況並不相同，並不必然在經前才會爆痘。其他研究也指出 63% 育齡女性在經前冒痘，痤瘡增加數量平均為 25%。[27]在 33 歲至 52 歲間的女性族群比起 20 歲至 33 歲間的女性，前者更容易出現經前冒痘狀況。[28]

青春期後痤瘡或晚發型成人痤瘡，和青春期痤瘡的型態上相當不同。前者比較深，伴隨輕度到中度發炎，丘疹膿皰位於臉下 1/3 部位、下顎線與脖子。[29] 研究發現和一般人相比，他們的游離雄性素（睪固酮）、脫氫表雄酮（DHEA, Dehydroepiandrosterone）、脫氫表雄酮硫酸鹽（DHEA-S）濃度較高，且性荷爾蒙結合蛋白（SHBG）較低，但其濃度和痤瘡嚴重度無關。[30] 當然，過量的雄性素也刺激皮脂腺製造更多的皮脂，大幅增加了痤瘡。

會有經前加重現象的不只是痤瘡。日本研究發現，有 47% 的異位性皮膚炎女性患者發現皮膚症狀惡化與月經週期相關，當中 96% 都是在經前發生，僅有 4% 是在經期當中。[31] 異位性皮膚炎的經前惡化，也常都伴隨其他的經前症候群症狀。在經前，對於過敏原或刺激原的皮膚反應增強，可能肇因於雌激素與黃體酮的免疫作用。

▌多囊性卵巢症候群與皮膚症狀

症狀與診斷

Judy 是 40 歲的業務代表，這五年來困擾於下巴、人中、嘴邊、下顎、

脖子、頭皮、背部都長出超大、紅腫的痘痘，之前接受西藥、中藥治療，改善有限，總是抱怨醫生為何沒把她治好。當我詢問她經期，她說：「我距離上次月經來已經 45 天了，這次月經還沒來，而且臉、背部和頭皮都超油。月經沒來，總覺得心情很煩躁，每天喝兩杯全糖的珍珠奶茶，心情才暫時好些。」

果然，當成年女性頻繁長痘、症狀嚴重、治療效果差時，就需要考慮是否有性荷爾蒙失調，特別是多囊性卵巢症候群（Polycystic ovary syndrome, PCOS）。這相當常見，40 歲以上女性長痤瘡時，更是重要鑑別診斷。

多囊性卵巢症候群在育齡女性中佔 5% ～ 8%。[32] 她們常出現月經不規則，月經往往延遲不來，也可能月經過早來報到，臉上已經爆痘，分布在下巴、口周、下顎、甚至到脖子，直到月經終於來的那刻，才暫時緩解。其不規則陰道出血的型態，稱為月經（次數）過少（Oligomenorrhea），常困擾於不孕。

儘管多囊性卵巢症候群多年來在診斷準則還存在爭議，鹿特丹準則（Rotterdam criteria）仍最常被應用，為在以下 3 項特徵出現 2 項或以上：月經（次數）過少及（或）無排卵、臨床檢查或生化檢測呈現高雄性素型態、超音波發現多囊性卵巢型態（大於 12 個囊泡，大小在 2 ～ 9 毫米間）；需要排除先天性腎上腺增生、庫欣氏症、分泌雄性素的腫瘤、泌乳素瘤、糖尿病、高血壓與其他心血管疾病導致等。[33]

多囊性卵巢症候群是異質性相當高的疾病，一般分成三型：標準型、排卵型、非高雄性素型，帶來不孕、代謝症候群、與皮膚症狀：[34,35]

	胰島素阻抗、代謝症候群風險	寡排卵（月經不規則、不孕、子宮內膜增生）	多囊性卵巢型態（產生：卵巢過度刺激症候群）	高雄性素（產生皮膚症狀如：多毛、痤瘡、落髮、脂漏）
標準型	最高	V		V
排卵型	中度		V	V
非高雄性素型	微弱	V	V	

胰島素阻抗

患者雌激素作用不足，導致卵巢卵泡發育不成熟，但關鍵病因其實是：胰島素阻抗。當胰島素敏感性差、功能不良，導致細胞對血糖的運用與代謝都出問題，稱為胰島素阻抗（Insulin resistance）。接著，因為細胞對胰島素敏感性不佳，無法輸入葡萄糖到細胞裡，就像細胞耳聾，聽不到有人在敲門要送貨進來，胰島只好分泌更多胰島素，促成高胰島素血症，就像外送員搞得撞門聲震天價響，結果他門還是不開！[35]

高胰島素血症也導致類胰島素生長因子（IGF-1）升高。[35] 研究也發現，多囊性卵巢症候群女性患者的腹部內臟脂肪型態，並不像健康女性，而是像男性。腹部內臟脂肪與多囊性卵巢症候群兩者之間，存在著惡性循環。[36]

胰島素阻抗的客觀數值稱為 HOMA 指標，等於胰島素濃度（μU/mL）乘以飯前血糖值（mg/dL），再除以 405，正常在 2.8 ± 1.8，若大於 4.6，即為胰島素阻抗。研究發現：多囊性卵巢症候群女性患者月經不規則的程度，能夠預測其胰島素阻抗的嚴重度，結果如下表所示。[37]

月經週期	健康女性	小於26天	26～34天：排卵	26～34天：無排卵	35～45天	6週～3個月	超過3個月
HOMA 指標（平均）	1.48	1.87	1.58	1.84	2.17*	2.05*	2.31*

* 代表與健康女性達到統計上顯著差異

　　大多數人對於胰島素阻抗感到陌生，但它遠在糖尿病（或前期）產生之前就已經出現，少有症狀，月經不規則可能就是初期症狀，也許你沒想到這是根本答案。

高雄性素與皮膚症狀

　　胰島素阻抗以及高胰島素，導致雄性素的製造過量，血液雄性素濃度過高。胰島素本身就對卵巢有性腺刺激作用、促進腎上腺的雄性素分泌、調節黃體促素（Luteinizing hormone, LH）濃度。胰島素也促進類固醇製造酵素的作用、促性腺釋放荷爾蒙的分泌增加、以及減少性荷爾蒙結合蛋白（SHBG，能抑制性荷爾蒙活性）的製造，導致雄性素作用過度活躍。[35]

　　當雄性素過高，促進了腹部內臟脂肪的形成，分泌更多的發炎因子，包括：甲型腫瘤壞死因子、第六型介白素，瘦素增加、脂聯素減少，就能「直接」刺激卵巢與腎上腺產生過多雄性素，此外，也「間接」讓細胞的胰島素阻抗變得更嚴重，無法透過葡萄糖運轉體（Glucose transporter）輸入葡萄糖到細胞裡，於是，胰島素濃度代償性地升高，再度刺激卵巢與腎上腺產生過多雄性素，又繼續刺激腹部內臟脂肪的形

成。[35]

　　女性過高的雄性素與皮膚症狀緊密相關。南韓首爾大學醫學院皮膚科的研究中，將婦產科新診斷有多囊性卵巢症候群且未開始接受治療的患者，根據以下 3 種特徵進行歸類：月經不規則、多囊性卵巢型態、高雄性素，評估其皮膚症狀。

　　結果發現 6 成同時合併有以上 3 種特徵（高雄性素組），4 成具有兩種特徵（無高雄性素組）。95% 都有痤瘡，多毛症有 60%，脂漏有 47.5%，黑色棘皮症有 20%，雄性禿有 12.5%。多毛症在有高雄性素組患者更常出現。痤瘡的位置多在臉上，分布於額頭與兩頰。脫氫表雄酮硫酸鹽（DHEA-S）是雄性素前驅物，在高雄性素組濃度較高。相反地，血清膽固醇、高密度膽固醇（HDL）在無高雄性素組較高。[38]

　　有種雄性化特徵是：手第二指與第四指的長度比值（2D:4D ratio）。在男性，第四指通常比第二指長，此比值低，但女性第四指通常和第二指差不多長、或者較短，此比值高。果然，多囊性卵巢症候群女性患者此數值較健康女性低，趨近於男性，反映出雄性化的程度。[39]

　　由於皮膚症狀可能是多囊性卵巢症候群最早出現的症狀，臨床醫師應注意女性患者痤瘡、多毛症、脂漏、黑色棘皮症、雄性禿的皮膚症狀，將多囊性卵巢症候群列為鑑別診斷，並進行詳細評估。[38] 多囊性卵巢症候群真是皮膚健康的大敵，也讓許多青少女或成年女性生活品質下降，帶來情緒困擾，特別是憂鬱。[40,41]

多囊性卵巢症候群從子宮內就開始

　　多囊性卵巢症候群出現的時間點，早從子宮內就開始。患者的母親很可能已有高血壓、或多囊性卵巢症候群（胰島素阻抗、腎上

腺活性過高、高雄性素血症），透過胎盤影響到胚胎，而有子宮內生長受限、永久性代謝機制（programming）異常、體型小於妊娠年齡，兒童時期體重開始過重。

進入成人期後，擁有不健康生活型態，如：高脂低纖飲食、久坐不動、抽菸、喝酒等，可能也是跟父母學到的，將導致出現高血壓、血糖不耐、多囊性卵巢症候群，懷孕時又影響到下一代胚胎發展，把多囊性卵巢症候群「遺傳」下去。[35]

相反地，若女性能改變為健康生活型態，合理飲食、適當活動、避免菸酒毒性危害，成為健康的孕婦，就可以阻止非基因的環境影響，打破此疾病遺傳的循環。[35]

因此，這影響女性多層面健康的疾病，並非遺傳註定。事實上，後天環境扮演非常關鍵的角色。面對不孕、代謝症候群、皮膚症狀等多重障礙，從改善胰島素阻抗開始，需要預防肥胖的發生。多囊性卵巢症候群是多重因素疾病，並沒有制式化的治療方式，只有個人化的考量，每位患者都需要生活型態與飲食的諮詢。[35,42]

▋ 高雌激素活性與肝斑

Amy是50歲女性，神情嚴肅，兩頰有大片肝斑，過去對治療反應差。我問她：「肝斑常與婦科荷爾蒙失調有關，妳有過哪些婦科疾病嗎？」她回答：「40歲時，因為月經血量大、貧血，到婦產科檢查發現有10幾顆子宮肌瘤，最大的10公分，後來直接切除子宮。」她最近抽血雌激素濃度還是居高不下。此外，她長期情緒不佳，每天睡眠只睡5至6小時。

肝斑，又稱黃褐斑、孕斑，多出現在膚色深、具特定體質的女性臉頸部，分布在顴骨、臉頰、鼻子、額頭、上唇、下巴，為邊界不清的淡或深褐色斑片，多半對稱分布。約有1成患者為男性。[43]

　　黃種人就是肝斑的好發族群。《歐洲皮膚性病學會期刊》（Journal of the European Academy of Dermatology and Venereology）一項研究中，針對 9 個國家 324 位正接受肝斑治療的女性所做的調查，顯示：平均發病年齡在 34 歲，48% 有肝斑的家族史，其中 97% 為一等親。有肝斑家族史者，本身膚色較深，9 成屬於費氏（Fitzpatrick）皮膚分型第三至六型，也就是亞洲、非洲人種的黃、黑膚色，無肝斑家族史者僅 77% 為該分型。[44]

　　肝斑特別好發於生育年齡女性，顯見性荷爾蒙對於此黑色素疾病的發生與惡化，佔有不可或缺的角色，即使在病因上佔的比率有高有低。[45] 當中最好發的族群有兩類：服用口服避孕藥的女性在肝斑的盛行率為 11.3% ～ 46%，懷孕婦女則更高，為 14.5% ～ 56%。[46]

　　最常見的發作時間是生產後，佔 42%，且是最後一胎的數年後，29% 則是懷孕前，26% 在懷孕當中。發作也和懷孕後較深的膚色有關。懷孕期間開始長肝斑的風險因素，包括：較長時間的戶外活動，每週多增加 10 小時在戶外，多增加 27% 罹患肝斑機會；懷孕時年齡愈大，第一胎懷孕年齡每多 1 歲，肝斑機率增加 8%。懷孕愈多胎，在懷孕期間得到肝斑機會隨著胎數倍增。有 25% 服用避孕藥的女性發現，是從服用之後開始長肝斑，她們更可能是沒有肝斑家族史的。[44]

　　這是因為雌激素會誘導製造黑色素酶，包括：酪胺酸酶（Tyrosinase），以及酪胺酸酶相關的第一、二型蛋白，刺激了黑色素的製造。此外，黃體酮也被發現刺激表皮黑色素細胞製造黑色素。因此，服用避孕藥或荷爾蒙補充療法的女性，不管是在育齡或停經，得到肝斑明顯增加。而在懷孕期間，大幅上升的黃體酮，以及在第 8 至第 30 週上升的雌激素，也共同惡化了肝斑。[47]

　　有趣的是，在避孕藥中的黃體酮成分，也可能透過減少黑色素細胞的製造，減輕雌激素對肝斑的影響，但不改變酪胺酸酶的活性。[48] 雌激素與黃體酮對皮膚的作用，也決定於皮膚上的雌激素受器，分成 α 型與 β 型，以及黃體酮受器。[49] β 型雌激素受器比起 α 型，更常分布在皮膚組織中。臉部皮膚上的雌激素受器，比起乳房或大腿還多，因此成為肝斑最好發的部位。[50]

　　在性荷爾蒙檢驗時，研究結果則呈現不一致。有些發現比起健康女性，肝斑女性患者雌二醇濃度，無論在濾泡期與黃體期都較高。相反地，也有研究發現肝斑女性患者的雌二醇、黃體酮、睪固酮、黃體促素（LH）都較低，呈現腦下垂體或卵巢功能失調現象，可能是雌激素受器敏感度升高的緣故，特別是發生在黑色素細胞上的雌激素受器，最後導致了肝斑。[47]

　　此外，肝斑女性患者脫氫表雄酮硫酸鹽（DHEA-S）濃度較低，出現卵巢囊腫的機率也變高。[47,51] 月經不規則者罹患肝斑的機會顯著上升（和一般人相較的勝算比為 3.83）[52]，月經次數過少合併雌激素過高，也是肝斑原因之一。[51]

　　肝斑是多重原因導致的複雜皮膚疾病，在本書多處段落都會討論到。

為何肝斑總是難治？

　　肝斑患者的色素顆粒多存在於表皮層，黑色素細胞、角質細胞內有許多成熟的色素小體，黑色素細胞比較大，有更多棘突（Dendrites），淋巴球組織球浸潤，有日光彈力纖維變性現象。[53]和肝斑旁的皮膚相比，肝斑病灶表皮擁有較高量黑色素、黑色素製造相關的蛋白質，而且酪胺酸酶（TYR）、酪胺酸酶相關蛋白質第

一型（Tyrosinase-related protein 1, TYRP1）的 mRNA 濃度都升高，顯示從 mRNA 層次的生化製造就有了改變。[54]

肝斑病灶與和周遭皮膚的黑色素細胞數量並沒有不同，為何黑色素量有差異？肝斑病灶皮膚細胞竟然有 279 個基因被改變。其中有 187 個基因檢測點（Probe sets）的表現被活化，包括 TYR、TYRP1、MITF、SILV 等黑色素製造相關基因或黑色素生物標記。相對地，152 個基因檢測點表現被抑制，大多數脂肪代謝相關基因被下調了，意味著皮脂製造不足，這和肝斑皮膚障蔽功能損壞的結果一致。影響所及，不只是黑色素細胞，也包括其他非黑色素細胞的皮膚細胞。[54]

肝斑患者需要有合理的治療目標。他們常抱怨治療改善有限、幾乎沒有改善、甚至認為還在惡化。這一點都不奇怪，因為病灶皮膚基因都變了。即使黑色素暫時消掉一些，達到「治標」的效果，但黑色素細胞工廠「國家隊」，連夜趕製新的黑色素出來，看起來色素一點都沒淡。「治本」之道，還是要從改善荷爾蒙失調、紓解身心壓力、及早培養防曬習慣等多層面策略開始。

子宮內膜異位症與溼疹

Emma 是 45 歲女性新創公司負責人，兩頰大片難纏的肝斑，而且皮膚顯著較同年齡者更鬆垮下垂，而反覆發作、搔癢難耐的慢性蕁麻疹，更影響到她已經不多的夜眠，只要被蚊子叮咬，皮膚就腫得跟麵龜一樣，而且常常被蚊子叮咬，她開玩笑地問：「為何蚊子總是咬我，不會去咬我同事？」我解釋：「妳講對了，蚊子真的會挑有過敏體質的人來叮，和體溫較高、血液代謝物改變有關喔！」

原來，她從小就有氣喘、過敏性結膜炎、鼻炎，三不五時就犯溼疹，不管是悶熱、流汗、下雨前潮溼、身體疲累、吃外食……都發作，搔抓後黑色素沉澱明顯，還有經久不癒的灰趾甲。30 歲因為經痛異常，發現有子宮肌腺症，最近檢查發現多顆且最大超過 5 公分。

約 1 成育齡女性朋友困擾於子宮內膜異位症（Endometriosis），這是一種慢性雌激素依賴的疾病，原本該在子宮內膜出現的腺體與基質，卻出現在子宮外，通常在腹腔當中。在腹腔裡出現表淺具不同顏色的病灶，到卵巢中的囊腫（巧克力囊腫），深層侵犯的團塊（如子宮肌腺症），伴隨結疤（纖維化）與沾黏等。常伴隨慢性骨盆腔疼痛、經痛、性交疼痛症、不孕症，可能造成失能或生活品質變差。[55]

雌激素是促成內膜組織增生的關鍵因子，內膜細胞中的轉錄因子過度表現，製造過多的芳香酶，將雄烯二酮與睪固酮分別轉化為雌酮與雌二醇，雌二醇在內膜組織的累積，雌激素受體 ERα 與 ERβ 的基因表現都上調了，刺激了細胞增生。簡而言之，就是雌激素活性過高。[56] 同時，黃體酮受體與細胞內訊息傳導也失調了，導致黃體酮阻抗（Progesterone resistance），減少了黃體酮提供的抗發炎、抗組織增生作用，最後的結果就是內膜增生。[56]

現代女性雌激素活性過高的常見原因之一，是接觸內分泌干擾毒素（Endocrine-Disrupting Chemicals, EDC），包括：塑化劑（Phthalate）、有機氯殺蟲劑，具有刺激雌激素受體作用，會改變內膜細胞的黏附與增生特性，增加活性氧的產生，減少抗氧化酵素的表現，阻礙發炎與內分泌反應。[57]

事實上，育齡女性都會發生月經逆流至腹腔的狀況，在健康女性，腹腔免疫細胞會清除掉這些內膜細胞，但有子宮內膜異位症的女性，內

膜細胞似乎逃過了免疫細胞的監控，順利黏著到腹腔與其他器官上了。此外，骨盆腔的慢性發炎環境，大有助於子宮內膜異位組織的生長。[57,58] 研究發現，女性在被診斷子宮內膜異位症的前幾年，就有發炎因子（第1β型介白素）較高的情況，以至於罹病風險較健康女性增加為3.3～4.6倍。[59]

發炎與子宮內膜異位症的緊密關係，飲食可能就是發炎的重要來源。研究顯示：吃較多紅肉的女性，子宮內膜異位症發生機會顯著增加（勝算比2.0），相反地，吃較多綠色蔬菜，吃新鮮水果，此機會降低（勝算比0.3、0.6）。女性攝取最多反式脂肪者，被診斷子宮內膜異位症多了48%。反之，攝取較多 ω-3 不飽和脂肪酸的女性比起吃較少的，罹病機會降低22%。[62] 也有研究發現，整體脂肪攝取較高者，罹患機會降低。[61]

紅肉、反式脂肪是促進發炎的標準食物，後者是透過活化甲型腫瘤壞死因子與第六型介白素的免疫機轉，因此導致子宮內膜異位症。[58] 相反地，蔬果、ω-3 不飽和脂肪酸，提升免疫系統的抗發炎能力，難怪能降低此機率。

免疫學研究也發現，子宮內膜異位症患者在系統性與局部的免疫狀態有改變，包括：T細胞與B細胞都活化、化學激素（Chemokines）分泌增加、局部的巨噬細胞增加、核因子NF-κB過度表現等，[56] 在內膜異位組織中，累積的鐵也導致活性氧的產生，增加了內膜細胞中的核因子NF-κB活性，惡化了發炎。[63] 同時，巨噬細胞的清道夫功能、吞噬病原體的能力下降，此外，殺手細胞活性也下降，都代表這免疫抵抗力變差，成為感染症的易感族群。[56]

美國一項研究中，針對3680名女性接受過外科手術確診有子宮內膜異位症進行調查，發現此族群和一般美國女性族群相比，多種疾病的盛

行率較高，包括：甲狀腺低下（9.6% vs 1.5%）、肌纖維疼痛症（5.9% vs 3.4%）、慢性疲勞症候群（4.6% vs 0.03%）、類風溼性關節炎（1.8% vs 1.2%）、系統性紅斑性狼瘡（0.8% vs 0.04%）、乾燥症（0.6% vs 0.03%）、多發性硬化症（0.5% vs 0.07%）。[64]

　　就過敏性疾病與氣喘來說，在美國女性族群盛行率分別為 18% 與 5%，在有子宮內膜異位症、且無其他併發症族群增為 61% 與 12%，在有子宮內膜異位症、且合併肌纖維疼痛症、或慢性疲勞症候群者，甚至達 88% 與 25% ！[64] 尤有甚者，子宮內膜異位症患者罹患卵巢癌機率增加約 5 成[65]，特定組織型態的卵巢癌機率可增為 3 倍[66]；皮膚黑色素瘤增加 6 成。[67]

　　顯然，子宮內膜異位症是標準的「免疫失調」疾病，涵蓋了皮膚與皮膚外的過敏、發炎、感染、自體免疫、甚至癌症。從患者覺得「搔癢難耐」、卻「無關痛癢」的皮膚過敏開始，若不思找出關鍵病因、積極調整體質，其實後果是難以想像的。

▌高雄性素活性與雄性禿

　　30 歲男性 Michael 是家族事業第二代接班人，主訴雄性禿，影響前額、額顳側、頭頂，從 25 歲開始吃抗雄性素藥物、現在已做過植髮，勉強維持一些髮量。他的父親也有地中海禿、攝護腺肥大。令他納悶的是，他每天游泳 1 小時已有五年，肌肉量高，但體脂肪居高不下，在肥胖範圍。我問他：「你都什麼時候吃？吃什麼？」

　　他說：「經商壓力大，晚上 9 點下班後，我就去游泳，這是我最重要的舒壓方式。游完後大概 11 點，心情輕鬆、也餓了，就去吃熟識的夜市牛排店點一客戰斧牛排，再和經商友人去台北市東區續攤喝酒、抽

菸、打牌，總之，吃到飽為止。但是搞出了胃食道逆流和胃憩室，還有痛風……」

我解釋：「你運動所消耗的熱量，抵不上運動完補充的熱量，難怪瘦不下來。有沒有發現，你正不知不覺地依賴暴食行為作為你的紓壓方式？過度攝取紅肉、動物性脂肪，也可能刺激雄性素活性，惡化雄性禿症狀。」

研究顯示，男性具有顯著雄性禿的比例，在 18 至 29 歲間有 11% ～ 16%，40 至 49 歲間有 53%，大於 60 歲有 65%。[68] 根據 Norwood-Hamilton 嚴重度分類，雄性禿分為七期：

第一期： 髮線向後退。

第二期： 額顳側髮際形成三角形但小於 2 公分。

第三期： 頭頂落髮。

第四期： 前額及頭頂落髮增加（本期與之後可考慮植髮）。

第五期： 分隔前額與頭頂的頭髮更少。

第六期： 前額與頭頂禿髮合而為一。

第七期： 僅剩耳前與枕部有稀疏細小的頭髮。

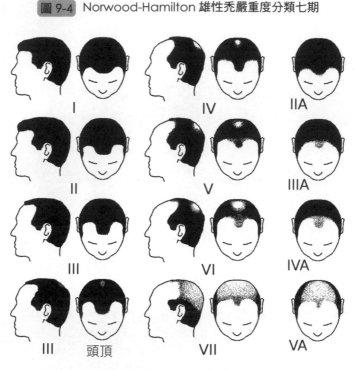

圖 9-4　Norwood-Hamilton 雄性禿嚴重度分類七期

出處：取材自維基百科公開版權（連結：https://commons.wikimedia.org/wiki/File:Partial_Norwood_scale_for_male_pattern_baldness.png），由 Keministi，CC BY-SA 3.0

　　雄性禿的主要生理機轉，是睪固酮被 5α 還原酶過度轉換為雙氫睪固酮（Dihydrotestosterone, DHT），導致頭皮毛囊變小、血液循環變差，也受到體染色體顯性或多基因遺傳影響，男性比女性嚴重。[69]《整形與重建外科期刊》一篇研究中，針對 92 對同卵雙胞胎男性進行調查與頭髮拍照，發現不同部位落髮有相異的危險因子：

● 前額禿：抽菸史較久、有頭皮屑（意味著有脂漏性皮膚炎）。
● 顳側禿：運動時間長、每週飲酒超過 4 單位（相當於 4 罐 350c.c. 啤酒）。

● 頭頂禿：每週飲酒超過 4 單位、有戒酒、抽菸史較久、承受壓力較久。
● 頭髮變細：身體質量指數較低、攝取咖啡因較多、有戒酒、有皮膚疾病史、較多小孩。

　　分析也發現，若身體質量指數較高、或睪固酮（唾液）較高，較不容易在顳側出現落髮。顯然在排除了基因的影響之後，許多外在因素明顯地影響著雄性禿。[68]

　　雄性禿並非男性的專利，6% ～ 25% 停經前女性也有雄性禿，稱為女性型態禿髮（Female pattern hair loss），為廣泛中間區域的落髮，屬於遺傳性，和雌激素不足（芳香酶活性過低）、高雄性素血症（總體與游離型態）、雙氫睪固酮過高（5α 還原酶活性過高）、高脫氫表雄酮硫酸鹽（DHEA-S）、或高泌乳激素等有關，也可能有多項雄性化特徵，包括：嚴重囊腫型痤瘡、臉毛或體毛過多、月經不規則、不孕等。[43,69]

　　雄性禿帶來老態、被排擠、焦慮、不安全感等心理壓力。前高雄市長韓國瑜有雄性禿，自嘲「禿頭跟著月亮走」，競選期間有「300 禿頭護衛隊」隨侍在側。身為知名的禿頭患者，他鼓勵禿頭患者勇敢站出來，不要自卑，還擬訂 11 月 24 日為「禿頭節」。

　　其實，禿頭不只是美觀上的問題而已。

　　2019 年一月，台灣知名作家林清玄據傳因急性心肌梗塞過世，享年 65 歲。他年輕時就是完全的雄性禿，額頭、顳側、頭頂的頭髮完全掉落，只剩下枕葉留長的頭髮，這個髮區因為沒有睪固酮受體，免於受到雙氫睪固酮的摧殘。

　　他曾説：「我想長得像陳曉東，但很多人都説我長得像達摩或十八羅漢；我兒子説，爸爸，你快成偉人了，因為《世界偉人傳》上的偉人

大多是禿頭。」

　　罹患雄性禿的林清玄，最後因急性心肌梗塞過世，並非偶然。雄性禿患者罹患缺血性心臟病、心肌梗塞，真的比一般人多！

　　丹麥大型世代研究「哥本哈根市心臟研究」歷經35年的追蹤資料裡，發現有額頂型雄性禿（Frontoparietal baldness）的男性患者，出現缺血性心臟病、心肌梗塞的危險比率（Hazard ratio），分別多出14%與40%，在女性患者結果類似。有地中海型雄性禿（Crown top baldness）的男性患者，出現缺血性心臟病、心肌梗塞的危險比率，分別多出9%與13%，在女性患者結果也類似。這可能是因為過高的游離睪固酮刺激毛囊導致雄性禿，也會刺激動脈產生平滑肌增生，導致動脈粥狀硬化斑塊，繼而引發缺血性心臟病與心肌梗塞。[70]

　　該研究排除年齡與一般心血管危險因子的影響，發現有4項皮膚老化症狀可以獨立預測缺血性心臟病與心肌梗塞：額頂型雄性禿、地中海型雄性禿、耳垂皺褶、眼皮黃斑瘤。當以上皮膚老化症狀的數量愈多，缺血性心臟病、心肌梗塞的危險比率也愈高：有3至4項者，比起完全沒有的人，前者未來得到缺血性心臟病、心肌梗塞的危險比率分別增加40%與57%。在所有年齡族群、男女，以上皮膚老化症狀愈多，十年內得到缺血性心臟病、心肌梗塞的風險愈高。[70]

　　在權威期刊《刺胳針》的案例對照研究中，已發現早發型雄性禿（35歲以前，和遺傳有關）患者，和無此狀況的健康人相比，前者有顯著的高胰島素血症、以及胰島素阻抗相關疾病，包括：肥胖、高血壓、高血脂。因此，早發型雄性禿正是胰島素阻抗的臨床指標。[71]

性荷爾蒙與狐臭

Rebecca 是 35 歲女性公司職員，長期困擾於狐臭，流汗、緊張、睡不好時更明顯，不僅自己聞得到怪味道，連丈夫、小孩、同事也「敬而遠之」。她認為應該是遺傳到媽媽，因為媽媽也有明顯狐臭，但爸爸沒有。她生性焦慮，心跳偏快，曾經幾次突發性呼吸困難，送到急診診斷為過度換氣，和嚴重自律神經失調有關。她喜歡吃紅肉，不愛吃蔬果和喝水。

皮膚檢查發現她兩側眉毛濃密，形成「一字眉」，人中與下巴有較纖細的鬍鬚，臉部有細毛，手臂、雙腿毛髮明顯，腋毛與陰毛十分濃密。以前她一年月經只來 2 次，卻幸運能生下 2 個小孩。她也說到，狐臭最明顯的時候，就是與丈夫進行性行為的時候，當下有明顯的情緒亢奮、躁熱、流汗。

狐臭，即臭汗症（Osmidrosis），多在青春期後變得明顯，在女生是 8 歲以後，在男生是 9 歲以後（歐美），反應了它和性荷爾蒙的密切關係。

事實上，在 6 至 8 歲出現的腎上腺初徵（Adrenarche），就可能開始出現成人體味（包括狐臭），腋毛、陰毛、輕微痤瘡，都代表著雄性素開始活躍，它們是來自腎上腺的脫氫表雄酮（DHEA）與脫氫表雄酮硫酸鹽（DHEA-S），具有微弱的雄性素作用，能在毛囊與生殖器皮膚轉換為睪固酮，形成成人體味與毛髮生長。若是腎上腺早熟（Premature adrenarche），提高未來得到多囊性卵巢、胰島素阻抗、代謝症候群的風險。[72]

頂漿腺受性荷爾蒙刺激而分泌。在頂漿腺的細胞核中有雄性素受體、雌二醇 β 受體，雄性素受體又促進了載脂蛋白 D 的製造，從而增加了

前述導致狐臭的臭味分子 E-3M2H〔（E）-3-methyl 2-hexonic acid〕。
狐臭還扮演費洛蒙的角色，在兩性吸引上具有生物學意義。[73]

　　Rebecca 的多毛症狀、月經過少，顯示高雄性素的問題，嗜吃紅肉、
少吃蔬果的習慣可能刺激雄性素作用。加上自律神經失調加重多汗症，
導致臭汗嚴重，需要從調整飲食營養、情緒壓力、睡眠品質來改善。

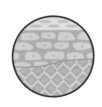

>>> CHAPTER **10**
# 荷爾蒙失調造成的影響（下）： 胰島素（代謝症候群）

〰 01 胰島素阻抗與皮膚症狀

▌代謝症候群與胰島素阻抗

代謝症候群是一群容易導致心血管疾病的危險因子總稱，根據台灣國民健康署定義為：

- 腹部肥胖：男性的腰圍 ≥ 90cm（35 吋）、女性腰圍 ≥ 80cm（31 吋）。
- 血壓偏高：收縮壓 ≥ 130mmHg 或舒張壓 ≥ 85mmHg，或是服用醫師處方高血壓治療藥物。
- 空腹血糖偏高：空腹血糖值 ≥ 100mg/dL，或是服用醫師處方治療糖尿病藥物。
- 空腹三酸甘油酯偏高： ≥ 150mg/dL，或是服用醫師處方降三酸甘油酯藥物。
- 高密度脂蛋白膽固醇偏低：男性 <40mg/dL、女性 <50mg/dL。以上 5 項組成因子，符合 3 項（含）以上即可判定為代謝症候群。

代謝症候群的核心問題，就是胰島素阻抗，血液中的葡萄糖無法在胰島素的良好作用下，進入細胞而被代謝利用，逐步產生心腦血管疾病。代謝症候群的遺傳因素僅佔 2 成，5 成是不良生活型態造成，包括：西式飲食型態（高糖、高油、低纖）、過量飲酒、慢性壓力等。（出處：衛生福利部國民健康署，https://www.hpa.gov.tw/Pages/List.aspx?nodeid=221）

▌胰島素阻抗與黑色棘皮症

Jesse 是 30 歲的上班族女性，身材肥胖，說這幾年因為工作壓力大，暴飲暴食，一路胖上來，發現脖子後方、腋下、胯下皮膚也逐漸變黑。一開始覺得是洗澡沒洗乾淨，用力搓揉也弄不掉，十分困擾。為她進行皮膚檢查時，我發現這些地方的皮膚不僅暗沉、而且明顯增厚，診斷為黑色棘皮症（Acanthosis nigricans）。

黑色棘皮症，是在皮膚皺褶處出現增厚、粗糙、突起、色素增加的病灶，具天鵝絨狀質感，最常發生在頸部與腋下，也會出現在胯下、腰部（繫腰帶處）、手指背面、肚臍、嘴巴、乳暈等處，患者抱怨變黑變髒，用力搓洗仍無法去除。

黑色棘皮症本身就是對胰島素出現阻抗的皮膚組織，和肥胖、糖尿病緊密相關，患者即使沒有糖尿病，仍有高胰島素血症，細胞對胰島素反應差。具有黑色棘皮症的女性患者，除了有肥胖、胰島素阻抗，還常有多毛、高雄性素的荷爾蒙失調。也牽涉到高胰島素過度刺激類胰島素生長因子受體、以及纖維母細胞生長因子受體。[1,2]

服用雌激素（更年期荷爾蒙替代療法）或菸鹼酸（高膽固醇血症用藥）、內分泌疾病（如松果體腫瘤）也會引發黑色棘皮症。需要留意的是，

若突發且廣大範圍，可能和癌症有關，例如胃腺癌。[1]

我向 Jesse 說明，要根本改善黑色棘皮症，就要改善胰島素阻抗、高胰島素血症、高雄性素，一切得從減重開始。

美國德州一項針對 406 位墨西哥裔美國人的研究中，他們都有黑色棘皮症，研究人員評估 5 個部位的嚴重度：脖子、腋下、手肘、指關節、膝蓋，並且計算與糖尿病風險的關聯性，結果發現只有脖子最相關。其中，脖子黑色棘皮症的嚴重度是這樣分級的：

● 無：靠近看也沒有。
● 有：靠近看很清楚有，遠看沒有，且無法測量範圍。
● 輕微：範圍在顱底寬度內，未延伸到脖子兩側，寬度小於 3 英吋（7.6 公分）。
● 中度：延伸到脖子兩側，即胸鎖乳突肌後緣，寬度 3 至 6 英吋（7.6 ～ 15.2 公分），但從患者前方看不到。
● 嚴重：延伸到脖子前側，寬度大於 6 英吋（15.2 公分），從患者前方看得到。

再者，脖子的黑色棘皮症嚴重度愈高，飯前胰島素濃度愈高，身體質量指數也愈高（較肥胖），不管患者有無糖尿病。即使患者沒有糖尿病，黑色棘皮症嚴重度愈高，飯前血糖、收縮壓、舒張壓都愈高，高密度（好的）膽固醇愈低。如果患者有糖尿病，黑色棘皮症嚴重度愈高，總膽固醇愈高。[3]

▌胰島素阻抗與痤瘡

Sam 是 35 歲男性工程師，從青春期開始，就出現嚴重囊腫型、團聚型痤瘡，接受強效的口服 A 酸治療一年後有明顯改善，但停藥沒多久，就開始出油、長粉刺、接著又冒出多顆囊腫型痤瘡，只好再吃 A 酸。由於長期服用 A 酸也有安全性的顧慮，只得吃吃停停，抱怨總是「無法斷根」。

除了痤瘡基因作祟之外，就沒有別的原因了嗎？

他有高膽固醇、高三酸甘油酯，而且是家族性的高血脂症，為了 A 酸用藥安全，醫師請他全力治療高血脂症，他卻不願意，推說家族性的本來就這樣。其實，高血脂等代謝症候群對痤瘡真的有影響！

痤瘡是西方飲食文化下的必然現象，在非西方的新石器時代飲食文化中，純屬罕見疾病──這讓我想起一句廣告詞：「因為有你，愛不罕見」。西式飲食過度刺激的代謝機轉，特別是 mTORC1 激酶，它對營養素與生長因子都相當敏感。mTORC1 全稱是哺乳動物雷帕黴素靶蛋白（Mammalian target of rapamycin complex）-1，受到胰島素、生長因子、氧化壓力等調控，影響下游蛋白質合成。

痤瘡患者和沒有痤瘡的人相比，前者的痤瘡病灶與皮脂腺 mTORC1 激酶活動增加了。mTORC1 激酶活動的增加，也正是胰島素阻抗、肥胖症、第二型糖尿病、癌症、神經退化疾病的關鍵特徵。因此，德國奧斯納布呂克大學（Osnabrück University）皮膚科醫師梅爾尼克（Melnik）指出：痤瘡實屬西方文明 mTORC1 激酶疾病家族的一員，可謂「皮脂腺毛囊的代謝症候群」！[4]

痤瘡本身就是「HAIR-AN」症候群的常見症狀之一，英文是高雄性素（Hyper-Androgenism, HA）、胰島素阻抗（Insulin Resistance,

IR)、與黑色棘皮症（Acanthosis nigricans, AN）的縮寫。它是前述多囊性卵巢症候群的一種亞型，通常出現高雄性素皮膚特徵，包括：脂漏（皮膚很會出油）、痤瘡、多毛症、月經不規則、雄性禿、聲音低沉、陰蒂肥大、肌肉量增加、胰島素阻抗合併糖尿病症狀、黑色棘皮症等，5%的女性有此狀況。[5]

這類患者有明顯增加的胰島素濃度、增高或正常偏高的睪固酮與雄烯二酮濃度，但黃體激素與泌乳素濃度正常，腎上腺荷爾蒙也正常。因為細胞出現胰島素阻抗，因此，胰島素濃度會因為代償而升高，會促進卵巢過度製造雄性素。[5]

高胰島素血症與高雄性素血症一起刺激表皮增生、黑色素製造，特別是胰島素會結合到角質細胞與纖維母細胞上的胰島素受體、以及類胰島素生長因子（IGF）受體，導致表皮過度增生，因而形成黑色棘皮症。同時，類胰島素生長因子刺激皮脂細胞，促進脂肪製造，導致皮膚出油與痤瘡。[5]

因此，德國德紹醫學中心（Dessau Medical Center）的祖布利斯（Zouboulis）醫師認為痤瘡不僅是一種常見皮膚疾病，更是慢性系統性疾病的徵象。[5]

〰️ 02 代謝症候群與皮膚症狀

▌代謝症候群與化膿性汗腺炎

Stella 是 28 歲女性業務專員，身形肥胖，在兩側腋下與胯下出現多顆疼痛且化膿的「痘痘」，反覆發作三年，診斷為化膿性汗腺炎。她也

有皮膚過敏、臉部酒糟，突然間發作而搞不清楚原因。

我深入詢問，發現她年紀輕輕，已有高血脂、高血壓、腸躁症，服藥勉強控制。她業績好，卻有個小小的紓壓習慣，就是去「深夜食堂」，半夜和朋友同事吃麻辣鍋，且指定大辣，一起吃燒烤，喝啤酒、葡萄酒、威士忌、高粱酒，不亦樂乎！

化膿性汗腺炎（Hidradenitis suppurativa）是多個小而疼痛的癤（Boil），慢性化膿、留疤的皮膚疾病，出現 2 個以上開口的粉刺，又稱雙粉刺，或是出現瘻管，多分布在腋下、女性乳房下方、胯下、臀部、外陰部、肛周。病理過程是：毛囊被角化物質堵塞→毛囊炎與頂漿腺擴張→發炎→細菌增生→破裂→化膿與皮下組織破壞擴大→潰瘍、纖維化、形成瘻管。[1,2]

從青春期到更年期發生，多從 20 至 30 歲開始，35 歲以後自然緩解。女性較男性多，盛行率可達 4%，往往從媽媽遺傳給女兒。合併有囊腫型痤瘡、藏毛竇（Pilonidal sinus）。[1,2] 目前有抽菸者罹患化膿性汗腺炎的機會，是不抽菸者或過去抽菸者的 9.4 倍，可能因為抽菸促進發炎。[6]

特別重要的是，社區民眾有代謝症候群的盛行率為 21.5%，但有化膿性汗腺炎者可達 32.2%（勝算比為 2.08）。[7] 化膿性汗腺炎患者顯著較一般人，更容易有肥胖（身體質量指數大或等於 30）、以及腹部肥胖，勝算比分別為 2.56、2.24。身體質量指數愈高，發生化膿性汗腺炎風險愈高，肥胖者只要減重 15%，就能顯著改善病情。脂肪細胞實質上是個獨立的內分泌組織，會分泌大量促發炎激素，促進患者病灶的慢性發炎，且易因皮膚皺褶的摩擦、高溼度、溫熱環境，惡化了病情。[8]

▌代謝症候群與慢性蕁麻疹

Sabina 是 65 歲退休公務員，身形頗為福態。端午節過後，在我前面變成一隻女孫悟空，從臉上、抓到胸腹、大腿、腳底，全身出現搔癢的風疹塊。她抱怨昨晚吃完 2 顆粽子後，半夜劇烈搔癢發作，讓她睡不著覺，拚命抓，又趕快衝去沖熱水澡，暫時不癢了，過了十分鐘又開始搔癢，後來都無法再入眠，整晚只睡不到一小時。她無辜地說：「我以前怎麼吃都沒事啊，最近半年為什麼吃這個也癢、吃那個也癢，昨天只是吃個肉粽，為什麼癢整晚、癢到現在？」

我查詢她的驗血結果，發現她的飯前血糖高達 250 毫克／分升，糖化血色素達到 10% 了！糖化血色素超過 6.5%，就可診斷為糖尿病，因此這數值真的太高了。我解釋：「高血糖會影響免疫系統，大大增加過敏機會喔！」

她不好意思地說：「我就是愛吃，愈老愈愛吃，坐著沒事就一邊吃大餅、月餅、紅粿、麻糬、還有肉粽……，我真的戒不掉吃，害死自己！」

過了一禮拜，她再度來找我，慢性蕁麻疹還在發作，我問她：「妳最近怎麼吃？」

她說：「上次有聽你的話，不要再吃那些甜食了。最近改吃新鮮水果，可是為何還發作？」

我再問：「吃哪些水果？」

她回答：「每天吃鳳梨、葡萄、荔枝、芒果、香蕉、木瓜……」

我聽了快昏倒，說：「他們可都是高升糖食物，天然果糖的危害，也不亞於添加糖啊！我怕妳的血糖居高不下了。」

難怪，「貪食」是人性八宗罪之一。儘管搔癢難耐、徹夜難眠十分痛苦，但大多數人嘴上就是不能不吃糖！

《歐洲皮膚性病學會期刊》一項以色列大型社區研究中，比較 1 萬 1261 位慢性蕁麻疹患者與 6 萬 7216 位健康人，發現慢性蕁麻疹組有顯著較高的身體質量指數，以及較高的肥胖、糖尿病、高血脂、高血壓、代謝症候群、慢性腎衰竭的盛行率。分析發現，有慢性蕁麻疹者，合併有肥胖、高血脂的風險增加 2 成，代謝症候群、高血壓、糖尿病的風險增加 1 成。[9]

由於代謝症候群會增加全身性的促發炎因子，如第一、六型介白素、腫瘤壞死因子、C 反應蛋白等，而且氧化壓力增加、脂肪激素失調、凝血系統活化，這些都是惡化慢性蕁麻疹的因素。[10,11]

▍代謝症候群與脂漏性皮膚炎

Johnson 是 60 歲的科技公司主管，頭皮、後頸、額頭、眉心、鼻側長年有著脫屑、紅色斑塊，診斷為脂漏性皮膚炎。他以不太友善的語氣質問我：「為何有脂漏性皮膚炎？」

我回答：「這與過敏體質有關，身體疾病、身心壓力都有影響。您有哪些身體疾病嗎？」

他說：「沒有啊，我身體都很正常啊！」

我進一步問：「您在吃哪些藥物嗎？」

他說：「我吃降血糖藥、和阿斯匹靈，抽血數值都正常。」

我說：「所以您有糖尿病、和心臟病？」

他總算不再否認，誠實地說：糖尿病史 15 年，最近五年出現冠狀動脈心臟病，心臟陸續裝了 5 根支架，但冠狀動脈持續硬化狹窄中，兩個月前才因為胸悶，裝上第 6 根支架，術後除了胸悶改善，也意外發現：脂漏性皮膚炎竟然好了 8 成！

心導管竟然可以治療皮膚病？

這可能因為：當心臟供血正常，血液射出率改善，皮膚組織的供血與供氧量正常化，皮膚免疫系統恢復健康，改善了脂漏性皮膚炎。照顧好你的心血管與代謝健康，脂漏性皮膚炎也可能不藥而癒。

一項研究比較脂漏性皮膚炎患者以及健康人的代謝指標，發現前者的高密度脂蛋白（High-density lipoprotein, HDL，俗稱「好的」膽固醇）濃度較低，且他們的一等親有較高比率出現糖尿病、心血管疾病、高血脂症。當高密度脂蛋白濃度愈低，脂漏性皮膚炎的嚴重度愈高。因此，脂漏性皮膚炎可以是代謝症候群的指標。[12]

為何如此呢？脂漏性皮膚炎導因於，皮膚接觸皮屑芽孢菌（或稱馬拉色菌）這種酵母菌及其分解物時，出現異常免疫發炎。皮屑芽孢菌能製造脂肪酶，產生花生四烯酸，引起皮膚發炎，菌體也促使角質細胞產生發炎激素，譬如第六、八型介白素、甲型腫瘤壞死因子等，而高密度脂蛋白具有抗菌特性，當它減少時，皮屑芽孢菌就可能增生，導致脂漏性皮膚炎。[12]

█ 高血脂症與發疹性黃色瘤

Gisela 是 35 歲上班族，肥胖身材，這幾個月來陸續在前臂、手肘、膝蓋、臀部出現黃色、質硬的丘疹，我馬上懷疑有發疹性黃色瘤（Eruptive xanthoma）。我立即詢問：「妳有無高血脂？數值多少？」

她敷衍地說：「有啦！」卻不願意透露細節。

問了老半天，她才透露三酸甘油酯、膽固醇都超過 350 毫克／分升，空腹血糖也達到 180 毫克／分升。

黃色瘤為血脂過高，沉積於皮膚形成的黃色結節，依外觀分為：

發疹性黃色瘤，常出現三酸甘油酯升高；結節性黃色瘤（nodular xanthomas），常伴隨膽固醇升高；肌腱性黃色瘤（xanthoma tendinosum）；扁平黃色瘤（plane xanthoma）；黃斑瘤（xanthelasma）等。黃色瘤常發生在肥胖、糖尿病、動脈硬化、甲狀腺低下、接受雌激素療法、服用類固醇、多發性骨髓瘤、腎病症候群等患者身上。[2,13,14]

家族性高膽固醇血症（familial hypercholesterolemia）是一罕見的遺傳性疾病，患者低密度脂蛋白（low density lipoprotein, LDL）膽固醇數值異常超高，可至正常人的 4 至 6 倍，因膽固醇沉澱而形成的結節性黃色瘤，在兒童青少年或年輕成人階段出現，局部性地分布於手肘、膝部、指關節與阿基里氏腱等地方。[2,15]

▊ 糖尿病與皮膚老化

當年齡進入銀髮族，臉型或身形較福態的，似乎皮膚看起來較年輕，但若有糖尿病，可能對外表弊多於利。

日本橫濱市立大學醫學院團隊，針對平均 49 歲的肥胖糖尿病患者（身體質量指數大或等於 25），以及一群健康人，進行皮膚檢測，兩組在年齡分布、性別組成相仿。研究發現前者：

● 角質層保水度較低。
● 經皮水分散失較多。
● 糖化終產物較多。
● 真皮膠原蛋白密度較低。

以上都是年老者皮膚的特徵。這表示，肥胖糖尿病患者（典型代謝症候群），會提早出現皮膚老化現象。[16]

▌糖尿病與皮膚感染

糖尿病患者的皮膚感染問題，可說是惡名昭彰，經常發生、治療反應差、傷害皮膚組織的程度大，甚至嚴重到出現敗血性休克而死亡。

當糖尿病控制不佳，會出現以下常見皮膚感染症狀：

● 疔瘡、癤癰發生率增加。

● 繼發性的金黃色葡萄球菌感染，如甲溝炎、傷口、潰瘍等。

● 蜂窩性組織炎，多由金黃色葡萄球菌、A 群鏈球菌引發。

● 皮癬菌感染，如足癬、股癬、灰指甲。

● 念珠菌感染，在表皮如腋下、乳下、外陰，在黏膜如陰道內。[2]

🔥 03 心腦血管疾病與皮膚症狀

▌心腦血管疾病與眼皮黃斑瘤

眼皮黃斑瘤（Xanthelasmata palpebrarum），是出現在上下眼皮的黃色扁平斑塊，是最常見的黃色瘤，邊緣明確，多靠近內眥，斑塊裡面多是吞下許多脂肪的巨噬細胞，脂肪的組成以膽固醇酯（Cholesteryl ester）為主。[2]

丹麥的「哥本哈根市心臟研究」是一項為期 30 年的大型世代追蹤研究，共有 1 萬 2000 多位成年人參與，數據分析顯示：4.4% 有眼皮黃斑瘤，和沒有眼皮黃斑瘤者相比，前者出現心肌梗塞、缺血性心臟病、嚴重粥狀動脈硬化、死亡的機會分別增加了 48%、39%、69%、14%。

有眼皮黃斑瘤者，在所有年齡層，10 年內出現心肌梗塞、缺血性心

臟病、嚴重粥狀動脈硬化、死亡的機會都顯著增加，最高風險出現在 70
至 79 歲的男性，可達 53%，較無眼皮黃斑瘤者增加了 12% 機會。這項
研究已經排除了常見代謝症候群危險因子的影響，包括血清膽固醇與三
酸甘油酯濃度，也就是說，眼皮黃斑瘤的出現，就可以獨立預測以上心
血管疾病與死亡。這項重要發現登載於《英國醫學期刊》。[17]

為何會如此呢？黃斑瘤的脂肪是從血清中過來的，顯示血管中的脂
肪促硬化機轉也在進行，因此是動脈粥狀硬化的生理指標。過去文獻也
指出，黃斑瘤患者血清總膽固醇與低密度（壞的）膽固醇增加，高密度
（好的）膽固醇減少。此項研究更指出他們的心血管疾病風險增加。[17]

由於黃斑瘤患者僅會因為美觀理由，希望醫師除掉它們，可是卻未
能除去底下暗藏的心血管疾病風險。臨床醫師需要警示黃斑瘤症狀，及
早敦促檢查代謝症候群指標、進行飲食營養與生活型態調整，才能預防
未來心腦血管疾病的到來。[17]

▍心腦血管疾病與角膜弓環

角膜弓環（Arcus corneae）又稱為老年角膜（Arcus senilis），是一
種灰色、白色或黃色的混濁斑塊，沉積在角膜邊緣，但與角膜鞏膜交界
（Limbus）之間有正常角膜透明帶，代表著膽固醇酯沉積在角膜基質的
細胞外質，成因和眼皮黃斑瘤類似，代表著血脂肪促硬化機轉進行，也
是動脈粥狀硬化的徵象。

前述「哥本哈根市心臟研究」研究也發現，若同時有眼皮黃斑瘤與
角膜弓環，相較於沒有兩者的，前者出現心肌梗塞、缺血性心臟病、嚴
重粥狀動脈硬化、死亡的機會分別增加了 47%、56%、175%、9%。讓人
印象深刻的是，和只有眼皮黃斑瘤者相比，多了角膜弓環，嚴重粥狀動

脈硬化的機率增加近 2 倍！不過，只有角膜弓環，則無法獨立預測心血管疾病風險。[17]

▌ 心腦血管疾病與耳垂斜向皺褶

報載一名 58 歲的律師清晨騎自行車運動，忽然胸口絞痛，不到 1 分鐘就喪失意識，送醫仍身亡。勘驗的法醫斷定他是心肌梗塞，為什麼？他說這位律師兩側耳垂都有明顯褶痕。

在第二章我提到耳垂斜向皺褶與冠狀動脈心臟病的關係，在這我要進一步說明。

美國加州大學洛杉磯分校針對胸痛患者分析發現，耳垂皺褶可以預測嚴重型冠狀動脈疾病，也就是血管狹窄程度大於 5 成，而且比臨床常用的冠狀動脈疾病風險評估量表（Diamond-Forrester algorithm）更有預測力，後者評估 3 項特徵：胸骨下的胸痛、運動時的胸痛、休息可以緩解的胸痛。耳垂皺褶在胸痛患者的檢測敏感度為 91%，特異度為 32%，也就是：有耳垂皺褶的胸痛患者，91% 有嚴重型冠狀動脈疾病；沒有耳垂皺褶的胸痛患者，32% 也確實沒有嚴重型冠狀動脈疾病。[18]

此外，耳垂皺褶也是唯一可以預測胸痛患者是嚴重型冠狀動脈疾病的指標，其他廣為人知的心血管風險指標皆未入選，包括：上述風險評估量表、高血壓、高膽固醇血症、抽煙、糖尿病、家族史。[18]

以色列一項針對急性腦中風住院患者的研究，發現他們 79% 有耳垂皺褶。根據腦部電腦斷層資料，發現短暫性腦缺血發作（transient ischemic attack, TIA）患者中，有 73% 為有耳垂皺褶者，在腦中風患者則有 89% 為有耳垂皺褶者。[19] 西班牙研究也顯示，雙側耳垂斜向皺褶可以獨立預測缺血型腦中風。[20]

　　臨床上，評估頸動脈內膜厚度（Carotid intima-media thickness，IMT）是預測腦中風的重要危險因子，它代表著動脈粥狀硬化的程度。研究發現在健康族群中，有耳垂皺褶者平均的內膜厚度是 0.88 毫米，比起無耳垂皺褶者的 0.69 毫米，已經多出 0.19 毫米，且耳垂皺褶的出現，和頸動脈內膜厚度呈現中度相關。[21] 這在還沒有出現有腦中風的健康人中，耳垂皺褶已經增加了未來發作的風險！

　　正常下肢血壓會高於上肢血壓，如果量測到下肢的血壓比手臂的血壓低，就代表可能有周邊動脈疾病。量測出的上下肢血壓比（Ankle-brachial index, ABI）正常值為 0.9 ～ 1.3，輕度至中度阻塞為 0.5 ～ 0.9，嚴重阻塞為 0.0 ～ 0.4。一項研究針對沒有動脈硬化血管疾病的健康人進行量測，無耳垂皺褶者的上下肢血壓比平均為 1.1，但有耳垂皺褶者，此數值降至 1.0。分析也顯示，耳垂皺褶可以獨立預測異常的上下肢血壓比，且達到周邊動脈疾病嚴重度者，出現耳垂皺褶的機會更高。沒有動脈硬化血管疾病的健康人常會忽略得到周邊動脈疾病的可能，這時，耳垂皺褶實為預測的有用指標。[22]

　　不只如此，日本研究針對有代謝症候群的成年人依有無耳垂斜向皺褶分組，兩組在年齡與心血管風險相當，觀察耳垂斜向皺褶與動脈硬化心血管疾病的關係。結果發現，無耳垂斜向皺褶者的端粒長度平均為 8600 鹼基對，但有耳垂斜向皺褶者只有 7600 鹼基對，明顯較短，這代表提早老化。[23]

　　看似福氣的耳垂斜向皺褶，竟然與冠狀動脈心臟病、腦中風、周邊動脈疾病、提早老化緊密相關，實在不能等閒視之！

不可忽略的腦中風死亡率

民眾覺得代謝症候群，就是「正常」老人會得的病，吃藥控制就「好了」。或者，認為控制不良會導致心臟病。其實，常見的腦中風的原因也是它，且預後不佳。

一項中國研究中，成人缺血型腦中風患者，90 天內有 10.6% 會再次中風，90 天死亡率 7.4%，預後最差的是心臟產生血栓打進腦血管的這種分型，其次是大動脈有動脈硬化、無法確定原因的腦中風、最後是顱內小動脈疾病。[24]

另項法國研究中，大或等於 75 歲的腦中風患者，比起小於 75 歲者，前者有較長住院天數為 11 天（後者 8 天），一年死亡率為 27%（後者 14%），和 1 年死亡率最有關的危險因子，包括：腦中風的嚴重度、出血型腦中風（腦溢血）、失智症。[25]

若能從耳垂斜向皺褶就看出端倪，及早治療，可以挽回一條寶貴生命呢！

▶ 關注焦點│休止期落髮

你我平均頭上有 10 萬至 15 萬根頭髮。每根頭髮都從在頭皮的毛囊中長出來，就像種子冒出芽，鑽出泥土一樣，但有許多毛囊隱藏在頭皮裡，就像許多的種子躲在地底。

許多動物到了春天就全身掉毛，這代表毛囊有生長週期，集體進入了休止期，但人類通常不會這麼戲劇性地掉毛，而是所有的毛囊輪番掉毛，讓你沒感覺到，其實你頭上 90 ～ 95% 的毛囊，在生長期（Anagen）狀態，能夠活 2 至 8 年，5 ～ 10% 則在休止期（Telogen），這狀態維持 2 至 3 個月，以及更少的頭髮在退化期（Catagen），為期 4 至 6 週。這也就是說，每天總有近 1 成的毛囊進入休止期，上面的毛髮自然會掉落，每天掉 100 根至 150 根頭髮，都屬於正常。[26]

當毛囊不正常地都進入了休止期，引發廣泛性、非疤痕性的的頭皮掉髮，稱為休止期落髮（Telogen Effluvium）。這是因為某種刺激，導致大批生長期毛囊突然停止了生長，他們就會轉入退化期，最後變成休止期，歷時約 3 個月後，才會觀察到大批毛髮掉落，持續約 6 個月，是自限性的。常見病因如下：[26-29]

荷爾蒙失調

影響毛髮生長與分布的關鍵因素，就是荷爾蒙。當甲狀腺荷爾蒙低下，就會影響表皮與皮膚附屬器官如毛囊的正常細胞分裂，促進退化期，延緩休止期進入成長期。相反地，甲狀腺亢進時也會引起落髮，但機轉不詳。

更年期後雌激素缺乏、高泌乳激素，也會引起掉髮。產後掉髮

（Telogen gravidarum）則多是生理性的，出現在產後三個月後，由於懷孕期間高濃度的雌激素將生長期延長，頭髮比平常更茂盛，產後雌激素下降至正常濃度，原來生長期的毛髮同步進入退化期，引起大範圍掉髮。

身心壓力

壓力不管是心理上的（情緒壓力，落髮又加重負面情緒）、或生理上的（發高燒、出血、慢性系統性疾病或外科手術），都可導致壓力荷爾蒙系統劇烈變化，如皮釋素（CRF）、皮質醇、DHEA 等分泌異常，毛囊周圍發炎而掉髮。

營養素缺乏

有種核糖核苷酸還原酶（Ribonucleotide reductase），是 DNA 合成的重要酵素，需要鐵作為輔酶，缺鐵時就會減少母質細胞增生。在休止期落髮的患者當中，有 20% 患者出現鐵缺乏，血鐵蛋白小於 20 毫克／公升，但未到缺鐵性貧血的嚴重度。因此，「缺鐵性貧血才會導致休止期落髮」的說法有誤，事實上，「缺鐵就會導致休止期落髮」。

其他如鋅、維生素 D 缺乏，蛋白質與脂肪酸不足，進食熱量過低等影響也很大。

系統性或自體免疫疾病

包括心臟衰竭、腎衰竭、發炎性腸道疾患、白血病等，以及自體免疫疾病，如紅斑性狼瘡、乾燥症（修格蘭氏症，Sjögren's syndrome）等，容易出現休止期落髮。

另外，達6成患者血液中出現抗甲狀腺抗體（Anti-thyroperoxidase antibodies）、或有橋本氏（自體免疫）甲狀腺炎。

藥物副作用或毒物傷害

服用口服A酸、口服避孕藥、雄性素、乙型心律抑制劑（Beta blockers，常見抗心律不整或降血壓用藥）、抗甲狀腺藥物、抗凝血劑、降血脂藥等。

重金屬毒性、使用染髮劑等化學藥劑，也可能產生休止期落髮。

頭髮開始掉落3至6個月後，才會停止。治療上最重要是找出以上病因來治本，矯正上述病因後3至6個月，頭髮開始生長出來，但整個外觀要恢復，可能需要12至18個月這麼久。[26]

04 針對荷爾蒙失調的常用功能醫學檢測

腎上腺荷爾蒙檢測

唾液皮質醇（Cortisol）檢測，量測一天內不同的 4 至 5 個時間點，如 7AM ～ 9AM、11AM ～ 1PM、3 PM ～ 5PM、9 PM ～ 11PM。

抽血檢測皮促素（ACTH）、皮質醇、皮質酮（Corticosterone）、脫氫表雄酮、脫氫表雄酮硫酸鹽、孕烯醇酮（Pregnenolone），可計算皮質醇／脫氫表雄酮比值，反應壓力／抗壓力平衡狀態。

甲狀腺荷爾蒙與自體免疫抗體檢測

甲狀腺荷爾蒙血液檢測包括：甲促素（TSH）、甲狀腺素（T4）、游離甲狀腺素（Free T4）、三碘甲狀腺素（T3）、游離三碘甲狀腺素（Free T3）、逆三碘甲狀腺素（Reverse T3），以及兩種自體免疫抗體：

- 抗甲狀腺球蛋白抗體（Anti-thyroglobulin, Anti-TG）。
- 抗甲狀腺過氧化酶抗體（Anti-thyroperoxidase, Anti-TPO）。

性荷爾蒙檢測

抽血檢測以下數類性荷爾蒙：

- 黃體促素（LH）、濾泡刺激素（FSH）、黃體促素／濾泡刺激素比值。
- 脫氫表雄酮、脫氫表雄酮硫酸鹽、雄烯二酮（A-dione）、睪固酮、游離睪固酮、雙氫睪固酮（DHT）、性荷爾蒙結合球蛋白（SHBG）。
- 雌酮（Estrone, E1）、雌二醇（Estradiol, E2）、雌三醇（Estriol,

E3）、黃體酮（Progesterone, P4）、黃體酮／雌二醇比值、雌酮／雌二醇比值。

代謝症候群檢測

抽血檢測：空腹胰島素濃度、空腹血糖、糖化血色素、糖化終產物；三酸甘油酯、膽固醇、高密度膽固醇（三亞型）、低密度膽固醇（七亞型，包括大顆鬆散、小顆緊密）、高三酸甘油酯脂蛋白（中密度、極低密度）、脂蛋白〔Lipoprotein（a）〕。

以及，體脂肪組成、血壓（收縮壓、舒張壓）等基本量測。

心腦血管疾病指標

抽血進行血管內皮功能檢測，包括：同半胱胺酸、甲基丙二酸（MMA）、5- 甲基四氫葉酸（5-MTHF）、失活性葉酸（UMFA）、精胺酸、瓜胺酸、非對稱二甲基精胺酸（ADMA）、精胺酸／非對稱二甲基精胺酸比值、對稱性二甲基精胺酸（SDMA）。

驗尿、抽血進行動脈粥狀硬化進展檢測，包括：花生四烯酸過氧化物（F2-IsoPs）、氧化型低密度脂蛋白（oxLDL）、同半胱胺酸、非對稱二甲基精胺酸（ADMA）、對稱性二甲基精胺酸、微白蛋白（Microalbumin）、高敏性 C 反應蛋白（hsCRP）、骨髓過氧化酶（Myeloperoxidase, MPO）、脂蛋白磷脂酶（LP-PLA2）、肌鈣蛋白（Troponin T）。

基因檢測

肥胖基因檢測，包括：PPARγ、ADRB2, ADRB3, GNB3, UCP1 等。

　　高血脂（阿茲海默症、冠狀動脈心臟病）基因檢測，包括：APOE（SNP1），APOE（SNP2）等。

　　第二型糖尿病基因檢測，包括：TCF7L2, HHEX（SNP1），HHEX（SNP2），CDKAL1, SLC30A8 等。

　　骨質基因檢測，包括：VDR（Fok），VDR（Apal），ESR（SNP1），ESR（SNP2）等。

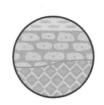

>>> CHAPTER 11

腦神經失調造成的影響（上）：身心壓力

🌀 01 壓力影響皮膚的生理機轉

美國前總統、也是美國史上第一位黑人血統的總統歐巴馬（Barack Obama, 1961 ～），在 48 歲那年當選總統，外貌神采飛揚，令人印象深刻，卸任總統時僅 56 歲，已是老態龍鍾，比對其剛上任時的容貌，不是老了 8 歲，而是老了 20 歲，也令人印象深刻。

美國總統可謂全世界最忙的工作之一，半夜還被叫起來決定要不要按核子彈的鈕，煩惱國事天下事而睡不好，歐巴馬是世界的皇帝，卻是夢鄉的乞丐，龐大壓力與睡眠不足的代價，就是加速皮膚與全身老化，至於是否減壽，則看個人造化了。

▌「腦－皮軸」（Brain － Skin Axis）

在壓力下，從大腦啟動「下視丘－腦下垂體－腎上腺軸」（HPA 軸，壓力軸），這是荷爾蒙系統為主的壓力反應，此外，也啟動「交感神經－腎上腺髓質軸」（Sympathetic-adrenal medullary axis，簡稱 SAM 軸），這是自律神經系統為主的壓力反應。

在壓力下，交感神經活化，直接刺激腎上腺髓質分泌腎上腺素、正腎上腺素這兩種兒茶酚胺（Catecholamine），啟動「戰或逃反應」：心跳加速、呼吸急促、瞳孔放大、肌肉緊繃等全身性反應。腎上腺素和皮膚細胞的腎上腺受體結合後，導致皮膚血流減少、淋巴球增生、製造細胞激素。正腎上腺素可以刺激樹突細胞產生各種細胞激素。[1,2] 反之，當淋巴球被活化、細胞激素大量分泌時，回過頭干擾壓力軸運作，就如同蝴蝶效應。[3]

腦下垂體可直接分泌神經遞質、P 物質、泌乳素。腎上腺也分泌葡萄糖皮質醇與兒茶酚胺（Catecholamine），包含：多巴胺、正腎上腺素、腎上腺素，透過血液循環而影響皮膚。皮膚角質細胞也能自己製造腎上腺素，黑色素細胞和角質細胞也具有受體，分別影響表皮細胞分化，以及刺激黑色素製造。腎上腺素也會影響纖維母細胞的遷移，以及膠原蛋白製造，和傷口癒合過程有關。[4,5]

壓力直接刺激皮膚分泌泌乳素（Prolactin），刺激角質細胞增生，增加角質製造；誘使皮脂腺製造皮脂；刺激單核球與巨噬細胞產生血基質氧化酶（heme oxygenase-1, HO-1）、血管內皮生長因子（VEGF），導致血管新生作用；且能拮抗皮質醇，具有免疫保護作用。[6]

壓力透過多種神經免疫機轉影響皮膚，稱為「腦－皮軸」（Brain-Skin Axis）。[7,8]

事實上，皮膚具有非常豐富的神經支配，1 平方公分皮膚裡，就埋藏有 1000 公尺神經纖維，能夠分泌神經胜肽，包括 P 物質（Substance P），以及神經滋養因子（Neurotrophin）。

我先介紹 P 物質。在壓力下，神經末梢分泌 P 物質，刺激肥大細胞釋放組織胺，以及增加巨噬細胞、中性球、與其他發炎細胞浸潤，刺激

單核球與淋巴球釋放細胞激素,增加表皮共生菌的毒性,增加神經性炎症反應。P 物質可說是大腦聯繫皮膚毛囊的重要媒介,和神經發炎也有關。[9] 神經胜肽與神經滋養因子就是壓力的局部反應,產生神經性炎症反應。[10]

此外,肥大細胞位居具有 P 物質的神經末梢與血管,是啟動神經性炎症反應的開關,調控血管擴張與促發炎因子的分泌,如組織胺、細胞激素、血管內皮生長因子、一氧化氮、氧化酶等。[11]

在皮膚的神經滋養因子,則是神經生長因子(Nerve growth factor, NGF),促進壓力引起的皮膚神經增生,並且影響過敏發炎反應、表皮的其他壓力反應。知名的腦源神經滋養因子(Brain-derived neurotrophic factor, BDNF)是神經可塑性、以及大腦學習與記憶功能的知名調控因子。[12]

神經生長因子會刺激皮膚肥大細胞,釋出細胞激素,促進神經性炎症反應(Neurogenic inflammation);促進角質細胞增生,減少紫外線誘發的細胞自戕;促進纖維母細胞分化為肌纖維母細胞,是傷口癒合的關鍵步驟;在紫外線照射下,可以刺激黑色素細胞的移動、以及樹突化。[9]

皮膚不僅有自己的壓力荷爾蒙系統,還有自己的神經遞質(Neurotransmitter,神經傳導物質)系統,以前我們知道只有腦神經系統有,但皮膚就是暴露在外的神經系統。「腦-皮軸」牽涉的壓力荷爾蒙與神經胜肽整理如表 11-1。[9]

表11-1 「腦－皮軸」牽涉的壓力荷爾蒙與神經胜肽 [9]

皮膚細胞種類	分泌壓力荷爾蒙	分泌神經胜肽
表皮角質細胞		
黑色素細胞	皮釋素（CRH）、皮促素（ACTH）、泌乳素	神經遞質、兒茶酚胺
真皮纖維母細胞	皮促素、皮質醇（Cortisol）、泌乳素	神經遞質
肥大細胞	皮釋素，並具有皮釋素、皮質醇、泌乳素的受體	具有神經遞質、P 物質的受體
皮脂腺細胞	皮釋素、泌乳素	
神經末稍		P 物質、兒茶酚胺
血管	＋	＋
毛囊	皆有	皆有

02 皮膚心身症：當壓力誘發皮膚症狀

皮膚症狀往往與壓力、大腦病理有密不可分的關係，此學門則稱為心理皮膚學（Psychodermatology），指出存在許多精神皮膚病（Psychodermatological disorder, PDD），包括四大類：心身症、大腦疾病合併皮膚症狀、皮膚疾病合併大腦症狀，以及其他，根據德國波鴻魯爾大學醫院馬夫羅喬古（Mavrogiorgou）等人闡述如下：[13]

精神皮膚病四大類	個別疾病舉例
心身症	多汗症、異位性皮膚炎、痤瘡、摳抓者痤瘡、單純性苔蘚、乾癬症、脂漏性皮膚炎、酒糟、休止期落髮、蕁麻疹

精神皮膚病四大類	個別疾病舉例
原發性精神疾病伴隨皮膚症狀	強迫症、焦慮症、拔毛症、憂鬱症、妄想症、失智症、解離症、身體化症、邊緣型人格障礙症
原發性皮膚疾病併發精神症狀	圓禿、白斑症、神經纖維瘤、慢性溼疹
表皮感覺疾患	心因性搔癢、舌痛、外陰痛

　　首先介紹皮膚心身症（Psychophysiological disorder, PPD）。心理壓力會誘發、或惡化皮膚疾病，患者也感受到壓力和皮膚症狀之間，有清楚的時序性的關係，包括：痤瘡、異位性皮膚炎、乾癬、圓禿、心因性搔癢症、酒糟、脂漏性皮膚炎、蕁麻疹。[9,14,15]

█ 壓力與痤瘡

　　Selena 是 40 歲的保險公司經理，在額頭、太陽穴、下頜、脖子冒出紅腫的痘痘，但還沒完，前胸、後背、頭皮、臀部也都有痘痘，下頜的痘疤形成了痤瘡蟹足腫，難以消退、不定時變得又腫又癢。鼻子、鼻側、胸背出油或流汗厲害、且毛孔粗大。

　　怎麼會這樣呢？原來她長期胃腸不佳，加上業務壓力大，時常胃痛腹脹，搞出了胃食道逆流、胃潰瘍，天天熬夜，累得不得不上床時，卻難以入睡，吃了 5 年安眠藥，雖然出現夢遊的嚴重副作用，為了能入睡還是勉強吞下。隔天起床還是疲累，三餐靠喝大杯咖啡拿鐵提神。

　　5 至超過 7 成的痤瘡患者發現在壓力下會加重。[16] 壓力本身，即足以讓痤瘡發作，許多醫師已經發現這點，直到一項實驗性的研究確認了因果關係：在面對考試的學生族群中，壓力程度和痤瘡發作程度有明顯相關性。[17]

前文談到皮膚本身就有小型的壓力軸，壓力透過以下機轉惡化痤瘡：

- 皮釋素（CRH）：由下視丘釋放，刺激腦下垂體分泌皮促素，再刺激腎上腺分泌腎上腺素與皮質醇。皮釋素能直接刺激皮膚裡的皮脂細胞上的接受器，啟動關鍵酵素，促進皮脂製造[18]，還刺激角質細胞，分泌細胞激素，如第六、十一型介白素，促進發炎反應。[19]
- 皮促素（ACTH）：會刺激皮脂增生。
- 甲型黑色素細胞促素（α-MSH）：會刺激皮脂增生。
- P物質：在出現痤瘡的皮脂腺旁，有大量神經纖維產生，富含P物質，有三大作用：一是刺激皮脂腺的增生與分化；二是刺激訊息分子PPAR-γ的基因表現，刺激皮脂腺產生脂肪，以及促發炎激素，包括第一、六型介白素，以及甲型腫瘤壞死因子，增強發炎反應；三是活化肥大細胞，增強神經性發炎反應。

由於表皮角質細胞在屏障破損、或受到傷害（環境過乾、紫外線侵入）時，能夠分泌多種細胞激素、化學介質、壓力荷爾蒙（葡萄糖皮質素，即皮質醇），多能直接在大腦上並引起情緒變化。因此，皮膚病灶極有可能反過來，直接左右了患者的情緒！[20]

▍ 壓力與酒糟性皮膚炎

情緒是酒糟最常見的誘發因子之一，79%患者報告有此狀況。69%患者表示情緒壓力讓他們每個月都發作酒糟。67%患者則發現，只要專注在減壓活動，酒糟就能改善。[21]

不只是這樣。在丹麥國家世代研究中，有460萬民眾罹患輕度、或

中重度酒糟性皮膚炎，各有 3 萬 0725 位、2 萬 4712 位，分析發現：他們罹患憂鬱症的風險提高了，各自增加了 89%、104%，罹患焦慮症的風險也增加，各自增加 80%、98%。顯然酒糟性皮膚炎常合併精神疾病，臨床醫師必須關注。[22]

這是為什麼呢？

原來，皮釋素（CRH）能活化肥大細胞，這是過敏疾病的關鍵角色，進一步釋放促發炎激素，如第 6、8 型介白素，能導致臉部潮紅。肥大細胞也釋放組織胺，導致血管擴張，而形成臉部潮紅與刺熱感。而壓力讓皮質醇增加，活化了發炎路徑，以及導致皮膚屏障功能受損。[21]

研究還發現：當一個人的憂鬱分數增加時，血液中金屬基質蛋白酶（Matrix metalloproteinases, MMPs）的濃度也增加了，這正是形成酒糟的一大病因。[23]

▎壓力與異位性皮膚炎

強烈的搔癢感，是異位性皮膚炎患者最大的困擾，心理因素更加重了搔癢感與搔抓行為，形成「癢－抓－更癢－更抓」的惡性循環。[24] 搔癢牽涉到皮膚過度敏感、感覺神經延長生長到表皮層、周邊與中樞神經敏感化、背神經根、脊髓、中樞神經系統的一連串神經傳導失調，可以加重、也可以抑制搔癢感。[25] 因此，針對神經感覺的治療非常重要，包括心理治療也在其中。[26,27]

壓力透過影響免疫系統，將第一型／第二型助手 T 細胞平衡轉為第二型助手 T 細胞為主的反應，因而惡化了異位性皮膚炎。另外，也影響壓力軸的荷爾蒙分泌，產生壓力反應。在壓力下，連皮膚細胞自己也能分泌促皮釋素，直接產生局部發炎反應，促使肥大細胞分泌發炎因子。

28

　　美國大型研究顯示，在 9 萬多名 0 至 17 歲罹患異位性皮膚炎的兒童青少年中，和沒有異位性皮膚炎的兒童青少年相比，前者有較高精神疾病的盛行率，包括：注意力不足／過動症（勝算比 1.87 倍）、憂鬱症（1.81倍）、焦慮症（1.77 倍）、品行障礙症（1.87 倍）、自閉症（3.04 倍），且隨著異位性皮膚炎的嚴重度增加，精神疾病的盛行率也相應提高。[29]

　　台灣健保資料庫分析也顯示，同時被診斷有注意力不足／過動症、抽搐症的患者，比起只有單純注意力不足／過動症或抽搐症患者，明顯有較高比率出現過敏疾病，包括：異位性皮膚炎、氣喘、過敏性鼻炎、過敏性結膜炎。[30]

　　此外，美國另一項大型研究發現，沒有異位性皮膚炎的成年人罹患憂鬱症的盛行率為 10.5%，但異位性皮膚炎患者則為 17.5%。且後者有更高機會得到中度到嚴重的憂鬱症，其勝算比分別為 2.24 與 5.64 倍。[31]

　　異位性皮膚炎患者常合併焦慮、憂鬱等壓力症狀，壓力症狀又反過來惡化異位性皮膚炎病情，形成惡性循環。包括異位性皮膚炎在內的過敏疾病，與多類型的大腦疾病是緊密相關的。

▎壓力與結節性癢疹

　　Anita 是 55 歲公務人員，她一手抓著脖子後面、一手抓著左側小腿，皮膚檢查發現在脖子、腹部、小腿有多顆搔癢而隆起的結節，有些具有抓痕、且破皮流血中。她痛苦的表情中帶點快樂，一邊抓得不亦樂乎，一邊問我：「為什麼這五年來，皮膚癢都不會好？」

　　我回答：「因為妳一直抓，才會一直癢啊！」

　　她說：「可是因為癢，我才會去抓啊！」

我回應：「就是因為妳一直抓，才會一直癢啊！」

結節性癢疹（Prurigo nodularis），和異位性皮膚炎一樣，都是高度搔癢的皮膚病，但呈現圓形隆起、過度角化、搔癢丘疹與結節，多呈現對稱分布，結節間因搔抓動作而出現線狀排列。可能會出現一種很有特色的「蝴蝶徵象」（Butterfly sign），唯獨在上背與中背未出現病灶，這是因為「抓不到」。病程是慢性化的，平均為期 6.4 ～ 8.7 年，在女性、銀髮族會較頻繁發作、搔癢較強烈。[32]

患者最早出現搔癢的皮膚症狀，習慣搔抓後出現增厚、肥厚、過度角化，變得慢性化而失去原先的皮膚特徵，即使不搔抓，改善的速度也很慢。結節性癢疹患者肇因於皮膚與生理疾病所產生的慢性搔癢，以及當事者持續的搔抓。最常見的皮膚原因就是異位性皮膚炎，又被稱為異位性搔癢（Atopic prurigo）。最常合併的生理疾病是精神疾病，包括憂鬱與焦慮，其他有：第二型糖尿病、甲狀腺疾病、C 型肝炎感染、非何杰金氏淋巴瘤等。[33]

病因可能和神經產生病變有關，表皮與真皮的小直徑神經纖維，在密度、分布、型態上都有了改變。[33]

▍壓力與乾癬

《英國皮膚醫學期刊》研究發現：日常生活最高的壓力程度，和一個月後的乾癬發作相關，且和較低的皮質醇濃度有關。日常生活壓力較高的患者，和壓力較低的患者相比，前者皮質醇濃度更低。壓力應是透過影響皮質醇，影響了乾癬發作。顯然，對於皮質醇較低的患者，皮膚對於壓力比較敏感，可能引發乾癬發作。[34]

▌壓力與肝斑

巴西研究發現，壓力在 4 ～ 7% 的肝斑個案中，扮演了誘發因素，在 26.3% 的肝斑個案中，是加重因素。35,36《英國醫學期刊》一項案例對照試驗發現：服用抗憂鬱或抗焦慮藥物者顯著容易得肝斑（和一般人相較的勝算比為 4.96），這意指當事者的負面情緒症狀，達到焦慮症、憂鬱症或其他情緒疾病的嚴重度。而個人長期的焦慮性格特質（不只是當下的焦慮狀態）分數，也會提高肝斑發生機會（勝算比為 1.08）。[37]

為什麼呢？如前文介紹，在壓力與負面情緒下，下視丘會增加分泌黑色素皮質素（Melanocortin），包含兩種荷爾蒙：皮促素與甲型黑色素細胞促素，皮膚黑色素細胞都能獨立接受其荷爾蒙刺激，促進色素形成。[38] 肝斑病灶表皮層甲型黑色素細胞促素、以及黑色素皮質素受體（MC1-R）比起附近的皮膚，都是增加的。[39]

▌壓力與圓禿

儘管直接證據有限，壓力仍是圓禿發作常被提到的因素。[40] 圓禿患者較一般族群，更容易合併精神疾病，包括：憂鬱症、廣泛性焦慮症、畏懼症、思覺失調等。[41]

《英國皮膚醫學會期刊》的台灣健保資料庫研究指出：圓禿患者相較於一般人，更容易合併焦慮症，較不容易合併思覺失調症。在小於 20 歲的圓禿患者，較容易出現憂鬱症（勝算比 2.23）；在 20 歲至 39 歲的圓禿患者，較容易出現焦慮症（勝算比 1.43）；在 40 歲至 59 歲的圓禿患者，較容易出現強迫症（勝算比 3.00）與焦慮症（勝算比 2.05）。半數精神疾病是在發作圓禿前就已經出現。[42]

《美國醫學會期刊：皮膚醫學》一篇南韓研究中，比較 7 萬多名有

圓禿的患者，與年齡、性別相仿的健康人，前者在蓄意自傷或精神疾病引起死亡上，多了 21% 的風險，特別是 35 歲以下的成年患者多了 68% 風險，有全頭禿或宇宙禿患者多了 85% 的風險。在全頭禿或宇宙禿患者，因肺癌而死亡的風險多了 116%，可能與抽菸有關。顯然，醫師應多關注圓禿患者的情緒與心理健康狀態。[43]

皮膚自己就有與全身互別苗頭的壓力軸（HPA 軸），壓力直接啟動皮膚分泌皮釋素、皮促素、皮質醇，影響皮膚與毛囊狀態，促進毛囊周邊肥大細胞釋放組織胺與促發炎激素，讓毛囊提早進入毛髮的退化期（Catagen）。此外，焦慮症／強迫症患者血液皮質醇濃度、腦脊髓液的麩胺酸增高，可能同時影響大腦與皮膚，惡化圓禿。再者，圓禿面對外觀缺陷的壓力，可能反過來惡化焦慮症／強迫症。[42]

❧ 03 精神皮膚病：當壓力製造皮膚症狀

精神皮膚病（Psychocutaneous Disease）即前述「原發性精神疾病伴隨皮膚症狀」，皮膚症狀都是自我刻意造成的，和心理精神狀態有關，本質上就是精神疾病，名列《DSM-5 精神疾病診斷準則手冊》（台灣精神醫學會翻譯）者包括：

- 強迫症及相關障礙症：身體臆形症、摳皮症（神經性摳抓）、拔毛症、強迫症（重複洗手）。
- 思覺失調類群及其他精神病症：妄想症，身體妄想型（蟲害妄想）（Delusion of infestation）。
- 身體症狀及相關障礙症：人為障礙症（Factitious disorder，偽病性皮膚炎）。

▌ 身體臆形症：

「當我照鏡子，看到鼻子毛孔粗大和痘疤凹陷，我就想死。」患者 A。

「禿頭，讓我對人生感到絕望，完全無法見人。」患者 B。

「當我走在街上，別人在看我，是因為覺得我很醜。如果沒在看我，也一定是覺得我很醜！」患者 C。

這三句內心話，描繪出身體臆形症（Body dysmorphic disorder, BDD）患者內心的痛苦與矛盾。根據《DSM-5 精神疾病診斷準則手冊》，身體臆形症指當事者：

● 執著於自己感受到的一種或多種身體外觀的瑕疵或缺陷，但是別人無法察覺、或只認為是輕微的瑕疵

● 對外表的擔心，已表現反應在作出一些重複性的行為（例如：照鏡子檢查、過多的打扮、摳皮膚、或再三尋求保證）、或心智活動（例如：與他人比較自己的外貌）。

● 上述執著引起臨床上顯著苦惱，或社交、職業或其他重要領域功能減損。

● 對外表的執著，無法由飲食障礙症對身體脂肪或體重的擔心來做更好的解釋。

《美國皮膚醫學期刊》研究發現：身體臆形症的盛行率在社區為2%，在皮膚科門診為 6.7%，在醫美門診達 14%。[44] 患者最常關注的部位是皮膚、毛髮、鼻子[45]，常逛診所、逛醫生、瘋整形（Plasti-Surgiholic），卻總是怪罪療效不佳、控訴造成惡化，形成醫療糾紛。

身體臆形症患者在腦神經生理的病因，包括：選擇性注意、過度注意細節、威脅感、過度擔憂，強迫症狀相關的大腦迴路「皮質－紋狀體－

視丘－皮質」（CSTC）活動過強，神經遞質失調，如血清素、多巴胺、γ - 胺基丁酸（GABA）。[46,47]

身體臆形症患者在心理社會方面的「心結」，包括：

● 被嘲笑的早期經驗。
● 依戀關係障礙：家庭暴力、兒童虐待、性虐待。
● 低自尊：因此過度重視外表。
● 完美主義：過度低估自己、高估他人。
● 對拒絕或批評過度反應。
● 神經質：焦慮、害羞、憂鬱、憤怒、脆弱感。
● 壓力事件。
● 社會文化：對外表的過度強調。
● 媒體壓力：廣告暗示的外貌理想、社群媒體中的容貌比較。[46~48]

事實上，身體臆形症患者的生活品質，甚至比最近發作心肌梗塞的患者還差[45,49]，超過 60% 罹患過焦慮症，38% 罹患過社交焦慮症，有 48% 曾有精神住院病史，45% ～ 82% 有過自殺想法，22% ～ 24% 出現過自殺行為[50]，需要被轉介到身心科，接受認知行為治療與藥物（包括血清素再回收抑制劑）治療。

在美容醫學門診，給身體臆形症患者最好的醫美治療，就是──不要治療，但需要轉介身心科醫師協助。

▎摳皮症

Elsa 是 18 歲的高中三年級學生，就讀於升學壓力大的明星學校，她說摸到、或看到自己的皮膚、和頭皮有突起，就心裡不舒服，只有用手

指摳掉、讓它變平，才會覺得輕鬆。媽媽發現她在考試前幾天，摳皮的行為最頻繁，也抓得「頭破血流」，考完試幾天，摳皮動作自然變得少些。Elsa 自己反倒不覺得摳皮和壓力有任何關係。她知道一直抓下去，不只皮膚留疤，還可能導致禿髮，卻還是衝動地先抓再説。她以前有慢性蕁麻疹，四肢已經留下明顯的皮膚疤痕與黑色素沉澱。

摳皮症（Excoriation disorder）是首度被列入《DSM-5 精神疾病診斷準則手冊》的新興精神疾病，當事者出現反覆性、強迫性的摳抓，導致組織損壞，又稱為病態性摳皮（Pathological skin picking）、神經質摳抓（Neurotic excoriation）、摳皮癖（Dermatillomania）或心因性摳抓（Psychogenic excoriation）。[51]

摳皮症盛行率在 1.4% ～ 5.4% 之間，普及程度不亞於其他精神疾病。根據《DSM-5 精神疾病診斷準則手冊》，摳皮症（Excoriation disorder）指當事者：

● 一再地摳皮膚造成皮膚損傷。

● 重複企圖減少或停止摳皮膚。

● 因摳皮膚引起臨床上顯著苦惱，或在社交、職業或其他重要領域功能減損。

● 並排除物質（古柯鹼）或身體狀況（疥瘡）所導致，以及其他精神疾病症狀。

摳皮症的誘發因素包括：壓力、焦慮、每日例行活動以外的時間多（坐在沙發上、看電視、閱讀或其他）、無聊、感覺疲勞或憤怒時。此外，情緒調節障礙與情緒反應大可以預測摳皮行為，這已排除了憂鬱、焦慮

或擔憂的影響。[52] 若感到皮膚有腫塊或不平，或者看到皮膚有汙點、或變色，也會引發摳皮。[51]

摳皮通常開始是無意識、自動化的，但過了一段時間變成有意識的、專注的。患者表示有 69% ～ 78% 的時間知道自己在摳皮，但不少人是到別人指出、或發現流血時才意識到。[51]

摳皮症的病因尚不清楚，但有發現大腦運動控制迴路失調，對停止訊號的抑制反應不良（stop-signal inhibitory control），以及情緒相關的衝動性較強。[51] 神經影像研究發現摳皮症患者大腦白質路徑（White-matter tracts）減少，特別是在前扣帶迴皮質處，但並未與摳皮、焦慮或憂鬱症狀嚴重度相關。前扣帶迴皮質正是抑制動作反應的重要神經部位。[53]

也有學者推測，壓力造成皮質醇與腦內啡濃度增加，刺激多巴胺的分泌，過度活化了基底核，因而引起運動障礙，可以說明抑制多巴胺的藥物能改善症狀。事實上，增加血清素的藥物也有些療效，可能摳皮症患者也存在血清素系統失調。[13]

摳皮症有數種亞型，包括：

● 摳抓者痤瘡（Acne excoriée, picker's acne）：當事者摳抓痤瘡，導致痤瘡的惡化與反覆發作，慢性發炎導致明顯痘疤，出現發炎後色素沉澱。[32]

● 搔頭皮症（Trichoteiromania）：強迫性地搔抓或摩擦頭皮，常出現髮幹斷裂，有時引起慢性單純苔蘚（Lichen simplex chronicus）。患者出現「癢－抓／摩擦－癢」的行為模式，導致病情難以改善。[54]

● 摳甲症（Habit-tic deformity, onychotillomania）：反覆傷害到甲母質而導致的指甲失養症（Nail dystrophy），患者無意識、反覆地摳抓甲

板，或往後剝甲小皮（Cuticle）。大拇指最常受影響，指甲板呈現中央凹陷、出現橫向而平行的脊。[32]

▌ 拔毛症：

根據《DSM-5 精神疾病診斷準則手冊》，拔毛症（Trichotillomania）指當事者：

- 一再地拔毛髮導致毛髮量減少。
- 重複企圖減少或停止拔毛髮。
- 因拔毛髮引起臨床上顯著苦惱，或在社交、職業或其他重要領域功能減損。
- 並排除身體狀況（如其他皮膚疾病）、以及其他精神疾病症狀所導致。

盛行率在 0.6% ～ 3.4% 之間，患者拔除身體不同部位的毛髮，最常見包括：頭皮、眉毛、睫毛、陰毛等，從數分鐘到數小時不等。從兒童晚期到青春期早期開始發作，有兩種型態：一種是「自動型」拔毛，當事者自己沒察覺到正在拔毛，另一種是「專注型」拔毛，當事者看到或感到毛髮不對勁，覺得毛髮很粗、不規則或長錯位置。[55]

會引起拔毛的線索，包括：情緒壓力、無聊、頭皮感覺、對毛髮細節的謬誤認知等。確實，拔毛症患者常合併憂鬱症與物質使用疾患，1 至 2 成患者在拔毛之後，會吞進肚裡，稱為吃毛症（Trichophagia），這些毛髮有可能形成毛團（Trichobezoars）而堵塞腸胃道。[55]

美國芝加哥大學與明尼蘇達大學一項針對拔毛症患者的研究中，發現 23% 合併一種或更多的焦慮症，合併焦慮症的拔毛症患者，會有更嚴

重的拔毛症狀，出現憂鬱症，其一等親有強迫症的機會增加，且在運動抑制（motor inhibition）的認知能力測驗中表現較差。治療也需要改善焦慮症與加強放鬆訓練。[56]

拔毛症牽涉到當事者的刺激與衝動控制能力有障礙，此外，情緒調節也有困難，特別是情感的覺察與表達不能（Alexithymia）。腦生理研究也發現，「皮質－紋狀體－視丘－皮質」（CSTC）神經迴路的異常，血清素、多巴胺系統失調，此外，還有麩胺酸系統的失調，因為 N- 乙醯半胱胺酸（N-Acetylcysteine, NAC）可以透過調節麩胺酸系統，讓半數的拔毛症患者出現明顯的改善。[13]

▌強迫症：

強迫症指當事者出現反覆強迫思考，造成焦慮與不適，用反覆的強迫動作來消除此焦慮與不適，造成顯著的困擾或失能。

和皮膚相關的強迫思考包括：怕弄髒、怕被感染。會造成皮膚症狀的強迫行為包括：過度洗手、清潔儀式、摩擦、摳抓。患者因此過度接觸水、肥皂、與摩擦，可導致皮膚出現刺激性接觸性皮膚炎、搔癢、或抓傷（Excoriation）。慢性摳抓或摩擦可導致皮膚的苔蘚化，以及「癢－抓」的惡性循環。[32]

強迫症的形成，是古典與操作制約學習的心理結果，也牽涉到「皮質－紋狀體－視丘－皮質」（CSTC）神經迴路的異常，血清素系統在其中有調節與抑制作用，卻出現了失調。[13]

剪髮癖（Trichotemnomania），是強迫性地剃（剪）光頭髮，但患者常不承認。本質上是一種強迫症，而不是拔毛症。[57]

《美國皮膚醫學會期刊》描述過案例，一位 28 歲女性患者從一年前開始，失去了所有的頭髮、眉毛、腋毛、與陰毛，但仔細檢視，毛囊開

口還看得到黑色的髮幹，都在皮膚平面以下，但陰毛則留有 4 毫米長，顯然是因為有一段時間未修剪所致，顯微鏡檢查也顯示頭髮有明顯切面，且毛囊組織是正常的。

原來，患者一年前經歷重大壓力，她的男友離棄她而去，隨後她出現了心因性的發聲障礙，當時精神科醫師認為是突發性禿髮引起的壓力反應。其他醫師也曾經診斷為一種最嚴重的圓禿，稱為宇宙禿（Alopecia areata universalis）。不過以上皮膚檢查顯然推翻了這個診斷。[58]

嗅覺關係症候群

Ruth 是高中二年級女生，向我抱怨自己腋下有「臭水溝味」，出現半個月了，媽媽搖頭表示沒聞到。我和其他醫護人員湊上前嗅聞，也都沒聞出味道。我問她：「妳最早怎麼發現的？」

她想了想，說：「坐我隔壁的女生跟我說：『妳身上有臭水溝味！』我仔細聞，果然有臭水溝味！但我媽都騙我聞不到，她是假好心。」

她指證歷歷，卻沒有客觀事實佐證。這時，我注意到她手臂上滿是摳抓形成的黑色素沉澱，原來她自幼即有異位性皮膚炎，癢就抓、抓更癢，手臂色素不均且凹凸不平，害羞的她感到自己很醜，沒勇氣交朋友，學習成績也在中後，每天心情不悅。或許自卑的她，過度在意同學這句「妳身上有臭水溝味」的負面批評，不自覺地把外表當成自身失敗的「代罪羔羊」，出現轉移（Displacement）的心理防衛機轉，誇大了想像中的臭味。

嗅覺關係症候群（Olfactory reference syndrome），指當事者持續並痛苦地想著，自己散發出難聞身體氣味，但他人並未嗅聞到。在《DSM-5 精神疾病診斷準則手冊》歸類為「其他特定的強迫症及相關障礙症」，造成當事者焦慮、憂鬱、社交退縮與人際痛苦。[59,60]

嗅覺關係症候群的擬定診斷準則為：[59]

● 執著於持續的身體氣味或口臭（Halitosis）的想法，儘管旁人解釋並未聞到。
● 當事者也認為此想法是不合理或過度的。
● 導致顯著的痛苦或功能損害。
● 並非其他疾病所造成，或是使用物質、其他生理原因所導致。

日本九州齒科大學針對 1000 多名女大學生的研究也證實了：社交焦慮明顯帶來更多的嗅覺關係症候群，以及病態性主觀口臭（Pathologic subjective halitosis）。[61]

嗅覺是極其主觀的經驗，某些自覺的臭汗症患者，可能只是嗅覺關係症候群。研究發現，液相層析法的客觀技術，並無法解釋人類的主觀嗅覺經驗。事實上，嗅覺能力與覺察閾值受到種族、性別、環境、職業、生理狀態、菸酒藥物使用、心理狀態與認知偏差等重大影響，個人傳達的嗅覺經驗是不可靠的，無法作為法律上的評估依據。[62]

還有許多身心疾病出現類似嗅覺關係症候群，包括：[59]

● 精神疾病：妄想症（身體型）、嚴重憂鬱症合併精神病特徵、思覺失調症、情感思覺失調症、其他精神病症、失智症。
● 中樞神經疾病：癲癇症、腦瘤、腦傷、三甲基胺尿症。
● 周邊神經疾病：慢性鼻竇炎、過敏性鼻炎、上呼吸道感染。

三甲基胺尿症（Trimethylaminuria），就是俗稱的「臭魚症」，是一種罕見疾病。食物中的膽鹼、卵磷酯、或是氮硫化物會被腸道菌分解

成三甲胺，這是魚腥味的來源。正常人體的含黃素單氧化酶 3（Flavin-containing monooxygenase 3, FMO3）會將三甲胺代謝掉，臭魚症患者無法代謝，導致體內含有過多的三甲胺，藉由呼吸、汗液或是尿液排出，因而出現臭味。[63,64]

▌寄生蟲妄想症

我曾在《臨床精神藥理期刊》（Journal of Clinical Psychopharmacology）發表臨床案例：

一位 67 歲男性本身有高血壓、糖尿病、白內障、慢性腎衰竭，有皮膚搔癢症狀五年，兩年前開始認為有蟲住在身體與臉部皮膚中，導致他的搔癢。當風吹起，他感到皮膚特別癢，搔抓後聲稱有看到小黑蟲與蟲卵，又說視力模糊是因為蟲在眼睛裡面移動。他認為眼皮變黑，是因為蟲子的關係，揉眼皮是因為了要撥落蟲卵。

皮膚檢查顯示在額頭、臉、頭皮、腰、背都有散布的摳抓性丘疹與結節，但並未有任何蟲類感染，診斷為人為皮膚炎（Dermatitis artefacta）。眼科檢查顯示有兩側青光眼與右側缺血性視神經病變。進一步的精神狀態檢查中，其被寄生蟲感染的意念為不可撼動，為有皮膚與眼睛症狀的寄生蟲妄想（Delusional parasitosis）。

此外，簡短智能狀態測驗為 19 分（總分 30 分），電腦斷層顯示有腦萎縮，可能早期的失智症是根本原因。後來運用精神藥物治療，一個半月以後症狀完全消失。[65] 這案例報告被多篇皮膚醫學與眼科學期刊論文所引用。

寄生蟲妄想在《DSM-5 精神疾病診斷準則手冊》歸類為「妄想症，身體型」，出現大或等於一個月的妄想，但並未符合思覺失調症。患者平均 57 歲，女性是男性的 3 倍，8 成都合併精神疾病，包括：74% 有憂

鬱症、24% 為物質濫用、20% 焦慮症。患者通常主觀壓力也很大，影響人際關係與工作。[66]

患者可能出現「火材盒徵象」（Matchbox sign），喜歡收集他們認為有蟲的「證據」，包括：灰塵、髒汙、植物纖維、動物毛髮、疙瘩、皮屑，乃至於有關過去病灶或蟲的照片。他們描述蟲爬感，這出於幻覺。可能將寄生蟲歸因於某次碰到髒環境、或者性行為。也可能出現共生性妄想症（Folie à deux），患者堅信家人被蟲寄生，想盡辦法要治療他們，而家人也變得這麼認為。[66]

這類「蟲蟲危機」要認定並非想當然爾，因為醫師需要排除多種常見皮膚疾病，包括：疥瘡（疥蟲感染）、禽蟎誘發皮膚炎、寵物誘發皮膚炎、毛毛蟲皮膚炎、農產品誘發皮膚炎（Grocer's itch）、人造纖維（Fiberglass）皮膚炎、物質誘發蟲爬感與搔癢（包括：安非他命、古柯鹼、多巴胺致效劑、鴉片類等）、生理疾病誘發蟲爬感與搔癢（如甲狀腺亢進、肝腎疾病）、思覺失調症與相關疾病、失智症、其他精神疾病（如焦慮症、強迫症、身體化症）等。[66]

儘管沒有任何證據有蟲，但患者並不因此而鬆一口氣，反而到處「逛醫生」，試圖找到一個相信他講的醫生。和患者辯論到底有沒有蟲，幾乎沒有幫助，醫生最好是強調會做更全盤的評估與處置。

有時，患者會反問醫生：「你是不是覺得我瘋了？」

這時，醫生可以這樣回答：

- 「我相信你真的很困擾，我想要幫助你。」
- 「我認為我們有時都會感到有點瘋狂，這是沒關係的，我們一起來關注你的症狀，讓你感到好一些。」

● 「有人說你瘋狂嗎？如果真的這樣，你的想法是什麼？」
● 「接受治療可以減輕你所感覺到的蟲爬感。」[66]

▌人為皮膚病灶

人為皮膚病灶（Self-inflicted skin lesions, SISL），過去又稱人為皮膚炎、神經性摳抓、心因性摳抓、自我傷害等，也包含前述某些心理皮膚疾病。歐洲皮膚與精神醫學學會（European Society for Dermatology and Psychiatry, ESDaP）將它分為兩大類：[67]

第一類是隱藏或隱瞞的皮膚傷害行為，包括：

有明確外在誘因的是詐病（Malingering），例如為了取得傷病保險金、爭議事件的賠償金、逃避兵役、逃避學校等，而製造某種皮膚疾病、故意惡化原先已有的皮膚病、或故意不遵守醫囑服藥治療，誤導醫師錯誤臨床判斷或製造錯誤病歷。

無明確外在誘因的是佯病症（Factitious disease），又稱孟喬森氏症（Münchausen's syndrome），例如受到家庭暴力的小孩自我傷害、製造出皮膚症狀，獲得父母或醫療人員的關注，滿足於生病角色（Sick role）。當中有種特殊的代理型（by proxy）佯病症，照顧者故意在小孩的皮膚上製造傷害，藉以得到醫療人員的關注。

第二類是沒有隱藏或隱瞞的皮膚傷害行為，包括：

病態的皮膚摳抓與傷害行為，以「強迫行為」為主的有摳抓者痤瘡、拔毛症、囓甲症，以「衝動行為」為主的有割傷、燒傷、打擊、製造疤痕。

非病態的身體改變行為，包含：刺青、穿環（如耳環）、醫美手術等。[67]

✽ 04 當皮膚疾病造成壓力

皮膚疾病能導致巨大身心壓力，心理症狀有時比皮膚症狀還明顯。包括：乾癬症、慢性溼疹、痤瘡、血管瘤、魚鱗癬、酒糟鼻、圓禿、白斑症、白子。[68,69]

《英國皮膚醫學期刊》的丹麥大型世代研究中，追蹤將近 25 萬名乾癬症患者達二十年，發現他們罹患憂鬱症的風險較一般人高，在輕度、中度、重度的患者中，各增加 19%、19%、50% 的憂鬱症風險。最高風險族群是重度患者、且在 40 至 50 歲間。若同時合併發炎性腸道疾病，會增加憂鬱風險，但乾癬性關節炎則不影響。若過去罹患過憂鬱症，後續再得憂鬱症的機會也顯著升高。[70]

乾癬症患者的生活品質明顯下降。[71] 根據台灣長庚醫院皮膚科的研究，女性尋常性乾癬（Psoriasis vulgaris）患者的生活品質較差。若合併有乾癬性關節炎、乾癬指甲侵犯、燒灼感、癢感，會讓生活品質更差，卻和疾病嚴重度、罹病時間長度無關。顯然，照顧乾癬患者需要格外關注心理面向。[72]

異位性皮膚炎患者身心壓力也很大。丹麥一項病例對照研究顯示，明顯有較高自殺想法比例的皮膚病患者族群為：乾癬症患者 21.2%、異位性皮膚炎患者 18.9%。相對地，溼疹患者為 5.8%、蕁麻疹患者為 6.3%，則和健康族群 6.8% 無差異。[73] 異位性皮膚炎患者的憂鬱分數，和其皮膚癢痛的程度有關。[73]

紐西蘭研究中，發現有痤瘡困擾的青少年有較多的憂鬱、焦慮症狀，和無此困擾的青少年相比，勝算比依序為 2.04、2.3，且較容易出現自殺行為，勝算比為 1.83，當排除了憂鬱或焦慮的影響，有痤瘡困擾的青少年仍較易出現自殺行為，勝算比為 1.50。[74]

　　挪威研究中，14% 青少年有較嚴重的痤瘡症狀，平均 4 位患有嚴重型痤瘡的青少年男女中，就有一位有自殺意念。較少或沒有痤瘡的青少女有自殺意念的比率是 11.9%，但有較嚴重痤瘡的青少女則是 25.5%，風險超過 2 倍；較少或沒有痤瘡的青少男有自殺意念的比率是 6.3%，但有較嚴重痤瘡的青少男則是 22.6%，風險超過 3 倍。分析也發現較嚴重痤瘡和以下有關：精神健康問題、朋友依附感差、在學校不努力、沒有談過戀愛、沒有過性交行為等。[75]

　　重要的全球疾病負擔研究也發現：若排除因皮膚疾病而死亡的狀況，事實上，皮膚疾病是造成全球人口失能的第四大病因。最常造成生活品質低落的皮膚疾病前 3 名為：皮膚炎（異位性、接觸性、脂漏性）、痤瘡、乾癬症。緊接在後的依序為：蕁麻疹、病毒性皮膚病、黴菌性皮膚病。[76] 乾癬症、異位性皮膚炎、痤瘡患者的自殺意念，和臨床顯著的情緒痛苦、身體形象改變、親密關係困難、日常生活功能受損等有關。[69]

　　先進國家已注意到皮膚疾病與精神疾病間緊密的關聯，目前心理皮膚學（Psychodermatology）領域的國際學會有：北美心理神經皮膚醫學會、歐洲皮膚與精神醫學會、英國心理皮膚學會、日本身心皮膚醫學會[68]，指出心理皮膚疾病的治療目標需要涵蓋：

● 覺察並治療大腦症狀，如憂鬱與焦慮。
● 覺察並改善睡眠障礙。
● 處理社會隔離或退縮。
● 揢升自信心。
● 減少生理不適。[68]

🌿 05 身心壓力與皮膚老化

▌身心壓力與整體老化

　　Lola 在台北近郊風景區餐廳工作，來到診間時，我發現她臉上布滿褐色、黑色大小不一的斑塊，合併肝斑與曬斑，臉頰與下巴皮膚鬆弛，形成很深的法令紋、悲傷紋，以及雙下巴，皮膚也相當乾燥。若只看皮膚，我會猜她是 70 歲的女性。

　　我一翻病歷，她 55 歲，上次來治療是一年前。她主動說：「這次隔了一年才來治療，因為工作實在太忙了！我們餐廳老闆都找不到員工，熱門時段，客人一直催上菜，而且火氣大，我一急，壓力也跟著大起來，一直做都快累死了。晚上 12 點去睡，早上 6 點起床，就趕去上班。餐廳裡不是沒有找人，而是開出月薪 3 萬 6，還是沒人願意來做正職。這真是社會問題！」

　　我說：「這社會問題，真苦了妳的皮膚。」

　　她苦笑說：「老闆是美式風格，給員工自由，真有客人投訴才檢討。生意不好時，他說：『是我做老闆的責任』。我們老員工喜歡過年加班，因為老闆會每天額外發 2000 元紅包，連續五天。我覺得很奇怪：為什麼年輕人不願意來應徵正職？這樣忙下去，我看下次來找你，大概又是一年後了！」

　　顯然地，她工作過勞、壓力大、以及睡眠不足，和皮膚老化脫不了關係。

　　有句話說：「保持年輕的祕訣，就是：多喝水，多運動，謊報年齡。」

　　身分證上的年齡可以塗改，皮膚外表可以透過美容治療改善，但細胞內的老化時鐘無法更改。它是染色體上的細胞端粒（Telomere），長

度代表細胞老化的程度，是真正的「生物年齡」。《科學》（Science）的哈佛醫學院癌症研究中心論文指出，當細胞端粒因年齡而耗損，不再能夠當「安全帽」來保護染色體 DNA，加上腫瘤抑制蛋白 p53 突變，推動了老化的引擎。接下來產生組織幹細胞衰退，粒線體失能，危害各種組織的再生與能量支援，導致老化與各種老化疾病的產生。[77]

加州大學洛杉磯分校教授伊莉莎白・布雷克本（Elizabeth Blackburn）因卓越的端粒研究，於 2009 年榮獲諾貝爾醫學獎。她的研究團隊針對 20 至 50 歲間停經前健康女性（平均為 38 歲），她們是育有健康或生病孩子的媽媽，檢測其周邊血液單核球的端粒長度，發現心理壓力（特別是養育生病的孩子），不管是主觀的壓力感、或時間長度，和氧化壓力過高、端粒酶（Telomerase）活性降低、端粒長度（Telomere length）縮短明顯相關。以上是三大細胞老化指標，端粒酶是用來維護端粒長度的重要酵素。

研究發現，主觀壓力感受最大的女性族群端粒長度平均為 3110-bp（鹼基對），壓力感最小的女性族群為 3660-bp，前者端粒長度顯著地短 550-bp，若以健康人一年縮短 31 ～ 63 bp 的速度換算，前者比後者老了 9 至 17 歲！此重要研究結果發表於《美國國家科學院院報》（Proceedings of the National Academy of Sciences of the United States of America）。[78]

這告訴我們：同樣都是 38 歲的年輕媽媽，因為心理壓力，可以比同年齡的其他媽媽老上 17 歲這麼多！中年患者常愛質問醫生：

「為什麼我的皮膚這麼鬆弛？為什麼一直長斑和皺紋？為什麼做完治療不久，整張臉又垮下來了？」

我會這麼回答：「首先，這已經是老化的結果了。其次，長期壓力

是最大凶手！」

慢性心理壓力，和氧化壓力過大、提早老化、出現老化疾病（慢性疾病）、與終極的死亡，都有緊密關係，反映在細胞端粒長度的縮短。[79,80] 老化並非成年之後才開始，若青少年時期遭遇同儕霸凌，即使非肢體霸凌，在高度的心理壓力下，他們的端粒也出現縮短。[81] 其關鍵機轉，就是壓力荷爾蒙皮質醇，皮質醇導致細胞端粒酶活性低落，和端粒長度縮短有關。[82]

皮膚老化，往往是內在老化的結果。

▌身心壓力與皮膚老化

《臨床麻醉學期刊》（Journal of Clinical Anesthesia）一篇研究針對高工作壓力的麻醉科醫生，以及較低工作壓力的檢驗科醫生，評估其生理與情緒健康程度，上臉與中臉的皮膚老化程度，並分析端粒長度，以及氧化壓力指標。

結果發現，和較低壓的檢驗科醫生相比，高壓的麻醉科醫生生理與情緒健康較差，端粒長度明顯較短，上臉與中臉皮膚較老化，自由基明顯升高，呈現生理與皮膚的老化。[83]

若承受心理壓力達到情緒障礙症程度（如憂鬱症、躁鬱症等），當事者細胞端粒長度明顯縮短，和同年齡沒有情緒障礙症者相比，可提早老化十年！[80] 相反地，接受治療後，若端粒長度愈長，當事者就覺得臉部外觀改善愈多，兩者有緊密關聯。[84] 端粒長度可說是一本掌管皮膚的「生死簿」！

經典的紐西蘭但尼丁世代研究中，針對 1972 年 4 月至 1973 年 3 月出生的 1037 名居民，從出生追蹤到 45 歲，檢視其在成人時期有哪些精

神症狀，這些精神症狀出自 14 種常見精神疾病，歸納為三大類型：

- 外化型疾病：注意力不足／過動症、行為規範障礙症、酒精依賴、尼古丁依賴、大麻依賴、其他藥物依賴。
- 內化型疾病：廣泛性焦慮症、憂鬱症、恐懼（包括：社交畏懼症、特定畏懼症、特定場所畏懼症、恐慌症）、飲食障礙症（包括暴食症、厭食症）、創傷後壓力症。
- 思考疾病：強迫症、躁症、思覺失調症。

　　同時，研究團隊客觀評估這些 45 歲的居民有哪些老化症狀，包括詢問：「許多人自己覺得比實際年齡更年輕、或更老。你大多覺得自己是幾歲？」再分析老化症狀與精神症狀之間是否有關。

　　結果發現：1037 人中有 997 人活到 45 歲，也就是有 3.9% 已經過世。有較多精神症狀者，會在 26 歲以後明顯出現多項老化症狀，和有較少精神症狀者相比，可以提早老化 5.3 歲。前者容易感到：自己和同年紀的人比起來更老。透過中立觀察者來評估他們的照片，照樣印證了：有較多精神症狀者有更顯著的臉部老化，不管是屬於上述三類型精神疾病的哪一種。

　　同時，前者在 45 歲出現較多生理老化症狀，包括：社交聆聽（在嘈雜環境中聆聽的能力）、視力、平衡感、走路速度、認知功能。研究印證了精神症狀與皮膚老化、生理老化的關係，此重要發現刊載在《美國醫學會期刊：精神醫學》。[85]

　　在慢性壓力下，大量的壓力荷爾蒙，也就是葡萄糖皮質醇，將降低纖維母細胞功能，導致第一、第三型膠原製造減少，在體外實驗中可減

少達 8 成。此外，白血球從血液移行到皮膚，所分泌的發炎激素，如第一型介白素、甲型腫瘤壞死因子，都能上調膠原蛋白酶的基因表現，而導致膠原的分解，形成皮膚老化。[86]

「外在美」，得先從「內在美」做起。人一生面對的心理壓力五花八門，從社會、職場、家庭、個人等層次，持續出現新挑戰。每個人都有壓力，有些人動輒發飆，有些人則從容優雅。

愛美的你，要縱容自己發飆？還是學習優雅呢？

雄性禿與交感神經低下

台灣大學醫學工程系特聘教授林頌然等人，思考「雞皮疙瘩」現象，寒冷會導致交感神經活化，刺激豎毛肌（Arrector pili muscle, APM）收縮，留住體表一層厚空氣，形成冷空氣絕緣體來保暖，此時，毛囊幹細胞（Hair follicle stem cell, HFSC）活性也會同時提升，加速毛髮再生以強化保溫功能。

仔細來看，交感神經會釋出正腎上腺素（Norepinephrine），用類似神經突觸調控毛囊幹細胞，而豎毛肌會維持交感神經對毛囊幹細胞的支配。若沒有正腎上腺素的刺激，毛囊幹細胞將會進入休眠。在胚胎發育過程，毛囊幹細胞分泌所謂音蝟因子（Sonic Hedgehog, SHH），促進「豎毛肌－交感神經」棲位（Niche）的形成，控制成人後的毛囊再生。

由於雄性禿患者的禿髮處，毛囊失去豎毛肌，交感神經也會從毛囊附近退離，因此交感神經低下也與雄性禿的病理機轉相關。這發現登上重量級期刊《細胞》（Cell）。[96]

▶ 關注焦點｜多汗症、臭汗症

根據《美國皮膚醫學會期刊》回顧文章，多汗症指的是汗液製造超過了體溫調節的需求，通常在造成患者情緒、生理、社交上的不適時，才被診斷出來，對生活品質產生負面衝擊，在美國至少有 4.8% 的人口受到影響，最好發於 18 ～ 39 歲間，男女相當，但女性較願意求醫。[87,88]

多汗症分成原發性與繼發性。原發性佔了患者族群的 93%，9 成都有雙側且典型的分布，進入青春期後，依好發機率依序為：腋下（51%）、手掌（30%）、腳掌（24%）、頭臉部（10%），少數位於鼠蹊部、臀部、乳下等部位。繼發性佔了 7%，由多種生理疾病或藥物所導致，呈現是整體的流汗，不對稱的分布。在診斷原發性多汗症之前，必須排除繼發性的狀況。[88]

多汗症最重要的原因，就是自律神經失調，導致正常的汗腺被神經刺激下而過度活動。此外，部分患者是腦神經的情緒控制功能出狀況。[88]

汗腺的分泌，是由交感神經的膽鹼神經纖維（Cholinergic nerve fiber）所控制，也受到腎上腺素等兒茶酚胺的刺激，特別在情緒導致流汗的狀況。然而，汗腺是體溫調控神經迴路的一環，從大腦皮質、下視丘、延腦、脊髓側角、脊髓旁交感神經節（鏈）、節後無髓鞘的交感 C 型神經纖維，最後刺激到汗腺的節後蕈鹼類膽鹼受體。[88]

在多汗症的患者，其汗腺的數量並未如想像中增加，也沒有肥大，組織解剖也都沒有任何異常，唯一異常的是：自律神經系統，包括交感與副交感神經兩大部分，其神經迴路過度活躍的結果，導致其實相

當正常的汗腺出現過度分泌。許多研究指出，多汗症實質上就是複雜的自律神經失調[89,90]，研究證據包括：多汗症患者的皮膚制汗神經（Sudomotor nerve）反應有增強，流汗時額葉皮質區活化，將手指泡入冷水時血管收縮反應更強，以上顯示交感神經亢進；相對地，持續閉氣用力（Valsalva maneuver）時，副交感神經反應變弱等。[88]

多汗症的另一重要原因，是大腦情緒調節問題。情緒性流汗（Emotional sweating）相關的神經迴路是邊緣系統、前扣帶皮質、下視丘，特別和腋下、手掌、腳掌、額頭與頭皮等部位的流汗有關，受到大腦皮質的調控，而不會像前述體溫調節流汗（Thermoregulatory sweating），受到其他體溫調節神經迴路的影響。[91]

繼發性流汗的特徵，多為不對稱、單側、或全身性的流汗，出現夜間流汗，25 歲以後才出現，無家族多汗症病史等。導致繼發性流汗的原因，則包括：過熱、吃熱的或辣的食物、發燒、懷孕、停經等生理狀況，以及一些病理狀況，包括：癌症、感染、內分泌代謝疾病、心血管疾病、呼吸道疾病、神經疾病、精神疾病、藥物等。[92]

多汗症帶來許多皮膚疾病，包括：表皮細菌、黴菌、病毒的感染，型態包括：凹陷角質溶解、皮癬菌感染、尋常疣或足底疣、汗皰疹、溼疹樣皮膚炎、臭汗症等。[93,94]

多汗症也帶來日常生活、工作功能、社交互動的負面衝擊，多汗症患者的生活品質甚至和罹患嚴重乾癬、類風溼性關節炎、多發性硬化症、末期腎病的患者相當！當事者感到尷尬、挫折、沒有安全感、低自尊、難以適應學校生活、親密關係困難、休閒活動也減少，帶來

明顯負面情緒或憂鬱。[88]

　　臭汗症不只和前述的表皮菌叢失調有關，也導因於自律神經失調。

　　頂漿腺受到分布在皮膚的交感神經，也就是釋腎上腺素與膽鹼（Adrenergic and cholinergic）神經纖維所指揮，以及兒茶酚胺如腎上腺素、正腎上腺素所影響。這與汗腺受到膽鹼（Cholinergic）神經纖維所指揮，略有不同。因此，狐臭患者如果情緒變化大或不穩定，如焦慮特質、或已有焦慮症，狐臭當然會加重。[95]

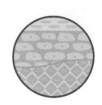

>>> CHAPTER **12**

腦神經失調造成的影響（下）：睡眠障礙、生理時鐘

01 睡眠障礙與皮膚疾病

最常見睡眠障礙包括：睡眠剝奪（睡眠不足，每日夜眠不足7小時）、失眠（入睡困難、睡眠中斷、早醒）、熬夜或睡醒時間不規律，以及睡眠呼吸中止症等。皮膚疾病會引起睡眠障礙，影響患者整體身心狀況，繼而惡化皮膚疾病。相反地，睡眠障礙加重皮膚疾病，影響患者整體身心狀況，繼而惡化睡眠障礙。

表 12-1 美國國家睡眠基金會針對不同年齡，建議不同的睡眠長度

階段	定義	睡眠時間（小時）
新生兒	0～3 個月	14～17
嬰幼兒	4～11 個月	12～15
幼兒	1～2 歲	11～14
學齡前兒童	3～5 歲	10～13
學齡兒童	6～13 歲	9～11

階段	定義	睡眠時間（小時）
少年	14 ～ 17 歲	8 ～ 10
青年	18 ～ 25 歲	7 ～ 9
成年	26 ～ 64 歲	7 ～ 9
老年	65 歲或以上	7 ～ 8

出處：國家睡眠基金會（National Sleep Foundation）www.sleepfoundation.org

睡眠障礙與異位性皮膚炎

英國愛丁堡大學皮膚科研究發現，患有異位性皮膚炎的孩童，每天的夜間睡眠比起健康孩童平均減少了 46 分鐘之久，且前者抓癢或動來動去的狀況是後者的 2 至 3 倍。[1] 台大醫院小兒部研究也發現，患有異位性皮膚炎的孩童比起健康孩童，其需要較長時間才能入睡、睡著後會醒來更多時間、睡眠較片段、睡眠效率較差。[2]

異位性皮膚炎患者睡不好，半夜頻繁醒來，更容易察覺到皮膚癢，增加了搔抓的機會，且沒有清醒意識能夠控制搔抓的衝動。家長也觀察到，在一晚的糟糕睡眠與搔抓之後，隔天異位性皮膚炎加劇了。從免疫系統來看，睡眠剝奪擾亂調節型 T 細胞的作用，將助手 T 細胞的第一型／第二型平衡轉為第二型為主的反應，因而惡化了異位性皮膚炎。[2]

睡眠呼吸問題也和異位性皮膚炎有關。

新加坡國立大學醫院研究發現，習慣性打鼾的國小或學齡前兒童，出現異位性皮膚炎的機會增加了（勝算比 1.8）。[3] 台灣台南奇美醫院研究也發現，患有阻塞性呼吸中止症的患者（包括成人與孩童），出現異位性皮膚炎的機會多了 5 成，但孩童若已罹患阻塞性呼吸中止症，出現異位性皮膚炎的機會大增為 4 倍。[4] 這可能是因為阻塞性呼吸中止症與

異位性皮膚炎都有系統性發炎、氧化壓力過高、交感神經亢進等問題。[2]

　　異位性皮膚炎的孩童，常合併有身材矮小、注意力不足／過動症等發育問題，睡眠障礙正是重要關鍵。[5,6]

　　世代追蹤研究發現，嬰兒時期溼疹若合併有睡眠問題，就可以預測他們長大到 10 歲時，更容易出現情緒問題（勝算比 2.6）以及行為問題（勝算比 3.0）。[7]

▌睡眠障礙與溼疹

　　Vivian 是 48 歲女性大學教師，一年來困擾於兩側乳暈上的溼疹，既發紅、又奇癢無比，在悶熱與流汗後加重，也常在半夜突然癢起來，影響睡眠品質，她習慣性搔抓，又出現困擾的皮膚黑色素沉澱。儘管排除了癌前病變的可能，擦藥膏後好些，但不擦藥膏又再度復發。

　　原來她有過敏性鼻炎、結膜炎等過敏體質問題，又長期熬夜，閱讀學術資料或撰寫論文到半夜 3 點，早上 8 點又起床，喝過大杯黑咖啡就覺得活力百倍，覺得自己並不需要像別人需要那麼多睡眠，有時為了開會或 8 點的課，上午 7 點就得起床，十多年來，每天睡 4 到 5 小時是家常便飯。

　　我建議她：「妳需要馬上做改變！每天睡滿 7 至 9 小時，最好午夜 12 點前就要入睡，這還只是改善溼疹的第一步。第二步還需要注意……」

　　一個月後，她的乳頭溼疹已經改善 8 成，除了感謝我之外，她回想惡化的那陣子，確實是睡得特別少、或因為壓力而睡不好，溼疹比較好的時候，就是有睡比較飽。

　　美國一項針對 3 萬 4000 名成年人的大型問卷調查中，發現溼疹患者比起一般人更容易出現常態性的失眠（勝算比 2.36 倍）、白天嗜睡（2.66

倍）、疲勞（2.97 倍）。溼疹、失眠、白天嗜睡、疲勞，正是負面健康狀態的指標，特別是溼疹與睡眠症狀一起出現的時候。分析發現有兩個風險族群最容易出現溼疹：一是出現氣喘、乾草熱（過敏性鼻炎）、食物過敏與多種睡眠症狀。另一就是失眠。[8]

研究發現，在急性睡眠剝奪時，促發炎因子如第 1β、6 型介白素、甲型腫瘤壞死因子的濃度增加，在慢性睡眠剝奪時，促發炎因子如第 1β、6、17 型介白素與 C 反應蛋白的濃度增加。[9]睡眠不足或失眠促進製造發炎因子，加重了溼疹等發炎性皮膚病。

▌ 睡眠障礙與乾癬

在動物實驗中，具有乾癬的小鼠歷經 48 小時的睡眠剝奪，血清中促發炎細胞激素如第 1β、6、12 型介白素濃度增加，而抗發炎細胞激素如第十型介白素濃度則降低。前述促發炎激素愈高，血清中壓力荷爾蒙（Corticosterone）濃度也愈高，且能預測愈嚴重的乾癬嚴重度指標角質層胰蛋白酶（Kallikrein-5, KLK-5）。在恢復正常作息（包括睡眠反彈的補眠行為）的 48 小時後，這些細胞激素異常變化就都回歸正常了。研究指出，睡眠剝奪透過影響免疫系統、皮膚功能而惡化乾癬，因此睡眠不足是乾癬的危險因子。[10]

針對乾癬與睡眠障礙的系統性文獻回顧發現：乾癬患者合併阻塞性睡眠呼吸中止症的比例達到 36% ～ 81.8%，一般人僅為 2% ～ 4%，比例相當懸殊，印證乾癬常伴隨代謝症候群等共病。不寧腿在乾癬患者的盛行率為 15.1% ～ 18%，一般人僅為 5% ～ 10%。乾癬患者的失眠症盛行率也偏高，和皮膚病灶的搔癢與疼痛有關。雖然治療改善乾癬症的皮膚症狀，就能改善失眠，但卻無法改善阻塞性睡眠呼吸中止症。[11] 這顯示

需要針對乾癬症系統性的發炎問題做治療。

台大醫院皮膚部的研究也發現，若乾癬患者合併有睡眠障礙，和沒有睡眠障礙的患者相比，前者會明顯增加缺血性心臟病、腦中風的風險，各為 25% 與 24%，這項效應在年輕患者比起中年或老年患者更為明顯。[12]

▌睡眠障礙與痤瘡

Fiona 是 28 歲的女性上班族，抱怨：「明明我吃痘痘藥、擦痘痘藥很認真，好幾個禮拜下來，為什麼還是在長新痘痘呢？」

我說：「事出必有因⋯⋯讓我深入了解一下，你晚上睡幾個小時呢？」

這時，Fiona 露出靦腆的微笑，說：「我追劇到半夜 3 點，早上 7 點爬起來去上班，算起來 4 小時。」

我說：「妳真的睡眠不足，這和長痘痘可是有密切關係的呢！」

美國克利夫蘭醫學中心皮膚科研究發現：隨著主觀睡眠品質分數下降，痤瘡的客觀嚴重度指數顯著增加。[13] 這可能因為，在睡眠不足或品質不佳時，皮脂腺上的皮釋素接受器大量增加，導致皮脂腺過度分泌油脂，這可是痤瘡形成的重要因素。[14]

比起沒有痤瘡的人，痤瘡患者毛囊的白血球（CD4-T 細胞）顯著增加，分泌促發炎激素（第十七型介白素）的細胞也增加了[15-17]，可能惡化毛囊周邊的皮膚發炎，是形成痤瘡的要素。

▌睡眠障礙與皮膚感染症

Jude 是 35 歲女性，最近一禮拜在臀部長出兩顆腫痛的囊腫，讓她「如坐針氈」，檢查診斷為癤癰，細菌感染所造成。原來她最近一週因為公

司加班，晚上只睡 5 個半小時，加上在辦公桌前久坐，對臀部某些部位造成壓迫。

Jason 是 30 歲年輕資訊工程師，一年前雙手長出 9 顆病毒疣，懷疑和接觸不潔的公用電腦有關。他抱怨接受冷凍治療和擦藥膏已經半年，治療效果仍不佳。原來，這份工作壓力大，趕案熬夜加班，睡前想說打電動紓壓，一打又因貪玩而拖延了兩小時，從半夜 3 點睡到早上 7 點起床，只睡 4 小時。過短的睡眠可能影響抗病毒免疫力。

芬蘭一項研究中，讓健康男性受試者進行 5 天的睡眠限制，每晚只睡 4 小時，結果他們血液中：

- C 反應蛋白濃度：增加 45%，即使再睡了兩天 8 小時的恢復性夜眠，繼續增加了 131%。
- 白血球數量：自然殺手細胞數量：降低 35%；B 細胞增加 21%，但在恢復性夜眠後回復；周邊血液單核球增加了 133%。
- 促發炎激素：第 1β 型介白素增加了 37%；第 6 型介白素增加了 63%；第 17 型介白素增加了 38%，在恢復性夜眠後仍增加了 19%。

睡眠不足衝擊免疫系統甚鉅，自然殺手細胞數量減少，和皮膚感染症的形成有關，而促發炎激素（如第十七型介白素）大量分泌，也加重皮膚發炎[17]。

研究也指出：睡眠品質不佳、或睡眠長度不足（一般以每天 6 小時、或 5 小時為切分點），導致免疫失調而容易得到感染，包括：

- 殺菌的免疫力變差：T 淋巴球減少、殺手細胞活性降低。

- 促發炎因子增加：第一、六型介白素、甲型腫瘤壞死因子、C 反應蛋白增加。
- T 細胞端粒長度減短（意味著免疫系統老化）。[18]

神經心理免疫學研究顯示：在心理壓力下，原來居住在皮膚與黏膜的菌叢，還會移行（Translocation）到局部的淋巴結中，造成感染加劇。[19]

▌ 睡眠障礙與酒糟性皮膚炎

中國案例對照研究中，發現酒糟患者與健康人相比，前者較多有睡眠品質差的問題，比例分別為：52.3% vs 24.0%，且在睡眠品質量表分數呈現較為嚴重。酒糟患者相較健康人，有 3.5 倍機會出現睡眠品質差，且重度酒糟患者相較於輕度至中度酒糟患者，有 1.8 倍機會出現睡眠品質差。[20]

此研究也發現兩種基因多型性與酒糟、睡眠障礙同時有關，包括：HTR2A 基因（5-hydroxytryptamine receptor 2A genes），負責製造血清素受體，其變異與憂鬱症有關；以及 ADRB1 基因（adrenoceptor- β 1 genes），調節腎上腺素（荷爾蒙）、正腎上腺素（神經遞質）作用，此受體主要分布在心臟，與基礎心律有關。這也支持了酒糟形成的壓力、血管因素。[20]

動物實驗也發現，具有酒糟症狀的老鼠經歷睡眠剝奪後，酒糟症狀惡化了，且多種酒糟相關的致病發炎因子表現都增強了，包括：基質金屬蛋白酶 -9（Matrix metallopeptidase-9）、類鐸受體 -2（Toll-like receptor-2）、抗菌肽（Cathelicidin antimicrobial peptide）與血管內皮生長因子（Vascular endothelial growth factor, VEGF）。顯然，睡眠障礙可以透過發炎機轉，導致酒糟惡化。[20]

▌ 睡眠障礙與肝斑

Elizabeth 是 55 歲女性，顴骨特別高聳，上面兩塊深褐色的肝斑，抱怨打一段時間的雷射光療，效果不佳，還有臉色蠟黃、黑眼圈的困擾。她自訴「天生麗質」，年輕時從來不長斑的，很少戶外活動以及日曬，前陣子出現陰道異常出血，檢查有子宮內膜異常增厚，已施行刮除術，檢查是良性增生。

當我問到睡眠狀況，她說：「我 45 歲以後就淺眠，躺到床上會煩惱工作和家事，沒辦法控制，很難入睡，一有聲音就醒來不能睡，50 歲更年期更嚴重，整晚『煎魚』翻來覆去都睡不著。但我發現：肝斑睡得好會變淺，睡不好顏色愈來愈深……又睡不好怎麼辦？朋友都說我黑眼圈像吸毒啦！」

我遇見過太多這樣的案例，肝斑對治療反應不佳，卻發現睡好肝斑好、睡差肝斑差，顯然，改善睡眠是這類患者的首要任務。

我們已討論過身心壓力與肝斑有關，但目前尚未有研究探討睡眠障礙與肝斑的關係。不過，研究指出：睡眠剝奪也對身體產生壓力，會降低皮膚屏障功能的修復，增加血清第 1 β 型介白素、甲型腫瘤壞死因子，加上壓力也會影響雌激素／黃體酮表現，推測和肝斑形成的發炎與荷爾蒙失調機轉有關。[21,22]

▌ 睡眠障礙與皮膚癌

西班牙一項針對 82 位罹患皮膚黑色素瘤患者的研究中，有 60.7% 罹患睡眠呼吸中止症，其嚴重性指標呼吸中止－淺呼吸指數（Apnea-hypopnea index, 簡稱 AHI）為大或等於 5，14.3% 符合嚴重睡眠呼吸中止症，AHI 為大或等於 30。研究發現血氧不飽和指數（Oxygen desaturation index, 簡稱 ODI，或稱缺氧指數）愈高，則黑色素瘤生長速率愈快，且和侵襲性（惡性度）有關。[23]

為何如此呢？

原來，間歇性的缺氧早已被發現與缺氧誘導因子（Hypoxia-inducible factor-1, HIF-1）的產生有關，這是一種促進癌症發生的分子，另外就是血管內皮生長因子（Vascular endothelial growth factor, VEGF），這和腫瘤的血管新生作用與轉移有關。已有許多研究支持間歇性的缺氧與腫瘤生長、癌症發生、死亡率都有關。[23]

另一項針對 443 位黑色素瘤患者的研究也發現，呼吸中止－淺呼吸指數、或血氧不飽和指數最高的 1/3 族群比起最低 1/3 的，將多出 93% 的機會是侵襲性的黑色素瘤。[24]

▋ 睡眠障礙與圓禿

南韓分析健保資料庫發現，有睡眠障礙者比起一般人，前者得到圓禿的風險增加65%，特別在44歲或以下的族群。在排除相關干擾因子後，發現睡眠障礙不只是增加圓禿風險91%，也增加其他合併症風險，包括：類風溼性關節炎（89%）、格雷夫氏症（甲狀腺亢進）72%、橋本氏甲狀腺炎（甲狀腺低下）64%、白斑症54%，以及實體器官癌症10%。

研究證實睡眠障礙是圓禿的獨立預測因子，且和甲狀腺與皮膚自體免疫疾病、癌症有關。睡眠不足本身就形成壓力，刺激腎上腺壓力荷爾蒙的分泌，並產生自體免疫抗體，圓禿與多種自體免疫疾病也有多種共通的免疫系統基因變異，包括 CTLA4、IL-2/IL-21、IL-2RA 等。[25]

▎睡眠呼吸中止症與雄性禿

南韓一項研究中，睡眠呼吸中止症與其他睡眠參數，並未發現與雄性禿有關，但若是睡眠呼吸中止症患者又合併有落髮的家族史，比起兩者都沒有的人，則有高達 7 倍的風險得到雄性禿。

血清運鐵蛋白飽和度（Transferrin saturation）代表有多少百分比的運鐵蛋白有結合兩個鐵離子，雄性禿患者、以及有睡眠呼吸中止症但無雄性禿者，比起兩種疾病都沒有的人，都有較低的運鐵蛋白飽和度。研究團隊推論：缺氧有可能是連結睡眠呼吸中止症與雄性禿的因素。[26]

◌ 02 睡眠障礙與皮膚老化

▎暫時性睡眠剝奪與皮膚老態

講到皮膚老化真嚴肅，我先分析比較輕鬆的議題：皮膚老態。

《英國醫學期刊》一項瑞典卡羅琳斯卡研究所的研究中，招募 23 名介於 18 至 31 歲的成年男女，並安排兩種狀況：一是正常夜眠，至少涵蓋了前一天晚上 11 點到當天早上 7 點的 8 小時睡眠，並且清醒 7 小時，直到在下午 2 至 3 點間進行臉部攝影。另一狀況是睡眠剝奪，前一天凌晨 2 點睡到當天 7 點就起床，並維持 31 小時的清醒，撐到隔一天的下午 2 至 3 點間再進行臉部攝影。攝影圖片由另一群不知情的觀察者評估，在 0 至 100 分的視覺量表上評定吸引力、健康、疲憊感。

結果發現，急性睡眠剝奪狀態下看起來較不健康（較正常夜眠狀態，少了 5 分），更疲憊（多了 9 分），以及較不具吸引力（少了 2 分）。在健康分數少得愈多，疲憊感增加愈多、吸引力減少愈多。[27]

　　這項研究指出：睡眠狀況會影響人際感知與判斷。演化心理學也發現，臉部具有吸引力時，傳達出健康的訊息，選擇此配偶有助於將基因成功傳遞下去。[28]

　　睡眠狀態明確影響了臉部外貌，這在臨床醫療中格外重要，印證了「睡美容覺」（Beauty sleep）確實有益。成功的醫生比一般人、甚至醫生同行懂得「察言觀色」，更能了解病人在睡眠與健康上和健康人有異的細節，能夠「洞燭機先」，給予相應的醫療建議。[27]

　　卡羅琳斯卡研究所團隊的研究還發現：急性睡眠剝奪狀態相較於正常睡眠，更容易出現眼皮下垂、紅眼、眼睛浮腫、眼下黑眼圈、皮膚蒼白、更多皺紋或細紋、嘴角下垂等特徵，在 0 至 100 分的視覺量表上差距在 3 到 15 分間。睡眠剝奪狀態下看起來有悲傷感，並和疲憊感密切相關。[29]

▌睡眠障礙與皮膚老化

　　如果長期睡眠長度或品質不佳，對於皮膚的影響又是如何呢？

　　一項研究中，將 60 位健康美國白人女性依據其睡眠品質分為兩組，一組是每天睡眠長度小或等於 5 小時，且匹茲堡睡眠品質分數（Pittsburg Sleep Quality Index, PSQI）大於 5 分，另一組是每天睡眠長度在 7 至 9 小時間，匹茲堡睡眠品質分數小或等於 5 分。接著，使用客觀測量方法評估皮膚的內在與外在老化。

　　兩組平均為 37.5 ～ 39.6 歲，在年齡、膚色分級、身體質量指數上無差別。分析發現：好眠者內在皮膚老化程度明顯較低；少眠者的經皮水分散失程度高，意味著皮膚屏障功能較差。運用撕膠帶測驗（Tape stripping）破壞皮膚屏障功能的 72 小時後，好眠者比起少眠者多了 3 成的皮膚修復；經過紫外線照射後的 24 小時後，好眠者的皮膚紅斑反應較快消退。

此外，好眠者對於他們自己的外觀與生理吸引力，比起少眠者都有較佳評價。研究驗證了長期睡眠品質不佳和皮膚內在老化症狀、皮膚屏障功能變差、對外觀較低滿意度等都有關。[30]

▌阻塞性呼吸中止症與皮膚老化

對於有阻塞性呼吸中止症的患者，日復一日的睡眠窒息狀態，大腦身體都缺氧，到了白天總是睡眼惺忪，該怎麼辦呢？

還好，透過陽壓呼吸器治療，他們不只改善了睡眠，和治療前相比，連臉部外觀也改善了：變得更有精神、更年輕、更有吸引力、反映出是治療後的狀態。運用客觀的攝影測量法（Photogrammetry）還發現，治療後額頭表面體積減少，下眼眶與眼頰潮紅降低，且治療後臉潮紅的降低程度，可預測主觀精神改善程度。[31]

為什麼阻塞性呼吸中止症患者睡眠改善後，額頭表面體積減少呢？阻塞性呼吸中止症會影響心臟血液輸出與體液回流，造成眼皮、額頭、臉部的浮腫，透過治療改善後，額頭皮下組織體積自然恢復了。再者，他們額頭的皺紋（抬頭紋）在治療後明顯減少，也減少了體積。此外，當睡眼惺忪時，會不自覺將額肌用力，增加了皺紋與額頭表面體積，治療後也能一併改善。[31]

⟳ 03 晝夜節律、藍光與皮膚症狀

▌晝夜節律失調與皮膚感染症

Jessica 是 47 歲的女主管，經常在感冒、脣皰疹、泌尿道感染、陰道

炎，還有灰趾甲，吃藥擦藥後還是反覆發作。上星期，她左側胸部還出現了帶狀皰疹。她抱怨：「我不吃垃圾食物，沒什麼身體疾病，隔天就到健身房做重訓，每天睡 7 小時，最近壓力也不大……為什麼我一直感染？」

我問：「妳每天能夠睡 7 小時，現代人普遍做不到，是幾點睡到幾點呢？」

她說：「我下班已經 10 點，累了總得放鬆嘛，就滑手機追劇，半夜 3 點睡、早上 8 點起床，搭捷運、午休、開會的時間再補點眠，拼拼湊湊就有 7 小時啊！」

我說：「原來如此，妳可能是因為晝夜節律紊亂，導致抵抗力下降而感染喔！」

《免疫學期刊》（Immunology）的經典實驗中，「熬夜組」的小鼠每週有一天黑夜時間被縮短 6 小時（稱為「時相前移」），為期四週，「好眠組」小鼠則保持正常的白日——黑夜節律。接著，為兩組小鼠注射細菌內毒素，誘發感染與敗血性休克。

結果發現：24 小時後，比起「好眠組」，「熬夜組」體溫較低、促發炎因子濃度較高，顯示發炎失控。一週後，「好眠組」的死亡率 21%，「熬夜組」的死亡率竟高達 89%！

睡眠檢查顯示：「熬夜組」睡眠時間長度並沒有減少、睡眠參數一樣，但細胞「時鐘基因」的表現變了。是「晝夜節律紊亂」導致了嚴重感染與死亡，而非睡眠不足、或壓力！[32]

這研究也讓我了解：為何我在醫院值班的多年歲月中，每個月都會感冒，一感冒要兩個禮拜才恢復？「熬夜組」的小鼠每週有一天晝夜紊亂，「熬夜組」的醫師每週有 2 至 3 天晝夜紊亂；「熬夜組」的小鼠每

週睡眠時間長度並沒有減少，「熬夜組」的醫師若運氣差是整晚不能睡覺，一週少掉 16 至 24 小時的睡眠；「熬夜組」的小鼠死亡率 89%，「熬夜組」的醫師死亡率會是？

▌晝夜節律與皮膚健康

晝夜節律（Circadian rhythm），又稱生理時鐘，調節著免疫系統、細胞激素（發炎因子）製造、皮質醇（壓力荷爾蒙）分泌、以及皮膚生理運作。

在大腦下視丘的視交叉上核（Suprachiasmatic nucleus, SCN），接受來自視網膜上日夜光線的變化，是一個中央（中樞神經）的「大時鐘」，皮膚也接受來自環境光線、紫外線、溫度變化、溼度、汙染物等影響，就像是周邊（組織器官）的「小時鐘」，肝臟也是個重要的「小時鐘」。每個細胞則是「微時鐘」，受到「小時鐘」與「大時鐘」的調控，彼此維持一致。[33]

皮膚，正是一個免疫器官，充斥真皮的免疫細胞數量、功能與細胞激素，受晝夜節律調控，白天晚上都不同。在夜間，促發炎細胞激素，如第 1β、2、6 型介白素、甲型腫瘤壞死因子、丙型干擾素分泌增加，還有促進睡眠作用，但抗發炎細胞激素，如第 4、10 型介白素，在醒來之後才大量分泌，產生抑制睡眠的作用。[34,35]

老鼠在正常情況下，是白天睡覺、夜間進食，和人類相反。研究人員想看看「日夜顛倒」對人類的影響，故意在白天光照環境、錯誤時間餵食老鼠。

中國農業大學與美國加州大學爾灣分校的老鼠實驗中，比較正常進食時間（半夜吃得多）的老鼠，以及特定進食時間的老鼠間，是否有皮

膚、肝臟生理節律與皮膚健康指標的變化。特定進食時間包括：只在早上 4 小時內吃、在中午 4 小時內吃、在晚上 4 小時內（睡前）吃、或白天 8 小時內吃。

結果發現：中午吃的這組，皮膚生理時鐘提前了 4.2 小時，早上吃的這組生理時鐘延後了 4.7 小時。肝臟的生理時鐘則相對固定，只和牠們開始攝食的時間有關。晚上吃的組，其皮膚生理時鐘基因表現分子 Per2 濃度，比起白天進食的這三組高。

進食時間影響了皮膚細胞的轉錄體（細胞所轉錄出 RNA 的總和，Transcriptome）表現有 1 成之多。在進食後，表現減少的基因有：飢餓反應、細胞自噬、氧化壓力反應、細胞增殖的負面調控、脂肪氧化，增加表現的基因有：脂肪合成、蛋白質製造。這顯示皮膚代謝在進食前是氧化的，進食後則是合成的。

進食時間並未改變毛囊表皮幹細胞 DNA 製造的生理時鐘，但相較於正常進食組，其他組的幹細胞生長數量都減少了。同時，DNA 受到中波紫外線 UVB 破壞的情況，只在晚上吃的組、正常進食組（半夜吃得多）是夜晚比白天嚴重，早上吃或中午吃的組，則是白天比夜晚嚴重。而修補 DNA 損害的基因 Xpa 表現，則只有正常進食組是好的，其他組都下降。

研究團隊指出：不正常進食時間，將導致皮膚細胞氧化機制、以及細胞分裂的生理時鐘間，出現了失調（Asynchrony），造成活性氧的 DNA 傷害增加，可能危及皮膚幹細胞，和皮膚老化與癌化有關。[36]

這經典老鼠研究如果翻譯到人類身上，可以這麼說：晚上吃宵夜、或半夜還在吃東西的人，生理時鐘變亂、皮膚幹細胞將會減少、受到紫外線的傷害更嚴重，因為修補 DNA 損害的基因表現還弱，皮膚當然會提早老化、甚至得到癌症！

畫夜節律失調與異位性皮膚炎

異位性皮膚炎患者常有夜間搔癢，明明睡著卻不自覺搔抓，導致早上起床，看到自己渾身似血，像是置身命案現場。為何如此？

皮膚細胞表現著畫夜節律基因，包括：CLOCK 基因（Circadian Locomotor Output Cycles Kaput）與 BMAL1 基因（Brain and MuscleArnt-like protein-1），影響了以下皮膚生理：

- 皮膚血流速度在下午與傍晚較快，在睡前的深夜又再度快起來。[37]
- 皮脂製造在夜晚製造較少，經皮水分散失又較多，導致異位性皮膚炎患者夜間搔癢。[38,39]
- 皮質醇在入睡後降到最低，也導致搔癢感在夜間加重。[38]

台大醫院小兒部研究還發現，有異位性皮膚炎的孩童，早上的第四型介白素若較高，其睡眠效率較佳，相反地，若丙型干擾素／第四型介白素比例較低，其睡眠效率較差，且早上的第三十一型介白素若較高，其第一期睡眠（最淺眠期）比例較低。[2]

畫夜節律影響免疫狀態，異位性皮膚炎患者需要高度重視夜間睡眠的時間安排。

褪黑激素與皮膚健康

褪黑激素，正是指揮畫夜節律基因的關鍵荷爾蒙，由大腦的松果體製造，具有促進睡眠、免疫調節、抗氧化壓力等生理效果，但令人意外的是，皮膚、淋巴球、肥大細胞等也能製造！[40] 褪黑激素分泌的變化，在皮膚疾病如異位性皮膚炎、脂漏性皮膚炎、乾癬等，扮演重要角色。[41,42]

褪黑激素對皮膚的重要作用，整理如表 12-2。[42]

表12-2 褪黑激素的皮膚生理作用

皮膚生理作用	簡介
光保護	強抗氧化劑，誘導對抗氧化壓力的反應，保護細胞基因完整性；保護角質形成細胞、黑色素細胞、纖維母細胞免於紫外線破壞。
抗癌	直接作用、或調節生理節律以抗癌；有抗黑色素瘤能力，延長黑色素瘤患者的無疾病存活期，能增強末期黑色素瘤患者化療療效並減輕副作用；基底細胞癌與鱗狀細胞癌患者的褪黑激素濃度較低。
表皮屏障功能與傷口癒合	可能透過褪黑激素——粒線體軸（Melatonin-mitochondria axis），調節表皮細胞的命運：存活、分化、細胞自戕。
色素形成	如同其名，褪黑激素可在某些脊椎動物淡化皮膚黑色素、抑制黑色素形成；調節不同季節的毛髮黑色素狀態；抑制酪胺酸酶與表皮黑色素細胞；皮膚製造的褪黑激素能透過影響周邊生理時鐘分子，調節黑色素細胞活動；褪黑激素與血清素可能減少白斑症患者皮膚的氧化壓力，具有保護作用。
毛囊	人類頭皮毛囊可製造褪黑激素，受正腎上腺素的刺激；對抗氧化壓力所導致的毛髮生長抑制。
發炎性皮膚病	免疫細胞如肥大細胞，具有褪黑激素受體；褪黑激素能決定T細胞分化命運、T細胞免疫病理、巨噬細胞作用等；能改善異位性皮膚炎、脂漏性皮膚炎；乾癬症患者存在血清褪黑激素濃度的晝夜節律異常。
熱調節	調節對熱的皮膚血管舒張反應；微調血管張力；調節對冷的皮膚血管收縮反應。

前述台大醫院小兒部研究發現，在異位性皮膚炎的孩童族群，若夜間褪黑激素濃度較高，他們的睡眠效率更好、總體睡眠時間更長、較少睡眠中斷、且病情較輕微。不過，有異位性皮膚炎的孩童夜間褪黑激素濃度，是比健康孩童高的。[2]

一項針對 20 至 69 歲成年人的研究發現，血清褪黑激素濃度（以早晨 8 至 10 點為標準）較低者，出現較高的皮膚老化嚴重度（第四、五、六級）的機會顯著增加，勝算比分別是 1.9、2.4、3.8 倍。此外，睡眠狀態較差者，更容易出現色素沉澱。年齡增加時，色素沉澱較嚴重、皮膚保水度較差。褪黑激素濃度可能隨年紀增加而降低，它的減少和皮膚老化有關。[43]

▌現代皮膚殺手：藍光壓抑褪黑激素

由上所述，順從晝夜節律、堅持優質睡眠、製造充足褪黑激素濃度，實在是皮膚抗老化的重要關鍵。

然而，現代人 3C 螢幕或手機散發出來的高能量藍光，直接壓抑褪黑激素的產生，給予視交叉上核的「大時鐘」錯誤信號，而下游的皮膚與肝臟「小時鐘」、細胞「微時鐘」更是「全部走鐘」，荒腔走板，成為一連串嚴重走音、再也回不到五線譜上的噪音。

藍光正是現代人「晝夜節律紊亂」的凶手！我們等於在黑夜裡近距離凝視一顆小太陽，成為前述《免疫學期刊》經典實驗中的「天天熬夜組」小鼠，免疫力像北極冰山，在溫室效應中絕望地崩塌，「熬夜組」的小鼠死亡率 89%，「天天熬夜組」的現代人死亡率會是？

在死亡尚未發生前，皮膚已經受到藍光與「晝夜節律紊亂」的危害。研究發現，藍光除了直接抑制褪黑激素的分泌，還促進臉部長斑、加速皮膚光老化機轉[44,45]，導致皮膚內外雙重老化。

專家建議已經深受「藍害」的現代人，即使無法脫離 3C，也儘量能做到：睡眠環境維持黑暗，至少睡前 2 小時應該關掉螢幕。[44,45]

🦱 04 腦神經失調常用功能醫學檢測

神經內分泌分析

透過驗尿檢測重要神經遞質與其代謝物，推估腦神經運作狀態，包括：

● 興奮性神經遞質：麩胺酸、組織胺。

● 抑制性神經遞質：γ - 胺基丁酸、血清素、5- 羥基吲哚醋酸（5-Hydroxyindoleacetic Acid, 5-HIAA）（血清素代謝物）、甘胺酸。

● 兒茶酚胺類神經遞質：苯乙胺（Phenylethylamine, PEA）、多巴胺、高香草酸（Homovanillic Acid , HVA，多巴胺代謝物）、正腎上腺素、腎上腺素、正腎上腺素／腎上腺素比例、香草扁桃酸（Vanillyl mandelic acid , VMA，腎上腺素、正腎上腺素代謝物）。

尿液神經遞質的解讀，需要臨床醫師的經驗與判斷。對部分患者來說，高香草酸、香草扁桃酸、5- 羥基吲哚醋酸的高或低，可以說明其失眠、易怒、焦慮或憂鬱。但對部分患者則難以解釋，這時可能受到腸道神經系統（ENS）的神經遞質活動影響，神經遞質作用在腸道蠕動、免疫調節、訊息傳導等多方面，不見得直接和情緒有關。以血清素為例，腸道還佔了 95% 的量。

此外，當患者在服用精神科藥物、中藥、西藥或成藥等，若有中樞

神經作用或副作用，也可能干擾判讀。檢測結果需要與醫師探討許多可能原因。

色胺酸代謝指標

透過尿液檢測色胺酸在肝臟的代謝路徑，包括：犬尿胺酸（Kynurenate）、黃尿酸（Xanthurenate）、砒碇甲酸（Picolinate）、喹啉酸（Quinolinate）等，當身體發炎、或皮質醇濃度升高，導致色胺酸與血清素被酵素分解，往犬尿胺酸、喹啉酸的代謝路徑走，導致這四項代謝指標濃度異常升高。

自律神經檢測

透過量測心率變異性（進階心電圖分析），得知自律神經運作狀態，包括：自律神經總體功能、交感神經功能、副交感神經功能、NN 間距標準差（SDNN）、自律神經偏向（交感／副交感）、自律神經年齡等。由於影響自律神經功能的因素頗多，就像神經內分泌分析，結果需要與醫師探討許多可能原因。

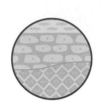

>>> CHAPTER **13**
# 腸胃功能與腸道共生菌失調的影響

𝟙 01 腸胃失調與皮膚症狀

▌腸胃症狀與皮脂腺疾病

Diane 是 30 歲金融業員工，從額頭、兩頰、耳前、下巴、下顎等多處，總是冒出疼痛的囊腫與痤瘡，曾經接受過口服 A 酸療程三個月，出現結膜乾燥、戴隱形眼鏡不適的問題，皮膚嚴重乾燥發炎，最後決定停用。我仔細詢問，發現她從小腸胃就很差，常便祕、腹脹，要不就是腹瀉，麻煩的是，她很喜歡、也很常吃鹹酥雞、炸雞、炭烤牛肉漢堡，即使一吃就稀便、腹瀉。她對於蔬果總是敬而遠之。

在患者難解的皮膚疾病背後，暗藏著腸胃失調的老毛病。首先介紹腸胃症狀與皮脂腺疾病的關係，包括：脂漏、脂漏性皮膚炎、痤瘡、雄性禿、酒糟等，是相當常見而困擾的皮膚疾病。

中國一項針對 1 萬 3000 多名漢族青少年（年齡在 12 至 20 歲間）的問卷研究發現，皮脂腺疾病的盛行率依序是：脂漏 28%、脂漏性皮膚炎 10%、痤瘡 51%、雄性禿 2%、酒糟 1%。出現皮脂腺疾病的危險因子，包括：年齡較長、在當地居住時間較久、口臭、胃酸逆流、腹脹、便祕、

甜食、吃辣、痤瘡家族史、每天都晚睡、腋毛／體毛／臉毛過多、乳暈毛過多、焦慮。[1]

進一步分析發現：有皮脂腺疾病的青少年比起沒有這問題的，有顯著較多的口臭、胃酸逆流、腹脹、便祕。顯然，腸胃功能失調是皮脂腺疾病的重要危險因子，與皮膚病灶發生與發展有關。[1]

為何如此呢？

脂漏性皮膚炎患者常呈現自律神經失調，如容易流汗、心律不穩、神經亢進，以及功能性腸胃症狀，如便祕與腹瀉。腸胃功能失調可能增加皮脂腺分泌，親脂性的馬拉色菌（Malassezia）增生，也影響微量礦物質吸收，像是鋅、銅，較低的鋅濃度會降低免疫力、影響表皮脂肪代謝以及過度角化問題，形成油膩狀脫屑，惡化皮脂腺疾病。

此外，遺傳、睪固酮濃度較高（多毛症狀）、生活型態與環境也都和皮脂腺疾病的發生有關。[1]

▋ 腸胃症狀與酒糟性皮膚炎

Claire 是 35 歲的上班族，這兩年兩頰出現泛紅，局部出現紅色至深紅色的丘疹與斑塊，曾被診斷為痤瘡，經過治療沒有改善。她問我：

「我查過網路資料，我的狀況是不是網友說的『紅糟』啊？」

我說：「是『酒糟』，可不是『紅糟肉』啊！上次還有患者問我，她臉紅是不是『紅麴』？」

她說：「我沒有日曬、吃熱或辣的食物、也不碰酒，是一次夏天三溫暖時，在烤箱待了半小時，之後開始反覆發作。」

經藥物治療後，她病況大有改善，但停藥後酒糟很快又復發。詢問是否再接觸酒糟常見促發因子，她都否認，最後我問：「妳的腸胃狀況怎樣？」

她嘆了一口氣說：「我肚子常脹氣、悶痛、灼熱感；工作以後都便祕，三天大 1 次；有時會拉肚子，去看腸胃科檢查，說我有胃食道逆流……之前醫生都看我皮膚，沒問過我腸胃怎樣，你為什麼要問我腸胃？」

我回答：「妳腸胃不好，這跟臉部酒糟性皮膚炎，其實大有關係啊！不少患者告訴我：當腸胃改善了，酒糟也明顯改善。」

酒糟患者佔一般人口 5.46%，佔皮膚科門診患者 2.4%，影響 5.4% 女性，與 3.9% 男性，多為 45 至 60 歲。[2]

酒糟特徵為：臉部持續、或反覆地出現紅疹、潮紅、丘疹、膿皰、微血管擴張等皮膚病變，甚至特徵性的酒糟鼻、眼部酒糟等。細心的醫師常發現，他們抱怨著腸胃症狀，包括：消化不良、脹氣、排氣、腹痛、便祕、排便不順等，許多被診斷有腸胃疾病且在服藥治療中。

腸胃症狀與酒糟性皮膚炎的關係，只是偶然嗎？不是的。

丹麥的皮膚研究團隊為了驗證酒糟和腸胃症狀的關係，進行了全國性的世代研究，囊括了近 5 萬名酒糟患者，以及 430 萬名健康對照組，發現前者有乳糜瀉（嚴重腸道小麥麩質過敏）的機率〔風險比值（hazard ratio）〕為 1.46 倍；嚴重腸道發炎疾病，如克隆氏症為 1.45 倍，潰瘍性結腸炎為 1.19 倍；以及最常見的腸躁症，為 1.34 倍。此研究登載於《英國皮膚醫學期刊》，提醒臨床醫師，在遇到酒糟患者且具有腸胃症狀時，應進一步診療。[3]

該世代研究後續帶來更驚人的發現：追蹤酒糟患者與健康對照組最長達十五年後，分別有 11.1%、10.4% 的受試者過世，各種原因死亡率與風險類似，但酒糟患者因腸胃疾病而死亡的風險為 1.95 倍，且主要因肝臟疾病。此項數值高於前述各種腸胃疾病的風險。其中一項原因，可能是酒精使用。[4]

▌腸胃疾病與其他皮膚疾病

Karen 是 43 歲公司女主管，這四年來，發現自己的法令紋、嘴邊紋、下巴木偶紋加深，臉皮逐漸變得鬆垮，且臉部、脖子、腹部容易犯溼疹，不明原因反覆發作，夏天還在手腳出現劇烈搔癢的汗皰疹。經詢問，從國中就開始有腸躁症，工作後又出現胃食道逆流、慢性胃炎，這四年在職場壓力下，她的腸胃狀況特別糟。

腸胃發炎的指標之一是鈣衛蛋白（Fecal calprotectin），它是存在中性顆粒球和巨噬細胞的含鈣蛋白，具有抗微生物的活性，代表急性炎性細胞活化。發炎性腸道疾病患者的糞便鈣衛蛋白（Fecal calprotectin）增加。

研究也發現異位性皮膚炎的孩童患者，出現鈣衛蛋白增加的現象，和疾病嚴重度呈現正相關。異位性皮膚炎不只是皮膚發炎與屏障破損，也和腸道黏膜發炎與屏障破損有關。[5]

化膿性汗腺炎是皮膚的慢性發炎疾病，在皮膚皺褶處如腋下與胯下的毛囊，出現非感染性的疔瘡膿腫，發生率可達 4%。它的許多特性與痤瘡類似，危險因子包括高升糖指數食物、乳製品，常合併發炎性腸道疾病、代謝症候群，且和腸道菌失調有關。[6]

什麼是發炎性腸道疾病呢？

日本首相安倍晉三在 2020 年 8 月底突然宣布，因潰瘍性結腸炎宿疾惡化而決定辭職。安倍晉三兩度下臺，都因為潰瘍性結腸炎，這是一種發炎性腸道疾病，結腸黏膜慢性發炎，導致腹痛、腹瀉、血便、脫水，嚴重時出現腸道穿孔、狹窄、毒性巨結腸症，罹患大腸癌風險顯著增加。

《美國皮膚醫學會期刊》的一篇荷蘭與比利時的多中心研究中，指出一般人得到發炎性腸道疾病的機率是 0.4% ～ 0.7%，但化膿性汗腺炎患者罹病的機率是 3.3%，是一般人的 4 至 8 倍之高，其中克隆氏症為

2.5%，潰瘍性結腸炎為 0.8%。[7]

Marie 是 49 歲女性家庭主婦，她臉上的斑點被家人稱作「滿臉豆花」，從額頭、眼周、顴骨、兩頰、嘴唇、唇周，布滿大小、深淺不一的斑點，涵蓋了小曬斑、肝斑、顴骨母斑、脂漏性角化等多種色素皮膚病變，更確切地說，是「斑點百科全書」。她強調有在做防曬，但斑點仍顯著增加中。

原來，她從小就有腸躁症，脹氣、便祕、腹瀉是家常便飯，最近幾年胃食道逆流嚴重、合併賁門鬆弛，甚至無法平躺睡覺，否則胃酸整個湧上來到嘴邊。她還有十二指腸潰瘍與數顆大腸良性腺瘤。

臨床觀察到，患者有較嚴重的色素性皮膚病時，也常合併腸胃症狀或疾病，儘管這方面研究仍相當欠缺。甚至不少患者認為自己的腸胃狀況「很好」，和皮膚疾病有何關係？其實，腸胃狀況不是最糟，並不能代表「很好」。接下來將解析可能的腸胃病因，讓我們從容易被忽略的腸道菌失調說起。

02 腸道菌失調與發炎性皮膚病

▌腸道菌失調與酒糟

《歐洲皮膚性病學會期刊》的文獻回顧指出：腸道菌失調造成慢性發炎反應，導致組織損壞或自體免疫問題，已知是許多疾病的相關病因，包括：過敏、心血管、腸胃、代謝、神經發展、精神、神經退化與癌症等疾病，而逐漸累積的證據指出，腸道菌失調和皮膚狀況有明顯關聯，包括：酒糟、乾癬、痤瘡、異位性皮膚炎等。[6]

酒糟的藥物治療往往包含口服或外用抗生素治療，包括：四環黴素、甲硝唑（Metronidazole）等，顯示細菌扮演的致病角色。研究還發現，當腸胃通過時間減短（gut transit time，食物從攝食到排出體外的時間），酒糟也會改善，細菌感染、代謝物和酒糟的關係，逐漸受到重視。[8,9]

小腸菌過度生長（Small intestinal bacterial overgrowth, SIBO），指的是空腸液萃取中，每西西含有 $>10^5$ 菌落形成單位（CFU）的菌量。它透過增加全身的細胞激素，來刺激臉部酒糟的發作，特別是甲型腫瘤壞死因子。小腸菌過度生長原因和胃酸分泌不足、腸道蠕動與結構異常、免疫失調有關。小腸菌過度生長可能毫無症狀，也可能呈現如腸躁症、吸收不良症候群，甚至腸道外疾病，如：肌纖維疼痛症、非酒精性脂肪肝等。臨床上可用乳糖葡萄糖氫氣／甲烷呼氣測試來診斷。[8,9]

義大利熱內瓦大學的研究團隊發現，酒糟患者出現小腸菌過度生長的比率，顯著高於健康人（46% vs 5%）。當給予一週抗生素療程後，小腸菌過度生長完全改善，71.4% 患者酒糟病灶完全消失，21.4% 改善至輕微程度。[8] 相對地，那些沒有小腸菌過度生長問題的酒糟患者，81.3% 對抗生素療程無反應，顯示這些患者的酒糟有其他病因，需要使用不同的治療。[8]

他們也發現，酒糟患者和健康人相比，顯著較容易出現小腸菌過度生長問題（勝算比 13.6 倍），且第二亞型的丘疹膿皰型（Papulopustular rosacea, PPR）比起第一亞型的紅斑血管擴張型（Erythematotelangiectatic rosacea, ETR），更容易出現（勝算比 12.3 倍）。[10]

義大利熱內瓦大學的研究團隊針對前述酒糟患者進行三年追蹤，探討多種已知微生物與酒糟的關係，發現：毛囊蟎蟲（Demodex

folliculorum）、胃幽門桿菌（Helicobacter pylori）、小腸菌過度生長都
扮演了致病角色，以酒糟的分型來說，第二亞型的丘疹膿皰型，以小腸
菌過度生長最多；第一亞型的紅斑血管擴張型，以胃幽門桿菌最多；毛
囊蟎蟲則未在酒糟分型中佔多數。[10,11]

　　他們也發現先前接受小腸菌過度生長治療的酒糟患者，在三年的追
蹤期間，87.5% 都能維持臨床的緩解狀態，即使他們有遭遇超過一項刺
激發作的危險因子。[10]

酒精為何加重酒糟？可能透過改變腸道菌相！

　　過去研究已證實，酒精能改變腸道菌生態。研究團隊繼續探討，
酒糟患者喝酒是否影響腸道菌生態。一項研究將飲酒定義為每週喝
超過 1 杯酒（酒精濃度 12% 的 100c.c. 紅酒，約 11 公克酒精），發
現在 240 位酒糟患者中有 48% 飲酒。在未飲酒的患者中，有 31% 出
現小腸菌過度生長，但有飲酒的患者則有 44%。和未飲酒患者相比，
飲酒患者更容易出現小腸菌過度生長（勝算比 1.76）。[11]

　　儘管肝臟是負責代謝酒精最重要的器官，但腸道菌也能氧化酒
精，增加乙醛濃度，這是酒精最毒的代謝產物，而影響腸道菌生態。
酒精會導致胃酸分泌不足，以及小腸蠕動變慢，這兩者正是有利小
腸菌過度生長的關鍵原因。只要停止喝酒，就能減少小腸菌過度生
長與酒糟。其實，「酒糟」作為酒鬼的標籤並不完全是錯的。[11]

　　請注意，每週喝超過一杯酒其實是很低的量。難怪，酒糟患者
只要「偶爾」喝一次酒，就足以造成病情加重！

▍腸道菌失調與乾癬

乾癬患者有 3 倍機會罹患克隆氏症，這是潰瘍性結腸炎之外的發炎性腸道疾患，和乾癬都牽涉到第十七型 T 細胞以及其細胞激素（第十七、二十二、二十三型介白素）調控問題，也和腸道菌失調有關。[6]

台中榮總皮膚科陳怡如醫師等人取得乾癬患者糞便，研究其菌落組成，並與年齡、性別、身體質量指數相當的非乾癬症患者糞便做對比，發現：乾癬患者有較多厚壁菌（Firmicutes），較少擬桿菌（Bacteroides），且厚壁菌中的兩種菌，瘤胃球菌（Ruminococcus）與 Megasphaera 是最多的。這影響到有些細菌基因功能被過度表現，包括細菌的化學趨化（Chemotaxis）與碳水化合物傳輸，有些細菌基因則下調了，包括鈷（維生素 B_{12}）與鐵的傳輸。[12]

研究也發現，乾癬患者腸道菌中保護性的普拉梭菌（Faecalibacterium prausnitzii）比健康人顯著減少，而發炎性腸道疾病的患者腸道菌也有此現象。此外，乾癬患者的腸道大腸菌（Escherichia coli）顯著增加。[13] 這被稱為乾癬核心腸道菌生態（psoriatic core intestinal microbiome），和健康人有顯著不同。[14]

乾癬性關節炎和健康人相比，前者有較少的 Akkermansia, Ruminococcus, Pseudobutyrivibrio 等菌，且和皮膚乾癬症患者一樣，都有較低的腸道菌多樣性（Diversity），特別是有益的菌種，這和腸道發炎疾患的腸道菌失調型態很類似。[15]

由於腸道菌失調會誘發慢性發炎，不只影響到近端的腸道、遠端的皮膚，也影響到了關節。關節環境過去被認為是無菌的，但在類風溼性關節炎患者的關節中，卻發現到細菌的片段，可能是從腸道周邊淋巴組織（GALT）過來的。腸道菌失調同時影響了皮膚與關節，乾癬性關節

炎可能印證了「皮－關節－腸軸」（Skin-joint-gut axis）的生理機轉。[6,16]

▌ 腸道菌失調與痤瘡

　　中國北京大學第三醫院皮膚科研究中，募集 31 位中度至重度痤瘡患者，以及條件相當的 31 位健康人，收集他們的糞便，進行腸道菌相研究，發現痤瘡患者的放射菌門（Actinobacteria）（口腔共生菌，可產生抗生素）比例顯著降低為 0.89%，健康人則為 2.84%，變形菌門（Proteobacteria）（包括許多病原菌，如大腸桿菌、沙門氏菌、志賀氏菌、綠膿桿菌、幽門螺旋桿菌等）顯著增為 8.35%，健康人則為 7.01%。許多益菌，如乳酸菌（Lactobacillus）、比菲德氏菌（Bifidobacterium）、Butyricicoccus, Coprobacillus, Allobaculum 等都減少。研究指出腸道菌相改變與痤瘡發生風險的關聯。[17]

　　中國另一項研究則發現，痤瘡患者比起健康人，前者的腸道菌多樣性（Diversity）顯著降低了，在厚壁菌門（Firmicutes）的豐富度（Abundance）較低，擬桿菌門（Bacteroidetes）則較高，某些潛在益菌則有減少的現象，如：梭菌綱（Clostridia）、梭菌目（Clostridiales）、胃瘤球科（Ruminococcaceae）、毛螺菌科（Lachnospiraceae）。近一步分析，可透過比較全部 38 種菌類相對豐富度的差異，或者當中 19 種菌「屬」（genera），成功區分痤瘡患者與健康人。[18]

　　痤瘡患者擬桿菌門比上厚壁菌門的比值增高，這和代謝與免疫疾病有緊密關聯。正是西方飲食造成了痤瘡患者的腸道菌型態：擬桿菌門多，和長期較高的蛋白質與動物性脂肪攝取有關，相對地，普雷沃氏菌屬（Prevotella，也屬擬桿菌門）多則和長期較高的碳水化合物攝取有關。[19] 比起健康人，糖尿病患者的腸道厚壁菌門、梭菌屬所佔的比例都下降，

當血糖愈高，擬桿菌門比上厚壁菌門的比值也愈高，但此比值和身體質量指數無關。[20]

擬桿菌門／厚壁菌門比值增高，也是發炎性疾病患者的腸道菌型態。克隆氏症（Crohn's disease）患者在擬桿菌門與變形菌門的豐富度增加，但厚壁菌門減少。[21] 在影響皮膚黏膜的自體免疫疾病，如貝歇氏症（Behçet's disease），發現厚壁菌門中產丁酸的 Roseburia、胃瘤球科的 Subdoligranulum 豐富度都降低，導致丁酸（Butyrate）顯著降低。由於丁酸能促進調節型 T 細胞的分化，丁酸的製造不足可能導致調節型 T 細胞反應降低、以及過度發炎的免疫反應。[22]

▎腸道菌失調與異位性皮膚炎

證據顯示：腸道菌能夠調節全身免疫反應，當腸道菌失調、腸道菌叢多樣性降低、特定致病菌的增加（擬桿菌門、梭菌綱、腸桿菌科、葡萄球菌屬），可能導致過敏疾病的形成。研究已發現：當嬰兒腸道的克雷伯氏菌與比菲德氏菌的比值（Klebsiella/Bifidobacterium）升高，未來得到過敏疾病的風險也增加。[6,23,24]

當嬰兒出生後，腸胃道開始有菌叢繁殖，腸道菌型態受到母體多重因素影響。南韓研究發現，若嬰兒是剖腹產出生，且媽媽在懷孕期間接受過抗生素治療，嬰兒在 6 個月大時，腸道菌叢多樣性降低，且在 1 歲時更容易被診斷有異位性皮膚炎（相較於一般嬰兒的勝算比 5.7 倍）！[25]

若嬰兒是剖腹產出生，且父母親有過敏疾病、或有第十三型介白素與 CD14 的基因變異，嬰兒也容易出現異位性皮膚炎。當上述危險因子愈多，得到異位性皮膚炎的機會也愈高。剖腹產出生、抗生素使用可能影響了腸道菌失調，而增加了異位性皮膚炎的風險，且和遺傳體質有關。[25]

在異位性皮膚炎患者身上,腸道比菲德氏菌豐富度較健康人明顯降低,且比菲德氏菌愈少,異位性皮膚炎嚴重度愈高。[26,27] 有溼疹的嬰兒,其腸道多種壞菌的豐富度高、菌量大,若腸道 Akkermansia muciniphila 增加,和腸道屏障功能的喪失、皮膚溼疹的加重有關,因為這隻菌能夠分解黏液中的多醣體為短鏈脂肪酸,導致微生物多樣性降低。相反地,益菌如脆弱擬桿菌(Bacteroides fragilis)與唾液鏈球菌(Streptococcus salivarius)豐富度降低,它們具有抗發炎作用。[28]

橫跨 29 國、包含 19 萬位孩童的大型研究分析顯示,出生一年內使用過抗生素,到了 6 至 7 歲時更容易機會罹患氣喘、皮膚溼疹、鼻與眼結膜炎(勝算比分別為 1.96、1.58、1.56)。[29] 另一項薈萃分析也發現出生兩年內使用過抗生素,明確增加日後過敏疾病的發生率,包括了乾草熱(亦即鼻過敏)、溼疹與食物過敏,卻與客觀的過敏檢測無關,包括:陽性的皮膚針扎測試結果、增加的特定抗原血清或血漿免疫球蛋白 E 濃度。[30] 這也印證了:皮膚過敏反應,並不只牽涉到免疫球蛋白 E,而涵蓋更多型態的發炎機轉。

抗生素可能對腸道菌叢產生負面影響,並且影響了免疫力,在嬰兒不當使用抗生素是個公衛議題,不管是患者或醫師,都應該更謹慎地使用抗生素,減少日後過敏疾病的風險。在使用抗生素的期間或之後補充益生菌,可能改善抗生素對腸道菌相的負面衝擊。[30]

🌀 03「腸—皮軸」

談到這裡,「腸—皮軸」(Gut-skin axis)或「皮—腸軸」(Skin-gut axis)的概念已經呼之欲出,腸道╱腸道菌與皮膚之間時時刻刻都在

互動，彷彿在說你聽不到的悄悄話，英國曼徹斯特大學轉譯皮膚醫學教授 Catherine A. O'Neill 等人整理如下：[31]

■ 腸道菌促進皮膚發炎：

在異位性皮膚炎與酒糟性皮膚炎的患者中，發現到有腸內菌失調現象，而改善小腸細菌過度生長（SIBO）的問題後，這些發炎性皮膚病改善了。[8]

■ 腸道菌影響免疫系統：

一個人是否會得到過敏疾病，和嬰兒早期（1 週至 18 個月）的腸道菌多樣性不足有關。若父母有異位性（過敏）疾病，孕婦在懷孕期間、或者生產後，有補充益生菌，能顯著降低孩子罹患異位性皮膚炎的機會。[31] 在皮膚免疫疾病，如乾癬、異位性皮膚炎、酒糟，除了表皮共生菌失調，也有腸道菌失調。[32]

■ 腸道菌代謝物危害皮膚健康：

壞菌困難梭狀桿菌產生的游離苯酚（free phenol）、對甲酚（p-cresol），經由血液循環，導致皮膚角質細胞表現減弱，和表皮分化、屏障功能減弱有關。如果限制益生菌攝取，對甲酚血液濃度增加，和皮膚乾燥、表皮細胞縮小有關。相反地，補充益生原（Galacto-oligosaccharides, GOS），以及益生菌短比菲德氏菌（Bifidobacterium breve strain Yakult），能減少血清游離苯酚，避免皮膚乾燥與角質代謝異常。[33,34]

■ 腸道滲透性異常對皮膚的影響：

腸道滲透性異常，即常被提到的「腸漏」（Leaky gut）。《美國醫學會：皮膚醫學》一篇研究中，35.5% 的乾癬症患者的周邊血液中，竟然發現了腸道菌的 DNA，且他們都是斑塊型的乾癬症患者，其他分型則

無此發現，且出現更高的發炎激素，包括第 1β、6、12 型介白素、甲型腫瘤壞死因子、丙型干擾素。[35] 當腸道因慢性發炎而屏障功能不佳，可能形成「腸漏」，腸道菌可從腸道黏膜滲漏到腸道血管中，接著直接進入血液循環系統（包括進入肝臟的門脈循環），導致全身性發炎與皮膚發炎，或者直接抵達並危害皮膚。[31,36]

■ 肝臟免疫下降對皮膚的影響：

當腸道菌從腸道黏膜滲漏到腸道血管中，會先透過腸肝循環的血管路徑進入肝臟，肝臟中的特殊巨噬免疫細胞，又稱為庫佛細胞（Kuppfer cell），是血液的防火牆，當腸道共生菌侵入腸道循環、或者全身循環，能像愛國者飛彈一樣，迅速將它們攔截下來。若肝臟不能攔截這些腸道細菌，這些「漏網之魚」的細菌將四處攻擊，譬如非酒精性脂肪肝炎等狀況，造成肝臟免疫力下降。[36]

■ 飲食影響皮膚：

經腸道攝取的西式飲食，主要成分是高碳水化合物（精製澱粉）與高飽和脂肪，刺激毛囊皮脂腺製造過量皮脂，牽涉脂肪製造的 FoxO1 與 mTOR 路徑，以及轉錄因子固醇調節結合蛋白 -1（Sterol regulatory element-binding proteins, SREBP-1）。當 SREBP-1 被過度刺激，造成皮脂中的單元不飽和脂肪酸與三酸甘油酯增加，促成痤瘡桿菌大量生長。特別是游離的油酸（Oleic acid），增加了痤瘡桿菌在角質細胞中的生長，刺激製造第 1α 型介白素，導致粉刺的產生。[31]

■ 腸道菌製造的分子影響皮膚：

腸道菌透過製造分子，具有直接或間接影響皮膚的潛在作用，整理如表 13-1。[31]

表13-1 **腸道菌製造影響皮膚的重要分子**

細菌製造分子	潛在皮膚作用	製造該分子的腸道菌
短鏈脂肪酸（如丁酸、醋酸、丙酸）[37]	抗發炎	擬桿菌、比菲德氏菌、丙酸桿菌、真細菌屬（Eubaterium）
γ 胺基丁酸（GABA）[38,39]	止癢	乳酸桿菌、比菲德氏菌
血清素 [38,40,41]	產生搔癢、促進黑色素製造	大腸桿菌、鏈球菌、腸球菌
多巴胺 [38,42]	抑制毛髮生長	大腸桿菌、芽孢桿菌（Bacillus）
乙醯膽鹼 [38,43]	皮膚屏障失調	乳酸桿菌、比菲德氏菌
色胺（Tryptamine）[44]	抗發炎	乳酸桿菌、芽孢桿菌
三甲胺（Trimethylamine）[45,46]	預防角質細胞脆弱性	芽孢桿菌

　　當中，γ 胺基丁酸、血清素、多巴胺、乙醯膽鹼都是鼎鼎大名的神經遞質，短鏈脂肪酸（如丁酸、醋酸、丙酸）也是「腸－腦軸」（Gut-brain axis）中扮演重要角色的細菌代謝分子。

　　不過，它們對皮膚的作用似乎不太討喜，像是血清素產生搔癢又促進黑色素製造、多巴胺抑制毛髮生長、乙醯膽鹼讓皮膚屏障失調，可說是：對頭腦好，不見得對皮膚好；對皮膚好，不見得對頭腦好！

■ 皮膚滲透性異常對食物過敏的影響：

　　當皮膚有滲透性異常（或許可稱為「皮漏」〔leaky skin〕），譬如異位性皮膚炎患者的皮膚因絲聚蛋白先天問題而破損，如果皮膚無意間先「碰」到過敏原如花生，會活化皮膚免疫細胞，也就是抗原呈現細胞（Langerhans cells），之後當吃進花生，腸道與全身免疫系統立即出現強烈食物過敏反應。[31]

相反地，若先「吃」進花生，反而能夠誘發免疫耐受反應，不出現食物過敏。

《新英格蘭醫學期刊》（NEJM）隨機分派研究中，讓 640 位有嚴重溼疹或蛋過敏的嬰兒，在 4 至 11 個月大時就開始用嘴巴吃進花生，或者迴避吃花生，結果發現他們在 5 歲時，迴避組出現花生過敏的機會為 13.7%，進食組則為 1.9%。在嬰兒時期就檢驗（皮膚針扎試驗）出有花生過敏的族群中，迴避組出現花生過敏的機會為 35.3%，進食組則為 10.6%。

此外，進食組有較高的花生 IgG4 抗體數值，也就是食物敏感反應（Hypersensitivity）較強，迴避組則有較高的花生 IgE 抗體數值，也就是食物過敏反應（Allergy）較強。皮膚針扎試驗蕁麻疹反應較強者，或花生 IgG4:IgE 比值較低者，和花生過敏有關。[47]

研究人員總結：在花生過敏的高危險孩童族群（溼疹、蛋過敏）中，儘早開始吃花生，能夠顯著降低花生過敏的機會，並調節了免疫系統對花生的反應。[47]

04「腸－腦－皮軸」

我在《大腦營養學全書：減輕發炎、平衡荷爾蒙、優化腸腦連結的抗老化聖經》介紹了「腸－腦軸」（「腸－腦連結」，Gut-brain axis/connection），在本書介紹「腦－皮軸」、「腸－皮軸」，最後架構出「腸－腦－皮軸」（Gut-brain-skin axis）的完整圖像。

「腸－腦－皮軸」在近年由柏林夏里特大學醫學中心（Charité-Universitätsmedizin Berlin）內科學與皮膚學中心的佩特拉·艾克（Petra

Arck）等人 [48]，以及紐約州立大學下州醫學中心的惠特尼・P・鮑（Whitney P Bowe）等人 [49] 整理得最詳盡。

早在七十年前，已有兩位皮膚科醫師約翰・H・斯托克斯（John H. Stokes）與唐納德・M・皮爾斯伯里（Donald M. Pillsbury）觀察到腸胃不適、焦慮憂鬱、痤瘡等皮膚症狀，常一起出現（其實現在也是如此），他們推斷：情緒狀態可能影響了腸道菌叢，而痤瘡患者常有胃酸不足問題，導致腸道菌失調、大腸細菌擴展到小腸、小腸細菌過度增生、腸道滲透性異常增加，導致全身性與皮膚發炎；嗜乳酸桿菌（Lactobacillus acidophilus）可能是有效的療法。[49,50]

果然，當代醫學逐步驗證：腸道菌能夠影響全身性發炎、氧化壓力、血糖控制、脂肪代謝以及情緒，口服益生菌透過調節上述關鍵病因，而能改善痤瘡。[49]

「腸－腦－皮軸」有個非常重要的證據。美國麻省理工學院比較醫學部門的一項經典實驗中，老鼠在喝下含洛德乳桿菌（Lactobacillus reuteri）的水、或一般水三週後，進行皮膚切片，觀察其傷口復原狀況，發現前者表皮癒合顯著加速。[51]

接著他們在雙盲隨機對照試驗中，讓健康女性服用洛德乳桿菌（L. reuteri DSM17938）或安慰劑三週，再進行皮膚切片，同樣發現前者皮膚癒合較快、傷口也較小。

研究人員分析服用洛德乳桿菌的老鼠，發現牠們：

● 血液中催產素（Oxytocin）濃度顯著升高。
● 壓力荷爾蒙皮質酮（Corticosterone）降低：表示壓力降低，印證了催產素相關的母親照顧行為，能夠減輕壓力。

● 胸腺重量增加：表示免疫力提升，可能和催產素的增加有關。
● 中性球在正常範圍內降低：顯示慢性發炎機會低，研究證實與催產素的增加有關。

　　研究人員接著將洛德乳桿菌（Lactobacillus reuteri）進行滅菌而做成溶解液，結果傷口修復能力和補充活菌時一樣增強，伴隨催產素濃度增加、壓力荷爾蒙降低、胸腺增重、且中性球降低。更意外的發現是：大腦下視丘室旁核（Paraventricular nucleus, PVN）製造催產素的細胞增加了！[51]

　　事實上，在皮膚的纖維母細胞、角質細胞都有催產素受體，催產素還能改善胸腺與周邊淋巴球功能，減少壓力引發的皮膚發炎反應。當皮質酮濃度過高會延緩皮膚癒合，相對地，催產素則能降低皮質酮，促進毛髮生長，各個步驟都與傷口癒合有關，活生生地展現了腸道菌、大腦、皮膚的交互作用，構成了「腸－腦－皮軸」的生理機制。[52]

　　麻省理工學院的研究也顯示了：死去細菌的內部或細胞壁，存在對健康有益的物質，還能調節催產素作用，這被稱為「後生元」（Postbiotics），打開了益生菌治療的另一扇窗。[51]

　　腸道對全身的影響實在無遠弗屆！動物的演化就是從「腔腸動物」開始的，從口腔到肛門，也代表生命的「始」與「末」，腸道菌扮演靈魂角色。目前，醫學總共發現哪些「腸－器官軸」呢？又和哪些疾病有關聯呢？整理如表 13-2。

表13-2 「腸－器官軸」與相關疾病 [53]

腸－器官軸	相關疾病
腸－腦軸 （Gut-brain axis）	憂鬱症、自閉症、阿茲海默症、巴金森氏症
腸－腎軸 （Gut-kidney axis）	微腎功能衰退、腎結石、尿路結石、慢性腎病、末期腎病
腸－肝軸 （Gut-liver axis）	非酒精性脂肪肝疾病、非酒精性脂肪肝炎、酒精依賴症候群、酒精性肝硬化、肝硬化、末期慢性肝病、肝衰竭
腸－骨軸 （Gut-bone axis）	類風溼性關節炎、僵直性脊椎炎、骨質疏鬆、骨質缺乏
腸－皮軸 （Gut-skin axis）	溼疹、異位性皮膚炎、痤瘡、乾癬、乾癬性關節炎、貝歇氏症
腸－心軸 （Gut-heart axis）	心臟衰竭、動脈硬化性心血管疾病、高血壓、心肌梗塞

綜上所述，皮膚抗老化絕對不能忽略兩件事：

● 照顧你的腸胃：打造好的腸道菌生態、優質胃腸功能，有好的腸道免疫才有好的皮膚免疫！

● 照顧你的大腦：放鬆紓壓、改善焦慮憂鬱、增加自信心、不熬夜、優質睡眠，有好的大腦才有好的皮膚！

▶ 關注焦點│肛門搔癢

肛門位於腸道最末端，肛門搔癢（Pruritus ani）影響 5% 人口，在 30 至 50 歲族群最多。[54,55]

首要考慮局部刺激因素，包括：

- 局部溼度增加：可能因為流汗、身體活動、痔瘡突出、皮贅，甚至肛門廔管與肛裂問題。
- 滲便：和飲食如咖啡因、酒精、辛辣食物、食物過敏、食物敏感等有關。
- 慢性腹瀉。[54,55]

因為肛門受到刺激不舒服，患者可能會過度清潔肛門，不管是用水、清潔劑，導致皮膚損傷、受到過度刺激，若使用溼紙巾等衛生用品，所含有的酒精、防腐劑、香料等，進一步損傷皮膚，產生刺激性接觸性皮膚炎，會更加搔癢，讓人更想去清潔它，形成惡性循環。若有過敏體質，接觸到衣物殘留的清潔劑、局部使用乳液、藥物，誘發過敏性接觸性皮膚炎，因為不舒服持續搔抓肛門，往往讓它變得更嚴重。[55]

愈來愈普遍的免治馬桶沖洗，也可能造成肛門過度刺激、隨後的乾燥與發炎，常導致肛門搔癢，是需要注意的。[56]

避免局部過度刺激或接觸過敏物質、適度保溼、改善過敏，是基本作法。肛門口滲溼的液體，可能是肛門腺分泌物，本身就具有清潔與維護肛門皮膚的正常作用，民眾過度清潔反而減少了這層保護，更

容易有肛門搔癢。

　　身體疾病如糖尿病、甲狀腺疾病、肝腎疾病，身心狀況如壓力、焦慮、憂鬱，是導致肛門搔癢的重要全身性原因。需要鑑別的肛門搔癢原因還包括：發炎性皮膚疾病（乾癬、扁平苔癬、癌前病變等）、缺鐵性貧血、長期便祕、念珠菌感染、股癬、單純性皰疹、尖銳溼疣、蛔蟲等。[54,55]

　　肛門是人類腸道可以被看見的部分，肛門與口腔的健康，同屬腸道健康的重要環節。

🦠 05 腸胃功能與腸道共生菌失調的常用功能醫學檢測

腸菌基因圖譜暨個人化腸道微生態調節

透過糞便檢測，運用最新的 NGS 次世代細菌基因定序，以及大型菌相數據資料庫，精準了解腸菌組成，包括以下指標：

● 腸菌功能分數：區分為失衡、正常、良好。
● 軸線失衡指標：「菌－腸道軸」、「腸－代謝軸」、「腸－免疫軸」、「腸－神經軸」
● 腸型分析：擬桿菌（Bacteroides）、普氏菌（Prevotella）、瘤胃球菌（Ruminococcus）等三型，與飲食與代謝型態有關
● 變形菌門分析：包含胃幽門螺旋桿菌、沙門氏菌、霍亂弧菌等壞菌所佔比例，與代謝性疾病、腸道發炎、癌症等有關。
● 腸道微生物多樣性分析
● 益生菌分析：雙歧桿菌屬、乳桿菌屬下多個菌種
● 病原菌分析：孢梭桿菌屬、克雷伯氏菌屬（Klebsiella）、螺旋桿菌（Helicobacter）、沙門氏菌屬、志賀氏菌屬下多個菌種
● 腸道菌群相關疾病風險評估：包括大腸激躁症、發炎性腸道疾病、大腸直腸癌、胃癌、肥胖、糖尿病、高血壓、心血管疾病、非酒精性脂肪肝、類風溼性關節炎、過敏等 11 種疾病

根據每個人不同的腸菌基因圖譜，給予個人化益生菌調節療程（外加益生元與後生元），擺脫「所有人都吃一樣益生菌」的過時做法，為精準醫學的具體實踐。

腸道菌叢失衡指標

透過驗尿，量測多種經由細菌代謝的有機酸濃度，推知腸道菌失衡狀態，包括：

● 一般腸道菌：苯甲酸（來自食品防腐劑）、對羥基苯甲酸（來自酪胺酸或食品防腐劑）。

● 孢梭桿菌：苯乙酸（來自苯丙胺酸）、吲哚乙酸（來自色胺酸）、二羥基苯丙酸（來自多酚類）。

● 厭氧菌：苯丙酸（來自苯丙胺酸）。

● 好氧菌：丙三羧酸（來自糖類食品）。

● 酵母菌（念珠菌）：檸檬酸、酒石酸、阿拉伯糖（以上來自糖類食品）。

● 梨型鞭毛蟲（Giardia lamblia）：4- 羥苯基乙酸（來自酪胺酸）。

腸道黏膜滲透性分析

前一晚喝下含有乳果糖（Lactulose）與甘露醇（Mannitol）的糖水，隔天收集晨尿，透過驗尿得知此二者濃度與比值，推知腸道黏膜滲透性（Intestinal permeability），若有異常滲透即前述「腸漏」，是自體免疫疾病與多種疾病的關鍵病因之一。

腸胃道系統綜合分析

透過糞便檢測，檢驗以下指標：

● 消化吸收功能：胰臟彈性蛋白酶 1（Pancreatic elastase 1）、腐敗性短鏈脂肪酸（Putrefactive SCFAs）。

- 腸道免疫：嗜伊紅性血球蛋白 X、鈣衛蛋白（Calprotectin）。
- 腸道代謝：腐敗性短鏈脂肪酸、丁酸、酸鹼值、β 葡萄糖醛酸酶；膽酸：石膽酸（Lithocholic acid, LCA）、去氧膽酸（Deoxycholic acid, DCA）、石膽酸／去氧膽酸比值。

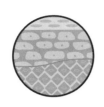

>>> CHAPTER **14**

肝腎排毒異常
與環境毒物傷害

🔥 01 肝臟解毒異常與皮膚疾病

▋ 肝硬化與蜘蛛痣

我還清楚地記得在台大醫學院二年級的課堂中，教授強調身體理學檢查的重要性，要留心患者皮膚上任何變化。若出現蜘蛛 8 隻腳般的紅痣，要懷疑患者有：_____。

答案是：肝硬化。

蜘蛛痣（Spider nevi），或稱蜘蛛血管瘤（Spider angioma），是一種毛細血管擴張（Telangiectasis），沿著中央小動脈與表淺小血管呈輻射狀分布，看起來就像 8 支或更多支細長腳的蜘蛛，通常在上腔靜脈流域，包括：臉部、脖子、雙手、乳頭連線以上的軀幹。約 33% 的肝硬化患者出現蜘蛛痣，特別是年紀較輕、較高的血中血管內皮生長因子（VEGF）、鹼基纖維母細胞生長因子（Basic fibroblast growth factor, bFGF）等族群。[1]

為何會出現蜘蛛痣？肝臟細胞損傷後，無法代謝（分解）血液中的雌激素，導致雌激素濃度竄高，對血管產生擴張效應。若蜘蛛痣變大、變多，可能肝損害持續惡化中；當肝功能改善，蜘蛛痣則會變小、變少。[1]

　　並非出現蜘蛛痣就代表肝臟有問題，因為在青春期、懷孕、服用避孕藥或荷爾蒙替代療法的狀況下，也可能因雌激素增加而產生蜘蛛痣，是一種皮膚生理反應。

　　在德國一項研究中，針對 744 位具有肝臟切片資料的患者，進行纖維化的嚴重度分級（F0 ～ 4），當中 7 成有慢性 C 型病毒性肝炎，並詳細調查其皮膚症狀。結果發現：隨著肝硬化嚴重程度增加，皮膚症狀出現頻率愈高。癢感、搔抓、皮膚乾燥等，在沒有或輕微肝硬化的患者中，或多或少有出現，但在嚴重纖維化與肝硬化的患者中，明顯更加頻繁。乾癬、白斑症、扁平苔癬、遲發性皮膚紫質病（Porphyria cutanea tarda），也較常出現在肝病與肝硬化族群。最能夠反映較嚴重肝硬化的皮膚症狀，包括：蜘蛛痣、手掌紅斑（Palmar erythema）、毛細血管擴張、出血性皮膚症狀、皮膚乾燥。[2]

　　透過皮膚症狀，以及血液生化數值等，研究者發現肝硬化嚴重度的預測公式如下：

　　25+ 皮膚乾燥（有則計為 1，無則為 0）x 0.5 + 蜘蛛痣（計分方式同前）x 2+ 指甲變化（同前）x 0.5 + 手掌紅斑（同前）x 1 + 年齡 x 0.04– 性別（男性為 1，女性為 0）x 0.5– 血小板數值（以千為單位）x 0.01 – 凝血酶原時間（Prothrombin time, PT，以 % 為單位，另有換算公式）x 0.1 – 血清白蛋白（公克 / 公升）x 2

　　分數每增加 1，得到中重度肝纖維化或硬化的機會就增加 3.3 倍。令人訝異的是，單純用皮膚症狀來預測肝硬化嚴重度，比起單純用實驗數據，還來得更加準確！[2]

　　如果你有輕微的肝硬化，可能連自己也不知道。出現皮膚症狀往往代表相當嚴重度，大多是不可逆的。若對皮膚症狀視若無睹，不懂得及早保肝，那麼老話一句：「肝若不好，人生就是黑白的。」

遲發性皮膚紫質病

　　此症在日照多的部位，如臉部、頸部、手背、前臂，出現水泡、紅腫、糜爛、潰瘍、白色粟粒疹、色素增生、硬皮等，臉部也出現多毛症。[3]

　　何謂紫質？紅血球中負責攜帶氧氣的最重要成分是血紅素（Hemoglobin），其核心分子是血基質（Heme），它的製造由肝臟負責「承包」。若肝臟功能變差（重要：GOT/GPT 數值正常，並不代表肝功能沒問題），導致肝臟製造血基質的酵素——尿吡咯紫質原脫羧酶（Porphyrinogen decarboxylase）缺乏、或活性下降，將導致中間產物吡咯紫質原過度累積，尿液變成紅棕色的「酒色尿」（Port-wine urine），在乳突真皮層出現免疫球蛋白 G、免疫球蛋白 M 與補體 C3 的沉積，不是皮膚過敏，卻是不折不扣的發炎性皮膚病。[3,4]

　　哪些時候你的肝臟功能可能變差呢？

● 酒精：酗酒。
● 藥物：性荷爾蒙如雌激素（來自口服避孕藥或荷爾蒙替代療法），以及具肝毒性藥物，常見包括：抗心律不整藥、抗黴菌藥、口服 A 酸等。
● 環境毒物：接觸芳香族碳氫化合物，包括苯、酚、甲苯等有機溶劑，空氣汙染、烤肉中的多環芳香烴等，多具有致癌性。
● B 型或 C 型等肝炎病毒感染：當 GOT/GPT 超過正常值，即為肝炎狀態，可能是急性、猛爆性、或慢性肝炎，值得注意的是帶原者也是高危險族群。
● 愛滋病感染
● 肝良性或惡性腫瘤[5]

> 8 成以上患者和酒精、或雌激素有關。當患者戒除酒精、停掉肝毒性藥物後,可在兩個月至兩年完全改善。治療包括放血移除鐵質、減少肝臟鐵量。[5]

肝膽疾病與皮膚搔癢

當肝不好,搔癢是常見的皮膚症狀,特別是牽涉到膽汁鬱積,如阻塞性膽結石,可以是持續且嚴重,通常沒有明顯皮膚病灶,但會有嚴重的搔抓,產生苔蘚化斑塊、結節性癢疹樣病灶。[6]

搔癢的原因還沒完全清楚,可能和膽鹽、膽酸、膽紅素的累積有關。當清除這些物質、膽道疏通後,搔癢自然改善。還與其他的搔癢原間交互作用有關,包括:內生性嗎啡、組織胺、類胰蛋白(Tryptase)等。[6]

在急性 B 型肝炎病毒感染時,有 1 成患者會出現血清症候群(Serum sickness),是在黃疸出現之前,呈現皮膚紅斑、發燒、疲倦、關節痛等發炎症狀,可出現血管性水腫、蕁麻疹、多形性紅斑(Erythema multiforme)、結節性紅斑(Erythema nodosum)。這是因為血液中出現多種免疫複合體,包括免疫球蛋白 G(IgG)、免疫球蛋白 M(IgM)、補體 C3、B 肝病毒表面抗原(HBsAg)等。許多時候,是先出現皮膚病灶、再出現肝臟症狀。[6]

B 型或 C 型肝炎病毒感染,還與多種皮膚症狀有關:節結性多動脈炎(Polyarteritis nodosum)、冷凝蛋白血症(Cryoglobulinemia)、皮肌炎、扁平苔癬等。[7]

▌非酒精性脂肪肝與乾癬

非酒精性脂肪肝是指一系列的肝病，包括：相對良性的脂肪變性（Steatosis），到非酒精性脂肪肝炎（Nonalcoholic steatohepatitis, NASH），這時脂肪堆積引發了發炎、肝細胞空泡化（Hepatocellular ballooning）、細胞旁纖維化，可導致肝硬化、肝細胞癌。非酒精性脂肪肝在美國盛行率約 19%，大幅增加了糖尿病、心血管疾病的風險，而高血壓、睡眠呼吸中止、維生素 D 缺乏也可能惡化它。[8]

在超過 5 成的乾癬患者身上，出現了非酒精性脂肪肝（Nonalcoholic fatty liver disease, NAFLD），明顯比一般人有更高的盛行率。在排除代謝症候群與其他干擾因素後，乾癬仍可獨立預測非酒精性脂肪肝。乾癬患者非酒精性脂肪肝的嚴重度，比起沒有乾癬的非酒精性脂肪肝患者來得高；有非酒精性脂肪肝的乾癬患者，其乾癬嚴重度也比沒有酒精性脂肪肝的乾癬患者來得高。[9]

為什麼會這樣呢？《英國皮膚醫學期刊》文獻回顧指出：乾癬與非酒精性脂肪肝，都屬於發炎性疾病，都牽涉到增高的發炎性脂肪激素（Adipokines），包括：甲型腫瘤壞死因子、第六型介白素，以及肝臟激素（Hepatokines）；而具有抗發炎作用的脂肪激素，亦即脂聯素（Adiponectin），濃度反而下降。發炎與抗發炎因子的失衡，導致胰島素阻抗，逐步促進了非酒精性脂肪肝的產生。因此，所有乾癬患者都需要接受非酒精性脂肪肝的篩檢與治療。[8]

▌肝臟雌激素代謝異常

在荷爾蒙章節中，已介紹雌激素對皮膚的重要影響，但這只是故事的前半，因為故事的後半，即雌激素的代謝與排毒，也同樣地重要。

　　肝臟酵素處理雌激素（雌酮、雌二醇）有兩個階段，第一階段為羥基化，透過細胞色素 P450 酵素作用；第二階段為結合作用（Conjugation），包括甲基化、硫酸化、葡萄糖醛酸化、麩胱甘肽化等，將第一階段代謝物變為水溶性，透過糞便與尿液排出體外。兩階段所產生的雌激素代謝物，分為產生保護性、致癌性這兩類：

● 保護性：2- 羥雌酮、2- 甲氧基雌酮、4- 甲氧基雌酮
● 致癌性：16 α - 羥雌酮、4- 羥雌酮

　　2- 羥雌酮／ 16 α - 羥雌酮比值，又稱「2 ／ 16 比值」，代表肝臟第一階段「羥基化」解毒能力，牽涉到 NADPH 依賴的細胞色素 P450 酵素，部分受到先天基因多型性所影響。當以上比值過低（解毒酵素能力弱），可能與乳癌風險增加有關，相反地，比值愈高（解毒酵素能力強），乳癌的發生風險降低，也降低罹患乳癌後的死亡率。[10-13]
　　2- 甲氧基雌酮／ 2- 羥雌酮比值、4- 甲氧基雌酮／ 4- 羥雌酮比值，牽涉到 COMT 酵素（Catechol-O-methyltransferase, COMT），可代表肝臟第二階段「甲基化」解毒能力。實務上，保護性及致癌性雌激素代謝物百分比，前者應高於 60%，後者應低於 40%。

表14-1 肝臟解毒二階段與雌激素代謝

第一階段	雌激素代謝物	屬性	第二階段	雌激素代謝物	屬性	第二階段
細胞色素 P450 酵素羥基化			COMT 酵素甲基化			

第一階段	雌激素代謝物	屬性	第二階段	雌激素代謝物	屬性	第二階段
CYP1A1	2- 羥雌酮（2-OHE1）	保護性	甲基化→	2- 甲氧基雌酮（2-MeOE1）	保護性	硫酸化／葡萄糖醛酸化→
CYP1B1	4- 羥雌酮（4-OHE1）	致癌性	甲基化→	4- 甲氧基雌酮（2-MeOE1）	保護性	硫酸化／葡萄糖醛酸化→
	醌（Quinones）	致癌性				麩胱甘肽化→
CYP3A4	16α- 羥雌酮（16α-OHE1）	致癌性	還原→	雌三醇（E3）	活性	硫酸化／葡萄糖醛酸化→

　　肝臟雌激素代謝夠複雜吧！但到這邊還沒結束。葡萄糖醛酸化的雌激素進入腸道中，若遇到腸道菌失調的狀況，細菌所分泌的葡萄糖醛酸分解酶（β-glucuronidase），將葡萄糖醛酸「去結合」（Deconjugate），雌激素又變回原始活性的樣態，在腸道吸收回血流中，繼續作用在全身組織的雌激素受體上。子宮內膜異位症、乳癌患者可能因而處在高雌激素刺激狀態。此機轉又稱為「雌激素－腸菌軸」（Estrogen–gut microbiome axis）。[14-16]

　　由於眾多雌激素代謝物具有組織雌激素 α、β 受體作用，在釐清雌激素相關的皮膚症狀如肝斑、溼疹，也是重要參考指標。

▊「腸－肝軸」與「肝－皮軸」

《新英格蘭醫學期刊》論文指出：為了避免腸道菌進入全身血流循環中，腸道與肝臟都築起防禦工事：腸道製造酸類、膽鹽、胰液、黏液層、抗菌肽、腸道免疫球蛋白 A（IgA）、腸道表皮細胞間的緊密連結（Tight junctions）、固有層的免疫細胞作用，肝臟也分泌補體、快速反應蛋白、可溶性樣式辨識受體（Soluble pattern recognition receptor）等。

然而，在某些狀況下腸道菌通過肝臟、進入全身血流中：腸菌組成改變、腸道滲透性增加、肝臟網狀內皮系統功能變差、門脈側枝循環（Portosystemic collaterals）。接著，出現菌血症，全身性的促發炎激素激增、免疫失調，造成組織傷害。這就是「腸－肝軸」（Gut-Liver Axis）的生理機轉。[17]

事實上，在肝臟出現疾病時，不管它是影響分子合成的、分泌的、結合的、或調節的機轉，常引發皮膚症狀，包括：黃疸、搔癢、色素疾病、指甲與頭髮症狀。肝臟與皮膚間緊密的作用關係，被稱為「肝－皮軸」（Liver-skin axis）。[18]

「肝－皮軸」是雙向運作的。以乾癬患者為例，一方面，皮膚淋巴球與角質細胞過度製造了數種細胞激素，包括：第六、十七型介白素、腫瘤壞死因子等，參與了全身性的胰島素阻抗，而胰島素阻抗較嚴重的乾癬患者，容易出現持續性的非酒精性脂肪肝。

另一方面，處於非酒精性脂肪肝炎的肝臟，釋放了促發炎、促氧化、促動脈硬化的因子，透過促進皮膚角質細胞的增生、發炎的增加，反過來加劇了乾癬的嚴重度。[9]

🌀 02 腎臟排毒異常與皮膚疾病

▋尿毒性搔癢症

Jenifer 是 50 歲女性，困擾失眠半年，表示夜半會腿抽筋、軀幹皮膚極端搔癢，抓到遍體鱗傷。到醫院抽血發現：原來她腎絲球過濾率（eGFR）只剩下二十（mL/min/1.73m²），自己卻毫無所知，此數值若低到十就要洗腎了！她憤怒地問：「我怎麼可能腎不好？我平常沒壓力、吃清淡、天天運動，一點症狀都沒有啊！」

我回答：「腎臟跟肝臟一樣，都是沉默的排毒器官，有問題的時候不出現症狀，一旦症狀明顯了，也代表他們快掛了。」

David 是 60 歲的慢性腎病患者，抱怨多年頭皮搔癢，病毒疣也變多。他問我：「人為何這麼麻煩？動物有這麼多皮膚病嗎？」

我稱讚他：「你有這樣的提問，真是病人哲學家！動物當然也會生病，但人才有機會預防生病。」

最近他腎絲球過濾率（eGFR）持續下降中，降至三十，雖然還不用洗腎，但因此皮膚搔癢、病毒疣復發。吃藥擦藥能止癢，停藥總是再發作。

搔癢是慢性腎臟病最典型的皮膚症狀之一，又稱尿毒性搔癢症（Uremic pruritus, UP），影響超過 5 成患者。在進行透析的患者，搔癢最常見於背部、腹部或頭部，但全身性的搔癢並不常見。[19] 在未接受透析、接受保守治療的末期（第五期）腎病患者，此搔癢的盛行率達到 84%，當中 82% 認為有些不適，43% 則感到非常不適，是僅次於缺乏活力的第二常見症狀。[20]

腎絲球過濾率

腎絲球過濾率（Estimated Glomerular filtration rate, eGFR），為根據肌酸酐（Creatinine, Cr）數值而估計出的腎功能指標，比肌酸酐數值更能反應早期的腎功能變化。正常人為 $100 \sim 120$ mL/min/$1.73m^2$，隨著年齡老化而逐步下降，在 30 至 40 歲後，每年減少 $0.8 \sim 1$ mL/min/$1.73m^2$，數值愈小就代表腎功能愈差。

腎功能變差的原因，包括：系統性疾病（如糖尿病、高血壓），慢性發炎（免疫疾病、發炎反應），或尿路阻塞等，若受損超過三個月，功能產生永久性損害而不可逆，稱為慢性腎病，根據美國國家腎臟基金會指引，分為五期：

第一期：eGFR 90-100 mL/min/$1.73m^2$，「正常」腎功能，但有微小腎臟實質傷害、微量蛋白尿，強調早期診斷與治療的重要性。

第二期：eGFR 60-89 mL/min/$1.73m^2$，「輕度」腎功能障礙，有腎臟實質傷害，開始需要規則且積極的治療。

第三期：eGFR 30-59 mL/min/$1.73m^2$，「中度」腎功能障礙，需要加強血壓控制、低蛋白飲食，預防各種併發症如貧血、心血管疾病、鈣磷失衡等。

第四期：eGFR 15-29 mL/min/$1.73m^2$，「重度」腎功能障礙，同「中度」照護重點。

第五期：eGFR < 15mL/min/$1.73m^2$，「末期」腎臟病變（ESRD），或稱腎衰竭，接受血液或腹膜透析，等待並接受腎臟移植。

尿毒性搔癢症真是「癢死你」，患者也出現「抓到爽」的行為模式，可能因為過度的騷抓，產生更多的皮膚病變，如：抓傷、慢性單純苔癬、結節性癢疹。此外，皮脂腺萎縮，血管內皮細胞可能壞死，而有微血管病變。也容易合併其他造成搔癢的皮膚疾病，如對透析液過敏、接觸性皮膚炎、異位性皮膚炎等。[19]

尿毒性搔癢症的成因仍不清楚，可能因素包括以下七大類：

● 無法藉由透析排除的物質累積。

● 系統性發炎（促發炎因子如第一型助手 T 細胞、第二型介白素大增）及免疫系統失調，引起皮膚與神經發炎。

● 尿毒性的神經病變。

● 代謝失衡、高血鈣症與高血磷症引發磷酸鈣在皮膚中結晶。

● 副甲狀腺亢進相關的骨代謝疾病。

● 脫水導致皮膚結構功能改變。

● μ 鴉片受體活性增加。[19,21,22]

▌慢性腎病與皮膚症狀

皮膚乾燥，又稱乾皮症（Xerosis cutis），達 8 成腎臟透析患者有之，是最常見的皮膚症狀，常出現在前臂、大小腿的外側面。容易因傷口癒合慢，導致皮膚感染風險提高。為何乾燥？這是因為汗腺、皮脂腺都出現萎縮，皮膚缺乏水分、以及避免水分散失的皮脂。[19]

表皮色素沉澱，偏黑或偏黃的色澤，是第二常見的皮膚變化，在手掌、腳掌出現斑塊狀的暗沉，黏膜出現廣泛性的色素沉澱。用顯微鏡可看到，黑色素沉積在基底層或淺層真皮。這可能和中分子量的物質累積

有關，像是尿色素（Urochrome），又稱尿膽素（Urobilin），類胡蘿蔔素，α 與 β 黑色素細胞促素（MSH）。慢性腎病患者也應留意防曬。[19]

腎病患者也可能在臉上、脖子、胸部出現沿毛孔分布的多處突起，稱為毛孔角化，導因於毛囊角質過度增生、以及明顯發炎反應。毛孔角化也可能是其他原因，包括：黑色素細胞瘤、多發性骨髓瘤、家族性或先天性角化過度、多囊性腎臟病、糙皮病（菸鹼酸缺乏）、鋅缺乏、高血脂症、接觸放射線等。[23]

後天穿透性皮膚病（Acquired perforating dermatosis, APD），則是相當特殊的皮膚病灶，具有散布的圓錐狀、栓塞狀角質丘疹、斑塊、結節，通常在容易有表淺傷害或摩擦的地方，如手臂外側面。若搔抓，可能會產生柯柏氏效應（Köbnerization），出現線狀的典型皮損。主要發生在末期腎病患者、或者糖尿病患，在接受透析的患者中可達 11%。[24,25]

為何如此？顯微鏡下可看到，富含角質、膠原、彈性纖維、中性球的角質栓，入侵到表皮層、將毛囊撐開。真正原因尚不清楚，但可能機轉包括：皮膚癒合變差、微血管病變、搔抓引起皮膚損傷或真皮壞死、對真皮變性膠原與鈣鹽沉積的異物反應。[24,25]

此病灶牽涉到：物質從真皮穿過表皮被排放到體表外，造成對周圍組織的部分破壞[19]。這真可說是「皮膚排毒」的寫照！會需要這樣的排毒方式，也代表腎臟排毒功能太差，毒素排泄功能已經被皮膚給取代，皮膚也在排毒。

慢性腎病牽涉礦物質代謝失調，和鈣化皮膚病有關，如：

● 轉移性皮膚鈣質沉積症（Metastatic calcinosis cutis）：出現不可溶的鈣或磷酸鹽，在真皮或皮下組織沉澱，佔接受腎臟透析患者 1%。

● 鈣化尿毒症性小動脈病變（Calciphylaxis, Calcific uremic arteriolopathy）：真皮小血管、皮下脂肪的鈣化，導致表皮缺血、組織梗塞、壞死，佔接受腎臟透析患者 1 ～ 4%。[19]

▌糖化終產物累積與皮膚老化

當腎臟功能差，有種麻煩的尿毒成分就開始累積，它是前面提到的糖化終產物（Advanced glycation end-products, AGEs），是過高的糖分子黏附在蛋白質分子上，引起變性失能，過去已知可導致動脈硬化、冠狀動脈狹窄、週邊動脈疾病，是心血管疾病死亡的預測因子。在腎臟病、糖尿病患者也增加，也引發骨質疏鬆症。[26,27]

糖化終產物也會在皮膚裡沉澱，造成皮膚老化，透過紫外線量測皮膚自體螢光（Autofluorescence），是全身性糖化終產物嚴重度的指標，在接受血液透析的腎臟病患者身上，與心血管疾病的發生有關。[26]

日本福島醫科大學腎臟與高血壓科的研究團隊，針對尚未接受透析的 304 名慢性腎病患者進行量測，想了解糖化終產物與腎功能、心血管疾病的關係。他們年齡的中位數為 62 歲，腎絲球過濾率（eGFR） 中位數為 54.3 毫升／分鐘／ 1.73 平方公尺，有糖尿病者佔 27%。

分析發現：隨著腎絲球過濾率愈低，或慢性腎病期數愈高，糖化終產物顯著變得愈多。能獨立預測較高糖化終產物的因素包括：年齡較大、有糖尿病、腎絲球過濾率較低、以及心血管疾病病史。[26]

台灣洗腎診所林立，可謂「洗腎天堂」。但根據知名的全球疾病負擔研究，台灣健保醫療品質並不像自己想像的名列前茅，在 195 國當中，名列 45，落後於南韓、日本等國。當中得分最差的，正是慢性腎病的照護品質。而慢性腎病大部分又肇因於糖尿病引發的腎病變，台灣的糖尿

病照護也得分很差。[28] 當出現難以解釋的皮膚症狀或老化時,就關心自己的腎臟功能,或許能做到早期預防!

03 香菸對皮膚的危害

▌香菸與皮膚疾病

抽菸者容易長痘,要不是腫痛的大痘,就是一大堆閉鎖型粉刺。為什麼呢?

抽菸者的粉刺中,相較於非抽菸者,有更高濃度的第 1α 型介白素、過氧化脂肪(Lipid peroxide, LPO),且第 1α 型介白素愈高時,過氧化脂肪也愈高。不過,第 1α 型介白素、過氧化脂肪的濃度,並未發現與痤瘡的嚴重度、分布有關。[29]

過氧化脂肪是在活性氧作用下,氧化毛囊中的皮脂(不飽和脂肪酸)而產生。脂肪過氧化正是氧化壓力的重要指標。過氧化脂肪產生後,透過核因子 κB 而增加第 1α 型介白素的表現,參與了粉刺形成與發炎反應。[30] 過氧化角鯊烯,是致粉刺性最強的過氧化脂肪,則被發現透過活化脂氧酶(Lipoxygenase),以及增加第 6 型介白素,促進了角質細胞的發炎反應。[31]

香菸活化了芳香烴受體(Aryl hydrocarbon receptor, AHR)路徑,啟動皮膚慢性發炎反應,和異位性皮膚炎、乾癬症、白斑症等有關。[32,33] 老鼠實驗顯示:長期暴露在香菸、以及紫外線底下,皮膚出現屏障破損(經皮水分散失增加)、紅斑增加、皮膚彈性減低,甚至出現表皮瘤或鱗狀上皮癌。[34]

▍香菸與皮膚老化

五十年前，學界便已發現，抽菸者看起來比非抽菸者老。[35] 多項流行病學研究也證實，抽菸者容易出現皺紋。加州大學舊金山分校醫學院研究發現：和同年紀非抽菸者相比，男性抽菸者出現中重度皺紋的風險是 2.3 倍，女性抽菸者更增加到 3.1 倍。[33,36]

抽菸者的皮膚是乾燥的、如皮革般、鬆垂。在一項案例研究中，52 歲的抽菸女性有著嚴重魚尾紋，但她 55 歲不抽菸的女性親戚魚尾紋不太明顯，儘管她們有著類似的環境與生活方式。[33]

美國俄亥俄州一項同卵雙胞胎研究中，抽菸者的臉部皮膚老化狀況，較她（他）們的手足來得嚴重，包括：上眼皮贅皮、下眼袋、頰袋（Malar bags，位於下眼袋正下方的袋狀突起）、法令紋、上唇皺紋（口周紋、或稱陽婆婆紋）、下唇唇紅部（Vermilion）皺紋、下頜垂肉等臉部位。若雙胞胎都有抽菸，但菸齡差距五年以上的話，抽菸較久的那位會有更嚴重的皮膚老化部位，包括：下眼袋、頰袋、下唇皺紋。[37]

這是為什麼呢？

抽菸者下眼袋的形成，和眼眶中隔（Orbital septum）的緊實度（Integrity）變差有關，而導致皮下脂肪墊膨出。[37] 針對人類皮膚纖維母細胞的體外研究已經發現：菸草透過促進基質金屬蛋白酶 MMP-1、MMP-3 的基因過度表現，導致第一、三型膠原加速分解，加速皮膚老化，這也和菸草劑量有關，香菸引起皮膚的內在老化機轉，和紫外線引起的外在老化很類似。[38]

菸草加速了皮膚結締組織的分解，讓眼眶中隔變得鬆弛，也讓眼眶肌肉維繫韌帶（Orbicularis retaining ligament, ORL）變鬆，加上真皮變薄、缺乏彈性，又形成了頰袋。整體皮膚失去彈性的結果，出現了上唇

的口周紋、下脣脣紅部細紋，並且，因為失去緊實的皮膚無法抵抗重力，加上垂墜的脂肪墊，加劇河谷般的法令紋、下頜垂肉。[37]

《英國皮膚醫學期刊》一項研究中，針對英國威爾斯將近 800 位銀髮族（年齡大或等於 60 歲），進行皮膚皺紋與老化的量測。發現只有年齡與每天抽菸的習慣和皮膚老化有關。統計過程中，累積日光照射量原本與皮膚老化有關，但排除年齡的影響後，就無關聯了。每天抽 1 包菸（20 根）的影響，是提早皮膚老化達十年！皮膚老化與皺紋，受到抽菸極大影響，長期日光暴露反而沒有明確證據，這醫學發現對於年輕族群來說，可以作為反菸教育很好的切入點。[39]

《刺胳針》（The Lancet）一篇論文，英國倫敦聖湯瑪斯醫院雙胞胎研究與遺傳流行病學中心的研究人員分析 1122 名年齡介於 18 ～ 76 歲的白人女性，發現她們的基因染色體末端的端粒（Telomere）隨著年齡增加而穩定縮短，這是老化重要的生理指標，端粒縮短的速度是每年減少 27 個鹼基對。抽愈多菸者，端粒縮短更多，呈現劑量反應關係。和沒有抽菸的一般民眾相比，女性抽菸者每多抽一年每天 1 包的菸，端粒會多損失 5 個鹼基對，等於多耗損了 18%，簡單地說，是比別人多老化了 18%。[40]

研究團隊進一步估算，曾經抽菸、或現在抽菸，相當老化提早 4.6 歲，若每天 1 包的菸、連抽四十年，將會提早老化 7.4 歲！原因仍和香菸加劇氧化壓力，增加了每次基因複製時端粒的耗損，以及發炎，加速白血球的消耗。這印證了：抽菸催人老。[40]

《美國國家科學院院刊》經典研究發現：在香菸的煙霧、或水煙當中，都存在反應糖產物（Reactive glycation products），又稱為「糖毒素」（Glycotoxins），可以在體內快速與蛋白質反應而產生糖化終產

物，且可導致基因突變！抽菸者血液中的糖化終產物，以及載脂蛋白 B
（Apolipoprotein B） 都明顯比非抽菸者多，和抽菸者較多的動脈硬化
與癌症發生有關。[41] 前文已介紹糖化終產物與皮膚老化的關係，因此，
糖化終產物是香菸造成皮膚老化的另一機轉。

҉ **04 酒精的皮膚危害**

酒精濫用者常合併皮膚症狀，據估在男性有 43%，女性有 33%。酒
精相關的血管性皮膚病很常見，包括：蜘蛛痣（血管擴張）、蛇女頭狀
臍圍靜脈曲張（Caput medusae）、紅掌，和酒精阻礙肝臟雌激素代謝、
真皮血管擴張、肝臟門脈高壓等。[42]

喝酒可能引起短暫時間臉紅，若臉紅特別明顯、或持續較久，則可
能有肝臟乙醛去氫酶缺乏的先天性缺陷。原來，酒精在肝臟代謝第一步
驟，是經過乙醇去氫酶（Alcohol dehydrogenase, ADH）代謝成有毒的
乙醛，第二步驟再由乙醛去氫酶（Aldehyde dehydrogenase, ALDH）代
謝成無毒的乙酸。當身體缺乏乙醛去氫酶，會導致清除乙醛速度緩慢，
造成血液中乙醛濃度升高，引起臉紅、心跳加快等反應，也會惡化酒糟
病情，引發臉部血管擴張與膿皰。[42,43]

此外，搔癢、黃疸常合併有膽道問題，如膽紅素代謝異常、膽汁鬱
積（Cholestasis）；容易有色素沉澱或鐵色素沉積（Hemochromatosis）；
和蕁麻疹、脂漏性皮膚炎、錢幣狀溼疹等有關；容易感染，因為酒精抑
制細胞免疫與體液免疫，壓抑中性球與自然殺手細胞。酗酒引起營養缺
乏症也會產生多種皮膚疾病。[42]

酒精能夠誘發乾癬這種發炎性皮膚病，然而乾癬患者卻比一般人更

常有酒精濫用問題。酒精飲用量愈多，乾癬症狀也愈嚴重，並且減少藥物療效。當乾癬患者濫用酒精，這時藥物也更容易出現肝毒性。乾癬患者更常有酒精性肝病、焦慮、憂鬱、心血管疾病與癌症。[44]

《美國醫學會期刊：皮膚醫學》研究中，分析美國統計局的死亡檔資料，一般人因酒精相關的死亡率為 2.5 ／每一萬人年，但乾癬患者因酒精相關的死亡率達 4.8 ／每一萬人年。相較於一般人，乾癬患者死於酒精相關疾病的機會增加了 58%，包括：酒精性肝病（65%）、肝纖維化與硬化（23.7%）、酒精精神疾病（7.9%）。[45]

酒精和多種癌症都有關，如肝癌、胰臟癌、大腸癌、食道癌、口腔癌（鱗狀上皮細胞癌）、乳癌等，皮膚癌也不例外，如基底細胞癌，組織學病理顯示和免疫力低下有關。[42] 大型人口學研究發現，酒精攝取量愈高，得到黑色素瘤的機會愈高。有飲酒習慣的人，得到黑色素瘤的機會較一般人多出 2 成。[44]

為何如此呢？

酒精可說是「致癌」聖品，會導致細胞內 DNA 受損、製造自由基、有光敏感性、改變細胞代謝。其次，它有荷爾蒙效應，促進製造前列腺素、分泌黑色素細胞促素。再者，酒精抑制免疫功能，增加癌轉移潛力，以及黑色素細胞瘤生長。[44]

每個人肝臟對於酒精的代謝能力有天壤之別。負責酒精代謝的乙醛去氫酶 ALDH2 基因存在個體變異，發生一個點突變由離胺酸（Lys）取代了麩胺酸（Glu）〔標誌為 ALDH2*487Lys 或 ALDH2*2〕，導致 ALDH2*2/*2（Lys/Lys）基因型的乙醛去氫酶完全沒有活性，ALDH2*1/*2（Glu / Lys）基因型活性只有正常酵素的 17% ～ 38%，以致清除乙醛速度緩慢、血中乙醛濃度升高，容易引起酒精臉紅症候群

（Alcohol flushing syndrome），包括：臉紅、心悸、頭痛、頭暈、嘔吐、不悅等反應。[46]

乙醛被世界衛生組織國際癌症研究署（IARC）列為一級致癌物，難怪具有 ALDH2 基因缺陷者，大幅增加頭頸癌、食道癌的風險。很糟的是，ALDH2*2 的基因變異在世界的盛行率為 5%，但在東亞族群高了許多，最低從韓國的 28%，到最高的台灣 45%，應透過 ALDH2 基因多型性檢測及早辨識高風險族群，才能預防酒精相關疾病與癌症。[46,47]

🔥 05 處方藥物與皮膚症狀

▌嚴重皮膚過敏反應

報載女大生為了治療痘痘，服用磺胺類藥物 Baktar（Sulfamethoxazole 400mg/Trimethoprim 80mg），結果出現猛爆性肝炎，差一點需要換肝。還有男大生服用同款抗痘藥，導致肝衰竭而死亡。

嚴重皮膚藥物不良反應（Severe cutaneous adverse drug reactions, SCAR），包括：史帝文生強生症候群（Stevens–Johnson syndrome , SJS）、毒性表皮溶解症（Toxic epidermal necrolysis, TEN）、伴隨嗜伊紅性白血球增加與全身症狀的藥物反應（Drug reaction with eosinophilia and systemic symptoms, DRESS）等，出現全身性紅疹水泡、皮膚破損和黏膜潰瘍，最後併發肝腎衰竭而死亡，死亡率可達 3 至 5 成。[48]

林口長庚醫院皮膚部鐘文宏教授等人研究發現：使用磺胺類藥物 Dapsone 產生嚴重藥物過敏的族群，85.7% 都帶有特殊基因型 HLA-B*13:01 的體質，而在一般族群，此基因型僅佔 10.8%。且具有該

基因型患者服用 Dapsone 時，血液中針對該藥物的細胞毒殺型 T 細胞增加近 4 倍。[49]

皮膚藥物不良反應除了與特殊基因型 HLA 有關，也與肝臟代謝酵素變異、免疫系統失調、某些病毒感染（單純性皰疹病毒、第六型人類皰疹病毒、克沙奇病毒 A6）、腎功能不足或慢性腎臟病的代謝障礙、心血管疾病等有關。[48]

▌一般皮膚過敏反應

Marilyn 是 30 歲女性，禮拜天中午，吃完 5 隻蝦子、喝完 100c.c. 紅酒後，感到牙齦腫痛，牙醫診所又沒開，家人好心拿一顆消炎止痛藥給她吃，沒想到 30 分鐘後，她臉上出現大面積搔癢的、膨出的風疹塊，接著連脖子、手臂都開始出現類似疹子，趕緊來找我。

我診斷她有急性蕁麻疹，藥物過敏的可能性高，但也需要留意酒精、海鮮蝦蟹類的關聯性。我開立處方後，也交代她：若出現呼吸困難，應至大醫院急診就醫。

許多人都經歷過 Marilyn 的藥物過敏。藥物過敏的症狀分為：

● 主觀皮膚症狀：搔癢、手腳掌燒灼感、氣管水腫導致呼吸困難。

● 客觀皮膚徵象：蕁麻疹：局部或全身多處膨疹；血管性水腫：深真皮與皮下組織腫脹，常發作在眼皮、嘴唇、生殖器等處。

● 全身症狀：潮紅、突發性疲倦、打呵欠、頭痛、無力、頭暈、舌頭麻木、打噴嚏、氣管攣縮（氣喘）、胸骨下壓迫感、心悸、噁心、嘔吐、腹痛、腹瀉、關節痛。[50]

　　吃完藥後一小時內出現的過敏反應，稱為立即性過敏，與產生免疫球蛋白 E（IgE）有關，一至兩天、或更多天後才發生的過敏，稱為非立即性過敏，以 T 細胞介導反應、免疫複合體為主。都伴隨氧化壓力大、活性氧大增，破壞細胞分子結構，可在周邊血液單核球偵測到脂肪與蛋白質過氧化物。[51]

　　臨床上最常引發皮膚過敏反應的藥物，整理如下表：[50]

表14-2 最常引發過敏反應的藥物

藥物種類	舉例
止痛消炎藥	非類固醇類消炎藥（NSAIDs）、阿斯匹林
抗生素	盤尼西林、磺胺類、阿莫西林、四環黴素、抗黴菌藥、甲硝唑（Metronidazole）
口服避孕藥	雌激素、雌激素加黃體酮
降血壓藥	血管張力素轉化酶抑制劑（ACEI）、鈣離子阻斷劑
抗心律不整藥	Amiodarone、Procainamide
癌症化療藥	順鉑（Cisplatin）、5- 氟尿嘧啶（5-FU）等
抗癲癇藥	Carbamazepine、Lamotrigine、Valproate 等

　　Gina 是 45 歲的上班族，多年來罹患慢性蕁麻疹，自稱頻繁發作，「完全找不到原因」，最近三天發作的很厲害。在我仔細追問之下，她長期反覆泌尿道感染，一段時間就要服用抗生素與止痛藥，最近也開始用。她過去已經出現過多重藥物過敏史。

　　Hebe 是 51 歲女性，最近半年反覆出現不明原因蕁麻疹，最常出現在兩側大小腿，屢次要求醫生幫她打類固醇。當醫師提醒她類固醇依賴

的問題時，她說：「我也不是故意的，只有吃藥壓不下來，還是一直長，到底是什麼原因？」

我詢問藥物使用，她說：「我有癲癇，服用癲通（Carbamazepine）十年，之前也不會過敏啊！」

我再問：「除了抗癲癇藥，最近半年還有使用其他藥物嗎？」

她說：「因為更年期症狀，婦產科醫生開給我荷爾蒙療法……不是很多女人都在用，會有問題嗎？」

當肝臟解毒功能有先天障礙、後天損害或隨年齡而老化，遇到數種需要經過肝臟代謝、且本來就容易過敏的藥物，出現藥物相關的蕁麻疹，其實在臨床上很常見。

▌藥物引發痤瘡

當患者長痤瘡而有以下狀況時，就要考慮是藥物所引起：

● 找不到常見的痤瘡誘發因素，如荷爾蒙變化、職業。
● 在用藥後出現痤瘡，具有時序性關係。
● 只要不用藥，膚況就改善。
● 不典型的痤瘡特徵，包括：脖子上長痘痘、非出油部位病灶、單一型態（Monomorphous）。
● 對一般痤瘡治療反應不佳。[52]

常見引發痤瘡的藥物分為三類：確定導致痤瘡的、很可能導致痤瘡的、可能和痤瘡有關的，茲整理如下表。

表14-3 常見引發痤瘡的藥物[52]

確定導致痤瘡	很可能導致痤瘡	可能和痤瘡有關
類固醇 同化類固醇（用來增肌） 睪固酮補充 鹵素（如泳池中的氯） 鋰鹽（躁鬱症用藥） 某些抗癌標靶藥物	免疫抑制劑 （Cyclosporine, Azathioprine, tacrolimus） 二硫龍（Disulfiram，戒酒發泡錠） 三環類抗憂鬱劑 維生素 B_{12} 維生素 D_2（麥角鈣化醇）	抗甲狀腺藥 （Propylthiouracil） 某些抗癌標靶藥物 某些抗肺結核藥 維生素 B_6 維生素 B_1

06 食品毒物對皮膚的危害

Richard 是 30 歲的年輕男醫師，臉頰下半、下巴、下頜、脖子反覆長痘痘或發炎性囊腫，整臉出油、毛孔粗大、伴隨大量閉鎖型粉刺，胸部與腿部多處結節性癢疹，是十分搔癢的溼疹，半夜發作讓他癢到睡不著。自己擦藥膏但效果差。他本身已經是 B 型肝炎帶原者，醫院健檢還意外發現有輕微肝炎、中度脂肪肝、高血脂症、大腸腺瘤、腎臟不明原因囊腫……

詢問他的飲食史，從念大學以來，每天宵夜都要吃一包泡麵，最近一年則買了流行的「氣炸鍋」，宵夜改成吃炸豬排、炸雞肉、炸魚、炸花枝、炸薯條、炸甜甜圈等，甚至蔬菜水果也都用炸的。他很少吃新鮮蔬果。他是年輕有為的醫師，但身上慢性病種類已經罄竹難書，油炸品恐怕「厥功甚偉」！

油炸品，以屬性來說適合放在第二章「錯誤飲食對皮膚的影響」一章中，我卻放入本章討論，為什麼？因為油炸品是道地的「毒物」，竟成你我「美食地圖」的日常？！

　　油炸的溫度很高，常達到 175 度至 190 度間，所用的油多半是 ω-6 多元不飽和脂肪酸，如大豆沙拉油、玉米油等，會出現氧化與氫化現象，一方面產生發炎性的反式脂肪，另一方面產生致癌物或致突變化合物，包括：醛類（Aldehyde）、丙烯醛（Acrolein）等。

　　肉類在高溫烹調時，會產生雜環胺（Heterocyclic amines, HCAs）與多環芳香烴（Polycyclic aromatic hydrocarbons, PAH），是確認的致癌物。包裹的炸粉成分、薯條、麵包都是碳水化合物（澱粉），則在高溫形成丙烯醯胺（Acrylamide），全都是惡名昭彰的致癌物。

　　更糟糕的是，反覆使用且不更換炸油時、過長油炸時間下，以上毒物的濃度會繼續累積！研究已經發現油炸食品與多種癌症的關聯性，包括：乳癌、攝護腺癌、肺癌、鼻咽癌、胰臟癌、食道癌、喉癌等，機轉之一是透過慢性發炎。[53]

　　高溫烹調還產生前述的糖化終產物，增加氧化壓力與促發炎效應，而油炸品的糖化終產物濃度非常高，雞胸肉油炸 20 分中所產生的糖化終產物，是用水煮一小時的 9 倍！[54]

　　姑且不論油炸食物中的致癌物，光是造成慢性發炎、氧化壓力，都大大增加了皮膚發炎的機率，出現較嚴重的發炎性皮膚疾病，包括難治的痤瘡、發炎囊腫與溼疹。

　　Roger 是 50 歲的工學院教授，在手背長多顆結節性癢疹，接受藥物、冷凍治療，仍舊反覆發作。我詢問了他的飲食史，發現他愛吃油炸食物，於是我建議他不吃油炸食物，同樣的食材，都改用電鍋蒸煮。

　　結果，他的結節性癢疹，在兩個月內全消，且多年不再發作。

⟡ 07 刺青對皮膚的危害

▌刺青與皮膚症狀

18 歲的 Elizabeth 是女大學生，趕時髦，跟著同學去西門町刺青，忍痛在左手臂上刺了一大朵紅艷的玫瑰、油綠色的葉子、以及黝黑的莖與刺，下面還有 Elizabeth 的英文草寫簽名、以及她的西元出生年月日……當我看到時，不禁想到這是便於有一天出現「不測」時，讓警察、法醫和檢察官好辨識身分嗎？

沒想到過了兩天，幾乎所有刺青的部位和鄰近的皮膚都變得紅腫，十分搔癢難耐，她趕緊看我，我懷疑是刺青顏料引發的接觸性皮膚炎，吃擦抗過敏藥物後，她出現局部大範圍的黑色素沉澱，過了一個禮拜，變得更黑了，她不禁懷疑是用藥導致的嗎？

豔麗的刺青顏料，其實含有：碳黑、二氧化碳、氧化鐵、多環芳香烴（Polycyclic aromatic hydrocarbons, PAHs）、苯酚、甲醛、塑化劑、有機色素，以及重金屬，包括：鈦、鋇、鋁、銅，作為染色劑，但也有銻、砷、鎘、鉻、鉑、鉛、鎳、錳、釩等，則是汙染物。[55]

這些顏料若是塗在陶瓷上，經過 1000 度以上的窯燒，成為美觀的藝術品，但若塗在皮膚上，可能皮膚傷害與健康風險。

表14-4 刺青色素所含的化學原料 [56]

色彩	常見化學成分
黑色	氧化鐵
紅色	硃砂（硫化汞）、鎘紅（硒化鎘）、三氧化二鐵、偶氮染料

色彩	常見化學成分
藍色	酞菁銅（Cu-Phthalocyanine）、天青藍（Azure blue）、鈷藍、矽酸鋁鈉、矽酸銅（埃及藍）
綠色	三氧化二鉻、亞鐵氰化物（Ferrocyanide）、鐵氰化物（Ferricyanide）、鉻酸鉛、酞菁銅鋁、酞菁銅
白色	氧化鈦
紫色	錳、鋁
橘色	鎘、硫化硒
黃色	鎘黃
棕色	赭石（氧化鐵混合黏土）

在美國，從較大的兒童到 60 歲成人，約 24% 身上至少有一個刺青。[57] 一項研究針對美國 38 州共 500 位具刺青經驗的成人，凸顯了刺青的整體健康隱憂，包括了：疼痛（3.8%）、感染（3.2%）、搔癢（21.2%）、後悔（16.2%）、想移除刺青（21.2%）、刺青是在酒醉狀態（21.2%）。[58]

皮膚的感染性危害，包括：金黃色葡萄球菌或化膿性鏈球菌（Streptococcus pyogenes）感染、化膿性肉芽腫反應、全身性細菌感染、乳突瘤病毒感染或接觸性軟疣感染、全身性病毒感染（B、C 型肝炎病毒感染、愛滋病毒感染）。[57]

《德國醫師雜誌》（Deutsches Ärzteblatt）有一則案例：一名 59 歲德國男性，在左手臂刺青，用黑色與白色墨水約 7 公分乘 12 公分範圍，五小時後，他發現刺青部位逐漸變得紅腫，而且出現整個左手臂、左側臉頰、嘴脣、舌頭等沒有刺青的部位，也都變得紅腫、刺痛，也開始有呼吸急促，來到急診室，診斷為第三級的全身性「立即型」（Immediate）過敏反應。

他否認過去有類似症狀或過敏，但因有高血壓、糖尿病、痛風，服用相關藥物，此外，過去曾經吸菸。墨水的化學分析，發現有：甲醛、鎳、鈷、錳、鎘、銻等，可能正是引發嚴重過敏的元凶。幸好及時的醫療介入，讓他撿回一條命。[59]

另一種則是「遲發性」（Delayed）過敏反應：即第四型過敏反應，T淋巴球介導的發炎反應，包括：接觸抗原後導致巨噬細胞活化、細胞激素介導的發炎、目標細胞溶解。以接觸性皮膚炎為代表，急性反應為紅、腫、囊泡、大泡，亞急性或慢性則是苔蘚化、紅疹、脫屑。[57]

《美國皮膚醫學會期刊》的一篇研究發現，針對1416款美國使用的刺青墨水進行分析，發現44種色素成分，包含金屬與非金屬類別，其中11種被懷疑造成過敏性接觸性皮膚炎，佔了25%。[60]

最常引發皮膚病理反應的，是紅色墨水，其成分是硃砂（Cinnabar），也就是硫化汞，近年逐漸被取代為：硒化鎘、褐土（Sienna）、赭土（Red ochre，即氫氧化鐵）、有機染料，仍是最容易引發皮膚病的顏色。第二常引發皮膚病理反應的，是黑色墨水，可能引發遲發性過敏反應。綠色墨水，偶爾引發皮膚發炎反應，它含鉻。藍色、白色、紫色與其他顏色，也可能引發肉芽腫反應。[57]

此外，刺青在皮膚上的破壞，可引起前述的柯柏氏效應（Köbner phenomenom），這是在皮膚受到損壞後，加重原有的皮膚疾病，包括：乾癬、異位性皮膚炎等。[61,62]

一位來自印尼的女性Mary，左小腿玫瑰刺青已經有三年，但最近半年「左導」下腹、臀部、臉部過敏都治不好，「左邊」小腿玫瑰刺青紅色處特別會整個腫起來，對藥物反應差。附近還有癢疹。明顯刺青重金屬引起，可能是異物肉芽腫反應（Foreign-Body Granulomatous

Reactions），墨水成分引發了皮膚過度發炎反應。[62]

　　《新英格蘭醫學期刊》曾刊載一個案例，一位 42 歲的男性在過去五個月內，在他的刺青圖案上出現無數的丘疹突起，他沒有搔癢、疼痛、呼吸困難、發燒、關節痛或其他全身性症狀。切片發現在表淺與深部真皮，出現非乳酪性壞死的肉芽腫（Granuloma），內含有黑色與棕色色素顆粒，病理診斷為表皮類肉瘤反應（Cutaneous sarcoidal reaction）。[63]

▌刺青與癌症風險

　　刺青的色素是相當不穩定的，容易發生光分解作用，並有細胞毒性。像多環芳香烴與其他色素，還會吸收紫外線，製造出更多破壞性的活性氧。長波長紫外線（UVA）可以穿透皮膚 1.5 毫米，也就是刺青色素所在的真皮，單態氧的產生以及它所造成的細胞毒性，從每平方公分 4 焦耳的光照劑量就可以產生，這能量竟然比陽光還低。[55]

　　此外，由於色素顆粒會被細胞攝入，且代謝過程是相當緩慢的，甚至還含有奈米顆粒，導致在分布、代謝、排除的機轉迥異，有更多不可測風險。

　　權威醫學期刊《刺胳針》文獻回顧發現：刺青的染料與色素潛在存有多種毒性風險，包括：皮膚敏感、急性皮膚毒性、免疫毒性、神經毒性、心臟毒性、腎毒性、肝毒性、胰臟毒性、肺毒性、胚胎發育毒性、生殖毒性，以及致癌性，特別是偶氮染料（Azo dyes）、某些芳香胺、苯酚、甲胺、二苯酮（Benzophenone）等。[55]

　　刺青是否增加癌症風險？目前證據尚不充分。《刺胳針：腫瘤醫學》一篇論文回顧了在刺青上出現皮膚癌的案例報告，在共 50 位患者的紀錄中，作者發現：

● 基底細胞癌、惡性黑色素瘤：較常出現在黑色、深藍或深色墨水。

● 鱗狀上皮細胞癌、角化棘皮瘤、假性上皮瘤樣增生（pseudoepitheliomatous hyperplasia）：較常出現在紅色墨水。[64]

　　但無法確認是單純巧合，還是和墨水的潛在致癌性有關。[65] 黑色墨水的主要成分碳煙（Carbonaceous soot），本身就是多環芳香烴，黃色偶氮染料在接觸紫外線時，會產生光分解產物，都被懷疑有致癌性。[62]

▌ 雷射除刺青的健康風險

　　德國調查發現：刺青後最常見的後遺症，非常諷刺地，是後悔。至少有一半接受刺青的人，會感到後悔，且 7% 的刺青者確實產生了長期的生理併發症。[55,66] 因此，有部分的刺青者會接受雷射治療，去除刺青。

　　然而，德國一項研究發現，常見的藍色墨水酞菁銅在照射到紅寶石雷射時，竟會產生毒氣氰化氫（Hydrogen cyanide），以及有毒又致癌的苯。1.5 毫克／毫升的酞菁銅就能產生 1 毫莫耳（mM）的氰化氫氣體，且明顯危害皮膚細胞活性。一般刺青的色素量，一平方公分卻能高達 9 毫克！[67]

　　用雷射來除刺青，對患者或醫療人員來講，都有潛在危害，真是令人擔憂！至少需要嚴格的防護措施。

　　有時重金屬來自藥物。類風溼性關節炎患者使用含金鹽的口服或肌肉注射藥物，在長期或高量使用下，金顆粒沉積在組織器官中，包括皮膚。若陽光照射、或接受雷射治療，將出現瘀青似的藍灰色（bluish gray），稱為金質沉著症（chrysiasis）。[68]

紋眉刺青的皮膚風險

許多人因眉毛纖細、稀疏或脫落,接受紋眉刺青。這是否安全呢?根據最新醫學文獻,紋眉刺青併發症的風險是存在的,包括:

- 過敏性接觸性皮膚炎:對含有對苯二胺 (Para-phenylenediamine, PPD)成分的刺青出現敏感反應。
- 肥厚性疤痕、蟹足腫:和刺青色素沉積、皮膚損傷與慢性發炎有關。
- 肉芽腫、表皮類肉瘤:異物反應、過敏反應、免疫系統持續受到墨水刺激而出現肉芽腫。
- 病毒疣感染:含碳的深灰色或黑色刺青色素可能抑制皮膚局部免疫,導致病毒疣增生。[69-71]

眉毛在人臉外觀上醒目處,若發生以上併發症,可想像困擾程度。儘管以上狀況並不常見,建議在刺青前,了解可能風險、考量體質因素、並慎重決定。

---

08 皮膚產品的健康風險

▌ 防曬劑成分與溼疹

《美國醫學會期刊》的一項經典研究中,針對市售 4 種防曬劑(有噴霧、乳霜、或乳液型態),了解其 4 種活性成分,包括:Avobenzone、Oxybenzone, Octocrylene、Ecamsule 等,是否會透過皮膚進入使用者的身體。24 位健康受試者被隨機分派使用其中一種防曬劑,且讓用量達到最大,塗抹方式為:每 1 平方公分的皮膚塗抹 2 毫克的防曬劑,塗抹 75% 的身體範圍內,一天 4 次,為期四天,連續七天收集血液樣本。[72]

結果發現，在第一天塗抹完第 4 次後，不管哪一種的防曬劑血液濃度都超過了 0.5 奈克／毫升，這是美國食品藥物管理局設下的健康紅線。事實上，Oxybenzone 第一天已經高達 162 奈克／毫升，第四天可高達 178 奈克／毫升。Oxybenzone 可能影響內分泌，其他成分的致癌性、畸胎性、妨礙發育的風險資料則闕如。最常見的皮膚副作用就是皮疹（Rash），發生率為 17%，其他包括：粟粒腫、皮膚搔癢。[72]

二苯基酮（Benzophenone），特別是 Benzophenone-1 與 benzophenone-3，是內分泌干擾劑（Endocrine disruptors），可能與神經發育疾病、先天異常、男性不孕有關，具有良好親脂性，皮膚接觸後數小時，即可在體液如乳汁偵測到。國際癌症研究署（International Agency for Research on Cancer）將之歸為可能致癌物（2B 類）。

▌香精／塑化劑成分的健康風險

義大利一項研究中，檢測市售護膚美妝產品共 283 項，發現 52.3% 品項含有香精（Fragrance），60% 含有防腐劑，58% 含有其他化學原料。香料可引發皮膚敏感、過敏與刺激，最常見的成分是檸檬烯（Limonene），佔了 76.9%，其次是檸檬醛（Citral），佔了 24.2%，還有許多都是微弱的過敏原。當產品含有多種香精，也意味著使用者暴露在多種過敏原下，比起單一成分更容易產生接觸性過敏。[73]

皮膚產品的迷人香味，也來自於添加的塑化劑鄰苯二甲酸二乙酯〔Di（2-ethylhexyl）phthalate, DEP or DEHP〕。根據林口長庚醫院腎臟科顏宗海醫師、林杰樑醫師等人的文獻回顧〈攝食含塑化劑的起雲劑的食物與飲料的食物安全〉，塑化劑在人體研究已被發現以下危害：

- 生殖功能危害：不孕症，導致男性精子 DNA 損害、精子數量減少、型態、活性、品質異常，降低游離睪固酮、黃體酮、濾泡刺激素
- 呼吸與免疫危害：肺功能下降。
- 代謝危害：腰圍增加、肥胖、胰島素阻抗增加。
- 甲狀腺危害：甲狀腺素（T3、T4）濃度下降。
- 婦科疾病：子宮內膜異位症、子宮平滑肌瘤、高泌乳素血症、性荷爾蒙濃度不足。
- 癌症：乳癌。[74]

　　對於孕婦來說，塑化劑還有致畸胎性的風險。2011 年 5 月 23 日，台灣黑心食品使用含塑化劑的起雲劑的事件被揭發出來，震驚社會各界。一項針對 112 位孕婦的追蹤研究從當年 3 月進行到 12 月，該新聞爆發後，孕婦尿液中的鄰苯二甲酸酯類（Phthalates, PAE）濃度明顯降低，特別是鄰苯二甲酸酯，進一步分析還發現：在第二孕期塑化劑累積暴露量較大者，比起累積暴露量較少者，前者出生胎兒更容易有身高相對較矮的情形。印證了孕婦如果暴露在相對高濃度的塑化劑，可能對胎兒健康產生負面影響，且鄰苯二甲酸酯類濃度的法定標準，應該更嚴格。[75]

　　國家衛生研究院國家環境醫學研究所王淑麗研究員等人，調查 1676 位母親於懷孕期間使用 11 種個人護理用品的習慣，並且分析尿液鄰苯二甲酸酯代謝物濃度，發現留滯型（Leave-on）個人保養品的使用頻率，會顯著增加尿液中塑化劑代謝物 MEP（Mono-ethyl phthalate）的濃度。使用頻率若分成 4 個級距，每個月 1 ～ 3 次、4 ～ 12 次、13 ～ 24 次、≥ 25 次，每上升一個組別，濃度平均可增加 13%，若使用精油則可高出近 22%。至於沖洗型（Rinse-off）個人保養品則多數無關連。[76]

由於 MEP 暴露可能與內分泌干擾、過敏有關，王淑麗博士建議孕婦減少使用含香味的護膚產品、口紅、精油、含塑化劑的洗髮精等頻率，並且注意臉部清潔、可用肥皂洗手，以降低塑化劑暴露。此外，應多喝白開水或運動流汗，幫助塑化劑經由尿液、汗液排出體外，才能降低對胎兒的發育風險。

▌防腐劑成分的健康風險

對羥基苯甲酸（Paraben, Para-hydroxybenzoic acid）是過去常添加的有機酸類防腐劑，屬於內分泌干擾劑（Endocrine disruptors），能夠模仿雌激素作用，而引發多種健康風險，包括乳癌、卵巢癌、睪丸癌等，特別是對羥基苯甲酸丁酯（Butylparaben）、對羥基苯甲酸丙酯（Propylparaben）。[73]

許多國家已經禁止它使用在新生兒與兒童的衛生產品，我國食品藥物管理署也在「化粧品中防腐劑成分使用及限量規定基準表」，規定對羥基苯甲酸酯非立即沖洗的產品，不得使用於 3 歲以下的孩童尿布部位。

甲醛釋放劑（Formaldehyde-releasers）是另一類防腐劑，利用甲醛來殺菌，最常見包含：DMDM 尿囊素（DMDM Hydantoin）與咪唑烷基尿素（Imidazolidinyl Urea），使用者暴露在甲醛刺激性、過敏性接觸性皮膚炎的風險中。也許添加濃度低，但頻繁地、或每日地使用，都可出現較大暴露量，具有多種細胞毒性，包括：血管內皮細胞、氣管內皮細胞、自然殺手細胞、角膜表皮細胞，和人類白血病有關。[73,77] 國際癌症研究署將甲醛歸為確定致癌物（1 類）。

甲基氯基異唑酮（Methylchloroisothiazolinone, MCI）和甲基異唑酮（Methylisothiazolinone, MI）是鹵化物防腐劑，氧化細胞壁的結構、

使細胞蛋白質變性，產生抗菌效果，多用於短暫接觸後就洗掉的產品，如沐浴乳與洗手乳，常引發過敏性接觸性皮膚炎。[77]

氯苯甘醚（Chlorphenesin）在較高濃度時，可引起皮膚刺激、接觸性皮膚炎，特別在敏感性肌膚，可在孩童引發呼吸道與神經系統副作用，美國食品藥物管理局禁止它用於孩童與哺乳中的女性。[73]

三氯沙（Triclosan）是抗菌劑，長期食用是潛在傷害的內分泌干擾劑，經光分解作用可產生戴奧辛，且可能與常用抗生素抗藥性的形成有關，散布於城市汙水、魚類、母乳中。美國食品藥物管理局已經禁止使用，但歐洲仍允許其於美膚產品使用。[73]

至於苯氧乙醇（Phenoxyethanol）這項常用的醇類防腐劑，有效對抗格蘭氏陽性、陰性菌、酵母菌，但對皮膚共生菌叢只有微弱的抑制作用。根據歐盟消費者安全科學委員會（European Scientific Committee on Consumer Safety），苯氧乙醇對所有年齡的成人與兒童皆屬安全，且幾乎不造成皮膚刺激，只要添加濃度在 1% 內。在動物實驗中，曾經觀察過毒性作用，但是在 200 倍以上的高濃度下。[78]

▍清潔劑成分的健康風險

椰油醯胺二乙醇胺（Cocamide DEA）屬於泡沫增稠劑，能刺激皮膚，國際癌症研究署將之歸為可能致癌物（2B 類），加州政府也列為致癌物名單。[73]

聚乙二醇（Polyethylene glycol, PEGs）則是常用界面活性劑，具有輕微皮膚刺激性，但它的化學原料為致癌物，合成過程也可能參雜其他有毒物質。[73]

▍染髮劑成分的健康風險

對苯二胺（Para-phenylenediamine, PPD）是染髮劑常見成分，是個強烈的過敏原，可導致過敏性接觸性皮膚炎，從皮膚癢、紅、腫、起水泡，到嚴重的頭皮溼疹、部分或全部落髮。只要接觸到第 2 次，就開始產生皮膚敏感反應。由於流行的黑色漢娜身體彩繪（Black henna tattoo）也含有此成分，兒童青少年、年輕成人也可能接觸到。美容美髮業人員因為工作而常接觸對苯二胺，可能產生接觸性皮膚炎的常見職業傷害。[79]

對苯二胺與立即性的氧化產物，和皮膚蛋白質產生化學反應，氧化並切割細胞表面蛋白而釋放到組織中，同時產生活性氧，氧化血清白蛋白上的半胱氨酸，形成表位（Epitope）而誘發後續免疫反應。除了接觸性皮膚炎，還可能產生蕁麻疹，出現呼吸困難、鼻塞、腹部疼痛、腹瀉等全身性過敏症狀。[79,80]

研究發現對苯二胺過敏性接觸性皮膚炎的患者在接觸它以後，皮膚的緊密連結蛋白基因（CLDN-1, CLMP）、角質層蛋白質基因（絲聚蛋白基因，FLG1, FLG2）都下調了，也和皮膚發炎反應有關。即使沒有出現對苯二胺皮膚炎的美容美髮業人員在接觸它時，這些表皮屏障分子（CLDN-1, FLG-1, FLG-2）的表現也減少了，事實上還是增加了刺激性接觸性皮膚炎、以及其他物質的過敏性接觸性皮膚炎的機會！[79]

在使用染髮劑時，盡可能避開對苯二胺成分，或改採植物染料，避免讓它接觸到頭皮或附近區域。美容美髮業人員務必戴手套才使用對苯二胺，多使用保溼劑，預防手部溼疹或接觸性皮膚炎的發生。[81]

你也許聽過駭人聽聞的消息：使用對苯二胺這類永久性染髮劑，會不會導致癌症，尤其是膀胱癌？

　　《英國醫學會期刊》重要前瞻性世代研究發現，個人曾經使用永久性染髮劑和大多數癌症、或癌症相關的死亡率並無關聯，且與膀胱癌無關。聽了鬆一口氣吧！但是，仍存在藕斷絲連的關係，包括：

● 曾經使用者的基底細胞癌風險略升〔風險比值（hazard ratio）為1.05〕。
● 累積使用劑量與乳癌（雌激素受體陰性、黃體酮受體陰性、荷爾蒙受體陰性）、卵巢癌有關。
● 髮色深女性的何杰金氏淋巴癌風險升高。
● 髮色淺女性的基底細胞癌風險升高。[82]

　　若是職業性接觸永久性染髮劑，則是有癌症風險的，因為國際癌症研究署將職業接觸染髮劑認定為：極可能致癌物（2A 類）！個人使用則為未分類（3 類）。[82]

▎彩妝成分的健康風險

　　唇部彩妝用來潤澤嘴唇、創造光澤、健康、年輕的外觀。然而，彩妝品中的著色劑可能含有多種微量重金屬，包括：銻、砷、鎘、鉻、鈷、銅、鎳、錳、鉛、汞等，被發現與多種健康危害有關，包括：細胞 DNA 毒性、神經退化疾病、肝腎疾病、心血管疾病、免疫失調、癌症等。

　　使用者可能無意識地吞入彩妝，透過消化道吸收，進入全身循環，長期下來，有可能傷害重要器官組織。其中鎘、鉻、鎳，國際癌症研究署將它們歸為確定致癌物（1 類）。[77]

◉ **09 空氣汙染對皮膚的危害**

世界上有 54% 民眾居住在城市中，承受著明顯的空氣汙染，特別是在發展中國家。戶外有著工廠排放、壅塞交通造成的空氣汙染與臭氧，室內則使用不乾淨燃料、或低效率科技，特別是在中國與印度，在密閉空間燃燒蠟燭或燒炭；或是抽煙，在已開發國家中常見，都會戕害我們的健康。世界衛生組織發現，9 成都市居民所接受的空氣汙染都是超標的，且空氣汙染是單一最大的環境危險因子，造成全球 11.6% 民眾的死亡，這是透過肺部疾病、心血管疾病、多種癌症。[33,83]

然而，皮膚也受到懸浮微粒的負面影響。懸浮微粒從 10 微米（稱為 PM10）、2.5 微米（稱為 PM2.5），到小於 100 奈米的超細微粒（Ultrafine particles, UFP），雖然看起來很小，但表面可吸附眾多的有機物或無機物，包括：毒性重金屬、多環芳香烴，後者可被轉換為有毒的醌。它們可以在角質層堆積，破壞皮膚障蔽功能。食用煙燻肉品，也把多環芳香烴吃下肚。[33]

中國北京大學人民醫院皮膚科一項研究中，比較居住在北京市區（高 PM2.5）、以及郊區（低 PM2.5）共 400 位女性皮膚老化症狀，包括：老年曬斑、脂漏性角化，她們年齡在 40 ～ 90 歲之間。結果發現，市區女性得到臉頰老年曬斑的危險性是郊區女性的 1.5 倍，手背老年曬斑的危險性則是 2.8 倍。此外，抽菸、吸二手菸、接觸石化燃料、與皮膚分型，也都和皮膚老化有關。研究顯示懸浮微粒 PM2.5 和皮膚的外在老化有關。[84]

為何如此呢？

　　較大的懸浮微粒如 PM2.5，透過增加氧化壓力與發炎，而直接危害皮膚。PM2.5 上的重金屬導致活性氧的產生，造成角質層細胞脂肪氧化、降低細胞活性、甚至有細胞毒性。氧化壓力繼而啟動促發炎機轉，製造更多介白素（IL-1α）與環氧酶（COX-1,2）。[33]

　　德國杜賽朵夫大學環境醫學研究中心一項研究中，追蹤了 400 位 70 ～ 80 歲白人女性的肺部老化狀況，也分析接觸奈米級懸浮微粒對皮膚的影響。他們居住在城市與鄉村區域各半。研究者排除兒童時期曬傷、使用日光浴床等干擾因素，並且釐清內在老化、外在老化、抽煙史的影響。

　　結果發現：針對交通引起的奈米級懸浮微粒（前述超細微粒），若空氣汙染的吸收量為四分距，每增加一級距，可在額頭增加 16% 的曬斑，在臉頰增加 17%。若接觸煤煙（Soot），這通常附著多環芳香烴，每增加一級距的吸收量，將在額頭增加 22% 的曬斑，在臉頰增加 20%。此外，居住在繁忙馬路 100 公尺內的女性，每增加一級距的吸收量，將在額頭增加 35% 的曬斑，在臉頰增加 15%。[85]

　　極細微粒從肺泡進入血液循環，進到深部表皮與真皮，也能進入髮幹與毛囊。它們進入真皮細胞粒線體中，刺激製造活性氧。[33]

　　針對 50 歲以上白人女性、與中國女性的兩項世代追蹤研究也發現：接觸常見空氣汙染物二氧化氮，也和臉頰上較多的曬斑有關。[86]

　　一項中國女性研究也發現，因使用固態燃料烹飪造成的室內汙染，會增加臉部 5% ～ 8% 的嚴重皺紋，在手背上出現更多細紋的機會增加 75%。[87] 此外，室內暴露懸浮微粒 PM2.5 愈多，額頭部位的色素斑、上唇皺紋也愈多，都代表著更嚴重的皮膚老化。[88]

　　累積的證據也指出，許多空氣汙染物正是引發或加重異位性皮膚炎的危險因子，包括：香菸、揮發性有機化合物、甲醛、甲苯（Toluene）、二氧化氮、懸浮微粒等。這些空氣汙染物引發皮膚的氧化壓力，導致皮膚屏障損害，以及免疫失調。[89]

　　近年大眾開始意識到懸浮微粒 PM2.5 對健康的危害與癌症的關聯。研究讓兩台卡車發動 8 分鐘，將廢氣其廢氣導入室內，排氣後，再請一位抽菸者到室內抽一根菸，分別測量兩種狀況的懸浮微粒濃度，結果發現：從 PM1、PM2.5、M10，抽菸產生的濃度遠比卡車廢氣高得多！懸浮微粒最重要的來源，並非交通造成的空氣汙染，而是抽菸。[90] 香菸，包括一手、二手、三手菸，是室內空氣汙染最重要的來源。

▶ 關注焦點│環境毒物、皮膚症狀與癌症

　　Martin 是 50 歲的家族乾洗店老闆，從 30 歲創業時開始，脖子、腰側的溼疹長期不好，到了夏天熱，半夜更是癢到睡不著，頻頻起床抓癢。

　　我仔細了解病史：他 30 歲因肚子悶痛，發現有膽囊炎合併膽息肉，40 歲就出現攝護腺肥大，今年才發現有腎臟癌。他的爸爸，是這家乾洗店的創始人，有兩種癌症：膀胱癌、攝護腺癌，他的媽媽得過子宮內膜癌，而 Martin 的太太去年才發現有乳癌第二期，開刀並接受化療。

　　由於店裡生意好，他從早忙到晚，常忘了喝水，發現口渴肚子餓的時候，就喝可樂或含糖飲料，解渴又解飢。因此一天喝下的水不到

500c.c.。此外，他嘴巴有多顆蛀牙，銀粉補牙的部位很多，去年才進行了部分的除汞，改為陶瓷牙齒。

在店裡的密閉空間從事乾洗，長期吸入並碰觸包括四氯化碳在內的多種有機溶劑，肝臟解毒能力有遺傳基因的先天侷限，後天又接觸大量具肝毒性的環境毒物，傷了肝臟又讓膽囊慢性發炎，形成息肉。口中的銀粉補牙長期下來，溶出汞等重金屬，毒性重金屬本來要經過肝臟解毒、以及腎臟排出體外，卻因水分補充過少，毒性重金屬濃度恐怕過高，可能是他罹患腎臟癌的病因之一。他的父親，也得到膀胱癌，和長期的毒性物質的職業性暴露脫離不了關係。

肝臟負責雌激素代謝，當肝臟受到毒害，致癌性的雌激素代謝物增加、保護性的雌激素代謝物減少，和乳癌、子宮內膜癌、攝護腺癌等荷爾蒙相關癌症有關，也和一般人「無關痛癢」的攝護腺肥大、良性乳房囊腫有關。Martin 爸爸的攝護腺癌、太太的乳癌、媽媽的子宮內膜癌，恐怕其來有自。

這個癌症之家的故事令我想到：是否 Martin 脖子與腰際久病未癒的溼疹，幾十年來，已經透露了家裡的危險？皮膚就像金絲雀一樣，守護著礦工的健康。若不理會這隻金絲雀的反應，到了癌症上門恐怕後悔莫及。

🔥 10 肝腎排毒異常與毒物傷害的常用功能醫學檢測

肝毒素與肝臟解毒指標

透過尿液檢測，得知肝臟的環境毒物暴露與解毒狀況。

- 2- 甲基馬尿酸（2-MetHip）：是常見有機溶劑二甲苯（xylene）的副產物，偏高表示曾經暴露含此物質的亮光漆、油漆、噴霧等，會增加肝臟解毒負荷。
- 杏仁酸（Mandalate）、苯基乙醛酸（PGA）：常見有機溶劑苯乙烯的肝臟第二階段代謝指標。
- α- 羥丁酸（AHBA）：脂溶性環境毒素如多環芳香烴、亞硝胺的肝臟第二階段代謝指標，反應麩胱甘肽結合作用。α- 羥丁酸是肝臟麩胱甘肽合成速率指標，濃度上升表示細胞對麩胱甘肽的需求量高。
- 葡萄糖酸（Glucarate）：酵素受刺激要增加肝臟解毒能力時生成，代表肝臟正面對多種毒素負荷，包括：多環芳香烴、亞硝胺、殺蟲劑、處方藥、食物成分、腸道菌等，或代表肝臟第二階段解毒葡萄糖醛酸化（glucuronidation）失調。
- 焦谷胺酸（Pyroglutamate）：腎臟與小腸胺基酸回收指標，過低代表麩胺酸攝取不足、毒物負荷高、氧化壓力大。
- 乳清酸（Orotate）：尿素循環指標。

肝臟解毒功能分析

透過口服小劑量咖啡因、阿斯匹靈、乙醯胺酚，量測唾液與尿液中的代謝產物，評估肝臟兩階段的解毒功能，包括：

- 第一階段：細胞色素 P450 酵素清除能力。
- 第二階段：麩胱甘肽、甘胺酸、硫酸鹽、葡萄糖醛酸的結合作用。
- 第一階段／第二階段硫化、甘胺酸化、葡萄糖醛酸化比例：兩階段解毒能力平衡狀態。

肝臟雌激素代謝分析

透過尿液檢測，可得知肝臟雌激素代謝是否異常，並推測肝臟兩階段的解毒能力。

- 2- 羥雌酮／ 16α- 羥雌酮比值，又稱「2 ／ 16 比值」：反應肝臟第一階段「羥基化」解毒能力，比值過低為解毒異常，乳癌風險提高。
- 2- 甲氧基雌酮／ 2- 羥雌酮比值、4- 甲氧基雌酮／ 4- 羥雌酮比值：代表肝臟第二階段「甲基化」解毒能力，比值過低為解毒異常。
- 保護性及致癌性（發炎性）雌激素代謝物百分比：前者應大或等於 60%，後者應低於 40%，反之則代表雌激素代謝與肝臟解毒異常。

肝臟解毒能力相關基因變異檢測

第一階段：

- NQO1 酵素基因變異：解毒對象為苯與對苯三酚的衍生物，存在於油煙、香菸的煙、燒香煙霧、汽車廢氣、城市煙霧、油漆、印刷原料等。
- CYP1A1 基因變異：CYP1A1 是氧化酵素，會活化多環芳香烴、芳香胺、戴奧辛等，會將前致癌物（Pro-carcinogen）活化為致癌物（Carcinogen），抽菸、吃燒烤類食物、戴奧辛等也會活化 CYP1A1 基因，產生更多 CYP1A1 酵素，衍生更多致癌物。

第二階段：

● GSTM1 基因：麩胱甘肽轉硫酶 -M1，將第一階段解毒產生的毒物或致癌物加上親水性官能基，增加水溶性而能透過汗液、尿液、糞便排出體外。

● GSTT1 基因：麩胱甘肽轉硫酶 -T1，作用與 GSTM1 類似。

肝臟酒精代謝能力相關基因檢測

ALDH2 基因：酒精先經過乙醇去氫酶（ADH）代謝成有毒的乙醛，再由乙醛去氫酶（ALDH）代謝成無毒的乙酸。負責的 ALDH2 基因存在個體變異，Lys/Lys 基因型的乙醛去氫酶完全沒有活性，Lys/Glu 基因型活性約正常酵素的 2 成，會導致清除乙醛速度緩慢、血中乙醛濃度升高，容易引起臉紅等酒醉反應，更大幅提高食道癌、頭頸癌、心臟病、失智症等風險。台灣有近半人口都有 ALDH2 基因缺陷，缺陷率高居世界第一。

毒性重金屬分析

可以透過抽血檢測、尿液、或頭髮檢測，得知身體毒性重金屬濃度。血液、尿液檢測呈現即時的濃度，頭髮檢測呈現長期累積的濃度。常見毒性重金屬項目包括：

● 高毒性重金屬：汞、鉛、鎘、砷、鎳、鋁。
● 具毒性重金屬：銻、鋇、鈹、鉍、鉈、錫。
● 其他毒性重金屬：鈀、鉑、銀。

環境荷爾蒙檢測

透過尿液檢測，得知以下環境荷爾蒙（Xenoestrogen）在體內累積濃度：

- 鄰苯二甲酸酯類（Phthalates）：單甲基酯、單乙基酯、單丁基酯、單苄基酯、單乙基己基酯（MEHP，知名塑化劑 DEHP 尿液代謝物）。
- 對羥基苯甲酸酯（Parabens）：甲酯、乙酯、丙酯、丁酯。
- 酚類（Phenols）：壬基苯酚、辛基苯酚、丁基苯酚、雙酚 A、三氯沙。

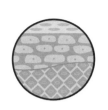

>>> CHAPTER **15**
# 組織再生與
# 血管功能障礙

✺ 01 皮膚傷口癒合與疤痕

25 歲的 Kate 因為右邊眉毛上、鼻尖、下巴的紅疤來找我,距離那場機車車禍已經三個月。她很擔心地問我:「這些疤會消失嗎?」

這就要從傷口的修復過程說起了。根據麻省理工學院生物工程學系研究,組織再生(Regeneration)在皮膚與周邊神經受傷時啟動,是傷口修復重要機轉,伴隨傷口的收縮(Contraction)與結疤。[1] 傷口修復分為以下三個接續卻也重疊的階段,血液中的白血球、血小板、血管新生作用等,扮演核心角色。

▎第一階段:發炎期

發炎期(Inflammatory phase)是從受傷後到第 7 天的階段,是皮膚急性傷害的立即反應,兩大目標與生理機轉包括:

1. 「警告與停止傷害」

末梢感覺神經受傷後,細胞膜上的兩種痛覺受器,也就是「暫態受器電位」(Transient receptor potential , TRP)TRPV1、TRPA1,會立即發送

訊號到大腦而產生「痛」。角質細胞、肥大細胞、樹突細胞、內皮細胞在受傷時，也都會啟動這類痛覺受器。

接著，末梢感覺神經軸突會釋放 P 物質，以及降鈣素基因相關胜肽（Calcitonin gene-related peptide, CGRP）。CGRP 能放鬆動脈，讓皮膚血流增加。P 物質則是增加血管通透性，導致皮膚水腫，徵集發炎性的白血球，並刺激肥大細胞釋放發炎物質顆粒，包括組織胺、血清素、蛋白酶以及其他介質，持續增加微血管通透性，造成「紅」、「熱」的皮膚發炎，以及讓纖維蛋白原（Fibrinogen）、其他血漿凝血因子能夠外滲（Extravasation），吸引更多發炎細胞進入傷口，造成「腫」。組織胺的釋放，又刺激神經末梢釋出更多 P 物質與 CGRP，增強了皮膚的神經性發炎（Neurogenic inflammation）。[2]

2. 「止血、消除病原、清理傷口」

當血流接觸傷口具有血栓形成活性的下血管內皮（Thrombogenic subendothelium），活化了血小板，釋出具有血管活性的兒茶酚胺（Catecholamine）與血清素，造成周邊血管收縮，以減少血液流失，並啟動內在與外在血液凝固機轉，纖維蛋白聚合作用（Fibrin polymerization）形成了血栓，並作為細胞聚集的鷹架（Scaffolding），包括：白血球、角質形成細胞、纖維母細胞等，是傷口癒合的靈魂。血小板釋出化學激素、細胞激素，吸引更多發炎細胞來到傷口，包括：中性球、巨噬細胞。

中性球扮演最重要角色，也是白血球數量最多的軍種，佔 5 至 7 成。從受傷後到第七天的發炎期，是它主要工作的時間，在第四天後就開始下降。當傷口的細胞受損或壞死時，會釋放出「損傷相關分子模式」（Damage-associated molecular patterns, DAMPs），當傷口存在細菌或

黴菌等病原時，也釋放出「病原相關分子模式」（Pathogen-associated molecular patterns, PAMPs），中性球藉由類鐸受器等感應到後，活化了先天免疫反應，並且藉由滾動、黏附、匍匐、遷移等動作跑到傷口中，吞噬病原，用囊泡裡的活性氧、抗菌蛋白以消滅病原。

兩天後，單核球與它轉化成的巨噬細胞也開始上工了，從發炎期橫跨增生期，直到第三十天，巨噬細胞會成為主角。巨噬細胞一樣會偵測 DAMPs、PAMPs，並受到發炎因子如丙型干擾素、甲型腫瘤壞死因子等活化，分化為「發炎型」的巨噬細胞，稱為 M1，製造更多促發炎細胞激素，以及殺菌的活性氧。

接下來會分化出「抗發炎型」的巨噬細胞，稱為 M2，會釋放抗發炎的第十型介白素，以抑制第一型介白素、甲型腫瘤壞死因子的製造，讓發炎現象逐漸結束，讓皮膚恢復恆定（Homeostasis），這對於正常的組織修復與重塑是非常關鍵的。若沒有這項抗發炎機轉，容易形成下文所提到的肥厚性疤痕、甚至蟹足腫。

此外，CD4+ 調節型 T 細胞（Regulatory T cells, Tregs）也具有抗發炎作用，調節組織的發炎反應，包括限制丙型干擾素的製造、減少發炎性巨噬細胞的數目，增加表皮生長因子受體（Epidermal growth factor receptor, EGFR）的表達，這對於傷口的再上皮化與癒合十分重要。

還有殺手細胞能釋放丙型干擾素、甲型腫瘤壞死因子，且具有高強的細胞溶解術，對抗病原。以上中性球、單核球、巨噬細胞、殺手細胞的角色，屬於先天性免疫，對於病原採取立即、卻沒有特定性的攻擊。還有另一群免疫細胞，包括 CD4+ T 細胞、CD8+ T 細胞、B 細胞等淋巴球，則能記憶每種病原的樣子、以及殲滅的精準方法，同樣在傷口的發炎期扮演重要角色，將在未來這些病原再次入侵時，啟動更快速的作戰策略。[2-5]

▌第二階段：增生期

增生期（Proliferative phase），在受傷後 1 天至第 30 天，巨噬細胞持續扮演重要角色，目標在「修補傷口破損」，啟動四大機轉：

1. 進行纖維增生（Fibroplasia）

纖維母細胞接受多種細胞激素、以及生長因子的訊號而活化，前者包括：第一型介白素、甲型腫瘤壞死因子等，後者包括：轉化生長因子（Transforming growth factor β, TGF-β）、血小板源生長因子（Platelet-derived growth factor, PDGF）、表皮生長因子（Epidermal growth factor, EGF），以及纖維母細胞生長因子（Fibroblast growth factor-2, FGF-2），這些細胞激素與生長因子由血小板、巨噬細胞、纖維母細胞、血管內皮細胞、角質形成細胞所分泌。接著，纖維母細胞開始增生，製造金屬蛋白酶、以及金屬蛋白酶抑制劑，遷移到傷口組織，啟動膠原製造，將不成熟的纖維組織替換掉，分化出另一種肌纖維母細胞（Myofibroblast），增加膠原堆疊、讓傷口收縮，以及，感應皮膚的機械張力與方向，而決定膠原如何堆疊。

2. 再上皮化（Re-epithelialization）

在受傷後十六至二十四小時就開始，持續到重塑期。角質形成細胞分化以填補傷口的缺損，細胞與細胞外基質（Extracellular matrix, ECM）之間的互動也扮演重要角色。角質形成細胞還刺激纖維母細胞釋放生長因子，刺激產生更多角質形成細胞。

3. 血管新生 （Angiogenesis）

受傷部位細胞持續增生與代謝加速的同時，血液供應變得不足，組織變成缺氧狀態，刺激巨噬細胞、纖維母細胞、血管內皮細胞、角質細

胞製造缺氧誘導因子（Hypoxia inducible factor-1, HIF1），與血管內皮生長因子（Vascular endothelial growth factor, VEGF）、血小板源生長因子等生長因子的共同作用下，內皮細胞開始形成新的血管，稱為血管新生作用（Neovascularization）。

4. 周邊神經修復

在末梢神經受損時，會啟動側枝神經生長（Collateral reinnervation），以及神經再生（Nerve regeneration）。許旺細胞（Schwann cell）可說是神經細胞的守護神，構成緊緊圍繞在神經周圍的髓鞘，這是高速神經傳導的關鍵。神經受傷時，它會自行分解毀壞的神經周圍髓鞘，進行分化，促進神經軸突的生長、並長出新的髓鞘。傷口的纖維母細胞上有 Ephrin-B 分子，當接觸到許旺細胞上的 Ephrin-B 受器時，就能引導許旺細胞行進的方向，並運用新生血管當成鷹架（Scaffold），引導軸突的生長，重新跨越神經線路斷掉的地方。[2,4,5]

▌ 第三階段：重塑期

重塑期（Remodeling phase），組織重塑的目標是「恢復皮膚完整性」，從第五天開始，超過第三十天、直到數年都有可能。

新形成的肉芽組織，包括：表皮、真皮、神經、肌纖維，都會進行重塑，形成具有功能的組織。在肉芽中的血管成分，包括：纖維母細胞、肌纖維母細胞，會逐漸減少，周邊血液單核球經歷細胞自戕、或者離開了傷口。纖維母細胞分泌的膠原金屬蛋白酶，以及巨噬細胞，會分解肉芽組織中的第三型膠原，用第一型膠原來取代，重組為平行的細纖維束，形成低細胞數量的疤痕。[2,4,5]

整體來說，皮膚組織再生，與傷口的收縮之間，是相互拮抗的。傷

口收縮的機械性力量，導引了肌纖維母細胞與膠原的排列組合，而形成疤痕。實驗中使用一種特殊膠原來阻斷收縮作用，結果引發了明顯的再生反應，減少了肌纖維母細胞的密度、排列、組合，終而未形成疤痕。[1]
若三階段傷口癒合、再生與收縮平衡出現異常，會導致兩類結果：

　　第一類是過度纖維化，包括：

● 肥厚性疤痕：突出、厚且硬的疤痕，發生於受傷超過真皮層，如深二度燒傷、取皮部位，若出現在關節，會妨礙關節功能。出現在臉部、軀幹暴露處，導致身體形象改變。一開始因血管豐富而呈紅色、感到搔癢或疼痛，持續半年到一年後，血管減少而變平變軟，癢痛也消失。

● 蟹足腫：疤痕超越了原先受傷的範圍，並出現變形、搔癢、感覺異常等，是臨床難題，將在下一節介紹。

● 萎縮型疤痕：常見於淺二度燒傷、皮膚擦傷或淺層感染後，表面粗糙、質地柔軟、有色素變化，與周圍正常皮膚界線不明，沒有功能障礙，無需處理。萎縮型痘疤正屬此類，痤瘡癒合後，形成凹陷或凹凸不平的疤痕，直徑 0.2 ～ 0.3 公分不等，也和表皮感染有關。分為三種：波動型（Rolling）、車廂型（Boxcar）、冰鑿型（Icepick）。

　　第二類是慢性傷口，包括：

● 糖尿病足部潰瘍：和下肢周邊血管與神經病變有關的皮膚潰瘍，常導致壞死而需要截肢。因為高血糖而改變了細胞代謝型態，產生更多活性氧、過氧亞硝酸（Peroxynitrite）、毒性的糖化終產物（Advanced glycation end products, AGEs）等，導致血管、神經、周邊血液單核

球的損害，傷口始終處於慢性發炎而癒合異常。

● 腿部潰瘍：靜脈血液回流不良、或動脈堵塞導致。

● 褥瘡。[2-5]

🦀 02 蟹足腫

▌蟹足腫與局部皮膚病因

Alice 是 49 歲科技公司經理，她身上的蟹足腫，從後頸、胸部、腹部、背部、到大腿，總共有 9 處，在我面前嘆氣。

為何如此？因為她身上容易長脂肪瘤，自己總是看不順眼，因此找了外科醫師做處理。眼前一刀一刀的紅色疤痕十分漂亮，可見當時醫師刀法俐落！然而，「手術成功，結果失敗」，出現了 9 條更明顯的蟹足腫。

她搖頭說：「早知道就不要開刀了，我非常後悔去手術！」

仔細詢問了解到：她從小皮膚、鼻子、眼睛、氣管都容易過敏，長期壓力大又睡不好，常嚴重經痛與貧血，被診斷有子宮肌腺症（子宮內膜異位症）。

蟹足腫（Keloid）常見於胸部中央、耳垂、下顎、肩關節、上肢、背部等，呈暗紅或紫紅色、型態不一的硬腫塊，病灶範圍超過原始受傷或病變部位，硬度類似軟骨而缺乏彈性，有時像蟹足一樣往周圍皮膚擴展，得名蟹足腫。它通常不像肥厚性疤痕自行退化，還造成搔癢與疼痛，患者搔抓後可能破皮而出現繼發性的感染，包括皮脂腺和毛囊發炎，形成膿腫、瘻管。[6,7]

蟹足腫與肥厚性疤痕都是皮膚的纖維增生疾病，在皮膚受傷或受刺

激時，修復過程是異常的，產生病理性或發炎性的疤痕。部分人有蟹足腫體質，像暗膚色的人比起白皮膚的人，前者得到蟹足腫的機率是後者的 15 倍之高！而白子患者則不會出現蟹足腫。基因研究也發現到，和蟹足腫有關的幾種基因變異，它們稱為單核苷酸多型性（Single nucleotide polymorphisms, SNPs）。[8,9]

局部的皮膚病因包括創傷、燒傷、手術、施打疫苗、皮膚穿刺（穿耳洞、刺青等）、毛囊炎、痤瘡、帶狀皰疹感染，在皮膚修復過程中，傷口癒合緩慢、傷口範圍過深、疤痕周圍皮膚張力不均或過大。蟹足腫特別容易發生在會有皮膚拉伸的地方，像是前胸、肩胛骨，特別是在練健身的人，反覆重量訓練給予局部皮膚極大拉伸張力，即使在治療，蟹足腫仍容易惡化或反覆發作。相反地，皮膚不會拉伸的部位不容易有蟹足腫，像是頭頂、小腿前側，即使是蟹足腫多處的患者，也是如此。[10]

蟹足腫的形狀相當的不同，包括：蝴蝶狀、蟹腳狀、啞鈴狀，主要受到所處部位的皮膚機械張力方向與大小所決定。局部的刺激，像是穿環、搔抓引起的發炎，都會惡化蟹足腫。傷口附近的皮膚張力，導致在網狀真皮層有持續性、或反覆性的發炎，發炎導致異常數量的血管形成，也包括膠原、神經纖維等。[10] 傷口微環境的持續發炎，是導致異常疤痕的核心原因。過去研究發現到，如果傷口要花 21 天或以上來癒合，那麼形成肥厚性疤痕的機率增加 7 成。[10]

▌蟹足腫的全身性病因

蟹足腫除了有局部皮膚因素，也有全身性因素。在懷孕期間，是最容易長嚴重疤痕或蟹足腫的，可能和高量雌激素或雄性素的血管擴張效應有關，惡化了皮膚局部的發炎。[11]

高血壓也是蟹足腫的惡化因素。東京日本醫學院整形外科的研究團隊，針對 304 位接受外科治療的嚴重蟹足腫患者進行分析，發現高血壓和蟹足腫的大小、數量都顯著有關，年齡也是相關因子，儘管蟹足腫族群的高血壓盛行率，和一般人相比並無不同。[12]

為什麼高血壓和蟹足腫有關呢？

高血壓導致血管張力大，包括那些在癒合傷口或疤痕中的血管，血管傷害可加重局部發炎，血管擴張，惡化疤痕狀況。[10] 皮膚也是高血壓的危害目標，未來需要關注蟹足腫患者的高血壓問題，而降壓治療也可能成為減輕、甚至預防蟹足腫的可能策略。[12]

從組織學上看蟹足腫，顯微鏡下是真皮內廣泛的、成束狀分布的嗜酸性透明樣變化的粗大膠原。巨觀上呈現駝峰形的 3D 結構，中間相對較平坦的部分，是較成熟的疤痕，周邊突起的駝峰，有著蟹足腫的肥厚膠原組織，既發炎又持續隆起，最靠近周遭皮膚的下坡段，進行著最旺盛的血管新生作用（Angiogenesis）。[10]

Cara 是 35 歲的上班族女性，兩年前剖腹產之後，恥骨上方剖腹處逐漸形成堅硬而紅腫的團塊，長 10 公分、寬 2 公分，形狀像百足蜈蚣，診斷為蟹足腫，因治療效果有限且復發，特地來找我。我問她：「何時較容易發作？」

她想了想，說：「發作有兩種情況：第一是過敏發作的時候，像是我鼻子或眼睛過敏，還有曬太陽後出現皮膚過敏。第二是為了照顧嬰兒而熬夜，夜間睡眠品質差，加起來也不到 5 小時。」

我說：「因為持續過敏發炎、加上睡眠障礙，可能造成免疫與循環系統失調，也會影響到蟹足腫的狀況喔！」

日本整形外科醫師小川（Ogawa）等人推測，血管內皮功能變得異

常，發炎細胞增加、發炎因子大量分泌，加以血管滲透性異常，這些發炎細胞與因子穿透血管壁滲透到蟹足腫組織裡，引起嚴重的局部發炎。這些一連串的病理環節，都是根本治療必須考量的關鍵。[10]

03 酒糟性皮膚炎

▌酒糟性皮膚炎的型態

　　Joyce 是 30 歲的醫院護理師，見到我就說：「我的『紅糟』又來了，怎麼辦？！」

　　我說：「什麼？你吃了『紅糟』肉嗎？」

　　她說：「不是，我是說臉上整片泛紅的老毛病又來了！之前吃藥擦藥有好過，但一停藥，沒有例外地又復發了。」

　　我說：「那是叫做『酒糟』啦！醫生都知道，這是個難纏的病。我幫妳看看，說說看妳發病的經過，我來幫忙找原因。」

　　她兩頰發紅、灼熱、刺痛，中間有些紅色丘疹與膿皰。

　　原來，她有過敏體質，皮膚常冒出紅色癢疹，手上也容易起汗皰疹。25 歲時在忙碌的病房工作，壓力大，不自覺地貪吃，明顯發福，本身又有腸躁症，一緊張、一吃錯東西，就容易拉肚子。和同事吃麻辣鍋，或者喝點小酒後，酒糟就嚴重了，且一發不可收拾，因為事後她再怎麼「清心寡慾」或「齋戒沐浴」，似乎於事無補。

　　除此之外，她還有高血壓、高血脂、偏頭痛……，持續服藥中，可謂罄竹難書。聽到這裡，連我也覺得頭痛了。

　　John 是 40 歲男性業務，因為臉紅來找我。他非常懊惱，因為臉紅，常被警察叫下來臨檢，雖然他根本不喝酒，但也怕被抓到其他壞事……

酒糟（Rosacea）是發炎性的慢性皮膚病，影響到神經與血管，造成臉紅，以臉部中段為典型，引起鼻子、臉頰、下巴、額頭等處變紅，產生類似痤瘡的紅腫與丘疹，皮膚增厚，臉部皮膚小血管變得明顯。酒糟容易復發，出現永久性的潮紅、血管擴張，眼睛也可能有灼熱感與酸痛。

傳統上，酒糟的四種分型特徵如下：

● 第一亞型：紅斑血管擴張型（Erythematotelangiectatic rosacea, ETR）：頻繁發作並且通常是持續的中臉部潮紅（flushing），有時是臉紅（blushing），在膚色深的人，可能主觀感到潮紅，卻看不到臉紅。也可能影響到臉部周邊、耳朵、脖子、上胸，但眼周皮膚典型地不受影響。和其他紅疹不同的是，酒糟可在數秒鐘或數分鐘內發作，這是受到誘發因素引起的神經血管刺激。另外，通常出現明顯擴張的毛細血管，但並非診斷必要特徵。

● 第二亞型：丘疹膿皰型（Papulopustular rosacea, PPR）：圓頂狀的紅色丘疹，可伴隨或不伴隨膿皰，成群分布於臉部中央。這種型態的發炎可導致慢性臉部水腫。病灶若出現粉刺，應認為是痤瘡病理的一部分，並非酒糟造成。

● 第三亞型：鼻瘤型（Phymatous rosacea）：又稱「酒糟鼻」，包含擴大的毛囊、皮膚增厚或纖維化、腺狀增生、形成球根或蒜頭狀的鼻外觀。事實上，可出現於有皮脂腺的臉部位，但以鼻子最常見，且以男性為主。

● 第四亞型：眼型（Ocular rosacea）：出現以下一項以上的症狀，包括：水樣或充血外觀、異物感、燒灼或刺痛感、乾、癢、光敏感、視力模糊、結膜與眼皮周圍毛細血管擴張、眼皮與眼周紅疹。[13,14]

根據美國酒糟學會 2017 年刊登於《美國皮膚醫學會期刊》的專家共識，酒糟的分類標準與病理生理再做了修訂：

- 診斷準則為：固定中央臉部紅疹，具有典型特徵，可能週期性地增強皮瘤變化。
- 主要特徵包括：潮紅、丘疹與膿皰、毛細血管擴張、眼球症狀（眼皮邊緣毛細血管擴張、眼皮結膜充血、角膜鏟狀沉積物、鞏膜炎與鞏膜角化）等，以上若有兩項或以上也可能直接診斷。
- 次要特徵包括：燒灼感、刺痛感、水腫、乾燥、眼球症狀（蜂蜜樣痂呈項圈樣堆疊於睫毛根部、眼皮邊緣不規則、淚液蒸散失調）。[13]

▌酒糟性皮膚炎的神經血管病因

當你有酒糟的時候，代表多種病因同時存在[15]，這是皮膚醫學上的一項「大哉問」，當然沒有簡單的治療方法。

酒糟由神經血管失調、先天免疫發炎反應所啟動，包含 LL37 與絲胺酸蛋白酶（Serine protease）增加。丘疹有大量的第一、十一型助手 T 細胞，以及漿細胞、肥大細胞、巨噬細胞。膿皰中，吸引中性球的化學激素（Chemokine）也增加了。在所有型態中，肥大細胞的數量都明顯增加了。[13,16]

鼻瘤型看似沒有發炎跡象，也存在免疫媒介增加、亞臨床（輕度）發炎、先天與後天免疫基因上調的狀況。[16] 事實上，在出現肉眼可見的纖維組織之前，神經血管發炎早已進行了許久！

一對父子進入鐵板燒店，爸爸說：「小孩要吃清炒牛肉」，廚師狐疑，

一再詢問：「胡椒、洋蔥、青蔥……都不要？」果然如此。我抬頭一看，小孩兩頰通紅，正是酒糟患者。

倫敦國王學院卓越心血管中心的研究人員回顧文獻指出，在皮膚感覺神經末梢的細胞膜上，存在數種「暫態受器電位」（TRP），其中兩種受體 TRPV1 以及 TRPA1 與酒糟有關，它們正可以因熱、蔬菜或香料中的辛辣物質而活化，這些正是酒糟發作的刺激原。此外，在發炎反應中的活性氧，可以活化 TRPA1、誘發血管擴張，發炎介質如蛋白酶，可以作用在蛋白酶活化受體 -2（Protease-activated receptor 2, PAR2），繼而增強活化 TRPV1 以及 TRPA1。

當 TRPV1 以及 TRPA1 被活化，將打開鈣離子通道，讓細胞內鈣濃度提高，因而釋放神經胜肽，包括 P 物質、降鈣素基因相關胜肽（CGRP）。P 物質導致血管擴張，增加血管通透性，導致皮膚水腫，並刺激肥大細胞釋放發炎介質，包括組織胺。P 物質還促使白血球釋放蛋白酶、活性氧，CGRP 則放鬆動脈，導致表皮血流增加，形成臉部潮紅，有灼熱感，且發炎機轉導致痛與癢，形成了我們所知的酒糟症狀。[17]

酒糟患者皮膚的抗菌肽（Cathelicidin）也顯著增加，它和 β-防禦素（β-defensin）都是抗微生物胜肽（Anti-microbial peptides, AMPs），屬於先天免疫系統，是皮膚對抗傷害或感染的第一線防衛。白血球、淋巴球可以表現抗菌肽，且藉由調節血管內皮生長因子，影響血管內皮，導致發炎反應、血管擴張與臉紅。[18]

▌酒糟性皮膚炎與皮膚老化

Joyce 常自我解嘲：「酒糟沒那麼灼熱刺痛的時候，兩頰紅紅的不會退，上班都不用畫腮紅，真方便！」

真的這樣嗎？雖然臉上不用化妝很方便，酒糟若不積極改善，將產生以下皮膚惡果：

- 真皮退化：酒糟的血管支撐差，推測和真皮組織受到損害有關。血液長期積聚在皮膚血管，血管內皮受到損害，導致血管滲漏（Vascular leakage），血清蛋白、發炎因子、代謝廢物的清除不佳，最終導致真皮退化。
- 活性氧的影響：早期發炎反應中，中性球釋放出活性氧，產生過氧陰離子、氫氧自由基、單分子氧、過氧化氫等，造成組織氧化傷害，產生皮膚發炎反應。同時，皮膚的抗氧化機制也因為過高的氧化壓力，逐漸被耗損了。
- 血鐵濃度的影響：酒糟患者皮膚含血清鐵（Ferritin）細胞數，明顯較無酒糟者高，而且這類細胞數愈多，酒糟愈嚴重。這可能因為鐵會催化過氧化氫，產生自由基，損害細胞膜、蛋白質與 DNA，導致皮膚組織受損。[18]

▌酒糟性皮膚炎的先天與後天因素

究竟酒糟是先天注定？還是後天導致呢？

《美國醫學會期刊：皮膚醫學》一項研究中，針對 550 位雙胞胎進行世代追蹤，當中 233 對為同卵雙胞胎，42 對為異卵雙胞胎，由皮膚科醫師根據美國酒糟學會（National Rosacea Society, NRS）量表，評估其酒糟嚴重度。結果發現，酒糟嚴重度在同卵雙胞胎為 2.46 分，異卵雙胞胎為 0.75 分，且同卵雙胞胎間得到酒糟的相關係數為 0.69，異卵雙胞胎間則為 0.46，統計上皆呈現明顯差異，並推算出遺傳基因佔了酒糟成因

的 46%。[19] 酒糟確實有其遺傳基因。[20,21]

　　酒糟嚴重度較高也和後天因素有關，依相關性高低依序為：年齡較大、累積紫外線暴露多、身體質量指數高、抽菸、喝酒、心血管疾病、皮膚癌等。[19] 想要改善酒糟，遺傳基因、年齡的增加無法改變，但累積紫外線暴露可藉由防曬減少，你也可以不碰菸、酒。但此研究也披露：酒糟正是過重或肥胖、心血管疾病等代謝疾病的警訊。

▌酒糟性皮膚炎與多種生理疾病有關

　　台灣多個皮膚科研究團隊分析健保資料庫的結果，發現酒糟患者罹患高血脂症、高血壓、或冠狀動脈心臟病的機會，比起一般人顯著高出 1 到 4 成，且在排除高血脂症、高血壓、糖尿病的影響後，酒糟仍可以獨立預測冠狀動脈心臟病。且男性酒糟患者較女性更可能罹患所有共病症。此重要發現刊登於權威的《美國皮膚醫學會期刊》。[22]

　　沒錯，酒糟的出現，真的表示身體有了麻煩！《美國皮膚醫學會期刊》的另篇論文中，美國酒糟學會回顧了酒糟共病的大量研究，發現比起健康人，酒糟患者罹患生理疾病的風險增加[23]，整理如表 15-1。

表15-1 酒糟患者罹患各種生理疾病的風險（數值來自不同研究）[23-26]

疾病分類	個別疾病（勝算比），依勝算比由高至低排列
過敏疾病	食物過敏（10倍）、空氣相關過敏（4.6倍）
自體免疫疾病	類風溼性關節炎（2倍）、多發性硬化症（1.7倍）
癌症	甲狀腺癌（1.6倍）、皮膚基底細胞癌（1.5倍）
心血管系統	高血脂症（6.8倍）、心血管疾病（4.3倍）、高血壓（2.8〜4倍）、冠狀動脈心臟病（1.2倍）
腸胃系統	胃食道逆流症（4.2〜4.6倍）、其他腸胃疾病（3倍）、克隆氏症（2.7倍）、發炎性腸道疾病（2.1倍）、乳糜瀉（2倍）
代謝疾病	包括：肥胖、高血脂、高血壓、糖尿病等（4.4倍）。第二型糖尿病（2.6倍）
泌尿生殖系統	包括：反覆泌尿道感染、尿道結石、尿失禁、腎炎等（7.5倍）
呼吸系統	包括：慢性鼻竇炎（感染）、慢性氣管炎、氣喘（過敏）、慢性阻塞性肺病等（4倍）
女性荷爾蒙系統	包括：經前症候群、不孕、女性性功能障礙、子宮內膜異位症、多囊性卵巢、乳房纖維囊腫、子宮肌瘤、接受荷爾蒙替代療法等（3.2倍）
神經精神系統	憂鬱症（4.8倍）、巴金森氏症（1.7倍）、偏頭痛（1.2倍）

有關酒糟與偏頭痛的共病情形，一項丹麥全國性的世代研究發現：一般民眾罹患偏頭痛的比率為 7.3%，但酒糟患者罹患偏頭痛的比率卻達 12.1%。若分酒糟亞型來看，和健康人相比，眼部酒糟患者罹患偏頭痛比率為 1.69 倍，有趣的是，酒糟鼻患者則降低為 0.45 倍。50 歲或以上的女性酒糟患者，為罹患偏頭痛的高風險族群。[27]

　　為何酒糟和這麼多種生理疾病有關？美國約翰霍普金斯醫學院皮膚科研究團隊指出：這是因為酒糟牽涉到免疫系統失調、慢性發炎、荷爾蒙失調、代謝症候群、皮膚或黏膜障壁功能、局部菌落改變等共通性全身問題。[24] 酒糟正是生理系統問題的警訊。酒糟與腸胃疾病、神經精神疾病的高度共病，也呼應了前文提到的「腸－腦－皮軸」（Gut-brain-skin axis）。[28]

　　我一再看到，患者苦惱於酒糟的皮膚灼熱刺痛不舒服，雖接受治療卻反覆發作，抱怨「無法斷根」，很希望能永遠抹除這些皮膚症狀。然而，我看到她們更根本、更大的問題是全身性生理疾病，從食物、空氣相關的過敏、女性荷爾蒙失調，到胃食道逆流症、高血脂、高血壓、糖尿病、心臟病等。若不找出並改善生理疾病，皮膚持續酒糟、慢性發炎、提早老化是必然的。若能根據本書的全方位建議，從改善過敏發炎、免疫失調、三高代謝、荷爾蒙失調、情緒壓力、腸胃功能不佳與腸道菌失調等病因開始，才有機會擺脫酒糟糾纏。

🌀 04 毛細血管擴張

▎肝斑 vs 血管擴張

　　在許多肝斑患者臉上，可看到肝斑病灶附近有著明顯的毛細血管擴張，難道這和肝斑形成有關嗎？

　　研究發現到，肥大細胞導致血管增生，透過分泌血管內皮生長因子（Vascular endothelial growth factor, VEGF）、纖維母細胞生長因子（Fibroblast growth factor-2, FGF-2），以及轉化生長因子（TGF-β），

增加了病灶皮膚血管的直徑、密度與擴張。[29]

　　肝斑病灶的角質細胞內，可誘導一氧化氮合成酶（Inducible nitric oxide synthase, iNOS）活化，特別接觸紫外線後，和 NF-kappaB 路徑活化有關，也就是過度發炎。[30]

　　這也是肝斑治療的重要方向，如何減少皮膚血管擴張，而為病灶供應了充足的營養與氧氣，減輕皮膚發炎會是關鍵的一步。

05 靜脈曲張

▌靜脈曲張的各種型態

　　Stella 是百貨公司專櫃小姐，今年 45 歲，抱怨接受美容醫學治療，如音波拉皮、雷射時，特別容易燙傷，雖則操作的醫師皆用安全能量在治療。當我看到她，印象很深刻，年紀輕輕的她，臉上到處是蜘蛛絲般的小血管，還有如蚯蚓一般浮出的青筋，法令紋與木偶紋處，特別是太陽穴附近。

　　她的大腿、小腿、腳踝、腳背也沒有倖免，擴張的大小血管遍布。此外，她半夜常抽筋，卻找不到原因。還有中度的痔瘡，上廁所肛門流血又極度疼痛。到底是怎麼回事？

　　靜脈曲張是一種慢性靜脈疾病（Chronic venous disorder），最輕微的一種型態是毛細血管擴張（Telangiectasis），是直徑小於 1 毫米、蜘蛛絲狀的血管，因在乳突真皮下血管網內的微血管、小靜脈、小動脈，受特定原因而持續擴張，形成紅色或紫紅色斑狀、點狀、線狀、星芒狀、扇形的血管型態。全身皮膚都能發生，蜘蛛絲狀靜脈曲張好發在大腿外

側、膝窩和腳踝等處，嚴重的時候，整隻腿都布滿紅色或藍紫色的蜘蛛絲狀血管，按靜脈曲張 CEAP 國際分類（表 15-2）為較輕微的 C1。[7,31]

分類較嚴重的 C2 靜脈曲張，是腿部出現蚯蚓狀、團狀、淺藍色靜脈彎曲擴張，俗稱「浮腳筋」，更嚴重者出現水腫、色素沉澱、溼疹、皮膚萎縮、潰瘍等症狀。根據研究，歐美靜脈曲張的盛行率在 22% 到 29% 之間，5% 出現靜脈水腫、皮膚變化或靜脈潰瘍。未癒合潰瘍佔 0.5%，已癒合潰瘍佔 0.6% 到 1.4% 之間。

表15-2 靜脈曲張依臨床嚴重度的 CEAP 國際分類 [33]

C 臨床徵象（Clinical signs）：

0: 無可見、或可觸摸的靜脈疾病
1: 毛細血管（蜘蛛絲狀）或網狀靜脈
2: 靜脈曲張（蚯蚓狀）
3: 水腫
4a: 色素沉積或溼疹
4b: 皮脂硬化症或白色萎縮症（Atrophie blanche）
5: 癒合的潰瘍
6: 發作的潰瘍（血栓靜脈炎、蜂窩性組織炎）

E 原因（Etiology）：
c: 遺傳性 p: 原發性 s: 繼發性 n: 無確認靜脈病因

A 解剖位置（Anatomical location）：
s: 表淺靜脈 p: 穿透靜脈（穿透筋膜交通枝） d: 深層靜脈 n: 無確認靜脈位置

P 病理生理
r: 逆流 o: 阻塞 r,o: 逆流與阻塞 n: 無確認靜脈病理生理

▌靜脈曲張的病因

流行病學研究顯示，靜脈曲張的危險因子包括：年紀較大、女性、多次生產（懷孕多胎）、長期久站、靜脈疾病的家族史、以及肥胖。[34-36]

大多數的靜脈曲張是原發性的，也就是靜脈本身問題所造成，包括內在結構脆弱、或管壁的生化學異常，通常是多重病因造成。可以是局部、或者全身多處的，伴隨或不伴隨隱靜脈（Saphenous vein）瓣的閉鎖不全。[32] 繼發性的原因包括：深層靜脈血栓、深層靜脈阻塞、表淺血栓靜脈炎、或是動靜脈畸形，也可以是先天的靜脈發育不良。[32]

《新英格蘭醫學期刊》回顧文章指出，發生在髂靜脈（Iliac vein）的阻塞，是下肢慢性靜脈功能不全（Chronic venous insufficiency）的關鍵原因，比起脛靜脈、股靜脈、下腔靜脈都還重要，但由於髂靜脈位在骨盆腔深處，有病變時難以早期辨識。原因可能是早已產生血栓，或者和血栓無關，只因為橫跨其上的髂動脈或腹下動脈搏動而導致壓傷，後者在 60% 無症狀患者中有，90% 有症狀患者中有，改善它就能完全消除靜脈曲張問題。[37]

▌靜脈曲張的皮膚危害與健康風險

隨著靜脈曲張的疾病進展，會出現慢性靜脈功能不全，持續性的靜脈高壓活化了血管內皮細胞、紅血球與大分子滲漏、白血球滲出、組織水腫、淋巴循環不良，而細胞激素導致的血管周邊慢性發炎反應，減弱了皮膚屏障對病原菌與過敏原的防禦力，導致靜脈潰瘍、皮膚潰瘍、溼疹、脂肪皮膚硬化（Lipodermatosclerosis，皮下組織纖維化）等，最常出現在腳踝或上面一點的地方。[37-39]

因此，靜脈曲張的症狀，不只是可見的毛細血管擴張、或扭曲的青

紫色血管。如果你常有以下症狀，皆應考慮靜脈曲張的可能性：

● 覺得血管膨脹、腿部腫脹、發熱、沉重感。

● 腿部搔癢、酸麻、或疼痛。

● 不寧腿。

● 夜間小腿抽筋。

● 無法久站或久坐，容易感到下肢不舒服。

● 以上特別在久站、月經來、或感到勞累時加劇。

● 抬高腿時，以上症狀會減輕或消失。[34,37]

　　這些症狀可能有其他疾病導致，像是週邊動脈疾病、淋巴水腫、椎間盤突出與神經壓迫、心臟衰竭、腎臟病、風溼病等，需要從根本釐清，但若仍找不出具體原因，且持續造成困擾，可能深層靜脈曲張就是原因，需要進行血管超音波、靜脈造影、高解析度核磁靜脈造影或電腦斷層檢查等。[37]

▶ 關注焦點│痔瘡

Stella 是 35 歲的女性公務員,她深受痔瘡之苦有 5 年之久,排便時長出血,最嚴重時馬桶成了一片血泊,她常頭暈,檢查發現已有輕微貧血。她常覺得肛門搔癢、疼痛,有時用衛生紙擦拭時,撕裂般的痛楚簡直要了她的命。這兩年她發現有硬塊從肛門脫出,檢查發現是內痔脫垂,一開始還會縮回去,後來就固定在肛門外,走路時摩擦不舒服,又怕站著,怕內痔脫垂得更厲害。

肛門軟墊(Anal cushions)由三大結構組成:鬆散的結締組織、黏膜下動靜脈血管(包括小動脈、小靜脈、動靜脈交通支)、平滑肌纖維,這個軟墊有助於在內外括約肌的有限作用之外,讓肛門達到完全封閉。[40]

痔瘡由多重因素導致,最重要的兩大原因:一是血管充血,因為持續用力,有便祕或腹瀉,或者因懷孕、肥胖、或腹水引發的腹內壓升高。事實上,痔瘡患者在休息時的靜脈壓力也升高了。以往認為痔瘡完全由靜脈曲張形成,稱為「靜脈曲張學說」,現在認為只是部分原因。

二是黏膜脫垂,當括約肌、骨盆底部肌肉因老化而鬆弛,導致痔瘡組織的脫垂。加上我們過度用力時,會使肛門軟墊滑出肛門外,造成軟墊組織內血管充血,以及肌肉纖維斷裂,軟墊的支持組織惡化,導致靜脈擴張、血栓形成、與發炎,就是病態的痔瘡,這稱為「肛門軟墊滑動學說」。[40,41]

痔瘡依照發生的解剖部位,分為三大類:

- 外痔（External hemorrhoid）：發生在齒狀線以下，是下痔瘡靜脈叢（Inferior hemorrhoidal plexus）擴大曲張、與反覆發炎導致，形狀不規則，由於有體神經分布，出現血栓時容易疼痛，呈現為藍色的疼痛腫塊，有墜脹感或異物感，因肛門高低不平，不容易清潔乾淨，容易搔癢或疼痛，或搔抓而導致分泌物。

- 內痔（Internal hemorrhoid）：發生在齒狀線以上，是上痔瘡靜脈叢（Superior hemorrhoidal plexus）的曲張靜脈團塊，由於有臟器神經分布，通常無痛，早期症狀為排便前後出血，晚期症狀為肛門脫垂、黏液流出。

- 混合痔（Combined hemorrhoid）：位於齒線上下，兼有內痔與外痔特徵，因為直腸上、下靜脈叢互相吻合流通，括約肌間溝消失，痔塊表面同時為直腸黏膜與肛管皮膚覆蓋。[40,41]

　　根據戈利格（Goligher）準則，內痔依照嚴重度分為四級：

第一級：只有流血，沒有脫垂。

第二級：在用力時，內痔脫出肛門之外，可自動縮回。

第三級：在用力時，內痔脫出肛門之外，必須自行用手推回肛管中。

第四級：內痔脫出肛門之外，無法自行用手推回。[41]

　　仔細了解 Stella 的病史，我發現她痔瘡的根本原因，包括長期便祕、腹脹，也反映了腸道菌失調與腸胃慢性發炎；加上職場與家庭兩邊壓力都大，月經延遲，女性荷爾蒙失調，影響到骨盆底部肌肉鬆弛；

以及久坐久站的生活型態。

　　我建議她進行改善痔瘡的基礎策略，包括：

● 溫水坐浴法：使用 40℃左右的溫水，一次坐浴 10 分鐘，每日 3 至 4 次，可以清潔肛門、減少肛門收縮、減輕疼痛。

● 高纖飲食：攝取多量富含纖維的全穀、蔬菜、水果等，就是天然的軟便劑，可減輕 5 成症狀，通常需要維持超過六周，以達到完全效果。

● 充足水分補充：避免糞便壓擠，利於排便。[40,41]

　　此外，請她多做凱格爾運動（後文介紹），接受腸道失調與女性荷爾蒙問題的飲食營養調整，她有了明顯改善。

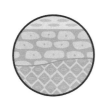

>>> CHAPTER **16**
# 破解女性私密症狀密碼（上）：免疫失調

　　Sabina 是 50 歲公司女主管，最近三年，她私密處、胯下、臀部搔癢發作頻繁、反覆摳抓，還有燒灼感、疼痛與性交不適，不僅讓她白天很不舒服，半夜還會搔抓。她覺得這種症狀很難啟齒，更羞於讓醫生檢查，儘管天天困擾，卻只看過 2、3 次醫生，她向醫生抱怨：

　　「為什麼反覆發作，都不會好？」

　　「為什麼接受治療，療效還是不好？」

　　「為什麼你們醫生都找不出根本原因？」

　　女性私密症狀是極為常見的困擾，許多女性有著「覺得下面很髒」的心態、害怕「下面有問題」被嘲笑，長期困擾於這類「隱疾」而不敢面對，諱疾忌醫，導致身心長期承受巨大痛苦，更糟的是，延誤了多種重大疾病的醫治，悔不當初。這是個民眾刻意視而不見、避而不談，醫學的陽光沒辦法照射的陰暗處。

　　事實上，女性私密症狀和本書所關注的皮膚症狀一樣，不是只有局部症狀而已，常是多個生理系統失調的警訊。本章將重新解析女性私密症狀關鍵病因，來思考 Sabina 的身體發生了什麼事。讓我們從女性外陰解剖學開始談起。

✖ 01 女性外陰部解剖構造

　　女性外陰（Vulva）可區分為：陰阜、大陰唇、小陰唇、陰蒂、陰蒂包皮、尿道口、陰道口、處女膜、前庭、小陰唇繫帶等部位（圖 16-1）。大陰唇與男性的陰囊在胚胎學上系出同源，陰蒂與男性龜頭也是。在接近小陰唇繫帶的小陰唇與處女膜間藏有巴氏腺（Bartholin's gland，前庭大腺）的開口，分泌潤滑陰道前庭的液體。[1,2]

　　正常女性外陰型態變化極大。根據權威的《英國婦產醫學期刊》（British Journal of Obstetrics and Gynaecology）與《國際泌尿婦產醫學期刊》（International Urogynecology Journal）研究，歐美與華人女性外陰解剖學量測如表 16-1 所示 [3,4]，顯示所謂「正常」外陰的個體差異度大，許多女性覺得自己的外陰部長得「很奇怪」、「跟別人不一樣」，其實是「很正常」、「跟很多人都一樣」。且外陰隨著一生中不同發展階段、雌激素等荷爾蒙狀態而持續改變，更年期後會出現大小陰唇退化、陰蒂縮小、陰道黏膜萎縮等變化。[1,2]

　　外陰解剖學量測數值，包括：肛門陰蒂距離、陰蒂尿道口距離、尿道口陰道口距離、小陰唇繫帶肛門距離，具有特殊生理與病理意義，將於本章介紹。

圖 16-1 女性外陰解剖構造圖

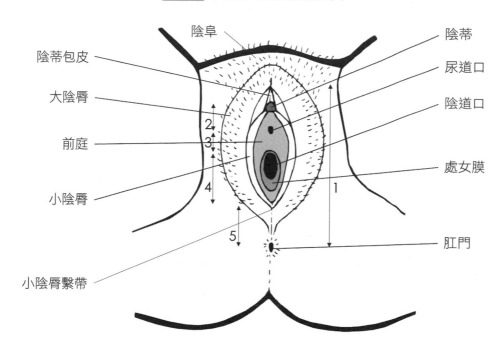

註：1 肛門陰蒂距離，2 陰蒂尿道距離，3 尿道陰道距離，5 小陰脣繫帶肛門距離，3+4+5 尿道肛門距離，2+3+4 陰蒂小陰脣繫帶距離。

表16-1 歐美與華人女性外陰解剖學量測 [3,4]

單位：公釐（毫米）		華人女性	歐美女性
陰蒂寬度	平均值 ± 標準差	4.1 ± 1.2	4.6 ± 2.5
	最小值～最大值	2～8	1～22
陰蒂長度	平均值 ± 標準差	5 ± 1.7	6.9 ± 5.0
	最小值～最大值	1～10	0.5～34
小陰唇長度（左右平均）	平均值 ± 標準差	48 ± 5.8	42.5 ± 16.3
	最小值～最大值	35～68	5～100
小陰唇寬度（左右平均）	平均值 ± 標準差	20.6 ± 8.6	13.8 ± 7.8
	最小值～最大值	3～45	1～61
大陰唇長度（左右平均）	平均值 ± 標準差	75.7 ± 5.2	79.9 ± 15.3
	最小值～最大值	21～90	12～180

註：華人女性研究為 18 至 64 歲中國婦產整形外科門診族群，歐美女性為 15 至 84 歲瑞士醫院婦產科與泌尿婦產科門診族群 [3,4]。常態分布下，在平均值正負一個標準差以內包含了 68.27% 的人，正負二個標準差以內包含了 95.45% 的人。

02 外陰免疫失調第一、二型：過敏、發炎

外陰刺激性接觸皮膚炎

外陰最常見症狀之一，就是刺激性接觸皮膚炎，出現皮膚溼疹變化與搔癢不適感。外陰部皮膚屏障功能較其他身體部位為弱，潮溼、摩擦、

尿液、陰道分泌物，都可因為降低皮膚屏障功能而導致外陰刺激感，因而產生三種皮膚反應：急性刺激性皮膚炎、慢性刺激性皮膚炎，以及單純感覺刺激，後者只有刺痛與灼熱感。[5]

許多女性有尿失禁問題，導因於骨盆底肌鬆弛，整天穿著護墊並且無法保持乾燥，又因為害羞而不敢告知醫師有此困擾，有些銀髮族女性則有滲便。尿液與糞便可被酵素分解為氨（阿摩尼亞），腐蝕皮膚而導致發炎，而糞便中的念珠菌又可造成近一步傷害。

有些患者使用具有高刺激性的消毒藥劑，而導致外陰皮膚發炎，可能有自我傷害傾向。有些人強迫性地清潔，總覺得外陰部在型態上、或道德上是「骯髒」的。有些人過度熱心地清潔，是因為害怕有異味被別人聞到，或覺得很容易被感染，他們可能先用了洗潔劑或肥皂，又撲粉或噴霧，又用抗菌溼紙巾擦拭……難怪產生刺激性皮膚炎。[5]

事實上，正常的外陰陰道分泌物，正是要維持局部潮溼、柔軟的正常環境，若擦太乾淨反而更容易生皮膚病。

有些女性沒有可疑的外陰局部接觸史、也沒有過度清潔習慣，卻反覆出現刺激性皮膚炎，原因可能是雌激素過低，像是停經後、哺乳中、產後、服用避孕藥、服用抗雌激素藥物 Tamoxifen 等狀況。[5] 常見誘發因素整理在表 16-2。

表16-2 外陰刺激性接觸皮膚炎的誘發因素 [5,6]

病因分類	描述
陰道炎	持續的陰道分泌物。
尿失禁	多出現在停經後女性。
局部皮膚用品	如體香劑,含有酒精等刺激物。
清潔劑、肥皂等界面活性劑	含有月桂基硫酸鈉（Sodium lauryl sulfate, SLS）。
消毒劑	含 Chlorhexidine 等。
衛生用品	衛生棉、溼紙巾、成人紙尿布。
過度清潔	含持續摩擦皮膚。
衛生不良	皺褶處的殘留物。
局部藥物	如抗疣（菜花）藥物。
口服藥物	服用 A 酸治療痤瘡。
體液	汗水,以及性行為中的伴侶口交接觸的唾液與精液。
摩擦皮膚炎	過久的性交動作、自慰。
自為皮膚炎	刻意用刺激性或腐蝕性物質傷害皮膚。

有些女性表示在經期間感到外陰搔癢,是不是月經本身的刺激引起?

美國一項研究中,招募 20 位自願女性受試者,進行 4 天的皮膚貼片測試,採用當事者的月經、與靜脈血,分別以密閉的方式貼在大陰脣與上臂,觀察皮膚的變化。經過 24 小時、48 小時,大陰脣的皮膚並無受到刺激的徵象,但上臂在 48 小時後,卻出現明顯皮膚刺激徵象。如果先在上臂塗上凡士林,則皮膚刺激反應減弱。顯然,大陰脣皮膚對於經血與靜脈血有不敏感現象。[7]

治療外陰刺激性接觸皮膚炎的第一步，是停用外陰局部產品。第二步是進行單純坐浴（Sitz bath），將陰部浸泡於微溫的水中，不要使用任何清潔劑，早晚各 10 分鐘，拍乾局部後，擦上薄薄的凡士林。在相當搔癢的狀況下，可使用冷敷、冷水坐浴、或在衛生棉上敷冷優格，進行 5 至 10 分鐘。[5]

外陰過敏性接觸皮膚炎

過敏性接觸皮膚炎則是過敏原誘發了當事者的免疫反應，即第四型遲發性過敏反應，但和刺激性接觸皮膚炎難以區分，且常一起出現，但前者較常間歇性發作，第一次發作在接觸後 10 至 14 天，再次接觸不到 24 小時就可能發作。常見的外陰過敏原整理在表 16-3。

表16-3 導致外陰過敏性接觸皮膚炎的常見過敏原 [5,6]

病因分類	描述
外用成藥	苯佐卡因（Benzocaine）、新黴素、消毒劑、類固醇、荷爾蒙（雌激素、黃體酮）、殺精劑等成分
外用護膚產品	在乳液、乳霜、沐浴乳、化妝品中含有防腐劑（包括：甲醛、對羥基苯甲酸（Paraben）、潤膚劑或乳化劑（含有酒精作為介質）、香料
衛生產品	衛生棉、護墊、衛生紙、溼紙巾含有香料
乳膠產品	保險套、子宮帽
生理用品	陰道灌洗液、KY 潤滑劑
體液	精液、唾液
美甲產品	指甲油含有甲醛等化學溶劑
貼身衣物	含對苯二胺（PPD）、偶氮染料、甲醛、鎳

有時根本原因難以找出，譬如伴侶刮鬍後乳霜上的香料成分，醫師必須像偵探一樣，患者也必須和醫師密切合作，才有可能找到誘發原因。[5]

外陰乾癬症

在女性慢性外陰症狀族群中，外陰乾癬症佔達 5%。在外陰出現邊界清楚的紅色斑塊、可在病灶邊緣出現鱗屑，主要影響陰阜、大陰唇、小陰唇、會陰、肛周、腹股溝、臀溝等處，在尿失禁患者常出現浸潤、裂隙。由於局部環境潮溼，皮膚病灶常缺乏典型乾癬症特癥。[8,9]

研究發現，45% 的女性外陰乾癬症患者感到疼痛不適，28% 患者有性交疼痛症狀。由於慢性外陰疾病患者，以及出現外陰疼痛的乾癬症患者的生活品質惡化，因此積極診療是很重要的。[9]

〰 03 外陰免疫失調第三型：感染

從學生、上班族、銀髮族階段，女性常困擾於私密處搔癢、灼熱感、異常分泌物、大量白帶，以及排尿症狀，如頻尿、尿急、排尿困難、疼痛感等，牽涉多種感染疾病，包括：外陰陰道念珠菌感染、陰道細菌增生、骨盆腔發炎、性傳播疾病，如：陰道滴蟲、披衣菌、頑強的尖銳溼疣（菜花）等。不少患者即使換過數種強效抗生素，甚至換過數個醫生，仍反覆發作。根本原因在哪裡呢？

外陰念珠菌感染

念珠菌性外陰炎是最常見的外陰感染症，陰道口與會陰部黏膜潮紅、腫脹，可出現白色分泌物、糜爛或潰瘍，症狀為外陰部搔癢、反覆搔

抓、燒灼感、疼痛與性交不適。9 成以上的患者是白色念珠菌（Candida albicans）過度增生，其餘以禿髮念珠菌（Candida glabrata）為主，皆屬酵母菌。這類酵母菌原本是陰道、下腸胃道、口腔的正常菌叢，喜歡潮溼的生長環境，若大量生長、反覆外陰發炎，還常造成患者的憂鬱與焦慮。[10,11]

感染症是外在致病原與內在免疫系統失衡的結果。陰道黏膜上事實上駐紮著可觀的免疫細胞軍團，是身體抵抗病原體的正規部隊，這本厚厚的「點將錄」包括：抗原呈現細胞，如巨噬細胞、樹突細胞、B 淋巴球，先天淋巴球、殺手細胞、CD4 與 CD8 T 細胞；分泌抗體的漿細胞。甚至還有滿地的手榴彈：抗微生物胜肽（Antimicrobial Peptides）。都會受到月經週期的不同性荷爾蒙狀態所影響。[12,13]

因此，先天性免疫系統是身體對抗念珠菌的第一道防線，陰道免疫細胞透過類鐸受體（Toll-like receptors, TLRs）辨認出這類酵母菌的異常分子，接著產生促發炎激素或防禦素（Defensin），包括：丙型干擾素、第十七、二十二、二十三型介白素等，對於抵抗念珠菌至關重要。在部分患者可因發炎體（Inflammasone）調控機轉不佳，而出現過度反應的、誇張的發炎反應，導致嚴重外陰陰道症狀。[10] 事實上，過敏體質、局部過敏、過敏反應、接觸化學物質都因為改變陰道環境，而促進念珠菌從無症狀的增殖，轉變為有症狀的陰道炎。[14]

《美國婦產醫學會期刊》文獻回顧指出：若一年內出現三次或以上的發作，稱為反覆型外陰陰道念珠菌感染（Recurrent vulvovaginal candidiasis, RVVC），其致病機轉牽涉：

- 基因因素：某些家族基因多型性。
- 患者因素：免疫力下降（如愛滋病、未控制的糖尿病、服用類固醇），使用抗生素（抗細菌卻導致黴菌趁勢做大），接受荷爾蒙替代療法中，過敏體質，飲食失調等。
- 行為因素：服用口服避孕藥、子宮內避孕器、頻繁或近期性交、口交。
- 病理因素：陰道細菌增生症、外陰皮膚病、念珠菌在陰道增殖等。[10]

　　研究指出反覆發作的外陰陰道念珠菌感染和性行為有關，包括近期曾用口水自慰（風險比值 Hazard ratio 2.66）、男為女口交（Cunnilingus，風險比值 2.94）、男性伴侶曾在前一個月用口水自慰（風險比值 3.68）。[15,16] 此外，白色念珠菌可透過性行為傳染而引發男性龜頭炎（Balanitis）。[11]

　　此病相當難以治療。美國韋恩州立大學婦產科研究發現，患者接受六個月最強效的口服抗黴菌藥（Fluconazole）維持療程後，儘管有所改善，但 7 成的患者無法停藥，繼續長期服用該藥，因為 55.1% 仍出現有黴菌培養證實的反覆發作，16.8% 出現復發跡象。事實上，在六個月的維持療程後，7.5% 出現抗藥性，80.9% 的女性發現在停藥後復發。[17]

　　外陰念珠菌感染還有兩種型態：

- 尿布疹：常出現在穿尿布的嬰幼兒或老年人，在外陰與臀部出現紅色丘疹、淺層膿皰、淺層糜爛、周邊白色脫屑、衛星般圍繞的紅色膿皰與丘疹，誘發因素包括：細胞免疫力下降、使用類固醇、抗生素、避孕藥、皮膚潮溼、孕婦、嬰兒。[11]
- 對磨疹（Intertrigo）：容易在肥胖者的皺褶處，包括：乳下、腹部、腋下、胯下、肛門附近，呈現整片紅色、潮溼有光澤的斑塊。乳房下

垂的中老年女性容易在乳下出現成群的膿皰，誘發因素還包括：糖尿病、肥胖、衛生狀況不佳、溼熱環境、內衣褲太緊、皺褶處有皮膚疾病（如乾癬）、外用類固醇等。[11]

外陰念珠菌感染患者需要積極避免相關危險因子、改變生活型態、應用本書飲食營養療法，改善免疫失調的根本問題。

外陰皮癬菌感染

股癬（Tinea cruris）為半月形、紅棕色斑塊或斑點，伴隨鱗屑或水泡，向周圍逐漸擴大範圍，邊緣清楚且稍微隆起，有更嚴重的傾向，中心稍有痊癒，可搔癢也可不癢。多由腹股溝向陰阜、外陰、會陰、肛周、臀溝、臀部、大腿、下腹部等處蔓延。由皮癬菌感染導致，包括：紅色毛癬菌、石膏樣毛癬菌、絮狀表皮癬菌、犬小孢子菌等。外陰部因為流汗、溫暖與潮溼高容易出現皮癬菌感染，特別是夏季，但冬天因衣服穿太多，身體流汗，依然容易發作，溼度高容易搔癢。民眾常以為胯下出現「溼疹」，因諱疾忌醫，自行去藥房購買含類固醇藥膏塗抹，不僅造成病況惡化，還造成偽裝癬（Tinea incognito）的不典型症狀，容易被誤診。[11,18]

陰道細菌增生症

在排除明顯陰道感染等重要原因後，私處異味常見的原因，是陰道細菌增生症（Bacterial vaginosis），出現乳狀、均質、具有特殊「魚腥味」的陰道分泌物，導致外陰陰道不適、外陰刺激感或疼痛。儘管發炎性細胞激素增加了，但中性球（白血球）並未增加，沒有達到細菌性陰道炎

（Bacterial vaginitis）的嚴重度。

在鹼性的陰道環境下，厭氧菌將精氨酸、離氨酸等氨基酸轉化為有機酸或多胺類，如腐胺（Putrescine）、屍胺（Cadaverine），具有揮發性，因此產生明顯臭味。在性交接觸精液後明顯，因為精液是偏鹼性的，而進入更年期後，陰道的 pH 值也逐漸偏向鹼性。[19]

相較於陰道裡以乳酸菌為主的菌叢，此時厭氧菌大量增生，可達平常的 1000 倍。以陰道加德納菌（Gardnerella vaginalis）為主的多菌種生物膜形成，黏附在陰道上皮上。陰道細菌增生症被報告過的危險因子，包括：

- 性行為因素：多重性伴侶、性接觸的次數與頻率、未使用保險套、子宮內避孕裝置、男性未割除包皮。
- 人口學因素：黑種人、西班牙裔、貧窮（低社經地位）。
- 生理因素：陰道灌洗、抽菸、最近使用抗生素、月經、低維生素 D 濃度、飲食因素、遺傳基因。
- 心理因素：慢性壓力。[20,21]

外陰毛囊炎、疔瘡與表皮囊腫

細菌（通常是表皮的金黃色葡萄球菌）感染毛囊而在外陰形成毛囊炎，或膨大為疼痛的疔瘡，是相當常見的皮膚病。其危險因子包括：因為刮除陰毛或使用蜜蠟除毛時，造成皮膚損傷；穿著緊身內褲過久時間，導致悶熱與流汗；肥胖，容易導致外陰部皮膚摩擦、形成皺褶、流汗；罹患糖尿病，或愛滋病等免疫力低下狀態。[22]

有種偽毛囊炎（Pseudofolliculitis），看似細菌性的毛囊炎，是陰毛

內生的關係，導因於刮毛、蜜蠟除毛、或拔毛，常見於有粗黑、捲曲陰毛的女性。[22]

外陰表皮樣囊腫（Epidermoid cyst），為黃白色丘疹或結節，內容物像起司、具有臭味，發生在大陰唇內側或外側，常見為多發。可能因為反覆摩擦、生產裂傷、會陰切開術、外科手術之後，表皮嵌進底下皮膚組織，囊腫的囊壁由角化的鱗狀上皮細胞組成，向內分泌角質，而無法從皮膚的毛孔分泌出來，逐漸累積而形成囊腫，變大或變硬。[8,23]

巴氏腺囊腫

女性一輩子有 2% 機會出現巴氏腺囊腫或膿瘍。巴氏腺（Bartholin's gland）位於兩側小陰唇下方基部，當其導管阻塞或受到感染，就會腫脹或化膿，堵塞巴氏腺開口，淤塞的黏液則讓單側的大陰唇異常紅腫，從花生到高爾夫球大小不等，會很疼痛。最常見的細菌是大腸桿菌，其次是金黃色葡萄球菌，但可能是包含厭氧菌的多重菌種。可能和受傷、性交過程導致導管阻塞、口交或性傳播疾病有關。[22,24,25]

由於女性在 30 歲後，巴氏腺逐漸退化，40 歲以上女性的巴氏腺腫大，應排除癌症，特別是囊腫是堅硬、固定、或不規則形狀時。巴氏腺癌症佔外陰癌症的 5%，及早發現可以減少局部侵襲、遠端轉移的風險。[24]

外陰皰疹

Joyce 是 56 歲女性公司主管，最近五年來受到外陰皰疹所困擾，外陰反覆起水泡、破皮、疼痛，每一個月發作 1 至 2 次，有時發作一週快好了，又急遽惡化。去年，她在例行性體檢中，意外發現有乳癌第二期，並接受外科手術，有三個月外陰皰疹沒發作，但隨著化療次數增加，做

完第 6 次時又再發作。她抱怨：「為何這五年都有看醫生、接受治療，外陰皰疹還是一直發作？」

我回答：「外陰皰疹不只是單純的皮膚困擾，它指出妳身體早有免疫失調，抵抗力低落已經很久，現在正收爛攤，還好妳早點發現癌症，還有希望！」

在外陰部出現成群的水泡或膿泡，並迅速破皮或形成潰瘍，是單純性皰疹的皮膚症狀，由第一型或第二型單純性皰疹病毒（Herpes simplex virus, HSV）所引起。病灶可以延伸到陰道、子宮頸，伴隨嚴重的排尿困難，以及腹股溝淋巴結腫大，部分患者會在前幾天出現前驅症狀，包括：疲倦、發燒、食慾減退，以及外陰的疼痛、壓痛、燒灼或針刺感。[22]

外陰部的帶狀皰疹，常發生在銀髮族女性、或者免疫力低下的族群，在薦椎神經節的水痘帶狀皰疹病毒（Varicella zoster virus, VZV）活化，沿著該神經節擴散到外陰部皮膚。在急性期，需要盡速確診，並在發作72 小時內開始口服足量抗病毒藥物，能加速皮膚癒合，並且減少皰疹後神經痛的風險。[22]

外陰菜花與軟疣

菜花即生殖器疣（Genital warts），正式名稱為尖圭溼疣（Condylomata acuminata），呈現疣狀、花椰菜狀丘疹，也可能是角化堅硬的、或平坦的型態，表現相當多變。可造成疼痛、刺激感、搔癢、排尿困難、流血等症狀。大一點的病灶可導致陰道或肛門性交疼痛、尿液滯留、直腸疼痛。

尖圭溼疣由第六型與第十一型乳突瘤病毒（Human papillomavirus, HPV）所引起，主要透過性接觸傳染。在接觸病毒後的一至三個月，在大小陰唇開始出現疣狀物，也可在會陰部、陰道內、子宮頸、肛周、肛

門內、直腸、尿道口、尿道內等處發現病灶。有 5 成女性患者發生在陰部多個部位，1/4 存在肛周病灶。[26]

診斷需要完整檢視陰部肛門皮膚與黏膜，鑑別診斷包括：外陰乳突瘤（良性的乳突狀突起，為正常解剖變異）、福代斯斑點（Fordyce spots，異位性皮脂腺，為黃色皮脂腺組織突起，也是正常解剖變異）、皮贅、脂漏性角化、痣、子宮頸小腺性增生（Microglandular hyperplasia, MGH）。其他的感染疾病，如扁平溼疣（第二期梅毒）、軟疣、單純性皰疹也可能混淆，同時必須要排除外陰癌前病變或癌症。患者需要進一步檢驗是否合併其他性傳染疾病，包括披衣菌、梅毒、愛滋病，性伴侶也必須同時接受性病相關檢查。[26]

女性罹患尖圭溼疣，經治療仍難以痊癒，更糟糕的是，提高了婦癌風險。可能出現子宮頸上皮內瘤變（Cervical intraepithelial neoplasia, CIN），這是因為同時感染到具有致癌性的乳突瘤病毒亞型，也就是第十六型與第十八型乳突瘤病毒。需要定期接受子宮頸抹片檢查，留意子宮頸癌、女陰與陰道癌（男性為陰莖癌）、肛門癌的發生。[22]

約 9 成的乳突瘤病毒感染，在兩年內被免疫系統清除掉，但有 1% 患者會變成侵襲性的癌症（鱗狀上皮細胞癌）。但 CIN 第二級、或 CIN 第三級（原位癌）則各只有 4 成、1/3 緩解，5%、12% 變成癌症。大多數乳突瘤病毒感染從青春期開始，花費 7 至 15 年才變成第三級的 CIN，花 20 年或更長時間變為具侵襲性的癌症，相關的危險因子包括：乳突瘤病毒的持續感染、致癌型的乳突瘤病毒、年齡超過 30 歲、多種乳突瘤病毒感染、免疫抑制、以及抽菸。[26,27]

非常重要的是，注射二價、四價或九價乳突瘤病毒疫苗，有助於預防菜花、CIN，降低未來的侵襲性癌症風險。[26,27] 由於患者被診斷有乳

突瘤病毒時，會經歷憤怒、憂鬱、被排斥感、羞恥、罪惡感，可持續超過一年，他們也可能因為未來罹癌風險提高而焦慮，對於未來的性關係感受負面，醫師需要事前告知、事後關懷，方能提升治療的順從性，達到治療目標。[26]

傳染性軟疣（molluscum contagiosum）由痘病毒（Poxvirus）所引起，是較常見具有蠟樣、或珍珠光澤的圓形丘疹，中間常有肚臍狀凹陷，大小在 2 到 8 毫米之間，可發生於外生殖、肛門附近、臀部、下腹部、大腿內側等處，多透過性行為傳染，屬於性傳染病。如果有免疫力低下，病灶數目與大小都可能增加。[22] 臨床上可透過冷凍治療等方法處理。建議不要擠破，因可能造成擴散與群聚現象。常洗手、避免接觸、不要共用物品。

尿道感染

女性在一生中至少有 50% 的機會罹患泌尿道感染。若六個月內出現 2 次或以上，或者一年出現 3 次或以上，就稱為反覆泌尿道感染，在年輕女性約 27%，超過 55 歲的女性可達 53%，明顯影響健康並帶來負面生活品質。反覆泌尿道感染的可能危險因子整理如下表。

表16-4 反覆泌尿道感染的可能危險因子 [28]

病因分類	說明
免疫力低下	糖尿病、接受器官移植的患者、慢性腎功能不全。
尿路異常	尿路結石、尿路阻塞、膀胱輸尿管逆流。
解尿異常	餘尿量增加、排尿流速變慢、排尿時腹壓增加。
行為因素	性交、新性伴侶、使用殺精劑、刻意延遲排尿（憋尿）。
其他	喝含糖飲料、雌激素缺乏。

性交是導致反覆泌尿道感染最強烈的行為因素，又稱為性交後膀胱炎（Post-coital cystitis），俗稱蜜月膀胱炎。美國華盛頓大學針對 18 至 35 歲間女性的研究發現，若前一個月性交次數大或等於 9 次者，相較於 0 至 3 次者，前者罹患罹患反覆泌尿道感染的風險為 10.3 倍，若為大學診所就診族群，此風險可提高至 15.7 倍。性交次數 4 至 8 次者，風險也提高了 5.8 倍。在過去一年中有新的性伴侶、使用過殺精劑，也分別增加 9 成與 8 成的風險。[29]

蜜月膀胱炎的危險因子包括：性交頻率高、性伴侶數量多、使用避孕用品（子宮帽或殺精劑）、大腸桿菌感染毒性、患者本身易感性高（抵抗力低）等。致病機轉是性行為過程中，尿道旁、陰道、肛門附近的微生物菌叢，被轉植到尿道口與泌尿道中。[30,31]

反覆泌尿道感染也與女性私密解剖因素有關（參考圖 16-1）。研究發現，有反覆性交後膀胱炎的女性和健康女性相比，前者平均「尿道陰道距離」較短（分別是 1.6 公分、2.1 公分），「尿道肛門距離」較短（分別是 5.1 公分、5.9 公分），且「尿道陰道距離」比「尿道肛門距離」更能預測反覆性交後膀胱炎。在排除干擾因子後，發現「尿道陰道距離」較長者，較不容易得到反覆性交後膀胱炎（勝算比為 0.3）。[31]

研究者定義「尿道位置」為：「陰蒂尿道距離」除以「陰蒂小陰脣繫帶距離」，後者又稱為「小陰脣長度」。結果發現「尿道位置」數值若為 0.54，也就是位置較低或較接近陰道，最能預測反覆性交後膀胱炎的發生。此外，4 成患者的尿道型態有異，在尿道口附近出現皮贅組織，或是肥厚的處女膜殘塊，可能較容易將帶菌的黏液包覆在尿道口附近，在性交過程中促成了逆行性的尿路感染。[31] 解剖構造多為先天形成，不容易在後天做改變。因此，有先天解剖易感性的女性朋友，應積極留意

外陰與泌尿道清潔，以避免反覆泌尿道感染。

在停經後女性，反覆泌尿道感染最重要的危險因子則是雌激素缺乏，引起陰道上皮變薄、肝醣減少，陰道菌叢因而改變，特別是產生過氧化氫殺菌的乳酸菌減少，尿路病原菌如大腸桿菌在前庭大量滋生，導致了反覆泌尿道感染。[28,32]

🔅 04 外陰免疫失調第四、五型：自體免疫疾病、癌症

外陰白斑症

白斑症是皮膚的自體免疫疾病，可在大陰唇、腹股溝等處出現色素脫失而形成的白色斑塊，通常對稱、邊界清楚，病灶上的陰毛也可能因色素脫失而變灰白。[8] 有時會合併硬化性苔蘚（Lichen sclerosus），這類皮膚疾病也與自體免疫疾病有些關係，2 成合併其他自體免疫疾病，4 成有異常的自體免疫抗體濃度。[33]

外陰癌前病變

在外陰部出現的乳房外佩吉氏症（Extramammary Paget disease, EMPD），呈現為邊緣清楚的的紅色斑塊，有蛋糕糖衣般的鱗屑，伴隨不同程度的燒灼感、搔癢感，患者搔抓導致苔蘚化增厚，通常在大陰唇。鑑別診斷需要排除表皮念珠菌感染、慢性單純苔蘚、乾癬症等。它佔了外陰癌症的 1% ～ 2%，起源於頂漿腺的表皮或真皮內構造異常，是一種腺癌。

乳房外佩吉氏症分為兩種，原發性的是外陰上皮的癌化，可能來自唇間溝（位於大小陰唇之間）、會陰、肛周的乳腺樣腺體，繼發性則是

來自其他部位癌症的散布，包括：乳癌、胰臟癌、子宮內膜癌、膀胱癌、胃癌、直腸癌等。五年存活率在 5 成至 9 成間。[34-36]

外陰上皮內瘤變（Vulvar intraepithelial neoplasia, VIN），是一種非侵襲性的外陰癌前病變，癌變風險最高的稱為「高度鱗狀上皮內病變」（High-grade squamous intraepithelial lesions, HSILs），危險因子包括：抽菸、多重性伴侶、第一次性交年齡較輕、免疫狀態低下、子宮頸癌病史。患者五年存活率約 71%。[34,36]

外陰癌症

外陰癌症是主要發生在銀髮族女性的癌症類別，平均被診斷出來的年齡中位數為 68 歲。其中 9 成是鱗狀上皮細胞癌，其次是黑色素瘤、腺癌、基底細胞癌、肉瘤、未分化癌症等。[34]

鱗狀上皮細胞癌呈現為突起斑塊或疣狀突起，有發炎性的皮膚變化，伴隨或不伴隨搔癢、刺痛、潰瘍、分泌物、流血、或大小陰唇結構的萎縮等。有 4 成為乳突瘤病毒相關，特別是第十六型乳突瘤病毒。

黑色素瘤表現為非對稱的黑色斑塊、丘疹或腫塊，邊緣不規則，直徑超過 9 毫米，出現在大陰唇、小陰唇、陰蒂包皮等處。然而，有 1/4 的病灶呈現為紅色。它佔了外陰侵襲性癌症的 1 成。外陰佔了體表面積的 0.7%，然而全身黑色素瘤卻有 2% 發生在外陰部，外陰顯然比其他部位更容易出現黑色素瘤。預後不佳，在黑種人的存活中位數時間為十六個月，在非黑種人為三十九個月。[34,36]

當陰部出現可疑的皮膚病灶，應儘速就診，醫師判斷必要時會進行病理化驗，若確認為癌症將安排完整檢查與治療。

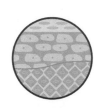

>>> CHAPTER **17**

破解女性私密症狀密碼（下）：
荷爾蒙、腦神經與其他失調

01 荷爾蒙失調的影響

▌停經與外陰陰道症狀

　　女性在停經後，雌激素缺乏導致真皮膠原纖維與彈力蛋白被分解，黏膜因此喪失彈性，細胞間黏多醣、真皮內玻尿酸也減少，導致黏膜水分流失。陰道外陰組織的血流供應也顯著減少。

　　當陰道上皮變薄，其肝醣含量也減少，賴以為生的乳酸菌減少，將肝醣轉化為乳酸的量也降低，陰道酸鹼值因此從健康的 3.5 ～ 4.5，逐漸進入 5.5 ～ 7.5 之間，酸鹼值在 5.0 以上就反應出雌激素活動降低（參考表 17-1）。此外，乳酸菌用以殺菌的過氧化氫也減少了，結果是陰道致病原，如陰道加德納菌（Gardnerella vaginalis）、金黃色葡萄球菌、B 群鏈球菌、陰道滴蟲、白色念珠菌等）大量增生，造成外陰陰道感染症。[1]

表17-1 陰道酸鹼值與陰道萎縮程度 [2]

陰道酸鹼值	陰道萎縮程度
5 ～ 5.49	輕度
5.5 ～ 6.49	中度
>6.5	重度

　　停經後陰道的改變是多層面的，包括：黏膜變薄、皺褶逐漸消失、分泌物減少、內徑長度與寬度都減少、酸鹼值升高（由酸性往鹼性方向變化）、腸道菌開始增生。外陰皮膚與前庭黏膜變薄、皮下脂肪減少、陰道口鬆弛、敏感度下降、小陰唇寬度與體積減少（但長度不變）。以上變化稱為外陰陰道萎縮（Vulvovaginal atrophy, VVA）。[3]

　　女性會感到陰道乾燥、搔癢、酸痛、性交疼痛，也更容易創傷、感染、發炎、白帶等，統稱為萎縮性陰道炎。由於性潤滑液產生不足，陰道口徑縮小，停經後女性更容易抱怨性交後小陰唇摩擦發炎、陰道口與小陰唇繫帶乾裂、陰道痙攣，性交後疼痛與出血。由於性交疼痛，可能性慾降低，又導致性潤滑液產生不足。[1]

▌停經與泌尿症狀

　　停經後，泌尿道也因雌激素缺乏而產生重大變化，尿道周圍組織的膠原流失，尿道黏膜萎縮，導致頻尿、夜尿、尿失禁，以及尿道感染。因此，在停經後，尿失禁症狀，特別是迫切性尿失禁，呈現急速增加，統稱停經後生殖泌尿症狀（Genitourinary syndrome of menopause, GSM）。[3]

　　初期停經婦女 10% ～ 40% 有尿失禁，但只有 25% 看醫生。到了 75 歲，2/3 女性皆有此症狀。美國大型研究顯示 20 歲以上女性有中度至重度尿失禁者，佔了 17.1%。全球年長女性出現尿失禁者，約佔 3 至 4 成。[4] 尿失禁為當事者帶來焦慮，並損及自信心。在性行為中，因為擔心異味與漏尿，也危害了女性性功能。[5]

　　尿失禁並非老化過程必然出現的現象。儘管有不可調整的因素，包括：罹患慢性疾病、服用藥物、生產、荷爾蒙變化（包括更年期）、其他骨盆腔問題（包括曾經切除子宮），也有可調整的危險因子包括：肥胖、久坐不動、攝入液體（型態、用量、時間點）。急性的尿失禁常因為服用新藥物、或者泌尿道感染所致。[4,6] 四種最常見的尿失禁型態如表 17-2。

表 17-2　最常見的尿失禁型態 [4]

	症狀	致病機轉
急迫性	尿急感出現時或之後，出現不自主漏尿。	無法被抑制的逼尿肌收縮；逼尿肌內在過度活化；在膀胱、脊髓或大腦皮質的感覺神經迴路異常。
應力性	在用力、運動、打噴嚏、或咳嗽時，出現不自主漏尿。	膀胱與尿道支持組織變弱，尿道口閉合受損。
混合性	同時和尿急感、用力、運動、打噴嚏、或咳嗽有關的不自主漏尿。	合併以上兩類原因。
餘尿相關的失禁	類似以上三種表現症狀。	因為神經疾病、藥物副作用、直腸有大量糞便，造成膀胱收縮力異常。

▌停經與骨盆腔器官脫垂

骨盆器官脫垂（Pelvic organ prolapse, POP），指下述部位的下降，包括：陰道前壁、陰道後壁、子宮（子宮頸）、陰道頂端（陰道穹窿或子宮切除後的斷端疤痕），多半沒有症狀，但當脫垂部位超過陰道口時，會開始感到困擾。骨盆器官脫垂者也常伴隨其他骨盆腔肌肉疾病，包括：尿失禁、膀胱出口阻塞、大便失禁。[7] 因為骨盆底肌無力，容易產生應力性尿失禁、排尿不乾淨、甚至常出現尿道感染的狀況。

2/3 的生產後女性有客觀證實的骨盆器官脫垂，在 45 ～ 85 歲間的一般女性中，此比例也達到 4 成之多，只有 12% 有發現症狀。[8] 病因通常是多重因素：[7,8]

● 生產史：這是主要的，懷孕、陰道生產，直接導致骨盆底肌與結締組織的受傷，特別是多胎。生物力學研究顯示，在第二產程中，提肛肌（Levator ani）被撐大到拉撐極限的 200%。導致初產婦女有 21% ～ 36% 都出現提肛肌受傷。

● 子宮切除、或接受過骨盆腔手術。

● 腹壓升高：肥胖、慢性咳嗽、長期便祕、反覆負重用力。

● 停經、年齡增加：雌激素濃度大幅降低，導致骨盆結締與肌肉組織萎縮。

美國一項大型女性健康研究（Women's Health Initiative）中，發現有 8% 有中度至嚴重的骨盆器官脫垂（任何型態），在將近七年半的追蹤中，發現她們出現股骨骨折的機會，比起無骨盆器官脫垂或輕度的女性增加了 83%。有中度至重度直腸脫垂（Rectocele）卻未接受荷爾蒙治療的族群中，出現脊椎、前臂骨折的機會分別增加 161%、87%。[9]

　　雌激素不足導致膠原流失，一方面導致骨盆結締與肌肉組織萎縮，和骨盆器官脫垂有關，相當有可能地，一方面也惡化了骨質疏鬆。[9]

▍經前念珠菌外陰陰道炎

　　許多罹患念珠菌外陰陰道炎的女性，發現到常在經前一至兩週發作，也就是黃體期，陰部搔癢伴隨白色分泌物。念珠菌外陰陰道炎真的容易在黃體期發作嗎？

　　澳洲墨爾本大學的研究中，針對 10 位曾經發作過念珠菌外陰陰道炎的女性，在黃體期（經前兩週內）每日進行陰道抹片與微生物培養，結果發現有 3 位分別在第 16、19、 22 天開始培養出高量的白色念珠菌，菌量分別為 5.8×10^4、3.7×10^5、5.5×10^3 CFU/mL（菌落形成單位／毫升），前兩位分別在第 16、23 天出現搔癢與分泌物的臨床症狀，第 3 位則未出現任何臨床症狀。[10]

　　究竟是什麼原因，影響了黃體期念珠菌外陰陰道炎的發生呢？

　　捷克一項針對反覆性念珠菌外陰陰道炎的女性研究發現：患者抱怨症狀的嚴重度，與臨床客觀檢查發現之間，意外地存在落差。主觀抱怨症狀且有培養出白色念珠菌的發作中，檢視其外陰部實際上並未發紅、分泌物沒有或極少，達 52% 的機會。和健康人相比，患者的黃體酮濃度顯著較低，尿液中的黃體酮代謝物孕二醇（Pregnanediol）濃度也較低。顯然，反覆性念珠菌外陰陰道炎和黃體酮濃度較低有關。[11]

　　研究發現，黃體酮能降低白色念珠菌的毒性，也就是減少形成生物膜、定殖、以及侵犯陰道上皮，以及減少白色念珠菌毒性基因的表現。[12] 此外，黃體酮能透過影響化學激素（Chemokines）梯度，促進中性球穿越陰道上皮而進入陰道中，相反地，雌激素則讓中性球停留在基質中，

這時，陰道就容易受到感染。[13]

　　這能解釋為何雌激素較高的狀態，如：使用含雌激素的口服避孕藥、接受荷爾蒙替代療法時，是容易得到白色念珠菌感染的。排卵期也是高雌激素狀態，陰道內中性球數目減少，而在高黃體酮狀態的黃體期，陰道內中性球數目是增加的。[13]

　　在黃體期的女性，若雌激素／黃體酮比例失衡，也就是雌激素過高、黃體酮過低，可能容易罹患念珠菌外陰陰道炎。

▋婦科荷爾蒙疾病與外陰解剖學變化

　　中國廣州孫逸仙紀念醫院的研究中，比較 156 名患有多囊性卵巢症候群的女性患者，與 180 位年齡、身體質量指數、以及初經年齡相當的健康女性，抽血檢測濾泡期早期的性荷爾蒙，發現：多囊性卵巢症候群患者的黃體促素濃度（10.9 國際單位／公升）、睪固酮濃度（2.3 奈莫耳／公升）明顯較健康女性高（後者分別為：5.5 國際單位／公升、1.5 奈莫耳／公升），濾泡刺激素無顯著差異（5.5 國際單位／公升比上 5.7 國際單位／公升）。

　　研究團隊量測肛門生殖器距離，發現多囊性卵巢症候群患者的肛門小陰唇繫帶距離、肛門陰蒂距離較健康女性長（見表 17-3）。且擁有較長肛門小陰唇繫帶距離的前 1/3 族群比起後 1/3 族群，更容易罹患多囊性卵巢症候群（勝算比 18.8 倍），較長肛門陰蒂距離前 1/3 族群也是（勝算比 6.7 倍）。在多囊性卵巢症候群患者中，睪固酮濃度愈高，肛門小陰唇繫帶距離、肛門陰蒂距離都愈長；黃體促素濃度愈高、或超音波下呈現多囊性卵巢型態，肛門小陰唇繫帶距離愈長。在健康女性，睪固酮濃度愈高，肛門小陰唇繫帶距離愈長。[14]

表17-3 婦科荷爾蒙疾病與肛門生殖器距離：華人與歐美研究 [14-16]

（單位：公分，平均值）	健康女性	多囊性卵巢症候群女性患者	子宮內膜異位症患者	分型1:深部浸潤型子宮內膜異位	分型2:子宮內膜異位瘤（巧克力囊腫）
華人女性 [14]					
肛門小陰脣繫帶距離	2.2	2.7			
肛門陰蒂距離	9.7	10.5			
歐美女性 [15]					
肛門小陰脣繫帶距離	2.7	2.8			
肛門陰蒂距離	7.6	8.1			
歐美女性 [16]					
肛門小陰脣繫帶距離	2.7		2.4	1.9	2.5

註：兩種「肛門生殖器距離」（Anogenital distance）定義：肛門小陰脣繫帶距離（從肛門中心點至小陰脣繫帶）、肛門陰蒂距離（從肛門中心點至陰蒂包皮最上方，參考圖16-1）。歐美女性研究數據在肛門部位的量測，是取肛門上緣而非中心，因此取得數值較小。表列婦科荷爾蒙疾病組數值與健康女性相比具統計顯著差異。

肛門生殖器距離是胎兒受到雄性素作用的生理指標，男性的數值是女性的 2 倍。[17,18] 以上華人與歐美研究結果一致（見表 17-3），顯示女嬰在母體子宮內可能就受到雄性素的過度刺激，和未來罹患多囊性卵巢症候群有關。[14] 其他研究中，也發現多囊性卵巢症候群女性有陰蒂長度較長、小陰唇長度較長等特徵。陰蒂長度最能預測多囊性卵巢症候群，且與雄性化程度有關。[19]

外陰解剖學變化也能反映一般女性高雄性素的荷爾蒙狀態。《英國婦產醫學期刊》針對女大學生研究發現：血清睪固酮濃度愈高，肛門小陰唇繫帶距離愈長，且睪固酮濃度每增加0.06 奈克／毫升（數值乘以3.47 換算為奈莫爾／公升，即 0.2 奈莫耳／公升），肛門小陰唇繫帶距離增加 1 公分，過高的雄性素從胎兒時期，就已影響女性生殖器官發育。[20]

高雌激素作用的子宮內膜異位症患者則呈現相反的外陰解剖學變化。

西班牙研究發現：子宮內膜異位症患者肛門小陰唇繫帶較健康女性短，肛門陰蒂距離無差異（見表 17-3）。擁有較短肛門小陰唇繫帶距離的前 1/3 族群比起後 1/3 族群，更容易罹患子宮內膜異位症（勝算比 7.6 倍）；擁有較短肛門小陰唇繫帶距離的前半族群比起後半族群，更容易罹患深部浸潤型子宮內膜異位（勝算比 41.6 倍）。[16]

研究數據顯示：子宮內膜異位症確實與肛門生殖器距離有關，這是在胎兒階段就受到母體荷爾蒙影響而決定的生理指標。子宮內膜異位症是一種雌激素依賴的婦科疾病，而雌激素的過度刺激，可能在子宮內環境就已出現，並且影響了女性外陰部發育，形成較短的肛門生殖器距離，和患有多囊性卵巢症侯群的女性剛好相反。[16]

為何部分女性處於高雌激素狀態？為何有 1 成女性得到子宮內膜異位症？暴露在內分泌干擾物（Endocrine-disrupting chemicals, EDC）是關鍵之一。

　　學者推測：還在胎兒時期，就可能從母體使用的清潔護膚產品、環境汙染中，接觸到塑化劑、雙酚 A、有機氯殺蟲劑與其他雌激素作用的毒性化學物，導致女嬰外陰出現較短的肛門生殖器距離，以及其他生殖器官構造功能異常，日後較易出現逆行性月經。且因肛門生殖器距離較短，糞便菌叢容易汙染到外陰與下生殖道（陰道），出現早期的生殖道菌叢失調，影響了對抗病原的抵抗力，巨噬細胞、第一及十七型助手 T 細胞分泌促發炎細胞激素增加，導致亞臨床的慢性發炎，長期的免疫活化與失調狀態開啟了子宮內膜異位症的惡性循環。[21]

▌胰島素阻抗與陰部感染

　　胰島素阻抗是糖尿病、代謝症候群的核心問題。患有糖尿病的女性特別容易出現外陰陰道念珠菌感染。這是由於高血糖影響了單核球、中性球的活性，包括：黏附、趨化、吞噬作用、殺病原體的能力。在念珠菌感染的時候，被感染組織的血糖升高時，會增加念珠菌的附著與侵襲。[22]

　　接下來，念珠菌會分泌水解酵素，包括：分泌天門冬氨酸蛋白酶（Secreted aspartyl proteinases, SAP）、磷脂酶、溶血素等，增加念珠菌的附著力、侵襲力、摧毀宿主的免疫攻擊、以及獲得營養素。分泌天門冬氨酸蛋白酶能消化人類的白蛋白、角質、血紅素，並摧毀免疫球蛋白 A（IgA）。磷脂就是人體細胞膜的主要成分，但念珠菌的磷脂酶會透過水解破壞它。研究發現和非糖尿病女性相比，有糖尿病的女性罹患陰道念珠菌感染症達 5 成（前者為 2 成），且上述蛋白酶活性顯著較高，代表毒性較強。[22]

　　一項巴西研究顯示：在 18 至 50 歲的女性族群中，當中有 26% 陰道分泌物培養出白色念珠菌，再將此帶菌族群分為三種狀況，包括：帶菌

但無症狀者、急性外陰陰道念珠菌感染者、反覆外陰陰道念珠菌感染者，其人數比例相似。另外 74% 陰道分泌物並無培養出白色念珠菌，為不帶菌族群，列為對照組。結果發現：帶菌族群比起比起不帶菌族群，更容易出現高血糖（血糖值大或等於 100 毫克／分升，涵蓋了糖尿病前期與糖尿病。勝算比 4.6 倍），以及胰島素阻抗（HOMA 指標異常。勝算比 2.2 倍）。

此外也發現：

● 反覆外陰陰道念珠菌感染者比起不帶菌族群、帶菌但無症狀者、急性外陰陰道念珠菌感染者，有較低的抗氧化能力。
● 帶菌族群比起不帶菌族群，有較低的助手 T 細胞／殺手 T 細胞比例（T helper/T cytotoxic lymphocyte ratios），表示細胞媒介免疫反應較差。
● 急性外陰陰道念珠菌感染者、帶菌但無症狀者，比起不帶菌族群，更容易出現較強烈的陰道發炎（勝算比分別為 9.5 倍、5.2 倍）。
● 帶菌但無症狀者、反覆外陰陰道念珠菌感染者的陰道乳酸菌數量，和不帶菌族群相當。急性外陰陰道念珠菌感染者，比起帶菌但無症狀者、反覆外陰陰道念珠菌感染者，有較少的陰道乳酸菌。[23]

抗氧化能力不足，與抵抗力下降有關，同時也造成細胞氧化壓力過大，活性氧、自由基將毀損脂質、蛋白質與 DNA。當生理性的抗氧化能力不足，就有賴於食物中的抗氧化營養素，才能抵銷活性氧、自由基的破壞力。也許補充足夠的抗氧化營養素，能預防反覆外陰陰道念珠菌感染。[23]

🔬 02 腦神經失調的影響

▋ 壓力與外陰陰道念珠菌感染

針對婦產科就診女性的研究中，發現有反覆外陰陰道念珠菌感染者，比起沒有此感染者，前者在過去四週有顯著較高的憂鬱、焦慮與壓力，且有較低的性滿足感、較少性高潮（分別降低 39%、26% 的機率）。這可能因為憂鬱、無助感、無望感、壓力生活事件會抑制免疫系統，慢性壓力可能減弱細胞免疫、影響壓力荷爾蒙作用（壓力軸，HPA 軸），此外，憂鬱、焦慮、壓力也與性功能降低有關。[24]

前述巴西研究也發現，比起帶菌但無症狀者、急性外陰陰道念珠菌感染者，反覆外陰陰道念珠菌感染者有較低的早晨皮質醇濃度，表示壓力軸反應弱化，是身體受到慢性壓力所致。壓力導致免疫系統功能受損，研究發現與感染症如念珠菌感染，過敏疾病如異位性皮膚炎、氣喘、過敏性鼻炎，以及自體免疫疾病如紅斑性狼瘡等都有關。本研究也證實了反覆外陰陰道念珠菌感染與慢性壓力的關係。[23]

▋ 壓力與陰道細菌增生、性傳染病

美國馬里蘭大學針對非裔女性的陰道菌叢追蹤研究中，發現在排除干擾因子後，主觀壓力感受較大者，和未來罹患性傳染病有關，包括：陰道滴蟲、淋病、披衣菌感染等，且陰道細菌增生症的嚴重程度、性行為因素（性伴侶有其他性對象），可以解釋此關聯性。[25]

慢性心理壓力會降低殺手細胞的殺菌能力，並且抑制淋巴球的增生反應。在壓力下，一方面，交感神經透過支配淋巴組織裡的乙型腎上腺受體，而抑制淋巴球活性。另一方面，HPA 軸活化，促使腎上腺皮質產

生皮質醇，會抑制 T 細胞增生。總體的結果是：第一型助手 T 細胞的細胞激素降低，導致殺菌的細胞免疫不足，第二型助手 T 細胞的促發炎細胞激素增加，導致受感染組織的摧毀，讓性傳染病的病原菌侵入到更深層的組織中。[25]

壓力可以導致陰道乳酸菌的數量（豐富度）下降，導致乳酸與過氧化氫產生減少，增加鹼性，致病菌增加，惡化了陰道感染。壓力荷爾蒙正腎上腺素，除了來自血流，也來自子宮頸陰道黏膜上的神經末梢分泌，甚至連陰道上皮都能自行分泌，增加了細胞激素、化學激素的製造，在陰道形成促發炎狀態。[26]

當雌激素促使陰道上皮細胞成熟、並且儲存肝醣，供應乳酸菌生存，促成健康的陰道生態系統，然而，另一種壓力荷爾蒙皮質醇，卻會壓抑這兩大過程，導致陰道菌叢失調，形成後續的發炎與感染，包括：厭氧菌、病毒、黴菌、原蟲。[26]

▌壓力與外陰慢性單純苔蘚

外陰的慢性單純苔蘚（Lichen simplex chronicus, LSC），又稱神經性搔抓，在大陰脣外側、內側、陰阜或肛周出現持續搔癢，患者搔抓以消除不適，在夜間搔癢特別嚴重、伴隨失控搔抓，出現「癢—抓—癢」惡性循環。反覆搔抓導致表皮異常增厚、粗糙、色素沉澱等慢性溼疹變化，故稱為苔蘚化。多發生在年輕與中年女性，在經前加重。[27]

慢性單純苔蘚之前，可能有其他慢性搔癢的病因存在，包括念珠菌感染、刺激性或過敏性接觸皮膚炎，但由於在苔蘚化部位，皮膚屏障功能已經損壞，再接觸到潤膚劑、保溼乳液或類固醇藥物時，更容易引發刺激性或過敏性接觸皮膚炎。心理壓力、患部溫溼度、接觸化學纖維質

的衣物等，都可能惡化病情。可透過剪指甲、戴棉手套，來斷絕「癢－抓－癢」。[27,28]

▌壓力與外陰疼痛症

各年齡層女性有 8% ～ 10% 曾經歷外陰疼痛症（Vulvodynia，或稱外陰前庭炎），可能是自發性疼痛、或是碰觸下疼痛（如性交、使用衛生棉條、穿著過緊衣物），可能是嘗試插入陰道時、或已經成功插入後，可能是在性交，或非性交的狀況。[29] 正式定義是：出現外陰疼痛大於三個月以上，找不到確切原因，卻伴隨數個潛在相關因素，包括：肌肉骨骼與神經因素、共病的疼痛症候群（如肌纖維疼痛症、腸躁症）、與社會心理因素。外陰疼痛症與其他症狀一起出現，暗示了它可能是個症候群，或病理生理機轉的一部分。[30]

外陰疼痛症的部位分為兩類型態：一是局部型，為前庭或陰蒂疼痛，前庭是從陰道口、尿道口連接到小陰唇（內側）的區域，在哈特氏線（Hart's line）以內。二是廣泛型，為疼痛越過哈特氏線，影響到小陰唇、大陰唇、大腿、或下腹。[31]

外陰疼痛症被涵蓋在《精神疾病診斷準則手冊第五版》（DSM-5）中的「骨盆性器疼痛／插入障礙症」（Genito-pelvic pain/penetration disorder）診斷底下，隸屬於性功能障礙症，之前被稱為性交疼痛症（Dyspareunia）與陰道痙攣（Vaginismus）。「骨盆性器疼痛／插入障礙症」涵蓋較外陰疼痛症廣，因為前者不只包括外陰疼痛，也包括深部的疼痛、與骨盆腔疼痛。[29]（見表 17-4）

表17-4 《精神疾病診斷準則手冊第五版》（DSM-5）「骨盆性器疼痛／插入障礙症」定義[29]

持續或反覆出現以下一項（或更多）困難，症狀持續至少約六個月，並引起臨床上顯著苦惱：

（1）性交時插入陰道口。

（2）陰道內性交或企圖插入時，顯著外陰道、或骨盆疼痛。

（3）在性交準備插入時，插入期間、或插入後，有明顯恐懼或焦慮外陰陰道或骨盆疼痛。

（4）在性交插入時骨盆肌肉繃緊或緊縮。

　　由於外陰疼痛症引起性興趣、性興奮、性頻率、與性滿足等多層面的低落，帶給女性與其伴侶的心理與關係的負面影響，主觀心理負擔是沉重的，包括：羞恥感、作為性伴侶的自卑感、無法合理評價自己的身體、低自尊等。患者中只有 6 成尋求協助，4 成從未被診斷，需要在醫療上積極關切。[32]

　　形成外陰疼痛症的腦神經失調因素包括：

● 中樞神經敏感化與疼痛調控系統失調：腦部核磁共振造影顯示：在基底核、感覺運動皮質（額葉與頂葉相鄰區）、與海馬迴的灰質體積（代表神經細胞數量）較健康人大。在視丘、基底核、感覺運動皮質、腦島等腦區間的感覺運動整合、疼痛處理的神經纖維增加，且和較嚴重的陰道肌肉疼痛、外陰疼痛有關。[29,33] 外陰疼痛症屬於「中樞敏感症候群」（central sensitivity syndromes）之一，此症候群還包括：肌纖維疼痛症、慢性疲勞症候群、腸躁症、額顳葉關節疾患（磨牙症）。[34]

● 周邊疼痛機轉失調：在外陰與陰道區域，存在機械性的觸痛感

（allodynia）、痛覺過敏（Hyperalgesia），通常發生在重疊性慢性疼痛狀況（Overlapping chronic pain conditions, COPCs）的脈絡下，包括：慢性疲勞症候群、慢性偏頭痛、慢性下背痛、慢性緊張型頭痛、子宮內膜異位症、肌纖維疼痛症、間質性膀胱炎、腸躁症、顳顎關節疾患。此外，外陰疼痛症患者在前庭部位末梢神經纖維密度增加，和慢性發炎有關。[29]

● 自律神經失調：患者基礎心率較高、收縮壓較低。動物實驗發現，當雌激素濃度下降，陰道交感神經分布增加；若補充雌激素，陰道交感神經分布則減少。[29,35]

形成外陰疼痛症的生理因素還包括：[29]

● 慢性發炎：在患者前庭組織中，肥大細胞顯著增加，血液中自然殺手細胞減少。促發炎因子是否增加則尚未有定論。

● 荷爾蒙失調：臨床研究發現，患者在排卵前後，衛生棉條引起的陰道疼痛感最低，這時雌激素濃度最高；在經前時，疼痛感則最高，這時雌激素濃度最低。這呼應了動物實驗的發現：雌激素濃度低時，陰道神經分布較多。

● 骨盆底肌失調：患者即使在休息狀態，其骨盆底肌張力過高、肌肉控制差、過度敏感、收縮力異常。此外，在嘗試插入陰道時，有自發性的骨盆底肌收縮，尚無法區分是疼痛的原因，還是疼痛的結果。

● 遺傳因素：患病牽涉到基因多型性，包括：製造 μ 鴉片類受體的基因（以及 β 腦內啡濃度）、製造表皮感覺受體 TRPV1 的基因、製造神經生長因子的基因。

外陰疼痛症患者存在多種心理社會因素，整理於表 17-5。

表17-5 外陰疼痛症的心理社會因素

病因分類	描述
曾遭受兒童虐待	和健康人相比，患者在兒童時期，有較高機會受到肢體、情緒、性虐待，或情緒忽略。[29]
親密感較低	患者的親密感較低，包含同理反應較少與自我揭露程度較低；缺少性溝通，和性交疼痛有關。相反地，若患者與伴侶雙方的親密感較高，也會擁有較佳性滿意度、生活品質、較少的性壓力。在性情境之外有較多身體情感互動（如擁抱、親吻），會有較好的性功能（包括性興趣、性興奮）、性與關係滿意度。培養親密感，正是減少外陰疼痛症負面影響的保護因子。[29]
依附關係障礙	患者具有較高的依附迴避，相反地，具有較高的依附迴避者，更容易有外陰疼痛症。[36] 患者若有較高的依附焦慮與依附迴避，其性功能與性滿意度都會下降。[37] 這可能是因為：依附迴避高者，不願意開口尋求伴侶的支持，在面對疼痛時感到孤單；依附焦慮者，則會有疼痛災難化、疼痛自我效能感較低的狀況。
疼痛認知因素	患者有疼痛災難化想法，面對疼痛的自我效能感較低時，其疼痛強度愈高。相反地，若提高疼痛的自我效能感，就能減少疼痛強度，即使疼痛災難化或焦慮並未改善。[29,39]
關係因素	面對患者，若伴侶採取促進性的態度，協助因應，則患者疼痛度降低、性功能較佳，且伴侶的關係與性滿意度也較佳。相反地，如果伴侶採取負面反應，像是敵意或憤怒，或是過度關心的態度，像是過度注意與同情，反而和較高疼痛度、憂鬱症狀相關，雙方的性功能、關係與性滿意度也較差。[29]

病因分類	描述
性的動機	若患者自覺性活動是為了追求正向關係結果，如親密，就會感到較少疼痛，她們與伴侶報告較佳性功能，與較佳關係滿意度；相反地，若性的目的是為了迴避負面關係的結果，她們會有較強烈疼痛，較差性功能，伴侶也會報告較差性功能。[42]
情緒症狀	過去有憂鬱症或焦慮症者，現在罹患外陰疼痛症的機會為一般人的 4 倍。[40] 患者每天焦慮或憂鬱程度高時，儘管未達到焦慮症或憂鬱症的嚴重度，當天性行為的疼痛度較高、且性功能較差。[41] 焦慮與憂鬱可以是外陰疼痛症的原因、結果或維持因素，顯示疼痛的過度敏感與情緒疾病，有共同的病理機轉。[29]

外陰疼痛症是個典型的婦產身心疾病，牽涉腦神經、生理、心理、社會功能多重失調，亟需身心整合的醫療照護。

03 陰道與腸道共生菌失調的影響

陰道乳酸菌的重要性

女性一生的性荷爾蒙變化持續影響陰道菌叢生態。當雌激素與黃體酮濃度升高時，促使陰道上皮儲存肝醣，肝醣是陰道菌叢的營養來源，足夠的肝醣可讓乳酸菌增加，它們分解肝醣而形成乳酸，並製造了過氧化氫，可以殺菌，或抑制其他菌種的生長，形成健康的陰道生態系統，也能抑制其他菌種結合到陰道上皮。[43,44]

乳酸能拮抗組蛋白去乙醯酶（Histone deacetylase, HDAC），促進了基因的轉錄與 DNA 修補，此外，誘發陰道上皮細胞啟動自噬

（Autophagy），分解掉細胞內微生物，維持恆定狀態。乳酸菌還能抑制促發炎細胞激素的分泌，然而情緒壓力可以抑制乳酸菌在陰道菌叢的豐富度，並且增加發炎。乳酸菌抑制感染並且能夠抗發炎的能力，可能幫助女性提高生育能力、優化懷孕結果。[44]

陰道菌的多樣性，在剛要進入青春期、月經當中、第一孕期時達到高峰，而在其他階段，像是濾泡期、第二、三孕期、停經前則較低。停經後，陰道菌的多樣性則又持續增加。[43] 陰道菌叢可區分為六種社群狀態類別（Community state types, CSTs），如表 17-6。

表17-6 陰道菌叢分類（CSTs）

第 I 型：乳酸菌 *Lactobacillus crispatus* 佔優勢。
第 II 型：乳酸菌 *Lactobacillus gasseri* 佔優勢。
第 III 型：乳酸菌 *Lactobacillus iners* 佔優勢。
第 IV-A 型：厭氧菌如鏈球菌、普沃氏菌佔優勢，乳酸菌不佔優勢。
第 IV-B 型：阿托波菌等佔優勢，乳酸菌不佔優勢。
第 V 型：乳酸菌 *Lactobacillus jensenii* 佔優勢。

美國馬里蘭大學與約翰霍普金斯大學研究發現，停經狀態（停經前、停經中、停經後）、外陰陰道萎縮與否，都與陰道菌叢相關。停經前女性多為乳酸菌佔優勢的第 I 型、第 III 型，停經中女性為第 IV-A 型或第 II 型，停經後女性為乳酸菌不佔優勢的第 IV-A 型。此外，有輕度或中度外陰陰道萎縮的女性，和沒有此狀況的女性相比，前者有 26 倍的機會被歸類為第 IV-A 型，而不是第 I 型。以上發現對於預防或治療停經後女性萎縮性陰道炎，格外有助益。[45]

研究也發現，有抽菸習慣的女性，較容易出現陰道細菌增生症，以及缺乏乳酸菌的陰道共生菌型態。在歸類為第 IV-A 型陰道共生菌型態

的族群中，有抽菸的女性有更多的生物胺，包括色胺（Tryptamine）、酪胺（Tyramine）等，更容易出現陰道臭味，及較高的病原體毒性，容易罹患泌尿生殖道感染。[46]

　　健康的陰道菌叢如此重要，簡言之，乳酸菌應該多些、壞菌應該少些，坊間流行的陰道灌洗，到底有沒有幫助呢？

　　研究發現陰道灌洗液「抑制」乳酸菌生長！已知陰道菌叢失衡和多種婦科疾病有關，包括：骨盆腔發炎疾病、陰道細菌增生症、性傳染疾病等，以及產科疾病，如：流產、早產、子宮外孕、子宮頸癌。因此，民眾不應該自行陰道灌洗。[47]

▎腸道共生菌與陰道菌的關係

　　臨床上觀察到，腸胃不好的女性容易有慢性陰部感染症。為什麼？

　　我們已經了解到，陰道黏膜上的免疫細胞，是抵抗病原體的正規部隊。然而，黏膜上的微生物生態，更是抵抗病原體的精銳部隊。陰道黏膜的微生物生態，相較於身體其他部位，前者多樣性（Diversity）較低，乳酸菌佔有絕對優勢，發揮抗菌的天職，與人體細胞和諧共生。

　　什麼時候陰道黏膜上的微生物生態會出問題？那就是外來菌種也開始在這佔地盤了。口腔與腸道的共生菌叢，就是潛在的重要來源，若有口腔與腸道的共生菌叢失衡，壞菌變多，可以直接或間接地透過淋巴循環，進入全身血液循環系統，最後進入女性生殖道的黏膜中。[21]

❧ 04 錯誤飲食與營養失衡的影響

　　《臨床營養學》（Clinical Nutrition）一項研究探討膳食所含營養素

與陰道細菌增生症（Bacterial vaginosis）是否有關，發現富含纖維的飲食，包括整體纖維攝取、從穀物來的纖維，和較豐富的陰道乳酸桿菌群有關，相反地，攝取反式脂肪以及較少纖維，和較少的陰道乳酸桿菌群有關，這是陰道細菌增生症高風險族群。[48]

原來，膳食纖維是刺激乳酸桿菌成長的益生原（Prebiotic），可能透過改善腸道黏膜完整性、微生物移行作用（Translocation）、發炎狀態，最終影響到陰道乳酸桿菌叢的生長。也可能是透過改善肥胖，因為有較高身體質量指數的女性，陰道乳酸桿菌群也較少。[48]

研究也發現高飽和脂肪飲食、高升糖負擔（Glycemic load）飲食、以及較差的營養密度（nutritional density）和陰道細菌增生症有關。相反地，攝取較多的葉酸、維生素 E 與鈣，則較不容易有陰道細菌增生症。陰道細菌增生症被發現與維生素 D 濃度過低有關，通常小於 20 或 30 奈克／毫升，且在補充維生素 D 能改善。[49,50]

飲食中適量的碳水化合物是陰道黏膜肝糖的來源，提供乳酸桿菌的宜居環境，方能製造乳酸，以維持陰道酸鹼值在 4.5 以下，這對於維持細菌生態平衡、避免感染非常重要。若飲食缺乏維生素 A、C、D、E、鈣、葉酸、β 胡蘿蔔素，而脂肪、糖分過高，可能導致包含陰道細菌增生症在內的感染，和胎兒早產、愛滋病毒感染、乳突瘤病毒感染有關，甚至和子宮頸癌、子宮內膜癌、卵巢癌等也有關！[49]

研究發現，反覆發作的外陰陰道念珠菌感染，和每天吃 2 份或以上的麵包有關。[51] 最近的外陰陰道念珠菌感染，則和較少攝取牛奶有關。[52] 相關研究結論並不一致，機轉仍不明。

在泌尿道感染的預防上，花蓮慈濟醫院針對 9724 名吃素食、且未有泌尿道感染的佛教徒（慈濟志工），追蹤十年，新發生了 661 位泌尿道

感染個案，分析發現：在排除干擾因子後，素食能夠降低 16% 泌尿道感染風險，且素食對泌尿道感染的保護效果，只發生在女性、未曾抽菸者、以及非複雜型的泌尿道感染。這可能和植物所富含植化素有關，包括前花青素（Proanthocyanidins）等，它們具有抗菌活性。[53]

飲食對於停經症狀有顯著影響。研究發現，飲食整體抗氧化能力愈低，整體停經症狀、生理與心理不適症狀愈多；相反地，飲食整體抗氧化能力愈高，以上症狀愈少，這已經排除了相關因素如飲食中的纖維、營養補充劑等。與高飲食整體抗氧化能力有關而減輕的停經症狀，包括：熱潮紅與盜汗、睡眠問題、焦慮、耗竭感、專注困難。[54]

此外，目前或過去食用大豆製品，和較低的尿失禁盛行率有關。[6]事實上，雌激素受體廣泛分布在尿道、陰道、骨盆底肌、泌尿生殖韌帶、筋膜與支撐泌尿生殖道的結締組織，停經造成雌激素刺激不足而引起尿失禁。大豆異黃酮就像天然的雌激素受體調節劑，活化了泌尿生殖道的雌激素受體，可能因此改善了尿失禁。[6]

✺ 05 血管功能障礙的影響

▌外陰靜脈曲張

外陰靜脈曲張，指大陰脣、小陰脣出現擴張的靜脈，盛行率在具有骨盆腔靜脈曲張女性為 22% ～ 34%，在懷孕婦女也達 18% ～ 22%，且產後仍有 4% ～ 8% 患者的外陰靜脈曲張持續下去或惡化。它和血栓栓塞事件（如栓塞性靜脈炎，產生充血與水腫）、性交疼痛、外陰疼痛等有關。[55]

外陰靜脈的血液流動方向，是注入內側與外側陰部靜脈（Internal & external pudendal veins），再匯入骨盆腔的內髂靜脈（Internal iliac vein）與腿部的大隱靜脈（Great saphenous vein）。如果能減少供應內髂靜脈的血管流量，就能減少因為骨盆陰部靜脈回流所造成的外陰靜脈曲張。[55]

骨盆腔充血症候群（Pelvic congestion syndrome），導致性交後疼痛、慢性下腹疼痛、外陰水腫等不適，特定姿勢如站立可誘發，躺下較能舒緩，在經前加重，內診時有卵巢觸痛。肇因於骨盆腔靜脈功能不足，常牽涉到卵巢靜脈或內髂靜脈，容易出現骨盆腔與外陰靜脈曲張。[56]

▌外陰血管角化瘤

外陰血管角化瘤，又稱為福代斯氏血管角化瘤（Fordyce angiokeratoma），是分布在女性大小陰唇（在男性則分布在陰囊）的多發性丘疹，顏色從紅色到紫色，大小在 0.5 ～ 2 毫米間，可以更大，由擴張的表淺血管與增厚的表皮所形成，可有鱗屑，多半無症狀，有時會搔癢、疼痛、出血。[57]

多半從中年開始出現，可能與血管周邊彈力纖維組織退化、靜脈高壓、微血管受傷、男性的精索靜脈曲張等有關。[57] 其他危險因子還包括：體重過重、生產次數多、痔瘡、骨盆腔發炎疾病、曾進行子宮切除、靜脈曲張、外陰靜脈曲張、發炎後靜脈擴張、懷孕、使用避孕藥等。[58,59]

一項美國研究發現，白種人外陰血管角化瘤的發生率為 30%（不分男女），當中女性佔 27%，病灶數量在 5 個或以下為 76.5%、6 至 10 個為 5.9%、11 至 20 個為 17.6%，女性較無像男性會隨著年紀而病灶變多。[57]

〰 06 肝腎排毒異常與毒物的影響

　　在我的門診中，難治的外陰搔癢患者，一問常有腎功能不足（或下降中）、末期腎病（尿毒症）等腎排毒異常疾病。她們頻繁搔抓陰阜、鼠蹊部、大陰脣、小陰脣等部位，造成破皮、出血、潰瘍、結痂、疤痕等困擾，病灶還變多，對於一般治療效果有限，且反覆發作。在腎病患者中，外陰搔癢所牽涉的常見皮膚病，包括：乾皮症、尿毒性搔癢、後天穿透性皮膚病（出現散布的、高度搔癢的圓錐狀結節）。[60,61]

　　此外，根據《美國皮膚醫學期刊》文獻回顧，在嚴重藥物過敏下，出現毒性表皮溶解症（Toxic Epidermal Necrolysis, TEN），有 7 成機會出現外陰陰道病灶，當中近 3 成留有慢性外陰陰道後遺症，包括：破皮、疤痕、慢性皮膚改變、尿道併發症、腺病、癌化、外陰疼痛症、性交疼痛症等。[62]

　　在急性期，陰道黏膜破損可導致陰道或陰脣黏附，疤痕組織可導致陰道黏連、部分或全部陰道閉鎖、陰道狹窄、外陰組織減少。還可出現大陰脣、小陰脣、陰道、陰蒂包皮的部分或全部融合。進入慢性期，會出現外陰皮膚鬆弛（Anetoderma，失去彈性組織）、質地改變、發炎後色素沉澱。陰道積血（Hematocolpos）也可能出現，因為陰道閉鎖，導致經血持續閉鎖在陰道腔內。長期造成：性交疼痛症、性交後出血、外陰陰道乾澀、搔癢、疼痛、灼熱感，以及膿性陰道分泌物等。[62]

〰 07 從女性私密症狀看全身健康

　　這裡我將補充本章開頭 Sabina 受私密症狀困擾三年的病史。

Sabina 的私密皮膚檢查顯示：陰道黏膜、小陰唇、會陰潮紅、腫脹，部分出現糜爛，陰道口多量白色乳酪狀分泌物。此外，在大陰唇、腹股溝、延伸到臀溝，有大片圓形、邊界明顯且脫屑的紅色丘疹。診斷有反覆型外陰陰道念珠菌感染、股癬（皮癬菌感染）。

她身材屬於肥胖，有氣喘、過敏性鼻炎、異位性皮膚炎、蕁麻疹、藥物過敏等過敏史，以及高血脂、中度脂肪肝、糖尿病前期等病史。

二十年來，她一大早 7 點就坐在辦公桌前，坐到晚上 10 點下班，回到家追劇到半夜 2 點，有時臨時半夜和國外客戶視訊，晚上睡不到 5 小時。儘管業務忙碌，她並不以為累，真是職場女強人！她喜歡美式生活，一感到餓就吃桌上的洋芋片果腹，喝含糖飲料，三餐則是不定時叫美式速食外送，晚上 12 點吃宵夜，常是麻辣鍋或是牛排大餐。她喜歡穿牛仔褲，即使待在冷氣房，還是大汗淋漓。

應用本書介紹的功能醫學檢測，她終於了解到私密症狀背後的關鍵病因，包括：免疫、荷爾蒙、腦神經、飲食營養等系統的失調。在常規治療外，結合飲食營養療法與生活型態調整，她的私密症狀大幅減少、復發頻率降低，而她長期的過敏疾病、代謝症候群也同時顯著地改善了。

私密症狀，實為身體系統失調的「照妖鏡」，更可以是開啟全面健康的「金鑰匙」。

PART 3

改善皮膚症狀的
飲食策略與營養補充

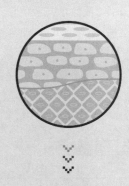

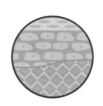

## CHAPTER 18

改善皮膚症狀的飲食療法（上）：
低升糖飲食與其他療法

01 低升糖指數／負擔飲食

前文提到新幾內亞的基塔瓦島島民，以及巴拉圭的阿奇獵人的字典裡，沒有「痘痘」兩字，這簡直讓現代男女夢寐以求！低升糖指數／負擔飲食（low glycemic index/ load diet）正是關鍵。

有痤瘡患者聽到此事後，一臉無辜地說：「糖？我真的沒有吃糖啊，什麼糖果、甜點、含糖飲料都沒碰，為什麼還是長痘痘？」

一般講的糖是添加進食物的糖，包括：蔗糖、果糖、葡萄糖、麥芽糖、乳糖等，但糖也存在於以精製澱粉為代表的加工食品，如白麵包、白麵條、泡麵、薯條、玉米片等，以及含高果糖玉米糖漿的市售飲料或手搖杯，很快就被腸胃道分解為葡萄糖並且吸收，造成較高的餐後血糖峰值、胰島素濃度，以及餐後兩小時內較大的血糖反應，但稍後血糖也降得快，帶來頭暈、注意力不集中、煩躁、飢餓等低血糖反應，這即是高升糖指數食物。[1]

相反地，低升糖指數食物如全穀類、豆類、新鮮蔬果、含纖維素食物等，提升血糖速度較慢，血糖峰值較低，血糖反應穩定，維持較低的

胰島素濃度，且因帶來持續的飽足感，最後攝取的熱量自然減少。[2]

食物的升糖指數比起包裝上顯示的碳水化合物含量，更能代表食物的實際生理效應，包含了添加糖、膳食纖維組成、澱粉與糖比例、液體與固體比例的總體效應。升糖指數通常以葡萄糖為標準，定義為 100，白麵包則為 70，在 70 或以上就叫做高升糖指數食物，低升糖指數食物是小或等於 55，中升糖指數食物為 56 至 69。有些升糖指數以白麵包為標準，定為 100，這時葡萄糖定為 143。[3]

食物的升糖指數會因不同食物品種、來源地、成熟度、烹調方式、加工等而改變。通常食物煮熟後，升糖指數會變高，加醋或搭配高蛋白與高纖維食物來吃，升糖指數能下降。我主要根據《糖尿病照護》升糖指數論文[4]，將常見食物的升糖指數整理如表 18-1。

表 18-1 常見食物的升糖指數（GI 值，主要數值來自《糖尿病照護》論文[4]，標示 * 數值者來自《美國臨床營養學期刊》論文[1]）

升糖指數	澱粉類	水果	蔬菜豆類	乳製品與點心
高 （GI≥70）	米漿 86 玉米片 81 白粥 78 白麵包 75 全麥麵包 74 煮白米飯 73	西瓜 76	馬鈴薯泥 87	葡萄糖 103
中 （70>GI>55）	麥片餅 69 煮糙米飯 68 小米粥 67 什錦穀物 57 燕麥粥 55 雜糧麵包 53	鳳梨 59 蔓越莓汁 56*	煮南瓜 64 炸薯條 63 煮地瓜 63	爆米花 65 蔗糖 65 蜂蜜 61 洋芋片 56

升糖指數	澱粉類	水果	蔬菜豆類	乳製品與點心
低（GI≤55）	烏龍麵 55 米線 53 甜玉米 52 義大利麵 49	芒果 51 香蕉 51 柳橙汁 50 草莓醬 49 葡萄 46* 柳橙 43 棗子 42 蘋果汁 41 蘋果 36 櫻桃 22*	煮芋頭 53 蔬菜湯 48 煮紅蘿蔔 39 豆漿 34 扁豆 32 四季豆 24 黃豆 16	優格 41 巧克力 40 全脂牛奶 39 果糖 15

升糖負擔（Glycemic Load, GL）等於「升糖指數」乘以「碳水化合物公克數」再除以 100，反映該食物的升糖效應總量，包括血糖上升與胰島素作用程度，可以獨立預測出現肥胖、第二型糖尿病、心血管疾病與某些癌症，如大腸癌、乳癌等。升糖負擔食物會釋出大量糖分，造成血糖飆升、胰島素大量分泌，但可能它的升糖指數並不高。高升糖負擔為 20 或以上，低升糖負擔為 10 或以下，中升糖負擔為大於 10、小於 20。[1,5,6] 我主要根據《美國臨床營養學期刊》升糖負擔論文 1，將常見食物的升糖負擔整理如表 18-2。

表18-2 常見食物的升糖負擔（GL 值，水果每份 120 公克，飲料多為每份 250 毫升。數值來自《美國臨床營養學期刊》論文 [1]）

升糖負擔	食物舉例	每份所含碳水化合物公克數	每份公克數（固體）或毫升數（液體）
高（GL≥20）	煮白米飯 23	36	150
	玉米片 21	26	30
	巧克力蛋糕 20	52	111

升糖負擔	食物舉例	每份所含碳水化合物公克數	每份碳水化合物公克數（固體）或毫升數（液體）
中（20>GL>10）	泡麵 19	40	180
	煮糙米飯 18	33	150
	可口可樂 16	26	250
	煮馬鈴薯 14	28	150
	蘋果汁 12	29	250
低（GL≤10）	白麵包 10	14	30
	甜玉米 9	17	80
	豆漿 8	17	250
	葡萄 8	18	120
	蘋果 6	15	120
	雜糧麵包 6	14	30
	養樂多 6	12	65
	柳橙 5	11	120
	番茄汁 4	9	250

低升糖指數／負擔飲食在改善痤瘡上，功效特別顯著。

澳洲墨爾本皇家理工大學研究團隊，針對 43 名年齡在 15 至 25 歲的年輕男性痤瘡患者進行雙盲分組，實驗組連續吃十二周的低升糖負擔飲食，其食物組成為 25% 熱量來自蛋白質，45% 熱量來自低升糖指數的碳水化合物，對照組的痤瘡患者則吃富含碳水化合物的食物，但不限定升糖指數。

十二周後，控制組臉上痤瘡數量平均減少 12 顆（31%），發炎性的病灶減少 7 顆（23%），但吃低升糖負擔飲食的實驗組痤瘡數量減少了 24 顆（51%），發炎性的病灶減少 17 顆（45%）。控制組體重增加 0.5 公斤，但實驗組減少 3 公斤，身體質量指數也下降 1。胰島素阻抗指數（HOMA index），控制組增加了 0.47，實驗組降低了 0.22，代表後者

胰島素敏感性改善。此外，後者類胰島素生長因子結合蛋白（IGFBP）增加，雄性素降低。[7,8]

低升糖負擔飲食明顯改善痤瘡嚴重度，可能是透過胰島素敏感性的改善，進而改善了致痤瘡的生理機轉，包括：

● 減少 IGF-1 濃度，降低了毛囊中基底層角質細胞的增生。
● 減少了毛囊角質細胞的脫落異常。
● 降低雄性素，減少出油。
● 減少了痤瘡桿菌的增生與發炎。[7,8]

雖然兩組每日攝取的熱量並無不同，但低升糖負擔飲食自然減輕了體重。研究早已發現，低升糖飲食能夠增加飽足感，延遲飢餓感的發生，自然降低食物攝取。相似地，在相同熱量的情況下，高蛋白飲食也比高碳水化合物飲食、高脂飲食，更容易帶來飽足感。低升糖飲食讓人熱量攝取減少了，完全不需要強迫限制熱量。

南韓首爾國立大學皮膚科研究中，針對痤瘡門診 32 位 20 至 27 歲的患者，進行隨機分組，實驗組進行為期十週的低升糖負擔飲食，當中蛋白質佔 25% 熱量來源，45% 是低升糖碳水化合物（如大麥、全穀麵包、水果、豆類、蔬菜、魚肉等），30% 熱量來自脂肪。對照組則每天吃富含碳水化合物的食物。研究團隊除了進行飲食調查、皮膚科評估，還進行皮膚切片檢驗，量測組織生理變化、皮脂腺大小等。

到了第十週，實驗組在痤瘡嚴重度明顯減輕，控制組則無變化。在非發炎性痤瘡的數量，明顯比控制組少，發炎性痤瘡數量少了 3 成，且在第五週就有明顯減少，控制組則無變化。當升糖負擔減少愈多，痤瘡總數也減少愈多！

實驗組的皮脂腺也明顯縮小，平均從 0.32mm^2 變成 0.24mm^2。免疫組織學試驗發現：發炎程度明顯降低，膽固醇調節元件結合蛋白（Sterol regulatory element-binding proteins, SREBPs）減少，這是一種促進皮脂合成的蛋白質，以及促發炎激素第八型介白素減少，因此痤瘡減少。[9]

當我提到「出油是痤瘡核心原因」時，痤瘡患者「無辜」地抱怨：「為什麼我沒事也出油？」

我提醒他們：「你是否喝了含糖飲料，吃了蛋糕糖果、甚至只是吃太多白飯？這些都是高升糖精製澱粉，和痤瘡很有關係。若你發現改採低升糖負擔飲食，將大有幫助！」

事實上，若痤瘡患者吃高升糖指數／負擔飲食，還會降低性荷爾蒙結合蛋白（SHBG）、增高游離（高活性）雄性素，又增加了長痤瘡的機會。[10,11]

馬來西亞一項案例對照試驗發現，和不長痤瘡的年輕人相比，長痤瘡者飲食顯著有較高的升糖負擔（122± 28 比上 175± 35）。此外，後者也較常食用牛奶與冰淇淋，特別是長痤瘡的女性，明顯從乳製品上攝取較高的熱量。[12]

針對紐約年輕人的研究也發現，和完全不長、或長輕微痤瘡的人相比，中度至重度痤瘡患者飲食的升糖指數較高、添加糖、整體糖量都較多。此外，每日乳製品份數、飽和脂肪、反式脂肪也較多。反之，他們每天攝取魚肉份數較少。58.1% 的受試者有注意到飲食攝取和痤瘡惡化之間的關係。[13]

若能注意到飲食與患者痤瘡的關聯性，決心進行飲食改變計劃，將有機會避免復發的老問題。

低升糖指數／負擔飲食與皮膚抗老化

　　皮膚老化的重要機轉之一，就是糖化終產物的累積，低升糖指數／負擔飲食透過穩定血糖，能降低糖化終產物的產生。根據日本大型研究，若你有下列生活習慣，糖化終產物會減少：

☐ 斷絕含糖食物

☐ 吃早餐

☐ 身體活動

☐ 不抽菸

☐ 充足睡眠

☐ 心理壓力低 [14]

　　你做到以上幾項呢？

✒ 02 地中海飲食

　　地中海飲食來自地中海周邊國家，包括義大利、西班牙、希臘等地。飲食核心組成包括：全穀、堅果、大量蔬果、豆類、橄欖油、深海魚肉、紅酒，富含 omega-3 不飽和脂肪酸、多酚（橄欖多酚、銀杏類黃酮）、高纖等多樣營養素。已發現能改善代謝症候群、血管內皮功能，降低心血管疾病發生，且有益於大腦抗老化，阻止輕度認知障礙、阿茲海默症產生，避免輕度認知障礙轉變為阿茲海默症。[15-18]

　　我根據潘尼亞塔科斯（Panagiotakos）等人「MedDiet 地中海飲食指數」論文 [15,19]，參酌華人飲食文化與臨床經驗，編制地中海飲食指數如表 18-3，你可填寫，看看自己得到幾分並對照評分標準。

表18-3 地中海飲食指數 [15,19]

地中海飲食項目	代表性食物	份數（一份約為半碗分量）	單位	得分（有：1分；無：0分）
全穀類	糙米、全麥、燕麥、蕎麥、五穀米	≥ 3	每天	
蔬菜	綠色與其他顏色蔬菜	≥ 3	每天	
根莖類	地瓜、馬鈴薯、山藥	≥ 1	每天	
豆類與堅果	黃豆與製品（豆腐、無糖豆漿）、黑豆、綠豆、紅豆，以及腰果、核桃、開心果、杏仁果	≥ 5	每週	
水果	不甜為佳，包含莓果類（草莓、藍莓、蔓越梅、櫻桃）	≥ 2	每天	
乳製品	以低脂牛奶、低脂起司、無糖優格為佳	≤ 10	每週	
紅肉	牛肉、豬肉、羊肉	≤ 1	每週	
魚肉	深海魚肉為主，避免大型魚的累積重金屬風險	≥ 5	每週	
家禽肉	雞肉、雞蛋、鴨肉	≤ 3	每週	
橄欖油	也可用紫蘇油、亞麻仁油、苦茶油等 ω-9 或 ω-3 不飽和脂肪酸油類，低溫烹調或涼拌	10～20 毫升	每天	
紅酒	每天酒精量不超過半單位，即 5 公克，相當於 10% 紅酒半杯 50 毫升	<50 毫升 （>0）	每天	
地中海飲食指數			總計	＿＿＿＿ / 11

評分標準：

0-4 分：低度地中海飲食，5-8 分：中度地中海飲食，9-11 分：高度地中海飲食

地中海飲食彙集了多種營養素，包括：

- 蔬果富含植化素如蘿蔔硫素、花青素等，豆類富含大豆異黃酮（Isoflavone）、左旋精胺酸（L-Arginine），堅果具有生物類黃酮，紅酒具白藜蘆醇（Resveratrol），皆具極佳抗氧化功能，避免自由基、活性氧、過氧化脂質、氧化低密度膽固醇（oxLDL）對全身細胞與基因的傷害。

- 全穀富含維生素 B 群，當中維生素 B_6、B_{12} 和葉酸能降低同半胱胺酸，避免血管老化與病變，維生素 A（β- 胡蘿蔔素）、C、E、輔酶 Q10 與微量礦物質（鋅、硒等）具有抗氧化能力，降低氧化壓力對皮膚的傷害。

- 好油如 ω-9 單元不飽和脂肪酸（橄欖油）、ω-3 多元不飽和脂肪酸（深海魚肉），改善血脂代謝，穩定免疫系統，提升身體抗發炎能力，改善皮膚慢性發炎。深海魚肉中的維生素 D 能改善皮膚角質分化與成熟。

- 乳製品含乳酸桿菌、比菲德氏菌等，能改善腸道菌生態、提升 T 細胞抗菌能力。全穀與蔬果中的膳食纖維是腸道菌的食物，產生短鍊脂肪酸（SCFA）與細菌代謝物，能改善腸道與全身免疫，促進大腦健康，穩定「腸－腦－皮軸」。[20-22]

實證醫學顯示，地中海飲食能減輕或預防多種皮膚症狀，包括：痤瘡、乾癬症、皮膚癌等。

▌改善痤瘡

義大利羅馬大學研究團隊針對醫院皮膚科門診痤瘡患者，進行健康狀況與食物問卷調查，他們平均年齡為 16 至 17 歲，並與無痤瘡的同年

齡健康人對比。它們定義地中海飲食的九大特徵如下：高單元不飽和脂肪酸／飽和脂肪酸比例（前者以橄欖油為代表，後者如紅肉油脂）、少量飲酒、多吃豆類、多吃全穀、多吃水果與堅果、多吃蔬菜、少吃肉與肉製品、少量牛奶與乳製品、多吃魚。研究人員換算為 0 至 9 分的地中海飲食指數，0 ～ 2 分代表遵從性低，3 ～ 6 分代表中等，7 ～ 9 分代表高遵從性。

　　結果發現，當地中海飲食指數大或等於 6 分，罹患痤瘡的機會顯著降低（勝算比 0.2 倍）。若具有家族性的高膽固醇血症、糖尿病、或高血壓，罹患痤瘡顯著增加（勝算比依序為 8.8、3.3、2.7 倍），地中海飲食指數大或等於 6 分可扮演保護因子，大幅降低痤瘡的機會（勝算比 0.3 倍）。[23]

　　地中海飲食避免了高升糖飲食的問題，後者啟動痤瘡生成機轉，如高胰島素血症增加了類胰島素生長因子（IGF-1），導致角質細胞增生與自戕失調等，家族性的高膽固醇血症、糖尿病、或高血壓，也意味著痤瘡患者體內高胰島素血症的風險。此外，地中海飲食改善了西式飲食中促發炎的 ω-6/ω-3 油脂比例，蔬果還富含抗氧化營養素，降低了毛囊的氧化壓力，都有助於改善痤瘡。[23]

▎改善乾癬症

　　地中海飲食已被發現能夠降低多種慢性發炎疾病的發生率，包括：動脈硬化、類風溼性關節炎、克隆氏症等，富含抗發炎營養素的飲食能夠降低乾癬症的嚴重度，攝取單元不飽和脂肪酸（如橄欖油）能降低乾癬症的臨床嚴重度與發炎情形，而維生素 D（富含於深海魚肉、乳製品）有助改善角質細胞的分化與成熟，這與乾癬症的形成病理有關。[24]

　　法國一項為期八年的世代追蹤研究中，調查 3 萬 5735 名參與者的地中海飲食程度，且區分為高度、中度、低度三群，以及是否有乾癬症發作。結果發現：10% 有乾癬症，當中嚴重個案佔了 24.7%。在排除干擾因子之後，發現地中海飲食指數高，較不容易出現嚴重的乾癬症。（中度地中海飲食組和低度組相比，勝算比 0.71；高度地中海飲食組和低度組相比，勝算比 0.78）[24]

　　為何地中海飲食能改善乾癬症呢？

　　事實上，免疫系統的淋巴組織與細胞，絕大多數位於腸道周邊，從胚胎發育開始，就持續而直接地受到食物的影響。乾癬症與系統性的發炎、代謝症候群彼此相關，發炎性的飲食可能加重乾癬症與代謝症候群。腸道與系統性的發炎，也透過抗發炎營養素改善，包括：多元不飽和脂肪酸、ω-3 油脂、葉酸、維生素 A、D、E 等。

　　此外，特定飲食可以改變腸道菌叢，促成不合適的免疫反應（如調節型 T 細胞與第十七型助手 T 細胞間的失衡），和發炎性腸道疾病、自體免疫疾病、慢性發炎疾病如乾癬症等有關，而益生菌與 ω-3 油脂能改變腸道菌叢。[24]

▌預防皮膚癌

　　法國一項為期十五年的世代追蹤研究中，調查 6 萬 7332 名女性參與者的地中海飲食程度，並區分為高、中、低三群。追蹤期間出現 2003 例皮膚癌，統計分析顯示：地中海飲食程度高者和低者相比，前者罹患皮膚癌的風險較低，相對危險性降低了 17%，罹患黑色素瘤、基底細胞癌的風險分別降低了 28%、23%，但與鱗狀上皮細胞癌無關。就地中海飲食的組成來看，分析發現：蔬菜攝取愈多，罹患皮膚癌的風險愈低。[25]

地中海飲食能帶來較低的皮膚癌風險，可能和當中的抗氧化成分有關，如 β 胡蘿蔔素、維生素 A、C、E，可以減輕紫外線引發的皮膚氧化傷害，具有皮膚癌的化學預防效果；多攝取蔬果也被發現能降低皮膚癌風險；地中海飲食中的多酚、其他生物活性分子，也多具有抗氧化與抗發炎效果。[25]

〰 03 蔬食主義

許多人臉上長出肝斑、老人斑、皺紋、鬆弛，焦急地往醫美診所跑，透過先進儀器，皮膚老化症狀消失了，過了幾個月，可能原封不動地長回來。我發現許多愛美的人也是美食主義者，無肉不歡之外，三餐一定照灌含糖飲料、狂嗑蛋糕點心，至於蔬果全穀，往往避而遠之。這樣吃，對皮膚好嗎？

答案是否定的！

若想要幫助皮膚抗老化、延緩全身老化，蔬果是必備的。本章我講的蔬食主義，並不是指全素食（Vegetarian），也涵蓋了奶蛋素、魚奶蛋素，以及葷食主義者，只要你的蔬食量在飲食中佔有絕大比例，舉例像是：

● 彩虹顏色蔬菜：花椰菜、高麗菜、甘藍菜、白蘿蔔、德國酸菜、紅蘿蔔、南瓜、菠菜、芹菜、洋蔥、大蒜、甜椒、小黃瓜、茄子、蘑菇。
● 低糖水果：檸檬、番茄、芭樂、莓果、酪梨。
● 全穀豆類：糙米、燕麥、全麥、小米、藜麥、薏仁、黃豆、紅豆。
● 堅果：核桃、胡桃、腰果、杏仁果、開心果、夏威夷豆。

　　蔬果富含大量植化素（Phytochemicals），又稱第七營養素，保護植物免於紫外線、昆蟲與微生物的侵害，且形成豔麗色彩。「彩虹蔬果」包含綠、紅、黃、白、紫色與其他顏色的蔬果，療效也像彩虹光譜，普遍具有抗發炎、抗氧化、抗菌、抗病毒、抗癌、神經保護等功效。

　　植化素的核心成分是多酚（Polyphenols），再分為類黃酮（Flavonoids）、非類黃酮。類黃酮達 4000 多種，包括花青素（Anthocyanidins）、花黃素（Anthoxanthins），後者又包含黃烷醇（Flavonols）、黃酮（flavones）、異黃酮（Isoflavones）、黃烷酮（Flavanones）。非類黃酮包括：薑黃素（Diferuloylmethane），即薑黃（Curcumin）；芪類（Stilbene），即白藜蘆醇（Resveratrol）；酚酸類（Phenolic acids），如綠原酸、鞣花酸、阿魏酸、沒食子酸。

　　為了明確療效、以及抗老化訴求，我推薦成年人每天攝食蔬果 7 至 9 份。與此同時，台灣國民健康署建議「天天 5 蔬果」與「3 蔬 2 果」，每天至少吃 3 份蔬菜與 2 份水果，蔬菜 1 份是煮熟後半個飯碗量；水果 1 份相當於拳頭大小。但 2016 年健康行為危險因子監測調查顯示，成人每日「3 蔬 2 果」比率僅達 12.9%（男性 9.4%，女性 16.3%），僅有 20.7% 民眾「天天 5 蔬果」。

　　義大利米蘭的研究團隊，招募 60 位健康受試者，他們介於 40 歲與 65 歲之間，具有皮膚老化的臨床症狀，接著隨機分派為兩組，一組每天攝食新開發的發酵木瓜（Carica papaya L.）配方，具有完整的胺基酸、維生素、礦物質等成分，另一組則攝取抗氧化物雞尾酒配方，具有 10 毫克反式白藜蘆醇、60 微克硒、10 毫克維生素 E、50 毫克維生素 C，為期九十天，量測其皮膚症狀與生化學變化。

　　結果發現，發酵木瓜配方顯著改善皮膚保溼度、彈性、色澤一致度，

抗氧化物雞尾酒配方卻未有改變。兩組降低了皮膚中的脂肪過氧化物丙二醛（MDA），提高了組織裡的超氧化物歧化酶（SOD），但發酵木瓜配方更高，顯示更佳抗氧化力。此外，只有發酵木瓜配方能提升一氧化氮濃度，上調水分調節基因 AQP-3，和上述膚況改善有關，也下調皮膚癌症基因 CyPA 與 CD147，具有癌症預防的潛力。[26]

　　不只是蔬果，連番茄醬，都可以是皮膚抗老化的祕方。

　　德國杜賽道夫大學（Heinrich-Heine-Universität Düsseldorf）一項研究中，針對 22 位健康成人進行隨機分組，實驗組每天食用番茄醬 40 公克，相當於含有蕃茄紅素（Lycopene）16 毫克、0.5 毫克 β 胡蘿蔔素、0.1 毫克葉黃素，以及 10 公克的橄欖油，對照組則只食用 10 公克的橄欖油，為期十週。研究團隊觀察受試者肩胛骨上皮膚接受紫外線後的紅斑反應。到了第十週，食用番茄醬組的血清茄紅素濃度，達到對照組的 2 倍，其紫外線誘發紅斑反應，相較於對照組少了 4 成，呈現明顯的防曬效果。[27]

　　《英國皮膚醫學期刊》類似的研究也再次證實每天攝取番茄醬 55 公克，相當於含有蕃茄紅素（Lycopene）16 毫克，為期十二週，對於紫外線引起皮膚第一型基質金屬蛋白酶（MMP-1）的增加，以及皮膚細胞 DNA 損害，都具有減輕的效果。[28]

　　需要注意的，市售番茄醬添加了可觀的糖與鹽，將為皮膚大大地扣分，能夠攝食新鮮的蕃茄，還是最可靠的作法！

　　攝食蔬果汁所以能幫助抗老化，除了以上包括茄紅素在內的植化素，另一個關鍵，正是膳食纖維。

　　根據美國疾病管制預防署的國家健康與營養調查研究（National Health and Nutrition Examination Survey, NHANES），結果發現，美國

成年人每日攝取膳食纖維量 15.6 公克，相當於每 1000 大卡 6.6 公克，低於美國人膳食建議 14 公克的一半。近一步分析，每增加攝取膳食纖維 1 公克（每 1000 大卡），抗老化生理指標端粒可以延長 8.3 個鹼基對。以正常人增加 1 歲、端粒減短 15.5 個鹼基對的速度來看，每增加膳食纖維 10 公克（每 1000 大卡），抗老化生理指標端粒可以延長 83 個鹼基對，相當於生理年齡年輕了 5.4 歲（得自 83 除以 15.5）。

若排除抽菸、肥胖（身體質量指數）、喝酒、活動量等因素，每增加膳食纖維 10 公克（每 1000 大卡），抗老化生理指標端粒可以延長 67 個鹼基對，相當於年輕 4.3 歲。[29] 顯然，你若多攝食膳食纖維，能夠擁有更長的端粒，代表著你變得更年輕！

膳食纖維對於愛美卻又「體弱多病」的人來說，真是不可多得的瑰寶，研究發現。每天多吃 7 公克的膳食纖維，能降低腦中風機率 7%[30]；每天增加 10 公克的膳食纖維，能降低罹患乳癌風險 7%。[31] 每天多吃 7 公克或 10 公克的膳食纖維，實在是太容易了！

我提到發炎性皮膚病和腸道菌失調有關，要怎麼改變腸道菌相呢？

可喜可賀的，要增加厚壁菌門（與變形菌門），可簡單透過增加飲食中的纖維，相反地，要增加擬桿菌門（與放射菌門），可透過多攝取脂肪。研究證實：全穀能增加腸道菌多樣性、提高厚壁菌門／擬桿菌門比例（Firmicutes/Bacteroidetes ratio, F/B ratio），降低發炎因子（第六型介白素）與飯後血糖，能改善發炎與代謝反應。[32]

04 低敏飲食

濕疹或異位性皮膚炎患者常抱怨，吃了某種食物之後，導致皮膚炎

發作，因而試圖迴避某些食物。沒有錯，高達 4 成的異位性皮膚炎患者，其實合併免疫球蛋白 E（IgE）反應的食物過敏，食物過敏可能誘發、或加重異位性皮膚炎病情，透過免疫機轉以及非免疫機轉。[33] 因此可以考慮迴避過敏原的低敏飲食法（Oligo-antigenic diet, elimination diet）。

你是否有這樣的經驗？聽人家説喝牛奶、吃蛋、或吃芒果容易過敏，認真迴避一段時間後，依然皮膚癢、冒紅疹，抱怨沒效。這完全是可能的，因為牛奶、蛋、芒果是別人的過敏原，而不是你的過敏原，你可能是對黃豆製品過敏。考科藍實證醫學資料庫指出：只是用經驗法則迴避過敏原，並沒什麼效果。[34]

過敏反應是高度個人化的結果，有效的低敏飲食也必須是高度個人化的。考科藍實證醫學資料庫指出，最好能夠進行精準的過敏原檢測，確認後再迴避過敏原（參考本書「免疫失調的常用功能醫學檢測」）。在嬰兒研究中，若對蛋產生急性過敏 IgE 反應，光是從飲食中移除蛋，和一般飲食相比，就讓 51% 的孩子的病灶範圍明顯縮小，到了第六週、或研究結束時，這項差異仍是明顯的。[34]

要診斷 IgE 型的食物過敏，需要綜合病史、皮膚穿刺測試、血清 IgE 測試、口服食物挑戰（Oral food challenge）等，雙盲安慰劑對照的食物挑戰試驗是黃金標準。[33,35,36] 對於異位性皮膚炎患者，若有客觀的過敏原檢測結果，進行低敏飲食是合理的，可以減輕異位性皮膚炎的嚴重度，對於威脅生命的嚴重過敏則絕對是必須的。而迴避了過敏原，也可能在重新攝食或不小心吃到時，有急性過敏反應的可能，在實務操作上需要留意。[37]

為了避免嬰兒出現異位性皮膚炎，懷孕的母親是否應該進行低敏飲食呢？

　　研究發現並不必要。在懷孕與哺乳期間，有無進行低敏飲食，和嬰兒出現異位性皮膚炎並無關連，且可能帶來缺點，如胎兒體重增加不足、低出生體重、早產風險。對於高過敏風險的嬰兒，在出生後前四個月餵母奶，明顯降低異位性皮膚炎風險，且喝母乳明顯比喝牛奶配方，更能降低異位性皮膚炎的發生。喝水解配方也有幫助。但對於一般嬰兒，餵食母奶並沒有降低異位性皮膚炎風險。[38]

　　完整的營養諮詢是需要的，以確保低敏飲食下能維持營養均衡，避免孩童生長限制或營養素缺乏風險。[39] 食物過敏原也可能隨生長發育、免疫系統狀態而改變，建議規律進行過敏原檢測，精準地迴避。

𝒞 05 假性過敏原排除飲食

　　假性過敏原排除飲食（Pseudoallergen-free diet）是一種低敏飲食法，指排除加工食品中含有的防腐劑、色素或香料，以及自然界含假性過敏原的食材。研究發現排除假性過敏原能改善部份慢性蕁麻疹患者病情，包括那些對標準治療無反應的患者，能減少藥物的使用量、提升生活品質、減少尿液中的白三烯（Leukotriene, LTs）E4，表示具有抗發炎效果。[40]

　　假性過敏原排除飲食的執行方法，首要飲食原則是：需要避免所有含香料、防腐劑、色素、與抗氧化劑的加工食品，根據德國柏林夏里特醫科大學教授、知名皮膚科醫師與過敏學家托爾斯滕·祖貝爾拜耳（Torsten Zuberbier）研究，詳細原則如表 18-4 所示。[41]

表18-4 假性過敏原排除飲食 [41]

食物項目	允許	禁止
碳水化合物	● 米飯、玉米、馬鈴薯（非炸薯條）、米製鬆餅 ● 沒有防腐劑的麵包、無蛋的小麥麵條、粗粒小麥粉（通心粉、布丁的原料）	其餘
脂肪	奶油、植物油	其餘
奶製品	鮮奶、奶油、凝乳、天然酸奶（優格）、奶油起司	其餘
肉與海鮮	鮮肉、未加調味料的碎肉、自製冷肉	所有加工肉品、蛋、魚、蝦蟹甲殼類
蔬菜	其餘	朝鮮薊、豆類、蘑菇、大黃、菠菜、番茄、番茄醬、橄欖、胡椒
水果	無	所有水果，包括乾果、其他水果製品
香料	鹽、糖、細香蔥、洋蔥	蒜頭、其餘香料或草藥
甜食	無	所有甜食，包括人工糖味劑
飲料	牛奶、礦泉水、咖啡、紅茶	所有其餘飲料，包含藥草茶、酒精

　　柏林夏里特醫科大學研究中，55 位慢性蕁麻疹患者接受三糖測試（Triple-sugar-test），包括用來測定胃十二指腸滲透性的蔗糖、測定小腸滲透性的半乳糖與甘露醇，飲用後接受尿液檢測。27 位健康受試者也接受此檢測。接下來，所有慢性蕁麻疹患者進行為期二十四天的低假性過敏原的排除飲食（Elimination diet），也就是排除人工食品添加物，若攝取天然食物含已知假性過敏原（芳香族化合物、生物胺、水楊酸），則僅能低量。完成後再進行一次三糖測試。

結果發現 53% 患者的蕁麻疹症狀,在飲食療法期間顯著減少、或完全消失了。比較改善者與未改善者,前者的胃十二指腸滲透性較高(平均為 0.36% 比上 0.15%),且在飲食療法後降低了(平均為 0.17% 比上 0.16%)。兩組在胃幽門桿菌的感染率上無差異。研究顯示:半數慢性蕁麻疹患者存在假性過敏原問題,且有胃十二指腸屏障功能問題,即滲透性異常(腸漏症),且與胃幽門桿菌感染無關。[42]

🌀 06 無麩質飲食

Judy 是 49 歲的銀行主管,持續性下背與臀部搔癢超過兩年,診斷為溼疹,到了晚上更嚴重,睡覺時也不自覺搔抓,導致黑色素沉澱。她勤洗被單、更換衣物也沒改善,吃藥擦藥改善有限、一停藥總是復發。

我建議她接受完整急慢性過敏原等檢測(詳見「免疫失調的常用功能醫學檢測」),她驚訝地發現:對小麥有中度免疫球蛋白 E(IgE)急性過敏,對小麥與麩質分別有嚴重與中度免疫球蛋白 G(IgG)敏感,對麵粉裡的麵包酵母也有中度過敏與敏感。我問她:「三餐怎麼吃?」

她回答:「我早上吃吐司或饅頭,中午吃麵包,下午茶吃蛋糕,晚上吃麵條,宵夜吃甜甜圈啊!」

我說:「妳愛吃的全是含小麥麩質的食物,而且都是精製澱粉。我建議妳開始無麩質飲食,迴避小麥與麵粉類製品。」

果然,在她迴避小麥與麵粉類製品兩週後,困擾她兩年的下背與臀部搔癢,奇蹟似地消失了。

在「發炎體質」章節中,我提到皰疹樣皮膚炎導因於麩質敏感腸病變,看起來嚴重且難以醫治,但只要一個方法就能改善:無麩質飲食(Gluten-

free diet）。乳糜瀉患者也在執行無麩質飲食後，病情快速改善。像 Judy
這樣的小麥過敏、非乳糜瀉麩質敏感患者，也可從中獲益。[40,43-46]

應迴避的無麩質飲食，以及可食用的詳細穀物，如表 18-5 所示。

表18-5 **無麩質飲食內容**

	應迴避含麩質穀物	可食用無麩質穀物
穀物成分	● 小麥 ● 大麥 ● 麥芽 ● 全麥 ● 黑麥 ● 裸麥	● 米 ● 小米 ● 燕麥 ● 藜麥 ● 蕎麥 ● 高粱
食品舉例	麵包、麵條、饅頭、披薩、早餐麥片、裏麵包粉、薯條、天婦羅、甜點、冰淇淋、啤酒、小麥草	燕麥片、燕麥麩（標示無麩質）、上述穀物為原料的食品

美國案例研究顯示，一位 22 歲印度裔女性患有白斑症，範圍涵蓋
上下眼皮、上下肢，接受藥物與照光治療療效有限，但在輔助以無麩質
飲食後，一個月內出現顯著的黑色素生成，進步持續三個月，在第四個
月仍保持穩定。她並沒有乳糜瀉，白斑症病情卻因無麩質飲食改善。[47]
無麩質飲食是低敏飲食的一種，可能改善與過敏、發炎相關的免疫失調
問題。此研究案例若能進行小麥、麩質急性過敏與敏感反應的免疫檢測，
更能判斷其療效機轉。

前文剖析良好腸道功能對皮膚健康的重要性。《美國腸胃學期刊》
研究指出：無麩質飲食能改善腸躁症患者的腸胃症狀，反之，吃麩質的
腸躁症患者在一週內出現症狀惡化，包括：腹痛、腹瀉、便祕、疲倦。
研究建議：腸躁症患者應嘗試無麩質飲食。[36]

由於小麥製品逐漸取代米食而成為國人主食，更是坊間美食地圖的重點。無麩質飲食需要迴避所有小麥製品，靠的是患者本身動機，以及專業人員的飲食指導，才能成功執行。此外，麩質在許多麥類穀物中存在，米、燕麥、玉米則沒有。大多數燕麥產品因生產線混有麥類粉末，可能受到麩質汙染，需要留意產品標示，也多會提醒消費者。

🐚 07 無乳製品飲食

Jane 是 35 歲女性上班族，最近三年在鼻子、鼻側、人中、下顎等處冒出紅腫的痤瘡，兩頰也多顆俗稱粉瘤的發炎性囊腫，吃藥擦藥雖有些效果，但停藥總是復發。我發現她熱愛喝牛奶，早晚各喝 500c.c. 的牛奶，外加一大杯珍珠奶茶，喝咖啡時也要加上 2 盒奶精、3 個糖包，我勸她：「已經累積不少研究，發現喝牛奶與長痘痘之間的關聯性，既然妳覺得痘痘治療效果不佳，是不是考慮停掉牛奶？」

當時，《美國醫學會期刊：皮膚醫學》發表一項大型研究，針對近 2 萬 5000 位法國成年人進行調查，再次印證近期痤瘡與飲用牛奶之間的顯著關係（勝算比為 1.28，和未曾得過痤瘡者相比），每日一杯牛奶定義為 200c.c.。牛奶會刺激肝臟製造第一型類胰島素因子（IGF-1），提升血液胰島素濃度，和高升糖負擔飲食造成痤瘡的機轉類似。其他和痤瘡有關的飲食還包括：碳水化合物、含糖飲料、飽和脂肪、含油與含糖食品。[48]

沒想到我話一出，Jane 就不再出現。直到一年後，她再度因痘痘來找我，我好奇地問：「妳的痘痘狀況如何？」

她說：「對，我忘了告訴你，自從我聽你的話停掉牛奶，一個月以

後就很少長痘了，維持快一年。但上禮拜我壓力大、嘴饞又開始喝，結果大爆痘……」

　　無乳製品飲食（Dairy-free diet），或合併無麩質飲食療法，已被發現能改善腎病症候群，和抗發炎效果、提升調節型／助手型 T 細胞比例、改善腸道菌相有關。相反地，食物敏感反應誘發的發炎激素，可能傷害腎臟負責過濾功能的足細胞（Podocytes）。[49-51] 儘管無乳製品飲食在痤瘡治療的研究尚缺，臨床觀察仍可發現，對部分痤瘡患者療效佳。若客觀檢測發現，患者對牛奶或乳製品有過敏或敏感反應，我會建議患者迴避牛奶或乳製品，以改善痤瘡、溼疹或其他難以解釋的生理症狀。

　　Daphne 是 43 歲上班族，抱怨這半年頻繁冒痘，不只長在全臉，胸部、背部、臀部都相當嚴重。她自訴生活作息、壓力睡眠、飲食習慣方面並未改變。我看她總是穿一襲運動緊身衣出現，便問：「妳固定上健身房嗎？是否有吃健身蛋白粉呢？」

　　她愣了一下，說：「對耶！我半年前開始，每天都上健身房，配合泡乳清蛋白粉，每個禮拜從大賣場抱一大桶回來，我喜歡布丁、奶茶、奶油、拿鐵、水蜜桃等口味，超好喝，幾乎都當水喝。難道這和長痘痘有關？我的痘痘看過很多醫生，怎麼都不會好？」

　　兩禮拜後她來找我，主動說：「我一停用乳清蛋白，隔天就有感了！這禮拜已經好了 3 成。」

　　她因健身有補充蛋白質的需求，我建議她改吃大豆蛋白。三個月後她出現時，身型姣好而健康，乾淨少痘。無乳製品飲食正是她最需要的治療。

　　紐約皮膚科醫師西爾柏格（Silverberg）報告了 5 位青少年，為了足球訓練而鍛鍊肌肉，或者為了增重，而服用乳清蛋白，他們都長了痤瘡，

而且對口服抗痤瘡抗生素與外用藥物反應不佳。當他們停用乳清蛋白之後，痤瘡就完全消失了，一位痤瘡復發，因為又用了乳清蛋白。[52]

針對 5 位 18 歲年輕男性的系列案例分析顯示，他們平均用了三個月的乳清蛋白補充品，發現開始使用之後，明顯也產生痤瘡，集中在胸背，臉上卻沒有病灶。3 位患者在停掉乳清蛋白補充品，並搭配治療後，有輕度至中度的改善，2 位未停掉乳清蛋白補充品，只搭配治療者，進步不如前者。[53]

當人開始接種牛痘，終結了天花；當人開始喝牛奶，卻出現了痤瘡。對於愛喝牛奶或吃乳製品、卻抱怨痘痘不會好的患者，我的建議是：別再用牛奶灌溉你的痘痘。

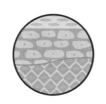

改善皮膚症狀的飲食療法（下）：
熱量限制與相關飲食療法

𖣫 01 熱量限制法

許多皮膚症狀來自於皮膚老化，是全身老化的必然結果。所謂「皮之不存，毛將焉附？」我說：「身之不存，皮將焉附？」想要皮膚抗老化，也必須做好整體抗老化。熱量限制法，是最經典的抗老化飲食療法。

▌美國威斯康辛國家靈長類研究中心恆河猴研究

熱量限制飲食（Caloric Restriction, CR），在許多種類的動物早已被發現有延長壽命的抗老化效果。我在《大腦營養學全書》中，介紹過美國威斯康辛國家靈長類研究中心 2009 年發表在《科學》的劃世紀恆河猴研究[1]。

恆河猴平均壽命為 27 歲，最多可活到 40 歲，熱量減 30% 的熱量限制組的猴子，比起一般飲食組，在二十年後，後者有 37% 死於老化相關疾病，但熱量限制組只有 13%，差了 3 倍。熱量限制組有較低的體重、體脂肪，較高的肌肉質量，沒有任何猴子有血糖問題，明確減少大腦老化。[1]

　　觀察其皮膚，一般飲食組猴子有明顯臉部皺紋、兩眼無神、毛髮嚴重脫落、皮膚老化。熱量限制組的猴子臉部沒什麼皺紋、雙眼炯炯有神、渾身毛髮濃密光亮、皮膚緊緻紅潤，是真正從內（身）而外（皮）的「逆齡」回春。（參考《大腦營養學全書》頁 213，圖 11-1 兩隻猴子的比較，或原圖 [1]）

▌美國國家老化研究院恆河猴研究

　　三年後，也就是 2012 年，美國國家老化研究院（National Institute on Aging, NIA）類似的恆河猴熱量限制研究結果，也重磅地發表在《自然》[2]，他們根據猴子開始熱量限制的年齡，細分為年輕斷食組，與年老斷食組（從 16 至 23 歲開始）。寫到這裡，想必讀者也期待著，結論應該跟前一個研究一樣吧？

　　結果大爆冷門：進行熱量限制的猴子，並沒有活得比較久！

　　先講年老開始斷食的猴子，熱量限制組與控制組在平均壽命、最長壽命上都沒有差異。在死因上，如癌症、心血管疾病、器官衰竭等，兩組都沒有差異。不過，進行熱量限制的公猴子有一半可活過 35.4 歲，已經遠超過平均壽命的 27 歲，可說獲益於熱量限制。在身體健康上，熱量限制組是有些好處，三酸甘油酯較低，膽固醇在公猴子也較低，血糖在最老的公猴子族群較低，此外，氧化壓力指標（血漿游離 isoprostane）顯著較低。

　　再看年輕開始斷食的猴子，他們比控制組吃得少、體重更輕，但在空腹血糖、三酸甘油酯等數值並未達到統計顯著差異。熱量控制組有較好的血糖調控，但仍有少數罹患糖尿病，也並未降低心血管疾病的發生率。好消息是：相關研究則顯示他們免疫功能較佳，癌症發生率顯著降

低，事實上，這個分組沒有半隻猴子出現癌症！

　　相反地，控制組的猴子絕大多數（6 隻中有 5 隻）在 22.8 歲時，被診斷出有癌症，之後也死於癌症。控制組的猴子在年紀較輕時，就開始有老化相關疾病，包括：癌症、關節炎、憩室炎、心血管疾病，但與熱量控制組之間未超過統計顯著差異的標準（P 值為 0.06，未能小於 0.05）。[2]

▌兩項經典恆河猴研究迥異結果的分析

　　這兩項經典恆河猴研究，都擁有高品質的獸醫學支持、實驗條件相當、恆河猴物種相同、介入方式相同，為何實驗結果大不相同？

　　首要的差別在於飲食的細部內容。老化研究院猴子吃的，是以自然食物為基底，富有植化素、微量礦物質、與其他未能完全辨認的營養素，是全食物（Whole food）。威斯康辛猴子吃的，則由特定營養素與額外礦物質與維生素補充所組成，概念就像配方（Formula）奶粉。

　　飲食的蛋白質來源完全不同。老化研究院飼料蛋白質來自小麥、玉米、大豆、魚肉、紫花苜蓿；威斯康辛配方則是乳白蛋白（Lactalbumin）。在油脂來源，老化研究院飼料含有生物類黃酮，具有高抗氧化能力，大豆油、以及來自玉米、小麥、魚肉的油，魚肉餐包含了 8% ～ 12% 富含 ω-3 不飽和脂肪酸的油脂。威斯康辛配方的油脂來自玉米油。在碳水化合物上，老化研究院飼料蔗糖含量佔 3.9%，但威斯康辛配方竟達 28.5%，超過了 7 倍！很明顯地，高糖和糖尿病的發生有關。

　　由於顧慮熱量限制組猴子存在營養不良風險，因此老化研究院增加了 40% 每日必需量的營養素補充，兩組皆一視同仁地加入，等於對照組進行了加強版的營養補充（super-supplemented）。相對地，威斯康辛給兩組餵的是不同配方，只有熱量限制組才接受營養素補充。[2]

　　另外的不同點是，老化研究院的對照組猴子並非像威斯康辛中心那樣隨意地吃（ad libitum），事實上，進行了輕度的熱量限制。威斯康辛中心對照組的母猴子每天攝食熱量就比老化研究院的多約 100 大卡，老化研究院的對照組母猴和威斯康辛中心的熱量限制組母猴的攝取熱量則相去不遠。威斯康辛中心對照組的猴子體脂肪率約 30%，老化研究院的猴子僅約 20%；老化研究院的對照組和威斯康辛中心的熱量限制組的體脂肪率也相去不遠。[3]

　　老化研究院兩組猴子們的體重，都比威斯康辛中心相應的猴子們來得輕。以 17 歲的猴子來說，前者的公猴子輕了 12%，前者的母猴子輕了 18%，在相對有益的體重範圍。[2] 果然，隨著年紀增加，老化研究院的對照組猴子在血糖數值上，和熱量限制組類似，但威斯康辛中心的對照組猴子卻與熱量限制組「分道揚鑣」，血糖數值駭人地飆升，果然，老化相關疾病，包括：胰島素阻抗、糖尿病、心血管疾病、癌症，都大幅增加。[3]

　　總結兩大經典實驗迥異的結果，帶給人類重要啟發：

- 威斯康辛中心的對照組猴子，就像吃著西式精製飲食的現代人，熱量攝取過量、體重過重或已是肥胖、體脂肪過高，提早出現老化、慢性代謝疾病、癌症。這時，30% 熱量限制法，帶來壓倒性的好處，發揮了抗老化、長壽、預防慢性病、癌症的優點。
- 老化研究院的對照組猴子，就像吃著全食物的養生一族，本身已有抗老化效果，預防了多種慢性病，是否有進行熱量限制都沒關係，因為全食物本身是具有抗老化效果的。

▌美國國家老化研究院的人體熱量限制實驗

美國國家老化研究院曾經在人類身上進行熱量限制實驗，稱為「CALERIE」研究。48 位男女被隨機分配為四組：25% 熱量限制組，12.5% 熱量限制法加運動組（相當於 12.5% 熱量消耗），低熱量組（每日攝取 890 大卡，達成體重減輕 15% 目標），健康飲食組（根據美國心臟學會指引，也就是對照組），持續六個月，量測生心理指標變化。

結果發現，25% 熱量限制組經過六個月 25% 的熱量限制，讓體重逐漸下降了 10%，脂肪量平均減少 24%，非脂肪組織減少 4%，內臟與皮下脂肪共減少了 27%。[4] 此外，腹部皮下脂肪細胞的大小減少了 20%，肝臟脂肪減少了 37%。[5]

在 25% 熱量限制組，三酸甘油酯平均下降了 31 毫克／分升（相當於 18%），12.5% 熱量限制加運動組則下降 22 毫克／分升，低密度脂蛋白膽固醇 LDL 下降 16 毫克／分升，舒張壓下降 4 毫米汞柱。相反地，對照組的三酸甘油酯還上升了 24 毫克／分升。根據總體與高密度脂蛋白數值、收縮壓、年齡與性別等資料，推估十年心血管疾病風險，在控制組沒有改變，25% 熱量限制組下降了 29%，而 12.5% 熱量限制加運動組進一步下降達 38%！[6]

25% 熱量限制組核心體溫降低了 0.2 度，空腹胰島素濃度平均降低了 29%。24 小時能量消耗、睡眠代謝率也明顯降低，且比代謝質量（Metabolic mass，包含脂肪、肌肉等）的減少的預估還少了 6%，顯示這導因於代謝率下降，並非代謝質量減輕的緣故。此外，氧化壓力指標，也就是 DNA 受損產生的 8-oxo-dG 也顯著降低。這支持了熱量限制能夠降低能量代謝，以及氧化壓力對 DNA 的損害，二者產生延緩老化的效果。[7]

六個月的熱量限制，讓甲狀腺素 T3 濃度下降，但沒有改變生長荷爾

蒙 GH、類胰島素生長因子 IGF-1 濃度、以及抗老化指標 DHEA-S 濃度。[8]

美國國家老化研究院進一步延伸為兩年的實驗。218 位非肥胖、年齡介於 21 至 51 歲間的成年人，被隨機分派為 25% 的熱量限制，或任意進食。熱量限制組最終只達成了 11.7% 的熱量限制，維持了 10.4% 的體重減輕。熱量限制組的基礎代謝率（已根據體重校正）在第十二個月時，比任意進食組減少得更多，在第二十四個月時卻無此現象，每日能量消耗則均減少。[9]

甲狀腺素 T3 在第十二個月、第二十四個月都較低，發炎因子甲型腫瘤壞死因子在第二十四個月時顯著降低，C 反應蛋白（取對數）在兩個時間點都較低。總膽固醇、三酸甘油酯、胰島素阻抗 HOMA 指標、平均血壓等心血管代謝風險因子，皆大幅降低，但生活品質並沒有負面影響。[9]

▌長壽琉球人的觀察性研究

琉球人長壽研究也發現，他們的平均壽命 83.8 歲，比起日本本島人的 82.3 歲、美國人的 78.9 歲都長。原因在哪裡？比起本島的日本人，琉球人相當於是實行 17% 的熱量限制法；比起美國人，更是實行 40% 的熱量限制法。琉球飲食蛋白質含量偏低，只佔熱量的 9%，富於新鮮蔬果、地瓜、黃豆與魚肉。[10]

遺憾的是，隨著美軍把速食文化帶進當地，琉球人的飲食習慣也西化了，身體質量指數、死亡率都逐年增加，到了 2010 年，琉球新生兒的壽命期待值已與本島人一樣。[10]

大鼠（Rat）與小鼠（Mouse）的熱量限制與壽命延長

從 1934 年至 2012 年的薈萃分析顯示：熱量限制能夠延長大鼠的壽命（中位數）達 14% ～ 45%，但在小鼠身上只能增加 4% ～ 27%。[11]

熱量限制對於人類壽命的影響，目前尚難有實驗可證實，但老鼠的熱量限制實驗能夠延長壽命，根據其預測公式來看，相當於人類：若 25 歲就開始進行 20% 的熱量限制，且維持五十二年，則壽命可增加五年，也就是活到 81 歲。若 55 歲才開始進行 30% 的熱量限制，且維持二十二年，則壽命只能增加兩個月，也就是活到 76 歲。[8]

世界上最年老的領導人是馬來西亞總理馬哈迪，已經 93 歲，但看起來只有 60 幾歲！他怎麼辦到的？

他曾說：「三十年前的衣服，我現在還穿得下！」他維持標準體重，三十年腰圍不變。他的食量很小，早餐只吃一片麵包，晚餐吃兩湯匙米飯，午餐一分為二，與旁人共享。媽媽曾告誡他：「當覺得食物很美味時，就應該停止。」他讀醫學院時發現這句話是對的，逐漸習慣並輕鬆自制。

根據我的觀察，有「熱量限制法」習慣的人，外表比同年齡人年輕 10 歲，明顯較少慢性病；反之，嗜吃甜食、習慣吃到飽者，外表比同年齡人老 10 歲以上，慢性病纏身。嘗試過短期斷食的民眾，常稱讚對身體的效益。

我建議現代人進行「無痛」的熱量限制法，依循以下原則：

● 每餐 7 至 8 分飽，主要減少精製澱粉、飽和脂肪的高熱量成分，並避免加工食品。

- 每日熱量不建議低於 1400 大卡（男性），或 1200 大卡（女性）。
- 銀髮族或慢性病患者，應與醫師、或營養師討論後才考慮實行。若出現身體不適，應停止並求助醫師。
- 詳細實行方式，可參考我的《大腦營養學全書》第十一單元「熱量限制法」。

☙ 02 間歇性斷食法

▌間歇性斷食法的效用

熱量限制法在恆河猴、老鼠與其他物種的實驗中，能減重並且延長健康存活年數（healthy life span），但人類實驗卻很少，主因是很難維持長期的熱量限制。因此，近年出現的間歇性斷食法（Intermittent fasting, IF），很快地成為持續性熱量限制的另類選擇，並且累積許多研究數據，支持它在心血管代謝健康上的好處。[12]

間歇性斷食法是進行斷食某個時間長度，每次斷食是 12 小時或更長的時間，詳細的實行方式包括：

- 隔日斷食法（Alternate-day fasting, ADF）：一天完全不進食任何熱量，隔天則不加限制。
- 修訂隔日斷食法（Alternate-day modified fasting, ADMF）：一天只進食不到 25% 所需熱量，隔天則不加限制。
- 五比二斷食法（5:2 fasting）：一週只斷食兩天，其他五天進食不加限制。屬於週期性斷食（Periodic fasting, PF），也可以只斷食一天，其他六天進食不加限制。

● 限時進食法（Time-restricted feeding, TRF）：在一天裡的特定時段限制進食，通常在 8 至 12 小時之間。

　　間歇性斷食法帶來全身性的好處，啟動了與熱量限制法相似的生理機轉。間歇性斷食法能改善心血管代謝疾病風險因子，包括：胰島素阻抗、高血脂、發炎激素等，降低內臟脂肪量，讓體重減輕，此外，也能改善血脂、退化性關節炎、血栓性靜脈炎、難治型皮膚潰瘍、手術耐受性提高等。[12]

　　當「代謝開關」（Metabolic switch）從利用葡萄糖，被轉到了利用脂肪酸與酮體時，造成呼吸交換比率（Respiratory-exchange ratio）的下降，它指的是二氧化碳的產生量比上消耗掉的氧氣量，這意味著代謝彈性增加，由脂肪與酮體來的能量製造效率增加。[13]

　　酮體不只是斷食狀態下的能量來源，更是促進細胞與器官功能的強力分子，包括：PGC-1α（peroxisome proliferator–activated receptor γ coactivator 1α）、纖維母細胞生長因子（Fibroblast growth factor, FGF）、NAD+（nicotinamide adenine dinucleotide）、sirtuins、PARP1、CD38 等，影響健康與老化過程。酮體更刺激製造腦源神經生長因子（Brain-derived neurotrophic factor, BDNF）的基因，促進大腦健康與延緩老化。[14]

　　在斷食狀態下，細胞會增加抗氧化系統的表現、DNA 修復、蛋白質的品質管控、粒線體新生與自噬作用、細胞自噬作用、透過抑制 mTOR 蛋白質製造而下調發炎反應。這些反應讓細胞能夠移除已經受到氧化傷害的蛋白質與粒線體，回收未受傷害的分子，暫時減少製造整體的蛋白質，以保存能量與分子資源。這些機轉在過量進食、或久坐不動的人身上，是沒被啟動、或者被抑制的。[15]

　　《新英格蘭醫學期刊》在 2019 年重要的文獻回顧歸納出：「間歇性斷食」能成功減重，預防或改善糖尿病、心血管疾病、癌症、腦神經退化疾病，甚至能延緩或逆轉老化。[14] 因此成為皮膚抗老化的重要策略之一。

▌隔日斷食法

　　奧地利葛拉茲大學針對非肥胖的健康人進行一項隨機分派試驗，一組接受為期四周的隔日斷食法，在斷食日，完全避免任何固體、液體食物，以及含熱量的飲料，隔天則可任意進食。另一組則維持原來飲食習慣。

　　結果，隔日斷食組實際上少了 37% 的熱量攝取，是相當嚴格的熱量限制法，對照組也減了 8%，這可能和參加研究的心理因素有關，自覺地限制了攝取熱量。一個月下來，隔日斷食組體重少了 3.5 公斤，其中總體脂肪少了 2.1 公斤，當中軀幹脂肪少了 1.4 公斤，是少得最多的部分。瘦肉組織少了近 1.6 公斤，脂肪／瘦肉比減了 6.3%，身體質量指數少了 1.2，收縮壓、舒張壓各降了 4.5、2.5 毫米汞柱。[16]

　　酮體 β 羥基丁酸（β-hydroxybutyrate）增加了，即使在非斷食日也是如此。在斷食日，促老化的胺基酸甲硫胺酸（Methionine）降低，多元不飽和脂肪酸（PUFA）則增高，包括了 ω-3／ω-6 脂肪酸，可能帶來免疫調節、心血管保護作用。果然，心血管風險分數 Framingham risk score，指的是在十年內產生心血管疾病的風險，僅僅四週就能降低 1.4%。隔日斷食若超過半年，也讓老化相關的發炎因子 sICAM-1 降低，低密度膽固醇 LDL 降低，游離甲狀腺素 T3 降低。[16] 在甲狀腺功能正常下，較低的游離甲狀腺素 T3 和長壽有關。[17]

▎五比二斷食法

英國南曼徹斯特大學醫院一項研究中，針對 107 位過重或肥胖的停經前女性，進行為期半年的 25% 熱量限制法，隨機分派為兩組：一組為一週七日、每日熱量限制，一組為五比二斷食法，一週有兩日進行非常低熱量飲食（Very low-calorie diet, VLCD），其他五日則不加限制。

每日熱量限制組實際攝入熱量為 6276 千焦耳／天，按照 1 大卡等於 4.184 千焦耳來算，相當於 1500 大卡，食物內容即地中海飲食，30% 熱量來源是脂肪（15% 單元不飽和脂肪酸、7% 飽和脂肪酸、7% 多元不飽和脂肪酸），45% 來源是碳水化合物，但為低升糖負擔（Glycemic load），25% 為蛋白質。

五比二斷食組每週兩天的非常低熱量飲食，其熱量為 2700 千焦耳／天，相當於 645 大卡，包含兩品脫的半脫脂牛奶（相當於 1.136 公升）、四份蔬菜（一份 80 公克）、一份水果、含鹽低熱量飲料、一顆綜合維他命與礦物質補充劑。按照之前的定義，嚴格來說，這算「修訂五比二斷食法」（5:2 modified fasting）。[18]

結果發現：五比二斷食組體重平均減少 6.4 公斤，每日熱量限制組減少 5.6 公斤，兩組體重在斷食前（各為 81.5、84.4 公斤）、斷食後半年（各為 75.8、79.9 公斤）統計上其實無差異。兩組體脂肪重量各下降 4.5、3.6 公斤，腰圍各下降 6.1、3.9 公分，臀圍各下降 4.8、3.4 公分，大腿圍各下降 2.9、2.4 公分，這多麼讓抱怨「肥胖」、「腰太粗」、「屁股太大」、「腿太粗」的女性朋友們感到振奮！也許只有一個遺憾，就是胸圍也縮小了，各下降 4.8、4.3 公分，產生了「縮胸」效果。[18]

兩組在許多生理指標上呈現一致性且無差別的下降，包括：瘦素、游離雄性素指標、高敏感度 C 反應蛋白、總膽固醇、低密度膽固醇

LDL、三酸甘油酯、血壓,增加的包括:性荷爾蒙結合蛋白(SHBG)、第 1、2 型類胰島素生長因子結合蛋白(IGF-BP 1,2)。這些變化提示了心血管代謝疾病、癌症風險的下降。[18]

　　特別值得留意的,兩組的空腹胰島素濃度下降、胰島素阻抗降低,但這在五比二斷食組,這兩個數值比起每日熱量限制組來得明顯,分別下降 16%、45%。此外,六個月後的酮體濃度,只有在五比二斷食組有明顯增高。因此,五比二斷食法擁有持續熱量限制法的好處,可以改善肥胖、代謝疾病指標,提升胰島素敏感度,是持續熱量限制法的良好替代選擇。[18]

▌斷食對皮膚的好處

　　許多民眾問我:「要吃什麼,皮膚才會年輕呢?」

　　我的答案是:「少吃點,皮膚才會年輕。」

　　葡萄糖固然是生理運作的能量來源,但隨之而生的糖化作用(Glycation)與氧化作用(Oxidation),也在皮膚膠原產生了糖氧化產物(Glycoxidation products),包括:羧甲基離氨基酸(carboxymethyl lysine, CML)與戊糖苷(Pentosidine)等,其積累導致了皮膚老化。在老鼠實驗中,60% 熱量限制法能夠減量以上糖氧化產物。[19]

　　此外,斷食期的 A 酸皮膚刺激反應降低了,導因於熱量限制提升了皮膚抗氧化能力,以及基質金屬蛋白酶的轉譯減少,因此皮膚組織破壞減少。此外,毛囊幹細胞增加,可能和毛髮的維持有關,真皮血管網擴張,血管內皮生長因子增加,但也帶來缺點,真皮脂肪細胞減少、表皮與真皮的膽固醇製造減少,導致皮膚屏障功能下降,也就是「皮漏」。[19]斷食法仍是預防皮膚老化的重要策略。

民眾也常問我：「要吃什麼，傷口才會癒合得快呢？」

我打趣地回答：「少吃點，傷口才會癒合得快。」

當老鼠每兩週進行為期四天的斷食，持續兩個月後，和對照組相比，前者傷口的癒合能力反而增加了。原因可能和巨噬細胞活性增加有關，分泌了甲型轉化生長因子（TGF-α），於「再上皮化」階段促進了角質細胞增生，也分泌了血管內皮生長因子，促成「肉芽形成」階段。[20] 短期的飢餓，也能增加巨噬細胞的吞噬能力，促進傷口癒合過程，預防感染。[21] 但需要注意：若營養素缺乏，也會影響傷口修復。

斷食減輕了發炎性的皮膚疾病。為期兩週的間歇性斷食，能改善異位性皮膚炎與手足膿皰症（Pustulosis palmaris et plantaris），和不飽和鐵、乳鐵蛋白的減少有關，它們對於中性球有抗自噬（Anti-apoptotic）作用。[19] 斷食也改善了乾癬症，機轉是：減少促發炎的 CD4 型 T 細胞，增加抗發炎的第四型介白素，整體減少了發炎。[22]

儘管斷食法在皮膚症狀的動物實驗已有許多，但隨機分派的人體試驗還是相當少的，我推測：和體重、脂肪量、心血管代謝指標等比起來，皮膚的效果需要較久時間才能觀察到。皮膚的抗老化需要長期抗戰，無法速成。相反地，當皮膚已經老化，這時才想來談「抗老化」，談何容易呢！

🔥 03 限時進食法（Time-Restricted Feeding）

▋你可以不用做熱量限制

現代人愛吃，當我建議患者做「熱量限制法」或短期「斷食法」，反應常是：「這會讓我痛不欲生，怎麼活得下去？」

因為，大家都用吃來紓壓，不吃，沒辦法面對壓力。還好，醫界發現了新方法，讓你不用痛苦地限制熱量，也能夠達到相當效果。

科學家在老鼠實驗中曾發現：夜行性的老鼠雖然主要在半夜攝食，但在白天吃的食物，才是決定體重增加的關鍵因素；即使讓小鼠接受熱量限制法，但讓它們整天都可以吃，來代償低營養密度的食物，像現代人的飲食習慣，卻無法產生預期中的壽命延長。熱量限制法之所以能夠作用，至少部分是透過不吃東西的時間長度，也就是足夠的斷食時間。[13,23]

這讓我想到：回教徒的「齋戒月」，凌晨 4 點半前吃完早餐便「封齋」，禁食到了下午 6 點才「開齋」進食，斷食 13 小時半。佛教徒也「過午不食」，斷食 16 小時或更久。他們在做什麼呢？

這就是限時進食法，將攝食的時間，限制在一天當中的 4 至 12 小時之間，但不降低所攝取的熱量。你從晚上 8 點開始「封口」，也就是睡前的 2 至 4 小時，禁食到隔天早上 8 點，再「解封」進食，就能斷食 12 小時或更久。這有什麼好處呢？

威斯康辛大學與國家老化研究院恆河猴迥異結果的另一關鍵

前面提到，威斯康辛大學與國家老化研究院恆河猴熱量實驗結果不同，原因除了飲食內容不同，另一個關鍵在餵食的時間不同。[13]

威斯康辛大學的猴子，早上 8 點餵食，沒吃完的食物在下午四點會移除，並且給一份馬上吃完的小點心，也就是整個晚上都是斷食的。對照組也確保沒吃完的食物在一天結束前被移除。相反地，國家老化研究院的猴子，每天餵食兩次，早上 6 點半是第一次，沒吃完的食物在三小時後才移除，並且給一份小點心。第二餐是下午 1 點，但沒吃完的食物不會移除，讓猴子晚上、半夜也能吃到食物。[3]

難怪，威斯康辛大學熱量限制組的猴子能夠長壽、較少老化相關疾病而且保持年輕外貌！牠們的祕密武器有兩個，一是熱量限制，一是限時進食。國家老化研究院熱量限制組的猴子，缺乏限時進食法，「日也吃、夜也吃、想吃就吃」，抵銷了熱量限制與較佳的飲食內容帶來的好處。原來，兩項經典的攝量限制恆河猴研究，根本是活生生的限時進食法實驗。

在老鼠實驗中，30% 熱量限制組、日食一餐組比起任意進食組，前兩者擁有更長的壽命，且此效應和飲食內容無關。30% 熱量限制組、日食一餐組自然出現會「限時進食」的習慣，會在一天當中很短的時間將食物吃完，且牠們的壽命、健康存活年數，竟然和斷食的時間長度成正比！[13]

▌縮短進食區間，可以輕鬆減重、睡得更好

美國加州索爾克生物研究所（Salk institute）的生理時鐘專家 Panda 博士等人進行一項研究，請 156 位受試者，利用手機與 myCircadianClock 應用程式（App），記錄下自己從早到晚的飲食內容。

研究發現：受試者在清醒的時間幾乎都在吃東西，而且沒麼規律，只有躺床時間才出現難得的夜間斷食。印證了現代人的通病就是：一直吃、一直吃。而且，有晚吃的傾向：在中午前攝取的熱量小於 25%，在傍晚六點後攝取的熱量卻大於 35%。25% 的受試者在週末早餐時間，比起週間延後了兩個小時，週間又要再調回來，就好像歷經兩個時區一樣，稱為「代謝時差」（Metabolic jetlag）。一半的受試者每日進食區間超過 14.75 個小時，但他們自覺只有 12 小時。

研究者要求 10 位受試者，他們飲食區間超過 14 小時、超重（身體

質量指數超過 25），改採每日 10 小時的進食區間，包括攝取飲料、零食等所有食物，此外無其他特別飲食限制，為期四個月。四個月後，研究者意外地發現到：受試者平均減掉體重的 4%，感到晚上睡得更好、白天精神更佳、飢餓感也減少，且效果維持了一年。[24]

近年流行「深夜食堂」，吃宵夜似乎是療癒整天壓力的浪漫行為，然而吃進去的食物，卻與按照生理時鐘行事的荷爾蒙、消化機制、細胞運作格格不入，讓進食區間過長，提早耗損了健康，讓你加速邁入老化階段。現代人多是「腦疲勞族」，熬夜滑手機之外，夜夜吃宵夜，可能覺得「限時進食」太瘋狂，這卻特別適合搞到身體「整組壞光光」的「腦疲勞族」。

▍吃對時間，比吃對什麼更重要

西班牙一項研究中，420 位健康人參加為期 20 週的飲食減重計畫，包括：以地中海飲食為基礎的減重餐、營養教育、運動、認知行為技巧。研究者調查受試者的進食時間，測量消化荷爾蒙、體重相關的指標，以及減重效率。以午餐時間在下午 3 點前或後，可區分出「早吃者」與「晚吃者」，各佔 51% 與 49%，這也是受試者午餐時間的中位數。此外，他們早餐時間的中位數是上午 9 點，晚餐時間則是晚上 9 點半。

結果發現：比起「早吃族」，「晚吃族」（都指午餐時間）減重效果較差、減重的速度也比較慢，五個月下來減輕的體重數分別是 9.9 公斤、7.7 公斤，減重比例是 11.3% 與 9.0%，每週減輕的體重是 0.45 公斤、0.36 公斤，都呈現統計顯著差異，「早吃族」的減重效率顯然勝出。[25]

令人驚訝的是，兩組在攝取熱量、飲食組成、能量消耗、食慾荷爾蒙、睡眠長度，其實都是一樣！

「晚吃族」也是生理時鐘上的「夜貓族」（Evening type），作息型態往後延。有趣的是，儘管中餐的「晚吃族」，也幾乎是晚餐的「晚吃族」，此效應只有在中餐的早吃或晚吃才有差別，晚餐的早吃或晚吃，則沒有差別。「晚吃族」早餐吃得少、而且常不吃早餐，但早餐的早吃或晚吃，對減重也沒有差別。顯然，「吃的時間」決定了減重效果，至少能夠早些吃完中餐，能讓你減下更多體重。[25]

研究還發現，生理時鐘基因 CLOCK rs4580704 的變異（稱為 SNP）會決定三餐的用餐時間，「晚吃族」有較高的次要對偶基因頻率（minor allele frequency）。分析顯示，睡眠長度、CLOCK基因變異、「夜貓族」與否，並不會直接決定減重效率。[25]

此外，每天吃東西的時間愈早，入夜與睡前不吃，愈能保持好身材。

哈佛醫學院睡眠醫學中心一項橫斷面研究中，定義身材肥胖的成年人為：男性體脂肪率大於 21%，女性大於 31%，與身材標準的做攝食與睡眠行為的比較。分析這兩組人攝取每天熱量一半的時間點、以及攝取最後一次熱量的時間點，都無差異。

但若以每天褪黑激素開始分泌的時間（Dim-light melatonin onset, DLMO）為參考點，也是相當於人體生理時鐘的夜晚，本研究受試者平均為晚上 11 點左右，則會發現：身材肥胖的人攝取每天熱量一半的時間點，比起身材標準的成年人更靠近了 1.1 個小時；且攝取最後熱量的時間，距褪黑激素開始分泌時間更靠近了 0.9 小時。此外，在褪黑激素開始分泌時間前的 4 小時，約略是晚間 7 點，與入睡時間點之間，若進食愈多的熱量，則體脂肪率與高，這族群也常是較晚攝取到每天熱量一半的人。[26]

進一步分析發現，攝取每天熱量一半的時間點愈接近褪黑激素開始分泌時間，體脂肪率愈高、身體質量指數愈高。最令人訝異的是：進食

的時間、熱量、飲食內容、活動或運動量、睡眠長度、身體組成等傳統因素,和體脂肪率或身體質量指數無關!這也就是說,進食時間愈靠近「應該要去睡覺」的生理時鐘時間,才是和發胖最有關係的指標。[26]

原因可能和食物熱效應(Thermic effect of food, TEF) 有關。吃進食物後會有產熱反應,可持續6小時以上,但9成會在5小時內。在睡前、或睡眠中的進行食物熱效應會較小,導致更多熱量被以脂肪儲存在人體。相反地,若在清醒、早些時間進食,會產生較大熱效應,帶走更多熱量、減少脂肪儲存。[26]

生理時鐘專家 Panda 博士綜合相關研究指出:在攝取熱量相同的條件下,少量多餐、從早吃到深夜,並無法減輕體重,但白天吃大餐、晚上不吃,卻能減輕許多體重。正確的進食時間,比食物內容還更重要!

如果吃錯東西,更要吃對時間!

高脂肪飲食已在汗牛充棟的研究中,證實會造成肥胖與嚴重代謝疾病,是標準的不健康飲食。限時進食法的威力,甚至超越「不健康飲食」帶來的危害。

Panda 博士在一項經典的動物實驗中,設計出四種狀況:一群老鼠攝取高脂肪飲食,但分成兩組:8 小時區間的限時進食組、任意進食組。另一群老鼠吃正常飲食,也分為上述兩組。十二週以後,這四組老鼠的體重排行榜中,始終大幅領先、最終勇奪第一名是的是:高脂肪飲食且任意進食組。

其他三組都遠遠落後,依序為:高脂肪飲食且限時進食組、正常飲食且任意進食組、正常飲食且限時進食組。最令人驚訝的:這四組每日攝取的熱量、以及累積攝取的熱量都一樣,肥胖與否卻如天壤之別。[27]

　　此外，當高脂肪飲食且任意進食組擁有最高的血糖、最差的葡萄糖耐受度、最高的胰島素濃度、最高的瘦素濃度、最高的體脂肪比率、最高的肝臟重量、最高的肝炎指數、最高的膽固醇濃度、最高的促發炎因子基因表現（包括：甲型腫瘤壞死因子、第一與第六型介白素）……高脂肪飲食且限時進食組的表現幾乎如同、或接近正常飲食的兩組，在滾輪運動測試的表現上，竟還勇奪第一名！[27]

　　從肝臟切片評估脂肪肝嚴重度，組織病理最輕微的是正常飲食且限時進食組，最嚴重的是高脂肪飲食且任意進食組，而高脂肪飲食且限時進食組的狀況接近正常飲食且任意進食組。再以電子顯微鏡比較細胞內組成體積佔比，發現高脂肪飲食且任意進食組脂肪粒佔比高、粒線體佔比低，高脂肪飲食且限時進食組的脂肪粒佔比極低、粒線體佔比高，顯然擁有更加的能量製造效率。[27]

　　限時進食改善了時鐘基因的表現，以及調控發炎 mTOR 路徑、葡萄糖新生的 CREB 路徑、能量代謝的 AMPK 路徑等，改善了肝臟代謝、營養利用、熱量產出，是對抗肥胖與相關疾病的非藥物策略。[27]

▎限時進食法與抗老化

　　2020 年 9 月 28 日凌晨，中國大陸「湖南第一壽星」田龍玉老人過世，享年 127 歲。120 多歲的她體態微豐、耳朵靈敏、思考敏捷、臉色紅潤、頭上大部分還是黑髮，有 6、7 顆結實的牙齒，常被誤認為 80 歲老人。

　　根據媒體報導，她很愛勞動，從小在家幫父母放牛、砍柴、打豬草，結婚後，她在家操持家務，在外幫人做工，80 多歲還當幾年保姆，一輩子沒閒下來。因為家在房子 2 樓，每天上上下下 70 多個台階，在院子種辣椒、小蔥、蔬菜，經常給蔬菜澆水，然後到露天陽台上坐坐。

　　她一生坎坷，丈夫 1973 年就去世，生育過 13 個孩子都沒有長大成人，最大的孩子只活到 18 歲，目前她和養女的外孫女一起生活。她喜歡

動物和外出散步，樂於和別人聊天。當田龍玉老人接受媒體採訪時，還對著相機鏡頭比出「YA」的手勢。女兒張桂英說：「她就是心態好，思想上沒什麼壓力。」

她年輕化的外貌與長壽，正是限時進食法的忠實實踐者。她一天只吃 2 頓飯，上午 9 點左右吃早飯，下午 5 點左右吃晚飯，每餐吃 7 分飽。老人愛吃包穀（玉米）、紅薯、蔬菜，豆腐是她最愛的食物，很少吃肉。養生祕訣歸納為「勞動、樂觀、多吃菜」。

從這寶貴的例子，我們可以看出：長壽＝心情好 × 吃少 × 勞動。最根本的可說是心情好，現代人愛吃高熱量與宵夜，就是因為無意識地用吃解決壓力。當心情好，就不會吃過多，也比較想去勞動。

一項研究中，11 位過重的成年人參加隨機分派、組別互調試驗，實驗組為限時進食組，要求只能在上午 8 點至下午 2 點間進食，可謂「過午不食」，是進食區間 6 小時、斷食 16 小時的限時進食法。對照組則在上午 8 點至下午 8 點間進食，其實也是進食區間 12 小時的溫和限時進食法。兩組皆為期四天，且進行多項生理指標量測。

結果發現相對於對照組，嚴格限時進食組的 2 時 4 小時平均血糖降低了 4 毫克／分升、飯前血糖降低 2 毫克／分升、飯前胰島素濃度降低 2.9 毫單位／公升、HOMA 胰島素阻抗指標降低 0.73，晚間血中皮質醇濃度也較低。此外，嚴格限時進食組在早餐前的斷食狀態，量測到更多的酮體，即 β 羥基丁酸增加 0.03 微莫爾，抗老化（長壽）基因（如 SIRT1, MTOR）、自噬基因 LC3A、以及多個時鐘基因的表現都活化。以上顯示嚴格限時進食法能改善血糖調控、促進抗老化機轉。[28]

限時進食法也能改善皮膚疾病。研究發現，經過一個月回教齋戒月的限時進食法，患者的化膿性汗腺炎，即毛囊慢性發炎的惱人疾病，出現了明顯改善，但和體重減輕無關。[29]

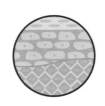

改善皮膚症狀的營養療法（上）益生菌、魚油、維生素

〜 01 益生菌對皮膚的效用

▌異位性皮膚炎、溼疹

　　研究發現，益生菌能夠減少過敏發炎反應，透過抑制第二型助手 T 細胞，減少產生第四、十、六型介白素，以及免疫球蛋白 E 的製造。過敏發炎反應是由第二型助手 T 細胞所發動，產生第四、五、十三型介白素。但在益生菌補充、或出生後良好的腸道菌叢發育時，能啟動第一型助手 T 細胞，產生甲型腫瘤壞死因子、丙型干擾素、第二、十二型介白素、免疫球蛋白 A 等，啟動免疫耐受，增強抗發炎反應，維持第一型／第二型助手 T 細胞免疫反應的平衡。[1]

　　在老鼠實驗中，已發現多種益生菌株能改善異位性皮膚炎病灶，包括：乳酸菌 Lactobacillus sakei WIKIM30、Lactobacillus casei variety rhamnosus、Lactobacillus salivarius LA307、Lactobacillus rhamnosus LA305 等，透過誘導調節型 T 細胞（Treg），調節腸道菌生態，特別是增加乳酸菌、比菲德氏菌、腸球菌、脆弱擬桿菌數量，減少梭菌屬（Clostridium coccoides）數量。益生菌的其他調控機轉還包括：保護腸

道屏障功能，減少製造發炎性的細胞激素。[2]

　　日本一項隨機對照試驗，發現成人異位性皮膚炎患者在服用一種比菲德氏菌（Bifidobacterium animalis subsp lactis LKM512）後，明顯改善搔癢以及生活品質。在搔癢有改善的患者中，一種止癢與止痛的代謝物犬尿喹啉酸（kynurenic acid）明顯增加。[3]

　　西班牙一項觀察性前瞻世代研究中，招募 320 位患有異位性皮膚炎的嬰幼兒與兒童（平均 5.1 歲，0 至 12 歲），提供八週的益生菌加上益生原的共生質（Synbiotics）補充療法。其中益生菌包含：乳酪乳酸桿菌（Lactobacillus casei）、乳糖比菲德氏菌（Bifidobacterium lactis）、鼠李糖乳酸桿菌（Lactobacillus rhamnosus）、植物乳桿菌（Lactobacillus plantarum），益生原指促進腸道菌生長的營養素，包括：果寡糖（Fructooligosaccharide, FOS）、低聚半乳糖（Galactooligosaccharide），與生物素（Biotin）。結果發現：受試者的異位性皮膚炎指數（Scoring Atopic Dermatitis , SCORAD）從治療前的 45.5 分，降到治療後的 19.4 分。搔癢與睡眠都改善，疾病嚴重度為中重度者從 92.4% 降至 28.1%。研究顯示共生質補充療法可能有助於改善孩童的異位性皮膚炎。[4]

　　台北市立聯合醫院仁愛院區小兒科主任張詠森醫師在《美國醫學會期刊：兒科學》的論文中，針對所有益生菌加上益生原的共生質（Synbiotics）治療異位性皮膚炎的雙盲隨機分派試驗（六篇）進行分析，發現：連續使用八週共生質，平均能降低異位性皮膚炎指數（SCORAD）6.6 分，特別是混合多種益生菌的配方（降 7.3 分）、以及當孩童年齡大或等於 1 歲（降 7.4 分）。[5]

　　《歐洲皮膚性病學會期刊》集結多篇雙盲隨機分派研究的薈萃分析發現：整體來講，補充益生菌能降低異位性皮膚炎的風險（勝算比 0.64）。

近一步分析，一般族群、或是過敏高風險族群，益生菌的補充能減少異位性皮膚炎風險（勝算比 0.53、0.66）。且單純補充乳酸菌，或合併乳酸菌與比菲德氏菌，都能下降風險（勝算比 0.70、0.62）！[6]

考科藍實證醫學資料庫顯示，為高風險嬰兒補充益生菌，能明顯降低異位性皮膚炎的發生機率[7]。為嬰兒補充益生原，也能達到此效果。[8] 但提供溼疹患者補充益生菌達十六週，由患者或父母的觀察，在溼疹嚴重度的改善卻是小的、或是沒有差別，在生活品質上無差別。由研究者評估的嚴重度，有改善卻也是小的。[9] 這凸顯了溼疹患者的高度異質性，反映出成因複雜，雖然益生菌有加分效果，但絕非萬靈丹。仍需要回歸本書完整病因分析，對症下藥，才有機會改善。

媽媽懷孕期間補充益生菌，是否能減少孩子得到異位性皮膚炎的機會？

答案是肯定的。《英國營養學期刊》一篇薈萃分析顯示，孕婦補充益生菌能降低 2 至 7 歲孩童得到異位性皮膚炎的機會，達 5.7%。近一步分析，只有乳酸桿菌是有效的，降低 10.6% 機率，而混合多種的益生菌則無此效果，不管有無包含乳酸桿菌。[10] 上述《歐洲皮膚性病學會期刊》薈萃分析顯示，媽媽在懷孕期間補充益生菌，並讓嬰兒在出生以後也持續補充，能讓幼兒能減少 39% 的機會得到異位性皮膚炎，但只有在懷孕期間補充、或只有在出生後補充，卻沒有明顯效果。[6]

在腸道發生的食物敏感反應、腸道慢性發炎、黏膜滲透性異常、腸道菌失調，都和異位性皮膚炎的產生有關。富含乳酸菌或比菲德氏菌的益生菌（Probiotics）、以寡醣為主的益生原（Prebiotics），都能改善腸道菌相、減輕腸道發炎，有機會改善異位性皮膚炎或溼疹。

▌痤瘡

德國海德堡大學醫院腸胃科參與一項雙盲隨機對照試驗，有 82 位患者具有臉部紅色丘疹與膿皰，包括了：痤瘡、丘疹膿皰型酒糟、以及脂漏性皮膚炎等三種皮膚診斷。當中 20 位隨機分派為對照組，37 位為實驗組。所有患者都接受素食，以及外用皮膚藥物治療，包括：四環黴素、類固醇、A 酸。實驗組則接受一個月的口服益生菌治療，菌種為「Escherichia coli Nissle 1917」（Mutaflor®），每日 500 億菌落形成單位（CFU/g），這讓大家有點害怕的大腸桿菌，是「好的」大腸桿菌。

結果發現，益生菌補充組達到顯著改善、或完全痊癒的比例達到 89%，對照組僅有 56%，且前者生活品質顯著提升，沒有出現副作用。且臨床症狀的改善，和血清 IgA 免疫球蛋白的增加、促發炎激素第八型介白素的下降有關。[11]

此外，益生菌補充組的腸道菌叢，意外出現比菲德氏菌、乳酸菌開始佔優勢的現象（出現在 79%、63% 的受試者身上），1 公克糞便中具有 1000 萬菌落形成單位（CFU/g），兩者是著名的益菌，沒有補充益生菌的對照組則無變化。益生菌補充組的腸道壞菌（葡萄球菌、酵母菌、擬桿菌、變形菌、檸檬酸桿菌、克雷伯氏菌）偵測率，也從 73% 降至 14%，對照組則無變化。研究人員還發現，益生菌補充組的糞便質地、顏色與味道，明顯變得正常。[11]

許多民眾看到自己糞便，感到膽戰心驚：軟便、黏便、臭便。這項研究帶來的福音，讓你每天早上可以在自己的馬桶中看到！

有趣的是，論文作者稱這些臉部的發炎性皮膚病為「腸源性臉部皮膚病」（Intestinal-borne facial dermatoses）。腸道壞菌會侵入黏膜屏障，消耗黏膜中的免疫球蛋白 A（IgA），接著活化了免疫系統，升高了發炎

激素如第八型介白素、甲型腫瘤壞死因子，吸引了單核球聚集在皮膚先前已有的病灶上，促進發炎，導致皮膚炎的產生。

相反地，補充的 Escherichia coli Nissle 1917 益生菌，在腸道形成保護性的生物膜（Biofilm），改善腸道蠕動、黏膜障壁功能，所製造的短鏈脂肪酸可以增加黏膜的營養組成，能更好吸收水分與鈉鹽，產生較成形的糞便。更重要的是，黏膜障壁增強後，壞菌無法穿透到血液中，減少了系統性發炎，這類「腸源性臉部皮膚病」也減少了。[11]

為何益生菌能夠改善皮膚發炎？

腸道補充的益生菌能影響「調節型」T 細胞（Treg）的製造，降低 B 細胞、助手 T 細胞反應，透過抑制發炎細胞激素、促進 sIgA 抗體的製造、製造抗發炎的丁酸[12]；也能改善系統性發炎與氧化壓力，進而降低皮膚與毛囊周圍的發炎現象、減少物質 P 的促發炎效果、改善皮膚障壁作用、降低皮脂細胞的脂肪分泌（透過第二型類大麻受體）、抑制痤瘡桿菌生長、透過腸腦軸改善心理抗壓力。[13]

▋ 乾癬

一項為期八週的雙盲隨機對照試驗中，26 位乾癬症患者被分派服用嬰兒比菲德氏菌（Bifidobacteria infantis 35624），每日 100 億菌落形成單位，或安慰劑。在補充前，乾癬症患者具有比健康人更高的發炎因子（C 反應蛋白、甲型腫瘤壞死因子），補充後則具有比對照組更低的上述兩種發炎因子。此研究指出，益生菌不只改變腸道黏膜免疫，更能改善腸道之外的全身性免疫功能。[14]

另一項為期十二週的雙盲隨機對照試驗中，90 位斑塊型乾癬症患者接受標準治療（局部類固醇，或加上鈣泊三醇（Calcipotriol），額外

被分派服用益生菌或安慰劑，前者成分為長雙歧桿菌（Bifidobacterium longum CECT 7347），雷特氏 B 菌（B. lactis CECT 8145）與鼠李糖乳桿菌（Lactobacillus rhamnosus CECT 8361），總共十億菌落形成單位。

到了第十二週，乾癬症狀指數降低至少 75% 的比例，益生菌補充組為 66.7%，對照組為 41.9%，兩者有統計上顯著差異。醫師臨床病灶觀察達廓清、或幾乎廓清程度者，前者為 48.9%，後者為 30.2%。試驗結束後六個月的追蹤顯示，乾癬復發率前者為 20%，後者為 41.9%，有統計上顯著差異。腸道菌分析顯示，益生菌組的腸道小單孢菌屬（Micromonospora）、紅球菌屬（Rhodococcus）完全消失，柯林斯放線菌屬（Collinsella）、乳桿菌屬（Lactobacillus）則增加了。[15]

上述雷特氏 B 菌與鼠李糖乳桿菌已被發現有抗氧化效果，長雙歧桿菌具有抗發炎效果、以及調節腸道菌相。本研究指出：益生菌有效地調節了斑塊型乾癬症患者的腸道菌相，並且可作為輔助療法以改善乾癬症狀。[15]

▌女性泌尿道感染

加拿大一項薈萃分析中，針對患有反覆型泌尿道感染女性口服乳桿菌的療效進行分析，在排除無效菌種與安全性試驗後，口服乳桿菌者相較於對照組，前者出現反覆型泌尿道感染的風險降低了 49%。研究指出：口服乳桿菌能預防女性反覆型泌尿道感染，並且是安全的。[16]

泌尿道感染可導致、或肇因於陰道菌叢中的乳桿菌減少，致病菌如大腸桿菌因此在陰道定殖，接著移行到泌尿道。乳桿菌可能預防反覆型泌尿道感染，透過三大機轉：

- 在接受泌尿道感染的抗生素治療後，補充乳桿菌可以恢復陰道菌叢的平衡。
- 透過分泌乳酸，維持陰道酸鹼值在 4.5 以下。
- 製造殺菌的過氧化氫。[17]

特定的乳桿菌種屬，如鼠李糖乳桿菌（Lactobacillus rhamnosus GR-1）與捲曲乳桿菌（Lactobacillus crispatus CTV-05），能夠製造過氧化氫，造成細菌細胞膜壓力，預防大腸桿菌的生長、以及附著到陰道黏膜上。酵素乳桿菌（Lactobacillus fermentum B-54）則能成功在陰道環境附著與生長。[16]

▎陰道炎

台灣一項針對非懷孕女性陰道炎的系統性回顧與薈萃分析，含括了陰道細菌增生症（或稱細菌性陰道炎、細菌性陰道病，Bacterial vaginosis, BV）與／或外陰陰道念珠菌感染（Vulvovaginal candidiasis, VVC），在服用抗生素（抗細菌）的狀況下，發現額外補充益生菌比起額外加入抗黴菌藥物，前者降低了陰道炎復發的風險（勝算比 0.27），增加了治癒／緩解率（勝算比 2.28）。在陰道細菌增生症患者，益生菌治療能夠增加正常陰道菌叢（勝算比 4.55）。[18]

德國一項針對非懷孕女性陰道炎的系統性回顧與薈萃分析，探討口服混合型益生菌，包含四種乳桿菌種系：捲曲乳桿菌（Lactobacillus crispatus LbV 88, DSM 22566）、 加 氏 乳 桿 菌（Lactobacillus gasseri LbV 150N, DSM 22583）、詹氏乳酸菌（Lactobacillus jensenii LbV 116, DSM 22567）、鼠李糖乳桿菌（Lactobacillus rhamnosus LbV96, DSM

22560）或安慰劑，對於陰道細菌增生症的影響。結果發現，補充益生菌組比起對照組，陰道細菌指標顯著下降（勝算比為 3.9），顯示口服適當的乳桿菌種系，能夠改善陰道細菌增生症患者的陰道菌相。[19]

這是因為以上四種乳桿菌種系，生存於健康女性的陰道中，並同時具有多項優勢：觸媒（Catalase）與氧化酶（Oxidase）活性、酸化能力、製造細胞外的過氧化氫（抗菌）、利用肝醣（而能製造乳酸）、抑制壞菌生長（包括大腸桿菌、陰道加德納氏菌、白色念珠菌等）等。[19]

凝結芽孢桿菌（Bacillus coagulans），又稱芽孢乳酸菌（Lactobacillus sporogene），是可產生乳酸的革蘭氏陽性菌。一項臨床試驗針對 70 位有陰道症狀的育齡女性，在前四天只使用含有凝結芽孢桿菌的陰道灌洗液與陰道塞劑，在第四天開始才使用根據陰道抹片結果的抗生素療程，為期十天，這段時間持續使用含有凝結芽孢桿菌的陰道灌洗液與陰道塞劑，並在第二十天回診接受評估。結果發現，陰道酸鹼值有下降（偏酸），陰道症狀如：外陰陰道搔癢、燒灼感、陰道不適、陰道分泌物等都顯著改善，且在前四天只用益生菌的狀況下，三項陰道症狀（外陰陰道搔癢、燒灼感、陰道不適）比加上抗生素後改善得更多。[20]

外陰陰道症狀的改善，可能和凝結芽孢桿菌產生乳酸的能力、以及免疫調節能力有關。過去研究發現，它能同時活化免疫、增加抗發炎的細胞激素、上調生長因子，改善受傷後或發炎後的組織修復。[21]

益生菌一般建議劑量為每天 50 ～ 300 億 CFU（菌落形成單位）。

✿ 02 魚油對皮膚的效用

▌曬傷、光老化與皮膚癌

　　魚油在紫外線相關的一系列皮膚症狀中，包括：曬傷、光敏感疾病、光老化、光癌化等，具有明確的保護能力。[22]

　　英國曼徹斯特大學皮膚醫學中心團隊將 42 位健康人隨機分組，實驗組每日攝取 4 公克的魚油，其中 95% 為 EPA（3.8 公克），4% 為其他 ω-3 脂肪酸（0.16 公克），對照組則攝取 4 公克的油酸（oleic acid, OA，也就是橄欖油），為單元不飽和脂肪酸，皆為期三個月。結果，實驗組的皮膚 EPA 濃度，上升到補充前的 8 倍，且在紫外線照射的最小紅斑劑量（Minimal erythema dose, MED）平均由 36 毫焦耳／平方公分，上升到 49 毫焦耳／平方公分，顯示防曬能力增加，而對照組無變化。

　　在紫外線產生皮膚細胞 DNA 損壞時，會啟動抑癌的 p53 基因，增加 p53 轉錄因子表現，協助 DNA 的修復。當 p53 基因產生突變時，和皮膚癌的發生有關。實驗組上皮細胞表現 p53 的比率，由原先的 16 個降為 8 個／每百個上皮細胞，顯示較少造成對皮膚細胞 DNA 的破壞，對照組無變化。此外，周邊血液淋巴球照射紫外線後的 DNA 破壞產物，在實驗組也明顯下降，對照組無變化。

　　EPA 補充組減少了紫外線引發的紅斑、皮膚 p53 表現下降、DNA 破壞產物減少，顯示 EPA 能預防紫外線引發的一系列基因毒性，長期補充魚油可能降低皮膚癌的發生。[23]

　　該團隊再將 79 位女性進行隨機分派，實驗組每日攝取 5 公克的魚油，內含約 3.5 公克的 EPA，以及 0.5 公克的 DHA，對照組則攝取相同重量的甘油類脂肪酸，為期十二週，測試皮膚（臀部）對紫外線的反應，

以及測量脂肪酸代謝產物。到了第十二週，魚油補充組比起對照組，前者在紅血球、以及真皮的 EPA 濃度都明顯提高，AA（花生四烯酸）／ EPA 比率，也就 ω-6 ／ ω-3 脂肪酸濃度比率降低，在紅血球為 4:1（對照組為 15:1），在真皮為 5:1（對照組為 11:1），抗發炎能力顯著增強。

在進行魚油補充之前，紫外線照射增加了前列腺素 E2（PGE2）、12-HEPE（12-hydroxyeicosatetraenoic acids）、以及 PGE3。補充魚油後，在沒有照射紫外線的皮膚，發炎性的 PGE2 減少了，照射紫外線處，EPA 的代謝產物 12-HEPE、PGE3 則增加，代表皮膚發炎狀態減輕。此外，PGE2 ／ PGE3 比率在未照射或有照射紫外線的皮膚都減少，12-HETE（12-hydroxyeicosatetraenoic acids）/12-HEPE 比率在照射紫外線的皮膚也降低，都代表皮膚的抗發炎能力增強。[24] 許多證據支持魚油能為皮膚帶來的癌症預防作用，此研究闡述的抗發炎機轉會是重要關鍵。[25]

近一步針對皮膚抗癌免疫的研究中，該研究團隊又將 79 位女性進行相同之隨機分派介入，測試皮膚（中背部）在紫外線（模擬日光）照射後，再接觸鎳貼片以引起發炎反應，兩組所產生的免疫抑制反應，是否有所不同。結果發現，在 3.8 焦耳／平方公分的紫外線照射後再接觸鎳，對照組的發炎反應下降了 21.4%，魚油補充組的發炎反應下降了 0.5%，兩者在統計上顯著差異，表示後者較無免疫抑制現象。由於紫外線暴露導致皮膚局部免疫反應下降，是形成皮膚癌的另一重要機轉，藉由補充魚油可以減輕免疫抑制，能用於預防皮膚癌。[26]

▌ 乾癬症

補充魚油，對於乾癬患者可能有益。大型薈萃分析顯示，補充 ω-3 脂肪酸明顯降低乾癬嚴重度，在乾癬範圍與嚴重度指標（Psoriasis Area and Severity Index, PASI）量表降低了 1.58 分，包括減少了紅斑與脫屑。在較高劑量補充時，同時也能降低搔癢、紅斑與脫血。[27]

▌痤瘡

在一項初步研究中，痤瘡患者每日服用魚油中的二十碳五烯酸（EPA）1000 毫克，外加兒茶素（EGCG）200 毫克、葡萄糖酸鋅 15 毫克、硒 200 微克、鉻 200 微克，為期兩個月，發現臉部平均痤瘡數量從 62.8 顆降至 40.4 顆，發炎性痤瘡病灶平均從 20.8 顆降至 6.8 顆。此外，在生活品質得分（包括心理、情緒、社交層面）平均改善 24%，並未與病灶數量的改善相關，這有可能因為：營養補充直接改善了大腦的情緒狀態。[28]

EPA 或 DHA 這類 ω-3 多元不飽和脂肪酸，能改善痤瘡相關的發炎機轉，包括：mTORC1 激酶、SREBP1、TLR-2、TLR-4、發炎體等，可能因此減輕痤瘡。[29,30]

魚油一般建議劑量為每天 1000 ～ 3000 毫克。由於 EPA 具有較強抗發炎能力，EPA/DHA 組合比例應大於 2，EPA 建議量為每天 1000 ～ 2000 毫克。

◈ 03 維生素對皮膚的效用

▌維生素 C

德國柏林夏里特醫院（Charité-Universitätsmedizin Berlin）皮膚性病暨過敏科研究團隊，將 33 名健康受試者進行分組，每日補充維生素 C 100 毫克或 180 毫克，或是安慰劑。他們藉由最新技術，稱為電子順磁

共振（Electron paramagnetic resonance, EPR）光譜儀，來測量右手前臂內側的皮膚自由基清除能力。他們原本每天從蔬果攝取到的維生素 C 約為 76 毫克（標準差為 ± 40 毫克）。四周後，他們發現每日補充維生素 C 100 毫克者，皮膚自由基捕捉能力提升了 22%，補充維生素 C 180 毫克者則提升了 37%，安慰劑組無改變。這項研究證實了每日補充維生素 C，能有效提升皮膚自由基捕捉能力。[31,32]

德國慕尼黑大學（Ludwig-Maximilians-Universität München）皮膚科診所將 20 位健康人進行隨機分組，一組每日攝取維生素 C 2000 毫克，加上維生素 E 1000 國際單位（IU），另一組攝取安慰劑，為期八天，研究人員進行紫外線照射，測量其最小紅斑劑量（Minimal erythema dose, MED）。結果發現，兩組介入前的最小紅斑劑量都是 80 毫焦耳／平方公分，攝取維生素 C ／ E 組在八天內增加到了 96.5 毫焦耳／平方公分，顯示防曬能力變強，安慰劑組則減少至 68.5 毫焦耳／平方公分。攝取維生素 C ／ E 組的皮膚血流下降，但安慰劑組則上升，反映出前者發炎減輕，後者發炎加劇。

研究顯示：簡單透過口服補充足量維生素 C ／ E，就能減少曬傷反應，意味著降低紫外線皮膚損害的後果，更有可能避免光老化、或是皮膚癌的致病機轉。此重要研究登載於《美國皮膚醫學會期刊》。[33]

德國慕尼黑大學皮膚科診所再針對 18 位成年人，當中 14 位具有黑色素細胞瘤、基底細胞癌、鱗狀上皮細胞癌的病史。他們每日口服維生素 C 2000 毫克，加上維生素 E 1000 國際單位（α - 生育醇，D-α -tocopherol），為期九十天，研究人員進行紫外線照射，測量其最小紅斑劑量。實驗介入前，受試者血清維生素 C、維生素 E 濃度平均為 11.6 毫克／公升、21.0 毫克／公升，在三個月的補充之後，提升為 18.2

毫克／公升、38.8 毫克／公升，最小紅斑劑量從 80 毫焦耳／平方公分，變為 113 毫焦耳／平方公分。

此外，透過皮膚切片與免疫組織化學技術，測量細胞 DNA 損壞指標，也就是胸腺嘧啶二聚體（Thymine dimer）。紫外線照射後二十四小時，具有胸腺嘧啶二聚體的細胞在每公釐表皮為 82.0 個，在三個月補充維生素 C ／ E 後，大幅降低為 48.2 個，這顯示維生素 C ／ E 能夠保護皮膚細胞，免於紫外線引發的 DNA 損壞。[34]

維生素 C 一般建議劑量為每天 500 ～ 3000 毫克。

▋ 維生素 D

《美國皮膚醫學會期刊》一篇波蘭研究中，提供成年異位性皮膚炎患者（年齡介於 18 至 50 歲，平均 30 歲）每天補充維生素 D2000 國際單位，為期三個月，對照組為健康人，在進行補充前，兩組血清維生素 D 濃度並無差異。結果發現，血清維生素 D 濃度不到 30 奈克／毫升的患者（佔了 82.4%），比起濃度在 30 奈克／毫升以上的患者（佔了 17.6%），前者出現細菌感染的機率顯著增高。服用維生素 D 的異位性皮膚炎患者，其皮膚症狀分數（SCORAD index）顯著改善，從 45.1 降至 25.7，E 型免疫球蛋白 IgE 濃度從 1147.6 降至 994.9 國際單位／毫升，血清維生素 D 濃度從 7.4 升至 13.1 奈克／毫升。研究支持口服補充維生素 D，能夠改善異位性皮膚炎症狀，是安全且耐受性佳的治療方式。[35]

哈佛醫學院研究團隊在蒙古烏蘭巴托市，進行針對罹患冬季相關異位性皮膚炎孩童的雙盲隨機對照試驗。患者平均 9 歲，6 成為男生。研究者給予患童口服維生素 D 每日 1000 國際單位，或者安慰劑，為期一個月。兩組都給予孩童與父母潤膚劑，提供關於異位性皮膚炎與基本皮

膚照顧的衛教。結果發現，補充組比起對照組，前者溼疹分數（包含範圍與嚴重度）顯著改善較多，兩組分別降低了 6.5 分與 3.3 分。口服維生素 D 改善了孩童的冬季相關異位性皮膚炎，特別他們可能在冬天有維生素 D 缺乏的情形。[36]

在皮膚科領域，已有多種外用維生素 D 衍生物的應用，包括：鈣泊三醇（Calcipotriol）、骨化三醇（Calcitriol）、Tacalcitol，用於治療尋常性乾癬，具有高的療效與良好的耐受性。[37] 考科蘭資料庫顯示，治療乾癬運用外用類固醇合併鈣泊三醇，效果比起單用類固醇、或者維生素 D 衍生物都好。[38]

外用鈣泊三醇（0.005%）也開始應用在圓禿，效果與外用類固醇相當，甚至有更明顯、更快作用的趨勢。[39]

在美國大型的「護士健康研究」（Nurses' Health Study）與「健康專業人士追蹤研究」（Health Professionals Follow-up Study）中，發現每天從飲食與額外補充中所攝取的維生素 D，並未帶來皮膚癌症的預防效果，對黑色素細胞瘤、鱗狀上皮細胞癌的風險沒有影響，但基底細胞癌風險升高了。每日攝取維生素 D 總量或飲食中攝入最高的族群，比起最低者多了 1 成機會。就預防皮膚癌的立場上，研究並不支持從飲食、或營養補充維生素 D。[40]

若懷疑有維生素 D 缺乏，建議先接受血液檢驗，確認不足後再攝取，補充範圍在 2000 到 10000 國際單位，維持 25- 羥基維生素 D 血液濃度在 40 到 60 奈克／毫升（ng/ml）之間，相當於 100 至 150 奈莫耳／公升（nmol/L）（換算公式：1.0 nmol/L = 0.4 ng/mL）。若未抽血檢驗數值，建議低劑量補充如每日 400 ～ 1000 國際單位（四百國際單位（IU）的維生素 D，等於十微克維生素 D）。

維生素 D 的另一重要來源是日曬，前文強調防曬的重要，那麼，塗抹防曬乳會不會降低我們的維生素 D 濃度呢？根據《英國皮膚醫學期刊》文獻回顧，現有證據支持，防曬乳對維生素 D 濃度未造成影響。[62]

維生素 B 群

維生素 B₃（菸鹼酸）

澳洲雪梨皇家阿爾弗雷德王子醫院安德魯‧C‧陳（Andrew C. Chen）等人在《英國皮膚學期刊》的研究中，292 位受試者被隨機分組，一組每天口服兩次 500 毫克菸鹼醯胺，另一組服用安慰劑，經過十二個月後，發現前者能有效減少經皮水分散失（Transepidermal water loss, TEWL），在額頭為減少 6%，在四肢為 8%。[41] 這顯示菸鹼醯胺能減少經皮水分散失，增加角質層含水量。因為它能增加神經醯胺、游離脂肪酸、膽固醇的製造，儲存在細胞間隙，能應用在異位性皮膚炎的治療上。

事實上，4% 菸鹼醯胺凝膠早已外用於皮膚治療，明顯改善肝斑的色素沉澱，效果接近淡斑藥膏氫醌（Hydroquinone），但紅、癢、灼熱的副作用更少，因它能抑制黑色素小體從黑色素細胞到角質細胞的傳送過程；能減輕皮膚老化症狀，包括：皺紋、曬斑，並增加皮膚彈性；能改善痤瘡，可能和它控油、抗發炎、修復的特性有關。[42]

賓州匹茲堡大學醫學中心一項研究中，針對 198 位痤瘡患者（部分患者也同時合併酒糟），提供八週口服菸鹼醯胺補充，每日劑量為 750 毫克，添加鋅 25 毫克、銅 1.5 毫克、葉酸 500 微克，並追蹤他們發炎性病灶的狀況。服用完四週，有 79% 患者自覺有明顯或非常大的改善。服完八週後，單用菸鹼醯胺的患者（佔 74%），和那些同時服用抗痤瘡抗生素的患者（佔

26%）相比，自覺改善程度是相當的。研究顯示菸鹼醯胺應用在痤瘡的潛力，但這初步的發現，仍須更嚴謹的研究設計來驗證。[43]

《皮膚醫學彙刊》（Archives of Dermatology）一項小型研究中，針對 18 位水皰型天皰瘡（Bullous pemphigoid）患者，提供口服 500 毫克菸鹼醯胺每天 3 次，合併 500 毫克四環黴素每天 4 次，或傳統治療類固醇每天 40 ～ 80 毫克。前者達到完全改善的比率為 42%，後者僅為 17%。前者也較少副作用，而後者有較多高血壓、糜爛性胃炎、嚴重感染、甚至有一例因敗血症死亡。口服 1500 毫克菸鹼醯胺合併四環黴素使用，可作為此種嚴重皮膚病變的治療選項。[44]

一項小型雙盲對照試驗中，針對尋常性天皰瘡（Pemphigus vulgaris）患者，比較外用 4% 菸鹼醯胺凝膠，或安慰劑藥膏的效果，發現病灶處的上皮化指數（Epithelialisation index）前者較高，增加 26 單位，但後者則減少 5.8 單位[45]。儘管菸鹼醯胺改善天皰瘡的機轉尚不清楚，可能和它的抗發炎特性有關，包括：能抑制第 1β 型介白素、第 6、8 型介白素、腫瘤壞死因子等。[46]

口服菸鹼醯胺能改善癌前病變。澳洲雪梨皇家阿爾弗雷德王子醫院進行另一項研究，具有至少 4 個或以上日光性角化（Actinic keratosis）病灶的患者被分為兩組，一組連續四個月每天早晚各吃 500 毫克菸鹼醯胺，一組則吃安慰劑，前者減少了 35% 的病灶數量。[47]

安德魯·C·陳等人更進一步驗證運用口服菸鹼醯胺，是否能預防皮膚癌。受試族群為在過去五年中，至少出現兩處非黑色素細胞瘤的皮膚癌，後來一共 386 位受試者進行隨機分組，一組每天口服兩次 500 毫克菸鹼醯胺，另一組服用安慰劑，為期十二個月，每三個月就接受皮膚科醫師評估，為期十八個月，觀察是否出現新的非黑色素細胞瘤的皮膚

癌病灶，以及其他相關病理。

試驗到了第十二個月，和對照組相比，口服菸鹼醯胺者出現非黑色素細胞瘤的皮膚癌機率降低了 23%，包括新的基底細胞癌機率降低 20%，以及新的鱗狀上皮細胞癌降低 30%。而癌前病變，亦即日光性角化，在第三個月、六個月、九個月、十二個月時，和對照組相比，口服菸鹼醯胺者的新病灶發生機率也降低了 11%、14%、20%、13%。口服菸鹼醯胺者與對照組，在副作用上並無差別。

在歐美，皮膚癌是十分常見的癌症，和長期的日光紫外線暴露有關。陽光在皮膚上產生免疫抑制作用，皮膚癌患者可能對陽光的此項作用也特別敏感，菸鹼醯胺則發揮了免疫保護作用。此項研究指出，對於皮膚癌患者與高風險族群，口服菸鹼醯胺會是有效且安全的治療，其價值不可言喻，刊登於最頂尖的《新英格蘭醫學期刊》中。48

一般建議劑量每天 200～500 毫克。口服菸鹼醯胺安全劑量在每日 3 公克以下，若超過此劑量，需要注意肝功能變化，特別是比上述研究劑量高上許多時。因案例報告顯示，每日大於 9～10 公克的菸鹼醯胺，可造成急性肝炎，雖在停藥後可恢復。49

維生素 B_5（泛酸）

美國紐約一項研究中，從皮膚科門診招募輕度至中度痤瘡患者，他們有 50 個以上的發炎或非發炎痤瘡病灶，後來總共有 41 位進入隨機分組：一組每日攝取以泛酸為主的營養補充，每次 2 顆，每天兩次，共含 2.2 公克的泛酸。另一組則吃安慰劑，為期十二週，觀察其皮膚病灶數目的改變、以及生活品質。

到了試驗第十二週，服用泛酸組的整體臉部病灶數量減少達 68%，

相較於對照組差異十分顯著。整體非發炎性病灶、下巴痘、左臉頰痘的大幅減少，皆與對照組呈現顯著差異。達到最佳效果，也就是幾乎乾淨的皮膚、些許非發炎病灶、與不多於一個發炎病灶的程度，在泛酸組比例為 43%，對照組為 14%。

在皮膚科生活品質指標（Dermatology Life Quality Index, DLQI）測量上，若得分愈高，代表生活品質較差。兩組本來是中度影響生活品質，在 7.6 ～ 9.5 分之間，統計上無差異，經治療後泛酸組剩 1.9 分，對照組 5.3 分，前者明顯擁有較佳生活品質。臨床醫師的整體進步評估上，能進步一個級距（總共五級）的比例：泛酸組 86%，對照組僅 36%。兩組並未出現與試驗相關的副作用。[50]

泛酸為何能夠發揮療效？泛酸轉化為輔酶 A 後，促進脂質代謝與細胞機轉，影響角質細胞的增生與分化，改善了表皮屏障功能。[51] 此外，泛醯巰基乙胺酶（Pantetheinase）是在輔酶 A 分解過程中，用來回收泛酸的重要酵素，缺乏此酵素的老鼠會出現加劇的發炎反應。此酵素在人體白血球的細胞膜與胞內含量豐富，扮演免疫調節作用。[52]

一般建議劑量每天 10 ～ 300 毫克。

生物素（維生素 B₇）

過去曾有研究發現，具有原發性脆甲的患者，每天服用生物素 2.5 毫克，持續六到十五個月，可增加指甲板厚度達 25%。但也有研究指出，生物素並不對所有患者有效，通常每日劑量在 1.0 ～ 3.0 毫克之間，至少持續兩個月才能開始看到效果。仍需更多臨床研究來驗證補充生物素的療效。[53]

脆甲的治療，還是需要結合外用保溼、塗抹油脂，口服補充維生素 C、

維生素 B_6、維生素 D、鐵、鈣、胺基酸、明膠（Gelatin）一起來改善。[53]
一般建議劑量每天 25 ～ 300 微克。

▋維生素 A

維生素 A 的衍生物外用 A 酸，在使用數個月以後，可以改善日照老
化的病灶，包括表皮角化減少、皮膚不均改善、色素淡化、新膠原蛋白
在乳突真皮中形成，使用更久還能持續進步。這顯示了維生素 A 相關的
訊息傳導，對於保護皮膚免於紫外線傷害、預防皮膚老化極為重要，也
用於板塊型乾癬的治療。

德國一項薈萃分析發現，補充 β 胡蘿蔔素確實能夠預防曬傷，需要
至少補充十週能觀察到明顯效果，且每多一個月的補充，能夠增加 0.5
個標準差的保護效果。因此，口服補充 β 胡蘿蔔素的光保護效果，隨時
間長度而增加。此外，類胡蘿蔔素能達到內在防曬的效果，相當於防曬
係數 4。[54]

南韓首爾國立大學醫學院的一項研究中，將 29 位年齡在 49 ～ 68 歲
之間（平均 57 歲）的女性，進行隨機分組，一組每天服用 30 毫克（低
劑量）的 β 胡蘿蔔素，另一組服用 90 毫克（高劑量）β 胡蘿蔔素，為
期九十天，運用皮膚皺紋量度測試儀、多功能皮膚檢測系統，測量她們
臉部皮膚皺紋、彈性的變化，並以臀部皮膚進行紫外線暴露，進行曬傷
與染色體傷害研究。

結果顯示，低劑量 β 胡蘿蔔素補充組的臉部皮膚明顯改善，包括在
粗糙深度（depth of roughness）、平滑深度（depth of smoothness）、
計算平均粗糙度（arithmetic average roughness）等指標，顯示皺紋減少；
在高劑量組則無明顯改變。低劑量 β 胡蘿蔔素補充組在皮膚的淨彈性

（net elasticity）上，有明顯改善，但高劑量組仍無明顯改變。低劑量 β 胡蘿蔔素補充組在第一型膠原基因表現明顯增加，高劑量組無差別。

在紫外線照射下，低劑量組的紅斑指數（Erythema index, EI）降低，顯示較不容易曬傷。另外，高劑量組的最小紅斑劑量（Minimal erythema dose, MED）顯著降低，這表示皮膚變得更容易曬傷，相反地，低劑量組無變化。破壞細胞染色體的測量上，紫外線誘發 DNA 氧化破壞的產物 8-OHdG（8-hydroxy-2 -deoxyguanosine），以及含有這種破壞產物的細胞數量，在低劑量組顯著減少，顯示 β 胡蘿蔔素發揮了細胞保護作用，高劑量組無差別。[55]

根據過去研究，藉由口服補充維生素 A，可讓皮膚的 β 胡蘿蔔素濃度，提升到原本的 17 倍之高。皮膚中的 β 胡蘿蔔素主要分布在表皮層，也是短波紫外線主要被吸收的地方。紫外線接觸表皮細胞後，產生活性氧與自由基，傷害細胞基因 DNA、減少膠原蛋白生成、增加基質金屬蛋白酶（MMP）、皮膚發炎等系列危害，稱為光老化。此時，維生素 A 可以清除活性氧與自由基，具有抗氧化（Anti-oxidant）作用，因而能減少皺紋與皮膚基因傷害。

但有證據指出，高量的維生素 A 反而有促氧化（Pro-oxidant）作用，導致脂肪過氧化，血鐵質氧化酶 -1（Heme oxygenase-1, HO-1）、第六型介白素過度表現的問題。[55] 大型研究也發現，口服 β 胡蘿蔔素不僅沒有癌症保護效果，還提高了肺癌風險。[56] 因此，在補充 β 胡蘿蔔素或維生素 A 時，應該避免高劑量，可以併用其他抗氧化劑，如維生素 C、維生素 E、硒等。[57]

在工業化國家，每日攝取蔬果估計可補充 1.7 至 3 毫克的原維生素 A。從飲食補充是安全的。在日光照射前，建議服用 β 胡蘿蔔素 60 毫克，

每天 3 次、為期兩週，可以預防多形性日光疹。[58]

　　原則上由食物攝取較佳，若懷疑有缺乏才額外補充。維生素 A 建議補充劑量：每日 5000 ～ 10000 國際單位，β 胡蘿蔔素為每日 10000 ～ 15000 國際單位，類蘿蔔素建議每日 5 ～ 10 毫克（10000 國際單位為 3 毫克）。

▌維生素 E

　　維生素 E 存在於皮脂中，因此，在皮脂腺缺少的皮膚部位中，維生素 E 的量就會少。通過口服維生素 E 400 毫克，連續三週，可在臉部皮脂測量到顯著提高的維生素 E 濃度。外用的維生素 E 可以減輕急性紫外線照射的皮膚紅疹、脂肪氧化，並且減少曬傷細胞，持續使用可以減少皺紋形成。[57]

　　義大利一項單盲隨機對照試驗中，將 96 位患有異位性皮膚炎的患者隨機分派，每日口服維生素 E 400 國際單位（268 毫克），或者服用安慰劑，為期八個月，追蹤病情變化。結果發現，服用維生素 E 組有 8 成出現顯著不同程度的皮膚改善，包括：臉部紅疹與苔蘚化減少、皮膚癒合等，安慰劑組僅有 1 成。前者出現很大改善、或幾近痊癒者，血清 IgE 濃度降了 62%，後者僅降 34%。補充口服維生素 E，是異位性皮膚炎很有效果的治療策略。[59]

　　乾癬症患者接受 PUVA 光照療法（長波紫外線 UVA ＋補骨脂 Psoralen）時，容易導致皮膚發炎與退化性病變，可藉由補充維生素 E 來有效減輕副作用。在醫美手術中，運用較高濃度的口服維生素 E，每日 600 ～ 1000 國際單位，可以抑制過度的膠原合成反應，預防疤痕形成。[37]

　　此外，維生素 C 與輔酶 Q10 在皮膚中發揮與維生素 E 的協同作用，

將已經氧化的維生素 E 還原，因此可以增加維生素 E 的抗氧化特性。單獨運用維生素 E 或維生素 C 的光保護效果，只有 2 倍，一旦維生素 E 與維生素 C 併用，光保護效果可達到 4 倍。[57]

在雙盲臨床試驗中，比較口服維生素 E、維生素 C，或兩者併用，發現併用者在肝斑、色素性接觸性皮膚炎改善較多。在雙盲隨機分派對照試驗中，服用含維生素 E、維生素 C、維生素 A 與前花青素（Procyanidins）的營養補充品，顯著改善了肝斑分數，減輕黑色素。[60]

維生素 E 被發現與類胡蘿蔔素能協同清除自由基。德國杜賽朵夫大學一項研究中，健康受試者被分派為兩組，一組每日口服補充 25 毫克類胡蘿蔔素，另一組則服用同樣胡蘿蔔素，外加維生素 E（α-生育醇）335 毫克（500 國際單位），為期十二週。血清 β-胡蘿蔔素與 α-生育醇濃度，都有相對應的增加。背部皮膚的紫外線紅斑反應，在第八週以後都有顯著降低，額外補充維生素 E 組退紅較多，但未達統計差異。[61]

維生素 E 每日建議補充劑量：200 ～ 1200 國際單位。

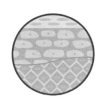

改善皮膚症狀的營養療法（中）：礦物質、胺基酸類與其他營養素

01 礦物質

鋅

　　法國一項臨床試驗中，30 位具有發炎性痤瘡的患者接受口服葡萄糖酸鋅（Zinc gluconate）每日 30 毫克，為期兩個月，並且在治療前、治療後一個月、兩個月分別進行痤瘡細菌採樣。結果發現，患者在發炎性痤瘡數量上明顯減少，不管是否具有痤瘡桿菌。這可能和鋅能夠抑制發炎反應（中性球的聚集、甲型腫瘤壞死因子的分泌）、刺激抗氧化酵素如超氧歧化酶有關。此外，體外實驗顯示，添加鋅還可以減少痤瘡桿菌對藥物治療（紅黴素）的抗藥性，且呈現劑量反應關係，也就是鋅濃度愈高，對紅黴素有抗藥性的痤瘡桿菌愈少。[1]

　　《英國皮膚醫學期刊》一項隨機對照試驗中，收納難治型病毒疣（尋常疣、足底疣、扁平疣）患者，他們有超過 15 個疣，且對現有治療反應差且復發。研究人員提供口服硫酸鋅或安慰劑（葡萄糖），硫酸鋅的給法是每公斤體重 10 毫克，含有 2.5 毫克元素鋅，若體重 60 公斤則給予 600 毫克硫酸鋅，這也是給予劑量的上限。研究刻意選擇了相當高的劑量。

檢測發現他們原先血液鋅濃度較正常人為低，平均值各為 62.5、87.8 微克／百毫升。在口服鋅組有 86.9% 在兩個月內達到病灶完全消失的目標，60.9% 在一個月內就達標，13.3% 在兩個月後至六個月仍無法達標。治療反應與血液鋅濃度增加程度直接相關，那 60.9% 在一個月內就達標的患者，血液鋅濃度達到 203.7 微克／百毫升，13.3% 無法達標的患者鋅濃度平均為 77.8 微克／百毫升。相對地，安慰劑組無任何改善出現。[2]

口服鋅組出現的副作用屬輕微，包括：噁心（100%）、嘔吐（12.7%）、上腹痛（13%），可能和較高補充劑量有關。這項研究仍有受試者中斷率高、樣本數偏低等限制。[2]

南韓一項研究中，提供圓禿患者口服葡萄糖酸鋅（Zinc gluconate）每日 50 毫克，為期十二週，且未接受其他治療，評估其頭髮生長狀況。結果發現血清鋅濃度顯著從 56.9 微克／分升提升到 84.5 微克／分升，66.7% 患者出現正向治療反應，不過未達統計顯著性。有正向治療反應者所增加的鋅濃度，比起沒有正向反應者顯著增加得更多。因此，對於鋅濃度較低的圓禿患者，補充口服鋅是有效的輔助療法，也可在標準治療效果不佳時應用。這可能是因為鋅是毛囊退化的強力抑制劑，並且可以加速毛囊恢復。[3]

事實上，脂漏性皮膚炎的外用藥，如匹賽翁鋅（Zinc pyrithione）、硫化硒（Selenium sulfide）等，就包含了鋅、硫、硒等礦物質的應用，具有抗菌消炎作用。

口服鋅的補充劑量，依所含元素鋅為主，每日小於 1 毫克／每公斤體重是安全的 [2]，一般建議 12 至 15 毫克。

▋ 矽

矽能刺激膠原合成，維持結締組織功能與修復。維持較高濃度的血清矽，對皮膚老化症狀、脆弱毛髮與指甲有助益，還能協助骨礦物質化、改善骨質疏鬆、動脈硬化、阿茲海默症等。[4]

比利時安特衛普大學（University of Antwerp）卡洛姆（Calomme）等人的一項雙盲隨機對照試驗中，50 位女性具有光傷害症狀的臉部皮膚，分派每天口服補充 10 毫克的矽，採用以膽鹼穩定的原矽酸型態（Choline-stabilized orthosilicic acid, ch-OSA），或是安慰劑，為期二十週。結果，皮膚粗糙度在對照組惡化了，皺紋深度增加了 8%，在矽補充組則減少了 16%，皮膚粗糙度顯著改善。皮膚彈性在對照組也惡化，在矽補充組顯著改善。毛髮與指甲脆弱度，在矽補充組顯著改善。[5]

同一研究團隊繼續針對 48 位在頭皮枕部具有纖細毛髮（相對於正常、粗大，較不屬於雄性禿型態）的女性，提供上述矽口服補充品，每日 10 毫克矽，或安慰劑，為期九個月。結果發現，矽補充組的彈力梯度（Elastic gradient）改變較小（-4.5%），對照組則為（-11.9%）。能承受斷裂的重量（Break load），在對照組明顯降低較多（-10.8%），矽補充組則為（-2.2%）。頭髮斷面範圍在矽補充組顯著增加，但對照組無改變。有趣的是，矽的尿液排泄量改變增加愈多，頭髮斷面範圍也愈大。顯然，口服補充矽可以增加頭髮強韌度，並且讓頭髮變粗壯。[6]

在一項雙盲隨機對照試驗中，針對 22 位健康女性（年齡在 22 ～ 38 歲間）提供口服矽補充品，為在法國盛行的有機矽型態（Monomethylsilanetriol, MMST），且達每日最大建議劑量 10.5 毫克，或安慰劑，皆為期四週，並且在期滿時互換組別，再進行四週。結果發現，補充組的空腹血清矽濃度顯著提升，此口服補充品所貢獻的矽，在

血清為 50%，在尿液為 10%。試驗期間未出現任何不良反應。

　　研究指出補充有機矽型態，與生理產生的無機矽，即原矽酸（Orthosilicic acid, OSA），同是安全且吸收良好，是合適的矽補充劑。[7] 矽尚無建議補充劑量。

▋ 硒

　　前文提到，硒蛋白對於正常角質細胞功能、皮膚發育、傷口癒合是必要的，且乾癬患者被發現硒濃度比健康人低。然而，硒的治療窗口很窄，補充劑量在 0.1 ～ 1.0 微克／公斤體重之間，也就是體重 60 公斤的成人，硒治療劑量在 6 ～ 60 微克，若補充必須十分謹慎。

　　若每天攝取達到 400 微克以上，可能造成硒中毒。急性或慢性硒中毒的症狀包括：噁心、嘔吐、疲倦、易怒、脆甲或指甲變色、毛髮脫落、呼吸有蒜頭臭味等。[8-10]

　　一般建議補充劑量每日 50 ～ 100 微克。美國的硒每日攝取量訂為 55 微克（14 歲以上），原則上，從肉類、蔬菜、堅果，就能攝取到足夠的硒。[9]

02 胺基酸類

▋ 水解膠原

　　外用的膠原產品由於分子量過大（130 ～ 300 kDa），無法滲透進表皮，也無法改善皮膚質地。但口服具有生物活性的膠原胜肽，包括：「脯胺酸－羥基脯胺酸」、「甘胺酸－脯胺酸－羥基脯胺酸」，卻因為較小

的分子量，能有效地吸收而分布到全身組織。膠原胜肽能活化纖維母細胞，製造膠原、彈力蛋白、玻尿酸。[11]

一項雙盲對照試驗中，120 位健康受試者被隨機分派為兩組，一組每天喝一瓶 50c.c. 的「營養藥妝品」（Nutricosmeceutical），另一組則喝安慰劑，為期九十天。此「營養藥妝品」含有：5000 毫克的水解第一型膠原（分子量為 0.3 ～ 8 kDa）、玻尿酸、琉璃苣油、N- 乙醯醣胺，以及抗氧化物（包括白藜蘆醇、茄紅素、輔酶 Q10、石榴、巴西莓、肌肽）。

結果發現，服用「營養藥妝品」組在皮膚彈性有顯著改善，增加了 7.5%，皮膚質地也改善。有趣的是，在主觀感受上，該組有 9 成以上認為皮膚保水度、彈性改善，9 成以上認為指甲變強壯、健康，8 成以上認為頭髮變強韌、變粗，7 成 7 認為關節改善，9 成 8 認為生活品質改善。補充水解膠原等複方營養補充，確實發揮了光保護效果、且改善皮膚健康。[11]

膠原蛋白尚無建議劑量。

▎ 麩胱甘肽

麩胱甘肽（Glutathione），是由人體細胞製造最強大的內生性抗氧化劑之一，是由「麩」胺酸、半「胱」胺酸、「甘」胺酸所組成的三胜肽。它帶來皮膚美白效果的機轉包括：

● 直接抑制酪胺酸酶（黑色素製造的關鍵酵素）：透過結合該酵素含銅的活性結構。

● 間接抑制酪胺酸酶：透過抗氧化效果，清除了自由基與過氧化物。

- 促進棕黑色素（Pheomelanin）製造，而減少真黑色素（Eumelanin）的形成，後者是斑點主要的黑色素。
- 調節其他抗黑色素細胞的淡斑藥物作用。[12]

　　菲律賓一項開放性試驗中，招募費氏膚色分型為第四或五型的健康女性（黃種人常見膚色）共 30 名，都是在醫學中心工作的員工。她們口服含麩胱甘肽 500 毫克的口溶錠，為期八週，並檢測其皮膚色素。口溶錠劑型的好處是：直接透過口腔黏膜吸收，直接進入全身血流中，達到最高濃度，而不會因為經過腸胃黏膜吸收，而在肝臟的首渡效應中被分解。

　　結果發現，到了第八週，不管是在接觸陽光皮膚（右手腕外側）、或不接觸陽光皮膚（胸骨中央），黑色素程度都顯著地減輕，前者在第二週結束時就有顯著改善。所有受試者都報告黑色素改善，9 成認為有中度改善。試驗中並未出現嚴重不良反應，血球計數與肝功能都正常。研究支持麩胱甘肽口溶劑型的皮膚美白效果與安全性。[13]

　　泰國一項雙盲隨機對照試驗中，招募 60 位醫學生，分派服用口服麩胱甘肽每天 500 毫克，或安慰劑，為期四週，運用兩種儀器測定全身 6 部位的皮膚黑色素，以及紫外線斑點、毛孔、平整度，包括：左臉、右臉、左側前臂外側（陽光暴露區）、右側前臂外側（陽光暴露區）、左側前臂內側（未暴露陽光區）、右側前臂內側（未暴露陽光區）。結果發現：到了第四週，服用口服麩胱甘肽者，6 個部位的黑色素都變淡了，紫外線斑點減少、毛孔變小、皮膚平滑度增加。與安慰劑組相比，服用口服麩胱甘肽者的右臉、與左前臂外側黑色素顯著較淡。[14]

　　麩胱甘肽的口服補充型式，被美國食品藥物管理局認為「通常安全」（Generally recognized as safe）。它在皮膚美白的建議口服劑量為：每天

每公斤 20 ～ 40 毫克，也就是 1 ～ 2 公克間，分為兩次服用。通常需要服用數個月到兩年，在達到目標膚色後，維持劑量為每天 500 毫克。[12]

　　靜脈注射麩胱甘肽的方式在全球已經常見，但菲律賓食品藥物管理局曾報告過不同嚴重度的過敏反應，從皮膚疹、到史帝文生・強生症候群（Stevens Johnson Syndrome, SJS）與毒性表皮溶解症（Toxic epidermal necrolysis, TEN），還有腎臟、甲狀腺障礙等，並且指出：在高劑量注射下 600 毫克至 1.2 公克，每週一至兩次時，缺乏安全性資料。當局核可靜脈注射麩胱甘肽的唯一適應症是：作為減輕化療藥物 Cisplatin 引起神經毒性的輔助療法。[12]

　　麩胱甘肽的飲食來源包括：蘆筍、番茄、酪梨、柳橙、核桃、乳清蛋白等。[12]一般建議口服補充劑量為每日 500 毫克到 1 公克。

▌N- 乙醯半胱胺酸

　　N- 乙醯半胱胺酸（N-Acetylcysteine, NAC）在體內會轉化為半胱胺酸，協助產生麩胱甘肽（Glutathione），是重要的抗氧化分子。它是常見的化痰藥，又是乙醯氨酚（普拿疼）中毒的重要解毒劑。

　　美國明尼蘇達州大學醫學院精神科強・格蘭特（Jon Grant）等人進行的隨機雙盲對照試驗中，讓拔毛症患者服用 N- 乙醯半胱胺酸每天 1200 ～ 2400 毫克，或安慰劑，連續十二週，發現前者有更明顯的拔毛症狀改善，其中服用 N- 乙醯半胱胺酸者，有 56% 出現「很大或非常大的改善」，服用安慰劑只有 16%。研究發現需要服用九週後，才開始看到明顯的進步。[15]

　　N- 乙醯半胱胺酸能調節前額葉對依核的神經調控，它是用麩胺酸作為傳導物質的，又能增加大腦膠細胞的半胱胺酸與麩胱甘肽濃度。在高麩胺酸狀態下，N- 乙醯半胱胺酸能保護膠細胞，增強膠細胞對突觸高麩

胺酸的回收，減少了高麩胺酸這種興奮性神經傳導物質的毒性。[15] 它可能是透過調節麩胺酸系統，讓大部分的拔毛症患者出現明顯的改善。另外少部分的拔毛症患者，可能對作用在血清素系統的治療比較有效。[15]

強・格蘭特等人在美國芝加哥大學醫學院精神科的一項隨機雙盲對照試驗中，讓摳皮症患者服用 N-乙醯半胱胺酸每天 1200 ～ 3000 毫克，或安慰劑，連續十二週，發現前者有更明顯的摳皮症狀改善，其中服用 N-乙醯半胱胺酸者，有 47% 出現「很大或非常大的改善」，服用安慰劑只有 19%。再次印證透過 N-乙醯半胱胺酸來調節麩胺酸系統，能改善摳皮症與其他強迫行為。[16]

雙盲或隨機對照試驗顯示：N-乙醯半胱胺酸的補充，不同程度地改善了皮膚疾病，包括：噬甲症（Onychophagia）、痤瘡、系統性硬化症、異位性皮膚炎等。[17]

N-乙醯半胱胺酸一般建議補充劑量為每日 2 至 3 公克。

🐾 03 其他營養素

▎輔酶 Q10

輔酶 Q10 是一種內生性的脂溶性化合物，是粒線體產生能量所必需的原料，同時也是抗氧化劑，對皮膚健康有重要功能。

一項斯洛伐尼亞的研究中，招募 33 位介於 45 歲至 60 歲的女性健康人，她們具有皮膚老化症狀，包括：皺紋、皮膚失去彈性、乾燥等，並隨機分派為三組，第一組每日補充輔酶 Q10 50 毫克（低劑量），第二組每日補充輔酶 Q10 150 毫克（高劑量），以上都採用水溶性、較高生物

可利用率的形式，第三組則接受安慰劑，為期十二週，量測其皮膚狀況的變化。結果發現，低劑量與高劑量輔酶 Q10 補充組，其眼周紋（魚尾紋）區域比率下降了 1 至 2 成，兩組並無統計顯著差異，同時，安慰劑組無變化。但在高劑量組，法令紋（鼻脣溝）、口角紋、口周紋（脣紋）有明顯減少，分別改善 2 成 5、2 成、6 成，但低劑量組、安慰劑組則無變化。

在追蹤的十二週期間，專家評估皮膚平滑度（Smoothness）、細紋（Microrelief）上，和安慰劑組相比，低劑量與高劑量輔酶 Q10 補充組都明顯提升。自評皮膚緊緻度（Skin firmness）也是類似狀況。此外，安慰劑組的黏滯彈性（Viscoelasticity）顯著減少了 25%，這可能因為研究在冬季進行的關係，相反地，低劑量與高劑量輔酶 Q10 補充組皆無變化，成功地保護皮膚在最佳狀態。

研究證實口服輔酶 Q10 發揮了皮膚抗老化效果，減少皺紋、增加皮膚平滑度、減少細紋、增加緊緻度。高劑量補充尤能改善臉上多部位的皺紋。[18]

一般建議補充劑量為每日 30 ～ 60 毫克。

▌玻尿酸、軟骨素

義大利一項研究中，募集了 145 位罹患反覆性泌尿道感染的停經後女性，她們在過去半年中有 2 次或以上泌尿道感染，或者在過去一年中出現 3 次或以上，且尿液細菌培養為陽性，並且具有輕度至中度的泌尿生殖道萎縮症狀。受試者被分派為三組：第一組只用陰道雌激素乳膏（0.005% 雌三醇 estriol）治療，第二組只有口服玻尿酸（Hyaluronic acid）、軟骨素（Chondroitin sulfate）、外加薑黃素與槲皮素，第三組

則合併前兩種治療，為期一年。結果發現，未再出現反覆性泌尿道感染的女性比例，分別為 8%、11.1%、25%。各組在一年的治療後都有顯著改善，但合併治療的改善率是其他單一治療的 2 倍。[19]

　　泌尿道黏膜的破損，是後續大腸桿菌黏附以及感染症狀的關鍵因素。泌尿道黏膜分成三層：uroplakins、頂黏膜的連結（gap junctions）、以及醣胺聚醣（Glycosaminoglycan, GAGs），具有選擇性的通透作用，以利訊息分子能夠傳遞到泌尿道黏膜下的感覺神經，引起迫尿肌（Detrusor）的收縮或放鬆，控制排尿行為。[20] 玻尿酸、軟骨素都屬於醣胺聚醣，能夠修復泌尿道黏膜上的黏多醣塗層，膀胱內給藥已發現可以預防反覆性泌尿道感染，甚至優於抗生素。這是因為醣聚醣胺提升了黏膜屏障功能，而不是只有暫時性移除細菌。[19]

　　添加的植化素能增強作用：槲皮素及其活性代謝物，可以下調 ICAM-1 基因與其他促發炎激素表現、抑制組織胺釋放、抑制脂肪過氧化，具有抗過敏與發炎效果。薑黃素除了具有抗發炎、抗氧化作用，還能止痛，因為它能拮抗 TRPV1 受體（Transient receptor potential vanilloid-1）作用。[19]

　　有泌尿道感染的停經後女性中，達 7 成具有陰道萎縮症狀，包括：性交疼痛、搔癢、陰道灼熱與乾燥感，都與雌激素濃度下降有關。這是由於胚胎發育時期，女性下泌尿道與生殖道有相同起源，導致同時對雌激素濃度極為敏感。[19] 因此，補充雌激素也發揮療效。

　　這研究還顯示出：單用口服營養素的療效，可以勝過塗抹陰道雌激素乳膏，至少在反覆性泌尿道感染上，當口服營養素作為常規治療外的輔助療法時，可以讓療效加倍。

　　玻尿酸無固定建議劑量，軟骨素建議每日 1200 毫克。

▍多醣體

多醣體（Polysaccharide）是由碳水化合物聚合成的高分子，來源有植物、蕈菇、酵母菌等，包含甘露聚醣、β 葡聚糖等，有益皮膚健康。

日本一項雙盲隨機對照試驗中，110 位年齡介於 30 ～ 49 歲的健康女性，被分派補充酵母菌甘露聚醣（Yeast mannan），這是一種高度分支、且不可消化的甘露糖（Mannose）聚合物，或安慰劑，為期八週。結果發現，補充組的主觀皮膚乾燥症狀改善。[21] 進一步，腸道菌叢分析發現，相較於對照組，補充組的兩種擬桿菌（Bacteroides thetaiotaomicron, Bacteroides ovatus）豐富度明顯增加，糞便中的細菌代謝物酚類對甲酚（p-cresol）、吲哚（Indole）降低，它們分別由酪胺酸、色胺酸代謝而來。對甲酚被證明和皮膚保水度變差、角質層損害有關。[21,22]

而尿液中的雌馬酚（Equol）濃度增加，這是大豆異黃酮在腸道內透過腸道菌的轉換形成的代謝物，擁有很強的雌激素、抗氧化能力，能夠減輕停經、經前、皮膚老化等症狀，Bacteroides ovatus 正是製造雌馬酚的細菌。後文植化素章節將再介紹雌馬酚。[21] 補充組的排便次數也顯著增加，減少了便祕症狀。

本研究發現酵母菌甘露聚醣也是一種益生原（Prebiotic），並支持「腸皮軸」（Gut-skin axis）的機轉，可能藉由增加有益的擬桿菌，改善腸道菌叢及其代謝物，從而增進皮膚健康。[21]

β 葡聚糖（β-Glucan），是以葡萄糖為基本單元形成的細胞壁多醣體，來源有：酵母菌、蕈菇、黴菌、細菌、海草、穀類等。它是可溶於水的的病原相關分子模式（Pathogen-associated molecular patterns, PAMPs），能誘導發揮先天免疫功能，能吸引巨噬細胞、中性球、其他免疫細胞到皮膚傷口，增強傷口處的抗感染能力、角質細胞與纖維母細

胞的遷移與增生，具有抗氧化、抗發炎能力，而能加速傷口癒合。在皮膚方面，能抗皺紋、抗紫外線、保溼，在全身方面，還有抗腫瘤、抗糖尿病、抗感染、降膽固醇、免疫調節作用等。[23,24]

多醣體或 β 葡聚糖無建議劑量。

▌ α 硫辛酸

α 硫辛酸（Alpha-lipoic acid）是一種可以補充麩胱甘肽的二硫化物，研究證實可以有效增加血液麩胱甘肽濃度，提升愛滋病患者的淋巴球增生功能。[25] 因此也是一種補充麩胱甘肽的方式。臨床試驗已經發現，外用的 α 硫辛酸凝膠能顯著改善老化肌膚的外觀。[26]

黑色棘皮症是和胰島素阻抗有密切關係的皮膚病。一項雙盲隨機對照試驗中，提供 33 位黑色棘皮症患者十二週的營養補充療法，以 α 硫辛酸（Alpha-lipoic acid）200 毫克為主成分，並有生物素 5 毫克、泛酸鈣（維生素 B_5）200 微克、硫酸鋅 25 毫克的輔助成分，對照組則服用常見糖尿病藥物二甲雙胍（Metformin），早晚各 500 毫克。

結果發現 α 硫辛酸補充組的脖子皮膚狀況，相較於一開始有相當顯著的改善，二甲雙胍也是，兩組皮膚改善程度並無差異。在空腹胰島素、血糖、總膽固醇、甲狀腺刺激素等數值，兩組也都顯著下降，體重、身體質量指數、腰圍也是。α 硫辛酸的營養補充明顯改善黑色棘皮症皮膚病灶，以及多項代謝症候群指標，效果與糖尿病藥物相當，可作為黑色棘皮症安全且有效的治療。[27]

為何能夠如此？ α 硫辛酸是生物體內的強力抗氧化劑，是粒線體去氫脢複合體的輔因子，過去研究已發現能改善糖尿病患者的葡萄糖代謝、增加胰島素敏感性。[28] 生物素也能透過增加鳥苷酸環化酶（Guanylate cyclase）活動、提升 cGMP（Cyclic Guanosine Monophosphate）製造、刺激胰島貝他細胞分泌胰島素、提升胰島素敏感性。[29] 此外，鋅也對胰島素的製造、儲存、分泌、型構扮演角色，影響胰島細胞製造與分泌胰島素的能力。[30]

　　建議補充劑量為每日 50 ～ 100 毫克。

▍褪黑激素

異位性皮膚炎

　　褪黑激素是由松果體分泌的荷爾蒙，能夠調節睡眠，幫助入睡、增加睡眠時間、提升睡眠效率，也有免疫調節、抗發炎、抗氧化效果，能夠改善異位性皮膚炎患者的皮膚發炎病理、維持良好的表皮屏障功能。[31]

　　台大醫院小兒部江伯倫醫師等人注意到，罹患異位性皮膚炎的兒童有夜間褪黑激素不足的問題，和他們的睡眠障礙、異位性皮膚炎的嚴重度都有關。因此進行一項雙盲隨機對照試驗，當中 48 位罹患異位性皮膚炎的兒童與青少年，病灶至少佔全身體表面積 5% 以上，讓他們每天口服 3 毫克的褪黑激素、或安慰劑，為期四週，並且在歷經兩週停藥後，互換組別，再進行四週治療，持續追蹤皮膚與睡眠症狀與生理指標。

　　結果發現，服用褪黑激素者比起服用安慰劑者，異位性皮膚炎分數（SCORAD，總分在 1 ～ 103 之間）下降了 9.1 分，而且前者平均提早21 點 4 分鐘入睡。不過，異位性皮膚炎分數的下降程度與提早睡眠的時間並無關連性。此外，試驗期間沒有產生任何不良反應。對於有異位性皮膚炎與入睡困難的孩童，口服褪黑激素會是相當安全而有效的治療方式。這篇論文登載於頂尖的《美國醫學會期刊：小兒科學》。[31]

> 雄性禿

《英國皮膚醫學期刊》一項雙盲隨機對照試驗中，40 位具有瀰漫性落髮、或雄性禿的女性，被分派每天使用 0.1% 褪黑激素外用藥水，或安慰劑藥水，塗抹於頭皮，為期六個月，並評估其毛髮生長狀況。

結果發現，有雄性禿的女性在使用褪黑激素後，比起安慰劑組，在後腦勺的頭髮出現明顯生長期毛髮（Anagen），有廣泛性落髮的女性在使用褪黑激素後，在前額的頭髮出現明顯生長。使用褪黑激素藥水的女性，其血清褪黑激素濃度在 35 ～ 50 皮克／毫升間，顯著高於安慰劑組的 5 ～ 10 皮克／毫升間。前者沒有高於夜間褪黑激素的生理峰值 250 皮克／毫升。[32]

過去曾發現，給予山羊褪黑激素，能夠加速其毛髮循環、誘導生長期毛髮、促進毛囊母質細胞增生與毛髮生長等。[32] 事實上，哺乳類與人類的毛囊能夠自行合成褪黑激素，且具有褪黑激素受體，頭皮毛囊的褪黑激素濃度高於血清，且能夠受到正腎上腺素的刺激而增加濃度，正腎上腺素也能刺激松果體的褪黑激素製造。褪黑激素在調節毛髮生長上扮演角色。[33]

在美國與加拿大，褪黑激素定位為健康食品，民眾可自行在大賣場選購。在歐洲則是處方藥，須由醫師評估開立。每晚 3 ～ 5 毫克的褪黑激素，被認為是有效而且安全的。

▌脫氫表雄酮

脫氫表雄酮（DHEA, dehydroepiandrosterone）主要由腎上腺網狀區（zona reticularis）分泌，部分由性腺、大腦、腸胃道、皮膚等製造，是透過轉化循環全身的硫化脫氫表雄酮（DHEA-S）而得到，可說是脫

氫表雄酮的庫存。脫氫表雄酮／硫化脫氫表雄酮血液濃度在 20 歲達到最高峰，隨著年齡增加而降低，到了 70 至 80 歲只剩下年輕時的 1 至 2 成。脫氫表雄酮缺乏與多種老化疾病有關，包括：皮膚老化、肌肉骨骼老化（特別是骨骼疏鬆、肌少症、退化性關節炎）、免疫系統老化、動脈硬化症、糖尿病、阿茲海默症都有關。脫氫表雄酮濃度也被發現與長壽有關。[34,35]

在年輕成人，脫氫表雄酮血清濃度在 30 奈莫耳／公升左右，硫化脫氫表雄酮濃度約為其 300 倍，比任何類固醇荷爾蒙都高。男性較女性濃度高，分別為 10 微莫耳／公升、5 微莫耳／公升，但男性脫氫表雄酮受年齡影響的衰退較女性明顯。[34] 補充脫氫表雄酮已被發現能改善肌肉質量與強度、活動表現、骨質密度、情緒，以及提升不孕女性的生育力。[35,36]

改善皮膚老化

《美國國家科學院院刊》一項隨機對照試驗中，280 位健康銀髮族（年齡在 60 至 79 歲間，男女都有，女性為停經後）被分派至兩組：每日服用脫氫表雄酮 50 毫克，或服用安慰劑，皆為期一年。

結果，服用脫氫表雄酮組的血清濃度回到年輕時代水準，睪固酮與雌二醇也略為上升，特別是在女性。在 70 歲以上女性，可看到骨質疏鬆改善，性慾也提升了。在女性膚況改善特別明顯，包括：保水度增加、皮脂製造增加、色素減少、表皮厚度增加，特別是在手背。研究並未出現負面危害。研究證實脫氫表雄酮的皮膚抗老化作用。[37]

更年期或停經期

考科蘭實證資料庫指出，由於脫氫表雄酮能依序轉換為睪固酮、雌激素，理論上，可用於減輕雌激素不足所引發的更年期症狀、生活品質與性功能障礙，如性慾低落、性交疼痛、性滿足低下等。根據雙盲對照試驗，脫氫表雄酮能改善性功能障礙，與荷爾蒙替代療法效果無顯著差異。脫氫表雄酮也確實有雄激素刺激效應，容易出現痤瘡的副作用（勝算比 3.77）。至於是否能改善停經症狀，目前研究結論尚不一致。[38]

外陰陰道萎縮

陰道內 0.5% 脫氫表雄酮劑型，每天使用連續十二週，被證實能夠改善多種停經後生殖泌尿症狀，包括：陰道組織細胞年輕化、酸鹼值降低、性交疼痛減少、陰道乾燥改善，無重大不良反應，屬於成本效益高的治療方式。[39]

根據台灣更年期醫學會「2019 台灣更年期婦女健康管理及藥物治療建議」，考量脫氫表雄酮會轉化為性荷爾蒙，有刺激性荷爾蒙相關癌變風險，如：乳癌、子宮內膜癌、卵巢癌、攝護腺癌等，因此有上述癌症病史或家族史者，或攝護腺血清抗原（PSA）大於 4 奈克／毫升者，不應補充。

口服脫氫表雄酮的每日建議劑量在 25 ～ 50 毫克。最好能在睡前服用，以配合在夜晚結束時的脫氫表雄酮分泌節律。可能出現雄性素刺激的皮膚副作用，包括：皮膚油膩、痤瘡、毛髮過度生長（臉毛、腋毛、陰毛等部位）。由於缺乏補充脫氫表雄酮的長期追蹤研究，仍須留意安全性，至少每年量測脫氫表雄酮與下游性荷爾蒙濃度、攝護腺血清抗原濃度，以及乳房攝影。[35]

▋ 生物同質性荷爾蒙

大家熟悉的荷爾蒙替代療法（Hormone replacement therapy, HRT），使用的是來自懷孕母馬的雌激素（Estrone sulfate, Equilin sulfate），合成雌激素（Ethinyl estradiol, Quinestrol），或合成黃體酮（Medroxyprogesterone acetate, Norethindrone acetate, Cyproterone acetate, Norgestimate, Norgestrel, Dydrogesterone），與內生性荷爾蒙有所不同。相對地，所謂生物同質性荷爾蒙（Bioidentical hormone therapy, BHT）則在體內轉化為與內生性荷爾蒙相同型態，多半來自植物如大豆、野山芋。[36] 美國食品藥物管理局批准了兩類品項的醫療使用：雌二醇口服錠劑、貼片、乳液／凝膠／噴霧、陰道環等劑型；微粉化黃體酮（micronized progesterone）口服膠囊。[40-42]

過去研究發現補充雌激素或加上黃體酮，能改善多種更年期症狀、提升生活品質、預防或減輕陰道萎縮。雌激素也能減少骨質流失、降低大腸直腸癌風險。然而，根據 2002 年美國國家衛生院婦女健康促進計劃（Women's Health Initiative, WHI）研究結果，雌激素合併黃體酮使用與較高的乳癌、腦中風、心血管疾病、血栓栓塞事件風險有關。之後，荷爾蒙替代療法處方大幅降低，3 成停經症狀女性轉而尋求輔助替代療法，包括生物同質性荷爾蒙，目前在歐美相當熱門。[36]

考科藍實證資料庫顯示，生物同質性荷爾蒙確實能改善中度到重度的更年期熱潮紅，儘管較高濃度帶來較佳效果，但副作用也隨之增加，包括：頭痛、陰道出血、乳房脹痛、皮膚反應等。建議避免單用雌激素，需合併黃體酮以避免子宮內膜增生。目前尚無長期安全性資料，包括：心肌梗塞、腦中風、乳癌等風險研究。[43]

有證據指出，使用生物同質性荷爾蒙能減輕皮膚老化、改善皺紋、帶來美容效果，但需要監控血液荷爾蒙濃度，使用劑量以回復正常荷爾蒙濃度為目標。[44]

生物同質性荷爾蒙的使用風險可能與合成荷爾蒙類似，有刺激性荷爾蒙相關癌變風險，研究數據仍較為缺乏，需要有經驗的醫師根據臨床症狀、檢測數據、風險評估，謹慎地使用。[40,41]

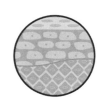

>>> CHAPTER 22

改善皮膚症狀的營養療法（下）：植化素、藥草

01 植化素對皮膚的效用

大豆異黃酮

植物雌激素

　　女性停經後，雌激素濃度大幅衰退，皮膚纖維母細胞減少分泌細胞外基質（Extracellular matrix, ECM），加速了皮膚老化。然而，停經後女性接受口服荷爾蒙療法，被發現與乳癌[1]、子宮內膜癌[2]、卵巢癌[3]等婦癌風險增加有關，這是和乳房、子宮內膜、卵巢等部位的甲型雌激素受體（Estrogen receptor α）多，受到雌激素強烈作用有關。

　　大豆異黃酮屬於植物雌激素（Phytoestrogens），包括：金雀異黃酮（Genistein aglycone）、黃豆苷元（Daidzein）、雌馬酚（Equol）等，是選擇性雌激素受體調節劑（Selective estrogen receptor modulators），能夠選擇性地刺激乙型雌激素受體（Estrogen receptor β），它們多分布在：脂肪、大腦（成骨母細胞）、骨髓、血管內皮細胞、腎臟、腸黏膜、內臟與肺臟的實質細胞，相對地，對於甲型雌激素受體僅有雌激素千分之一的

作用，因而減少了後者的癌症風險。[4]

　　研究也發現，儘管大豆異黃酮對乳癌細胞基因表現的作用，和雌激素是相似的，但前者更多促進細胞自噬、更少的細胞增生，降低了癌症風險。綜上觀之，大豆異黃酮可說是溫和的荷爾蒙替代療法。[4]

皮膚抗老化

　　當大豆異黃酮活化了雌激素受體，能誘導真皮纖維母細胞形成膠原，逆轉停經的皮膚老化影響，具有抗老化效果。[5]日本一項雙盲隨機對照試驗中，針對 40 歲左右的女性補充 40 毫克大豆異黃酮，或者安慰劑，為期十二週。結果發現，補充組比起對照組，在第八週出現臉頰皮膚彈性顯著的進步，第十二週出現皮膚細紋的改善。此外，和補充前相比，補充到了第八週，眼角細紋明顯改善。試驗期間，補充大豆異黃酮並未造成任何不適。[6]

　　雌馬酚（Equol）是大豆異黃酮之一，由黃豆苷元（Daidzein）在腸道內透過腸道菌的還原酶轉換，在大豆異黃酮代謝物中，擁有最強的雌激素、抗氧化能力。儘管動物能順利產生雌馬酚，但只有 1/3 到 1/2 的人類能夠產生雌馬酚，顯然和缺少還原酶的腸道菌叢有關，他們也無法受益於補充大豆或大豆異黃酮，因此，直接補充雌馬酚是可行的方向。[7]

　　日本一項雙盲隨機對照試驗中，針對 101 位停經後日本女性提供雌馬酚（Equol）10 毫克、30 毫克、或安慰劑的補充，為期十二週。研究發現：比起安慰劑組，有補充雌馬酚的兩組魚尾紋範圍減小，補充 30 毫克的皺紋深度也縮減了。此外，在陰道細胞學檢查、子宮內膜厚度、乳房 X 光檢查，並未出現有異常狀況。[8]

　　植物雌激素能夠促成皮膚抗老化的多重機轉，如表 22-1 所示。

表 22-1　**植物雌激素的皮膚抗老化機轉** [9]

主要機轉	說明
增加膠原、減少膠原的分解	● 誘導皮下血管內皮生長因子（VEGF）的表現、增加皮膚乙型轉化生長因子（TGF-β），增加皮膚膠原厚度。 ● 增加金屬蛋白酶組織抑制劑（TIMPs），以抑制基質金屬蛋白酶（MMPs）對膠原的分解。
增加皮膚保水度	● 增加表皮生長因子，以及玻尿酸生成酶，以增加皮膚中的玻尿酸。 ● 刺激生成醣胺聚醣（Glycosaminoglycan），增加皮膚中的水成分。
保護皮膚免於氧化壓力	● 與乙型雌激素受體（ERβ）結合，而增加抗氧化酵素的轉譯。 ● 改善粒線體膜功能，增加一氧化氮釋放，降低皮膚氧化壓力。 ● 增加麩胱甘肽濃度，減少活性氧。

其他植物雌激素也具有抗皮膚老化效果，如：迷你紫金牛（Labisia pumila）為馬來西亞藥草，含槲皮素、楊桃素、山奈酚、兒茶素，有能減少基質金屬蛋白酶對膠原的分解；以及紅花苜蓿異黃酮、白藜蘆醇等，將於下文介紹。[9]

改善熱潮紅與更年期症狀

熱潮紅，是停經女性尋求治療最常見的原因。根據美國大型研究，熱潮紅在停經前後平均出現 11.8 年。大豆異黃酮是一種植物雌激素，被推測能改善熱潮紅與更年期症狀，但二十多年來的多項研究，卻沒有一致認同的療效。[10]

直到日本國立健康與營養研究所的系統性回顧與薈萃分析顯示：和安慰劑組相比，服用大豆異黃酮者在熱潮紅發作的頻率與嚴重度上，分

別顯著減少了 20.6% 與 26.2%。近一步分析發現：每天補充大於 18.8 毫克金雀異黃酮（所有臨床研究的中位數）者，改善熱潮紅的頻率，是補充小於或等於 18.8 毫克金雀異黃酮者的 2 倍以上！此外，從全黃豆萃取出 40 毫克全大豆異黃酮，當中的金雀異黃酮含量是確定有療效的。[11]

　　這項研究還破解了為何之前有些研究結果認為無效的謎：較低含量的金雀異黃酮通常從大豆胚芽萃取，而較高含量的金雀異黃酮通常從全黃豆萃取，真相是後者才有療效、前者沒有療效，過去研究結論可能是誤導了。[11]

　　義大利一項對照試驗中，停經後女性分為兩組，一組服用含有雌馬酚（Equol）的營養處方（Nutraceutical），每日服用 80 毫克的大豆發酵物，當中含有 10 毫克雌馬酚、10 毫克白藜蘆醇（具抗氧化活性）、178 毫克西番蓮（Passiflora，作用在 GABA 受體而改善焦慮）、150 毫克槲皮素（Quercetin，體重抑制），為期八個月。另一組服用安慰劑。兩組都量測並追蹤陰道成熟指標（Vaginal maturation index, VMI），細胞型態可看出雌激素刺激強弱；陰道酸鹼值；陰道健康指標（Vaginal health index, VHI），由溼度、分泌物、型態、彈性、黏膜外觀、酸鹼值綜合評分。

　　在完成八個月的治療後，雌馬酚組的陰道成熟指標、陰道健康指標都顯著提升，陰道酸鹼值顯著降低（平均為 4.1，治療前為 5.1），性交疼痛症狀也減少了。對照族則無任何改善。雌馬酚組在第四個月以後，就與對照組出現顯著的療效差異。[12]

　　服用大豆異黃酮是否百分之百安全呢？答案不然。在動物實驗中，發現高劑量的金雀異黃酮抑制乳癌細胞生長，但低劑量金雀異黃酮卻促進乳癌細胞生長[9]。此外，儘管甲型雌激素受體僅有雌激素千分之一的

作用，但大豆異黃酮在血液中的濃度可達雌激素的 1 萬倍[13]，因此理論上，在高量、特定體質、或者已在服用雌激素作用的中藥成藥時，仍有過度刺激甲型雌激素受體的癌症風險。

不少人體實驗支持大豆異黃酮的療效與安全性，歐洲食品安全局（European Food Safety Authority, EFSA）認為它並不會帶給停經後女性乳房、甲狀腺、子宮負面影響。[10]

大豆異黃酮結合其他營養素

實務上，大豆異黃酮會搭配其他營養素進行補充，以獲得更完整的效果。

《歐洲臨床營養學期刊》一項雙盲隨機對照試驗中，100 位健康停經後女性，年齡在 45 ～ 65 歲之間，隨機分派服用營養補充品，內容為：黃豆萃取物 350 毫克（包含 35 毫克大豆異黃酮）、魚蛋白多醣（Fish protein polysaccharides）188.7 毫克、綠茶萃取物 62.4 毫克（40% 多酚）、葡萄籽萃取物 27.5 毫克（含茄紅素）、番茄萃取物 28.8 毫克、維生素 C 60 毫克、維生素 E10 毫克、鋅 5 毫克、洋甘菊萃取物 100 毫克，對照組則服用安慰劑，為期半年，檢測其皮膚變化。

結果發現：完成六個月營養補充品的組別比起對照組，可看到顯著改善的：額頭、口周、眼周的皺紋，臉部斑駁色素、鬆弛、下垂，下眼皮黑眼圈，臉部整體。在第二、三、六個月可看到上胸部（Décolletage，裸露在外的胸部範圍）皮膚改善，包括乾皺（Crepyness）與整體膚況，在第三、六個月看到手部皮膚乾皺改善。臉部攝影評估，在第三、六個月都有顯著改善。魚尾紋部位的皮膚超音波檢查，在第六個月可看到皮膚密度的改善。[14]

本研究支持了大豆異黃酮改善停經後女性膚況的論點，額外添加的抗氧化營養素也有幫助。較特別的魚蛋白多醣，則在過去研究中被發現能改善光老化皮膚的質地、結構與外觀。[14]

英國另一項雙盲隨機對照試驗中，讓停經後健康女性服用補充飲品，包含：第一實驗組較高濃度組服用：大豆異黃酮 70 毫克、茄紅素 8 毫克、維生素 C 250 毫克、維生素 E 250 毫克，外加魚油膠囊 660 毫克；第二實驗組：大豆異黃酮 40 毫克、茄紅素 3 毫克、維生素 C180 毫克、維生素 E 30 毫克，一樣外加魚油膠囊 660 毫克；對照組只服用安慰劑。試驗為期十四週，運用儀器檢測其臉部皺紋變化。

結果發現，實驗組的皺紋深度明顯比對照組減小，皮膚切片還顯示：實驗組的膠原質與量都顯著增加！研究支持大豆異黃酮刺激產生膠原的發現，加上茄紅素、維生素 C、維生素 E、魚油的光保護效果。[5]

大豆異黃酮每日建議劑量 10～100 毫克。服用應留意相關健康風險，建議接受醫療追蹤。

▊ 紅花苜蓿異黃酮

紅花苜蓿（Red Clover）異黃酮也屬於植物雌激素，含香豆雌酚（Coumestrol），能減少基質金屬蛋白酶 MMP-1 對膠原的分解，而增加膠原含量，還有 Biochanin A、 Formononetin 等。[9]

丹麥一項雙盲隨機對照試驗中，招募 62 位在停經前後階段的女性，她們年齡在 40～65 歲之間，一天出現大或等於 5 次的熱潮紅，濾泡刺激素（FSH）大或等於 35 國際單位／公升。她們被分派口服紅花苜蓿萃取物，含有糖苷配基異黃酮（isoflavone glycosides）每天 34 毫克（有加入乳酸菌以利冷發酵與與提高生物利用率），或者安慰劑，為期十二週，

並採用 24 小時皮膚傳導（Skin conductance）測定儀，來檢測停經前後的血管運動症狀（Vasomotor symptoms, VMS）。

結果發現：服用紅花苜蓿組女性的每日熱潮紅頻率、嚴重度，不管是和服用前相比或和對照組比，都顯著下降，分別減少了 23% 與 40%。自訴的熱潮紅頻率也顯著降低，平均每天減少 3 次，分別減少了 31% 與 25%，對照組還略有增加。[4]

紅花苜蓿異黃酮每日建議劑量 40 毫克。

▌前花青素、花青素

日本一項開放性試驗中，讓具有肝斑的女性受試者服用葡萄籽萃取物，富含前花青素（Proanthocyanidin），為期六個月或十一個月。結果發現各自有 83%、54% 女性出現肝斑的改善，平均黑色素指標都有顯著降低。[15]

葡萄籽萃取物有顯著的自由基清除能力，且比維生素 C、E 或兩者綜合更強，且能抑制黑色素形成，對於紫外線引起黑色素沉澱能有美白效果，比維生素 C 更強，本研究支持它是改善肝斑安全又有效的方式。[15]

《美國皮膚醫學會期刊》一項案例對照研究中，針對 415 名罹患鱗狀上皮細胞癌類型皮膚癌的患者，與無皮膚癌的民眾進行比較，釐清數種營養補充與皮膚癌的關係：綜合維他命、維生素 A、C、D、E、葡萄籽萃取物。[16]

結果發現，攝取葡萄籽萃取物者罹患皮膚鱗狀上皮細胞癌的風險下降了 74%，綜合維他命降低了 29% 風險，至於維生素 A、C、D、E 則未改變風險。由於過去研究發現葡萄籽萃取物在乳房、大腸、攝護腺等器官具有預防癌症的效果，此研究支持了它在皮膚的防癌效果。[16]

　　黑醋栗萃取物則富含花青素多酚（Anthocyanin polyphenols），也能改善皮膚。日本一項針對女性皮膚纖維母細胞、以及卵巢切除（停經）雌大鼠實驗中，發現黑醋栗萃取物能上調女性纖維母細胞的雌激素傳導相關基因，增加細胞外基質的蛋白質與酵素基因表現，刺激產生第一、第三型膠原蛋白、彈力蛋白。此外，雌大鼠在補充黑醋栗萃取物三個月後，皮膚膠原蛋白、彈力蛋白、玻尿酸都顯著增加。[17]

　　前花青素、花青素每日建議劑量在 90 ～ 300 毫克。葡萄籽萃取物每日建議劑量在 50 ～ 100 毫克。

▋ 白藜蘆醇

　　白藜蘆醇（Resveratrol），來源是蓼科植物虎杖（Polygonum cuspidatum）萃取物，也富含於葡萄、藍莓、樹莓、桑葚、花生的皮，是一種植物雌激素，具有皮膚抗老化作用，機轉包括：

● 藉由刺激金屬蛋白酶組織抑制劑（TIMPs），以抑制基質金屬蛋白酶（MMPs）對膠原的分解，終而增加膠原與彈力蛋白。

● 刺激 SIRT 1（NAD- 依賴性去乙醯化酶 Sirtuin-1）、細胞外基質蛋白、抗氧化物，抑制發炎與皮膚老化指標。

● 刺激乙型雌激素受體（ER β），而上調粒腺體抗氧化酵素：超氧化物歧化酶（SOD）作用。

● 活化 SIRT 1，免於紫外線與過氧化氫導致其下調作用，避免細胞自噬死亡。

● 下調活性氧引起的轉錄因子 AP 1（Activator protein 1）、發炎性核因子 NF κ B 增加。[9]

一項臨床試驗發現，針對健康人口服補充富含白藜蘆醇、沒食子酸、前花青素的葡萄果乾，改善了皮膚的粗糙程度，伴隨血漿抗氧化力的提升、過氧化物的減少，顯示氧化壓力降低了。[18]

白藜蘆醇的每日建議補充劑量為 1 毫克。

▌白皮杉醇

白皮杉醇（Piceatannol），是富含於百香果籽萃取物，結構與性質類似白藜蘆醇，具有抑制黑色素製造、促進膠原製造、透過清除活性氧以抑制基質金屬蛋白酶 MMP-1 活性。[19]

日本一項雙盲隨機對照試驗中，32 位具有皮膚乾燥症狀的女性被分派為：實驗組每日服用百香果籽萃取物 37.5 公克，內含白皮杉醇 5 毫克，對照組則服用安慰劑膠囊，為期八週。結果發現：在第四、第八週，實驗組的皮膚保水度較補充前明顯改善，第八週時，比起對照組有明顯改善。同時，流汗、疲倦症狀也改善了。[19]

▌蝦紅素

蝦紅素（Astaxanthin），是一種類胡蘿蔔素，其抗氧化力是葉黃素的 2.75 倍，在視力健康上已被高度運用，能防止紫外線傷害水晶體而產生白內障，改善睫狀肌功能而降低眼睛疲勞，保護黃斑部。

它在皮膚上，一樣具有強抗氧化與抗發炎活性。體外研究已經發現，蝦紅素能夠抑制紫外線 B（強紫外線）誘發皮膚角質細胞所分泌的發炎激素，以及抑制纖維母細胞分泌的第一型基質金屬蛋白酶（matrix metalloproteinase-1, MMP-1），發炎激素與基質金屬蛋白酶都引起膠原蛋白的分解，是皮膚老化的元凶。

日本學者富永（Tominaga）等人徵集 65 位健康女性，她們的年齡介於 35 ～ 60 歲之間，隨機分派一組每日服用蝦紅素 12 公克（高劑量），一組服用蝦紅素 6 公克（低劑量），另一組則服用安慰劑，為期十六週。

她們所服用的蝦紅素膠囊為 5%（w/w）雨生紅球藻（Haematococcus pluvialis）萃取物，是來自血球菌科（Haematococcaceae）的淡水綠藻（Chlorophyta），並使用芥花油（canola oil）作為軟膠囊材質。

試驗完成時，服用安慰劑組的皺紋惡化、皮膚溼度降低，推測和日本秋冬季節紫外線暴露增加、氣候變得乾燥有關，但服用蝦紅素組皮膚狀態則無惡化。在安慰劑組與低劑量蝦紅素組，觀察到皮膚角質層第 1α 型介白素增加，它是一種發炎因子。

研究人員認為長期服用蝦紅素，應能預防年齡增加與環境因素所導致的皮膚損害，和其抗發炎效果有關。[20]

日本進行的另一項隨機分派對照研究中，觀察每日服用蝦紅素 4 公克或安慰劑，為期九週，對於紫外線造成的皮膚危害，蝦紅素是否能有保護作用。

團隊發現到，服用蝦紅素組明顯出現防曬效果，最小紅斑劑量（Minimal erythema dose, MED）顯著增加約 5.0 毫焦耳／平方公分，但安慰劑組則無差異。安慰劑組的皮膚溼度下降許多，但蝦紅素組下降少。在皮膚的質感與粗糙度上，蝦紅素組都有明顯提升，但安慰劑組在皮膚粗糙度上，反而呈現惡化的趨勢。

服用蝦紅素明顯能改善紫外線的皮膚危害，有光保護（Photoprotective）作用，且並未產生任何副作用。[21]

每日建議劑量 3 毫克。

▌葉黃素、茄紅素

葉黃素（Lutein）是一種類胡蘿蔔素，知名度比蝦紅素更高，是視力健康的重要營養補充品，本身即高度濃縮於眼球的黃斑部，是血液濃度的千倍，和玉米黃素協同作用，能中和藍光對視網膜的自由基傷害，防止黃斑部退化與病變。茄紅素（Lycopene）也是類胡蘿蔔素，抗氧化力比 β 胡蘿蔔素高，能抑制多種癌細胞生長。

葉黃素、茄紅素在皮膚健康上，也有重要應用。

德國杜賽道夫大學一項研究中，將 36 位成年健康人隨機分派為三組，第一組每日服用純 β-胡蘿蔔素（海藻來源）24 毫克，第二組服用混合類胡蘿蔔素 24 毫克，組成包括：β-胡蘿蔔素 8 毫克、葉黃素 8 毫克、茄紅素 8 毫克，第三組則服用安慰劑，為期十二週。研究人員量測其血清與皮膚（手心）中的類胡蘿蔔素濃度，還有皮膚接受紫外線照射之前、與 24 小時後的反應。

到了第十二週，純 β-胡蘿蔔素組的血清 β-胡蘿蔔素濃度增為 5 倍，在混合類胡蘿蔔素組，β-胡蘿蔔素增為 2 倍、葉黃素增為 4 倍（增加倍數最多）、茄紅素增為 2 倍。在皮膚總體類胡蘿蔔素濃度的增加，以上兩組類似，對照組在皮膚與血清濃度皆無改變。

接受紫外線照射 24 小時後的皮膚紅斑，在純 β-胡蘿蔔素組、混合類胡蘿蔔素組都能明顯減退，後者在第六週就出現明顯減退，效果更為優異。對照組在第十二週的紅斑卻反而加重。[22]

這顯示混合類胡蘿蔔素在皮膚的光保護作用，和純 β-胡蘿蔔素至少是相當的，甚至有更佳的可能。除了葉黃素、茄紅素的個別優勢之外，在植化素與維生素的應用上，多種成分間的加乘作用，往往能發揮「一加一大於二」的效果，也是營養治療上非常重要的常識。

再者，由於不少證據指出，在肺癌高風險族群補充高劑量 β - 胡蘿蔔素，反而有提高肺癌發生率的危險，因此改為補充包含葉黃素、茄紅素在內的混合類胡蘿蔔素，會是重要的選項。

葉黃素、茄紅素每日建議劑量分別是 6 ～ 20 毫克、6 ～ 10 毫克。

▌柑橘類黃酮

傳統上，靜脈曲張的治療包括：局部照護、穿著壓力襪或繃帶、間歇性氣動加壓等。後來，生物類黃酮的補充療法，以橙皮苷（hesperidin）與洋芫荽苷（Diosmin）為代表，被發現能改善靜脈曲張與痔瘡問題。

以橙皮苷與洋芫荽苷為主成分的微粒化黃酮類（Micronized Purified Flavonoid Fraction, MPFF）被用來治療慢性靜脈疾病。[23] 雙盲隨機對照試驗顯示：比起只有加壓療法與局部照護的腿部靜脈潰瘍患者，額外再接受微粒化黃酮類的患者，在第二個月療效就開始出現差異，癒合所需時間減少了五週，在六個月後，其癒合機會增加了 32%。[24] 它作為促進靜脈潰瘍癒合的輔助療法，已經被列入治療指引。[23]

研究發現，有服用橙皮苷 50 毫克／洋芫荽苷 450 毫克（處方名稱為 Detralex 或 Daflon 500）的慢性靜脈功能不全患者（第二、第三級），其血液中的 DNA 氧化傷害產物，明顯較未服用者少。[25]

原來，橙皮苷／洋芫荽苷的抗氧化能力比維生素 C 強，能清除更多的自由基，具有抗發炎、抗過敏、抗癌效果，還能螯合重金屬，包括鐵、銅，免於鐵引起的氧化壓力，保護細胞免於細胞膜過氧化，這是一種嚴重的氧化傷害，因此也能保護血管。[25]

橙皮苷／洋芫荽苷的作用機轉還包括：降低內皮細胞活化、內皮細胞黏附分子與生長因子的血清濃度、白血球的附著與活化、靜脈瓣膜惡

化與回流、促發炎因子的製造與釋放、微血管滲漏等，因而能改善靜脈張力、慢性靜脈疾病症狀、水腫、皮膚變化、腿部靜脈潰瘍的癒合、以及生活品質。[23]

　　橙皮苷／洋芫荽苷還被應用在外陰靜脈曲張的治療上。

　　臨床試驗發現，有外陰靜脈曲張的患者，每日服用 1000 毫克微粒化黃酮類，持續兩個月，明顯地改善了外陰疼痛、沉重感、會陰不適、大陰脣腫脹等症狀，儘管未能完全化解疾病，但已減少其嚴重度。患者也被建議使用加壓療法，穿著紗布或乳膠繃帶卷製成的壓力內褲。[26]

▌水飛薊素（Silymarin）

　　水飛薊素是牛奶薊萃取物的主要成分，牛奶薊屬於歐洲傳統醫藥，已被使用兩千年，特別是用來治療肝病，也常用來改善肝臟解毒功能。黃酮木酚（Flavonolignans）佔了它的 8 成，涵蓋多種多酚。研究發現能清除自由基、防護長波紫外線，且具有抗膠原分解酶與彈性蛋白酶活性，延緩皮膚光老化。它也能防護短波紫外線，抑制皮膚癌的致癌機轉，和它的抗氧化、抗發炎、抗細胞分裂活性有關。[27,28] 外用 0.7%、1.4% 的水飛薊素已成功地應用在肝斑的治療上，與外用淡斑藥 4% 對苯二酚效果相當，但未像後者出現副作用。[29]

　　在一項隨機分派對照試驗中，60 位痤瘡患者被分派為三組：服用水飛薊素每日 140 毫克、服用四環黴素藥物（Doxycycline）每日 100 毫克、或二者併用，為期兩個月。結果發現，三組痤瘡都顯著改善，但併用組療效高於單用水飛薊素。水飛薊素能改善痤瘡，可能因為抑制促發炎的第 1 β、2 型介白素、腫瘤壞死因子、甲型與丙型干擾素。[30]

　　每日建議補充劑量共 420 毫克，一日 3 次各給予 140 毫克。

❧ 02 藥草對皮膚的效用

▍綠茶

光老化

在一項雙盲隨機對照試驗中，60 位女性自願受試者每天服用一杯綠茶多酚飲料，含 1402 毫克兒茶素（以 EGCG 為主），或者安慰劑飲料，並隔一段時間接受紫外線誘發皮膚紅斑反應測試。結果發現，和對照組比起來，服用兒茶素者在第六、十二週的紅斑反應分別降低了 16%、25%，顯示具有抵抗紫外線的皮膚保護效果。

此外，皮膚在彈性、密度、厚度、保水度、經皮水分散失上，都出現正向的改善，皮膚血流量增加了 29%、含氧量增加了 34%，都顯著比對照組好。研究也同步發現，在口服綠茶多酚膠囊後 30 分鐘，可觀察到皮膚血流達到最大。皮膚質地的改善，可能就是因為微循環（Microcirculation）改善，便於氧氣、營養素輸送到皮膚組織。[31]

紫外線造成皮膚的損害，是透過產生活性氧與活性氮（Reactive nitrogen species, RNS），而綠茶多酚具有抗氧化活性，能中和活性氧與活性氮，因而減輕了光老化的影響。此外，它能增加膠原與彈性纖維數量，抑制膠原分解酵素 MMP-3，因而帶來抗皺紋效果。[32]

痤瘡

痤瘡牽涉到毛囊皮脂腺的病理，主要是皮脂製造增加、毛囊周邊發炎。在動物實驗中，發覺兒茶素 EGCG 能夠減低皮脂腺的大小，應用在人體皮脂腺細胞時，能夠強烈抑制細胞增生與皮脂製造，即使在促痤瘡

的 IGF-1 作用下也有相同效果。此外，EGCG 也減少了第一、六、八型介白素的製造。顯然，綠茶很有潛力作為痤瘡治療的選項。[33]

人體試驗已經發現，外用的綠茶藥膏持續使用六週，能顯著改善痤瘡。[34] 那麼，口服綠茶的結果呢？

台灣呂柏萱醫師等人進行一項雙盲隨機對照試驗，募集 80 位具有中度至重度痤瘡的成年女性，她們年齡在 25 ～ 45 歲間，被分派口服每日 1500 毫克去咖啡因綠茶萃取物，或安慰劑，為期四週。結果發現：綠茶組比起對照組，有明顯較少的鼻、口周、下巴發炎性病灶，不過在額頭、臉頰、整臉並無差異。綠茶組服用四週後比治療前，在額頭、臉頰、整臉都有較少的發炎性病灶，但安慰劑組也出現治療後，臉頰、下巴、整臉較少的發炎性病灶。也許需要更長的治療期間，來決定口服綠茶是否對痤瘡有效。[35]

這項臨床試驗未能證明口服綠茶對痤瘡的效用，在我來看，其實相當合理。每個月，女性都會進入黃體期，在這月經前的兩週，女性荷爾蒙常受到疲勞、壓力、睡眠的影響而失調，產生經前症候群，痤瘡是相當常見的症狀。即使口服綠茶改善了經前的痤瘡，還是比濾泡期更容易出現痤瘡。而月經來後，許多女性的經前症後群自然地改善，即使沒有口服綠茶。光是女性生理週期的荷爾蒙變化，就難以清楚看出綠茶的療效。

此外，研究難以控制受試者是否接觸高升糖（西式）飲食、高脂飲食、牛奶、乳製品等飲食變化，或是有急性壓力、睡眠不足、睡眠品質不佳等生活型態改變……本書提及的痤瘡危險因子，都可能無法清楚顯示綠茶有療效。

但從大量實驗證據、綠茶的多重生理療效來看，我仍高度推薦痤瘡患者飲用無糖綠茶或口服綠茶萃取物。

　　兒茶素每日建議劑量 100 ～ 250 毫克。綠茶萃取物每日建議 300 ～ 400 毫克，相當於每天 3 至 4 杯綠茶，但後者含有 240 ～ 320 毫克咖啡因，須留意可能帶來焦慮、失眠副作用。

什麼！菜花也能用綠茶來治療？

　　乳突瘤病毒引發的尖圭溼疣（生殖器與肛周菜花），帶給患者很大的困擾，也是臨床醫師治療反應不佳的皮膚病。

　　《英國皮膚醫學期刊》一項雙盲對照試驗中，針對 503 位尖圭溼疣（生殖器與肛周菜花）患者隨機分組，分別接受 15% 綠茶萃取物藥膏、10% 綠茶萃取物藥膏、或安慰劑治療，塗抹在所有溼疣病灶處，每天 3 次。持續治療並追蹤到病灶完全消失（或到十六週），並在治療停止後追蹤十二週，看有無復發狀況。

　　結果發現，接受 15% 綠茶萃取物藥膏組有 53% 患者的溼疣完全清除，10% 綠茶萃取物藥膏組 51% 患者的溼疣完全清除，37% 安慰劑患者完全清除（過去研究顯示平均八個月可能自然緩解）。女性治療反應較佳，在接受綠茶萃取物藥膏的女性有 60% 達到完全清除，男性只有 45%。接受綠茶萃取物的兩組在達到完全清除的時間相當。治療停止後追蹤期間，15% 與 10% 綠茶萃取物組分別僅有不到 6% 與 4% 的患者有復發現象。[36]

　　在體外實驗中，兒茶素（EGCG）能抑制乳突瘤病毒引發的子宮頸癌細胞生長，透過細胞自戕、細胞週期停止、基因表達調節等機轉。[37] 在人體實驗中，外用綠茶萃取物（Poly-E）可改善 74% 患者乳突瘤病毒引發的子宮頸病灶，包括：慢性子宮頸炎、子宮頸異常分化（輕度、中度、重度），合併口服綠茶萃取物膠囊（Poly-E），每日 200 毫克，為期八至十二週，有改善的患者比例可達 75%。口

服綠茶萃取物（Poly-E）或 EGCG 膠囊，有改善的患者比例分別為 50% 與 60%。[38]

這些研究結果印證了綠茶萃取物（富含多酚或兒茶素）的抗病毒效果，在過去研究中也觀察到抗自由基、抗細胞異常增生、抗癌、預防癌症的多層面特性。[36]

▌ 可可

在南韓首爾國立大學的雙盲隨機對照試驗中，受試者皆為具有光老化症狀的女性，即具有可見的臉部皺紋，隨機分派的一組每天喝可可飲料，含有可可類黃酮 320 毫克，另一組則喝安慰劑飲料，為期二十四週，追蹤其皮膚粗糙指數改變。

結果發現，到了第二十四週，喝可可飲料的女性皮膚粗糙指數明顯較對照組低，降低了 8.7%。前者的皮膚整體彈性比起後者，在第十二週時，就增加了 9.1%，在第二十四週時增加 8.6%。前者在紫外線照射下，最小紅斑劑量（Minimal erythema dose, MED）比起未補充可可前，增加了 50 毫焦耳／平方公分，與對照組顯著差異。連體重也比對照組減輕了。但兩組在皮膚保水度、與屏障完整度則無差異。以上證據顯示：補充可可類黃酮能夠預防皮膚的光老化。[39]

▌ 咖啡

新加坡華人健康研究（Singapore Chinese Health Study）收納了 6 萬 3257 位年齡介於 45 ～ 74 歲的男女，研究團隊分析資料，探討咖啡與咖啡因的攝取，是否和非黑色素瘤皮膚癌有關。

　　每天喝 3 杯或以上咖啡的人，比起一週喝不到 1 杯的人，前者罹患基底細胞癌的風險降低了 46%，罹患鱗狀上皮細胞癌的風險降低了 67%。且喝咖啡的頻率愈高，罹患非黑色素瘤皮膚癌的風險愈低。此外，若每天攝取咖啡因量大或等於 400 毫克者，罹患非黑色素瘤皮膚癌的風險最低，可降低達 41%。[40]

　　為何咖啡能夠預防非黑色素瘤皮膚癌呢？

　　實驗顯示，咖啡所含的咖啡因，能預防 DNA 受到紫外線損害而形成胸腺嘧啶二聚體（Thymidine dimer），對於受到紫外線傷害的角質細胞，以及已經形成的癌前細胞，都能夠誘導細胞自戕。臨床試驗也顯示：去咖啡因的咖啡，是沒有降低基底細胞癌風險的效果。[40]

　　對於有喝咖啡習慣的人，仍需要注意額外的水分補充，因為咖啡的利尿效果，可能導致皮膚保水度不足，不利於皮膚健康。

　　台灣衛福部建議每日咖啡因不超過 300 毫克。一般小杯咖啡（指 8 盎司或 237 毫升）含 80 〜 135 毫克咖啡因，每天應喝少於 2 〜 4 杯。

▌紅茶、烏龍茶

　　前述新加坡華人健康研究（Singapore Chinese Health Study）也分析了紅茶與非黑色素瘤皮膚癌的關係，發現：每天喝紅茶者，比起不喝紅茶者，前者罹患非黑色素瘤皮膚癌的風險降低 30%。每天攝取咖啡因量愈大，罹患非黑色素瘤皮膚癌的風險愈低。有趣的是，綠茶並未有此效果，可能和綠茶所含咖啡因比紅茶低所致。[40]

　　在美國人族群的臨床試驗中，也發現紅茶能降低非黑色素瘤皮膚癌的風險，包括：基底細胞癌、鱗狀上皮細胞癌。[41] 不過，仍存在相反的證據，預防皮膚癌需要更完整的策略。[42]

在一項開放性的臨床試驗中，121 位患有異位性皮膚炎的受試者每天喝 1000c.c. 的烏龍茶，拆分為 3 次飲用，持續六個月。一個月後，63% 受試者已有顯著改善，六個月後，仍有 54% 有顯著改善。烏龍茶的療效可能和所含多酚的抗過敏效果有關。[43]

█ 松樹皮萃取物

碧蘿芷（Pycnogenol®）是一種法國海濱松樹（Pinus maritima）皮 的 萃 取 物（pine bark extract），以 低 聚 體 前 花 青 素（Oligomeric Proanthocyanidins, OPC）為主要組成，包含了前花青素 B1、兒茶素、表兒茶素（Epicatechin）。[44]

中國一項臨床試驗中，30 位患有肝斑女性口服 25 毫克的碧蘿芷，每日 3 次，等於每日 75 毫克，為期三十天。結果發現，肝斑區域平均減少 25.86 平方毫米，色素指標減少 0.47 單位，有效率為 8 成，並未出現副作用。此外，受試者發現疲倦感、便祕、疼痛、焦慮等症狀，也一併改善了。[45]

日本一項開放性試驗中，招募了 112 位具有輕度至中度皮膚光老化症狀的女性，她們年齡小於 60 歲，具有曬斑、色素不均、皮膚粗糙（乾燥、脫皮）、皺紋、水腫等。她們被分派接受每日補充上述松樹皮萃取物 100 毫克，或者 40 毫克，為期十二週。結果發現：兩組的皮膚光老化程度、曬斑的色素嚴重度，都顯著減少。[44]

松樹皮萃取物具有顯著的抗氧化能力，能抑制基質金屬蛋白酶，保護微血管。所含的低聚體前花青素具有抗光老化效果，可能透過以下機轉：促進組織彈性、癒合微創傷、強化血管以減少瘀青與水腫、預防發炎後色素沉澱、恢復真皮膠原、改善周邊循環等。[44]

　　曬斑病灶出現慢性發炎，製造花生四烯酸（發炎性的脂肪）、黑色素形成、發炎相關的基因有上調（加強）狀況，前花青素能抑制這些基因的表現。它也能促進表皮代謝（Epidermal turnover），使表皮黑色素不容易累積。前文研究也提到，前花青素能改善肝斑。[44]

　　台灣一項雙盲隨機對照試驗中，募集 200 位處於停經期前後（Perimenopause）的女性，也就是月經曾消失 3 ～ 11 個月、後來又出現，血清濾泡刺激素濃度大於 30 國際單位／毫升，雌二醇小於 20 皮克／公升。之後分派一組每日服用碧蘿芷 200 毫克，一組服用安慰劑，為期六個月。

　　結果發現，到了第三、第六個月，服用碧蘿芷組比起安慰劑組，在所有更年期症狀都出現顯著改善，包括：月經問題、血管運動問題、性行為、生理症狀、外表吸引力、焦慮、憂鬱、記憶力／專注力、睡眠等。此外，低密度膽固醇顯著降低，動脈硬化指標（Atherosclerotic index），即低密度／高密度膽固醇比值（LDL/HDL ratio），也從 2.49 降至 2.14，總體抗氧化能力也顯著提升。[46]

　　為何有此效果？原來，碧蘿芷所含的植化素，包括：兒茶素、紫杉葉素（taxifolin，或稱花旗松素）、酚酸（Phenolic acid）、前花青素等，具有植物雌激素性質，改善了更年期相關症狀，且能刺激血管內皮一氧化氮合成酶（Endothelial nitric oxide synthase, eNOS），促進大腦微循環（Cerebral microcirculation），終而改善腦神經症狀。[46]

　　碧蘿芷具抗發炎、抗氧化、改善血管內皮健康、抗血栓作用，臨床試驗顯示全身性療效，還包括：降血壓、改善動脈硬化、預防靜脈血栓、改善糖尿病及視網膜病變、退化性關節炎、疼痛、攝護腺肥大、男性勃起功能、老年認知功能等，是具有促進健康老化效能的營養素。[47]

一般建議劑量為每日 50 ～ 200 毫克。

▌銀杏

一項雙盲隨機對照試驗中，針對局限性、緩慢進展的白斑症患者，提供銀杏萃取物 40 毫克，每天 3 次，或者安慰劑。結果，前者顯著出現脫色素停止的反應。[48]

加拿大多倫多大學一項開放性臨床試驗中，針對白斑症患者提供 40 毫克標準銀杏，每天 2 次，為期十二週。受試者的疾病進展停止了，白斑症範圍指數減少了 15%，意味著 15% 的病灶有了色素重現。[49]

銀杏改善白斑症的機轉尚不清楚，但過去研究發現銀性能降低巨噬細胞與內皮細胞氧化壓力，清除超氧化物（自由基），保護皮膚免於中波紫外線 UVB 毒性。此外，銀杏能降低下視丘皮釋素 CRH、腎上腺荷爾蒙、唾液皮質醇等分泌，降低焦慮症狀。銀杏的免疫調節、抗氧化、抗焦慮特性，可能也是改善白斑症患者病情的關鍵。[49]

一般建議劑量為每日 120 ～ 240 毫克。

▌人參

人參所包含的人參皂苷（Ginsenoside）與多酚化合物，具有免疫調節、抗氧化、抗發炎、抗老化特性。在中國、韓國、日本，已被用來治療肝腎疾病、高血壓、糖尿病、停經症候群。外用的人參萃取物可用來改善異位性皮膚炎、傷口、皮膚發炎等。[50,51] 在雙盲隨機對照試驗中，使用含有高麗參的護膚產品六個月、或一年，分別能明顯改善皮膚光老化指標、減少皺紋行程。[52]

在南韓一項觀察性研究中，25 名女性肝斑患者每日服用高麗參

（Korean red ginseng）粉 3 公克，為期二十四週。結果發現肝斑嚴重度、肝斑相關的生活品質、黑色素、紅斑等面向都呈現改善，且並未出現顯著副作用。[51] 這可能因為：人參皂苷能預防紫外線造成的細胞內活性氧累積，多酚則能抑制製造黑色素的酪胺酸酶。[51]

人參一般建議劑量為每日 100 ～ 360 毫克，至多不應超過 3 公克。

▌鋸棕櫚、β- 谷固醇

美國一項雙盲隨機對照試驗中，罹患雄性禿的男性受試者服用鋸棕櫚（Saw palmetto）萃取物 200 毫克，加上 β- 谷固醇（β-sitosterol）50 毫克，每天 2 次，或者服用安慰劑，持續五個月的時間，客觀評估顯示 60% 的實驗組成員的落髮有改善，安慰劑組只有 11%；安慰劑組主觀認為惡化的比例為 33%，實驗組則為 0%。[53]

鋸葉棕櫚（Saw palmetto, Serenoa repens），是植物性的 5α 還原酶抑制劑（5α-reductase inhibitors），能避免活性雙氫睪固酮的形成，減少其對毛囊的傷害。它早已是歐洲治療男性良性攝護腺肥大的一線療法，生化研究顯示它是藥物 Finasteride 的 15 倍效果，未產生性功能的副作用，不影響攝護腺特異抗原（Prostate- specific antigen, PSA），而不會干擾癌症風險的判讀，對於有雄性禿的女性仍屬安全。[53]

β- 谷固醇是鋸棕櫚（Saw palmetto）萃取物的副成分，也是植物性的 5α 還原酶抑制劑，能降低膽固醇的生物可用率，減少睪固酮在 5α 還原酶活躍組織中，已成功地應用在良性攝護腺肥大的治療上。[53]

美國另一項開放性臨床試驗中，讓雄性禿患者口服營養補充劑，成分包含能抗落髮的 β- 谷固醇、褪黑激素，以及其他抗氧化劑，包括：綠茶萃取物、ω-3 ／ ω-6 脂肪酸、維生素 D、大豆異黃酮，為期二十四

週。結果發現，8 成受試者的落髮狀況有輕度至中度改善，在成熟的終毛（Telogen）數量與髮量平均有 5.9%、9.5% 的改善。[54]

鋸棕櫚一般建議劑量為 320 毫克，切分為每日 2 次各 160 毫克。

▌瑪卡

瑪卡（Maca, Lepidium meyenii），是原產於南美洲安第斯山脈的十字花科獨行菜屬植物，葉子橢圓，根莖形似小圓蘿蔔，營養成分豐富，早已被用來改善女性荷爾蒙失調、不孕、貧血等，是一種適應原（Adaptogen），又被稱為祕魯人參（Peruvian Ginseng）。

回顧四項雙盲隨機對照且互換組別的試驗結果，發現：每日服用 2 至 3.5 公克瑪卡，為期一個月半至二個月，可以顯著改善女性整體更年期症狀、停經後症狀、性功能障礙、心理症狀如焦慮、憂鬱。[55,56]

瑪卡改善更年期或停經期症狀的機轉尚未明瞭，推測是刺激卵巢產生雌激素、抑制濾泡刺激素，或是刺激荷爾蒙庫存，以維持荷爾蒙平衡與面對壓力。[55]

瑪卡曾被認為能改善性功能。回顧四項雙盲隨機對照試驗結果顯示：兩項針對健康停經後女性的研究中，瑪卡改善了性功能障礙。針對健康男性的研究中，瑪卡提升了性慾。針對有勃起功能障礙的男性，瑪卡改善了性功能。但也有研究顯示無效。[57]

每日建議劑量一般為 1000 ～ 2000 毫克。

▌貞節梅

貞節梅（Chaste Berry），或稱西洋牡荊（Vitex agnus-castus），是地中海國家的傳統藥草，在歐美長年用以改善更年期症狀、經前症候群、不孕、高泌乳激素等問題。[58]

《韓國家庭醫學期刊》一篇雙盲對照試驗中，具有更年期症狀的女性被隨機分為兩組，服用 30 毫克的貞節梅萃取物或安慰劑，為期八週。結果發現，前者在整體停經症狀、血管運動症狀、焦慮症狀都顯著改善。但憂鬱症狀、身體症狀、性功能障礙等面向，兩則無差異。[58]

貞節梅改善更年期症狀的機轉，可能是所含生物類黃酮，直接作用在腦下垂體而分泌黃體促素，進而增加黃體酮濃度，並含有植物雌激素，能微弱地刺激雌激素受體。[58] 也能調節濾泡刺激素而降低雌激素，以及透過多巴胺機轉降低泌乳激素。德國藥物與醫材委員會（German Commission E; Bundesinstituts für Arzneimittel und Medizinprodukte, BfArM） 建議每日 40 毫克貞節梅可用於痤瘡治療。懷孕與哺乳女性不應服用。[59]

貞節梅常與聖約翰草合併使用，但在雙盲對照試驗中並未顯示療效。[60] 貞節梅一般建議劑量為每日 30 ～ 40 毫克。

▌黑升麻、聖約翰草

黑升麻根（Black cohosh, Cimicifuga racemose），早先被美國原住民用來處理多種症狀，且在德國用以治療更年期疾患的時間超過五十年。它本身不會刺激產生雌激素，但可能調節血清素功能。部分研究發現黑升麻能改善更年期、以及停經後女性的熱潮紅症狀，不管是在頻率或嚴重度上，但部分研究發現無效。[61,62]

德國漢堡大學婦產內分泌學科系統性回顧研究顯示：單用黑升麻根無法改善更年期症狀，但黑升麻（主成份為三萜醣苷 Triterpene Glycosides 1 毫克）合併聖約翰草（Hypericum perforatum）（金絲桃苷 Hypericin 0.25 毫克）每日服用，則能顯著改善更年期症狀，包括：熱潮

紅、身體症狀、心理症狀、陰道萎縮等。[63]

　　黑升麻、聖約翰草每日建議劑量各為 40 毫克（德國 E 委員會建議一次補充不超過半年，須留意安全性）、600 ～ 900 毫克（須留意藥物交互作用，包括：抗凝血劑、鴉片類戒癮藥物、鎮定劑、抗排斥藥物、抗心律不整藥物、以及口服避孕藥）。

▌亞麻籽

　　亞麻籽（Linum usitatissimum）含有豐富的木酚素（lignan），攝食後能被腸道菌代謝為兩種弱效的植物雌激素（Enterolactone, Enterodiol）。由於木酚素存在於亞麻籽細胞壁中，需要粉碎才能釋出，因此亞麻籽粉會是更佳選擇。常用的亞麻籽油是 α- 次亞麻油酸（α-linolenic acid, ALA）的良好來源，但不包含木酚素。[64] 木酚素能抑制芳香酶活性，減少睪固酮或脫氫表雄酮代謝為雌二醇，並改善雌激素代謝指標，也就是提高尿液中的「2- 羥雌酮／ 16α- 羥雌酮比值」，又稱「2／16 比值」，可能具有預防雌激素依賴癌症如乳癌的潛力。[65,66]

　　一項隨機分派對照試驗中，90 位停經女性被隨機分派為三組：第一組每日攝食 1 公克亞麻籽萃取物，具有 100 毫克活性成分，第二組每日攝食 90 公克的亞麻籽粉（flaxseed meal），具有 270 毫克活性成分，第三組為對照組，每日服用 1 公克膠原，為期六個月。結果發現：第一、二組在接受治療後，停經症狀顯著改善了，但第三組未有改善。組間差異並未達到統計顯著性，但傾向有利於第一、二組。第一、二組並未有顯著雌激素效應，包括陰道上皮、子宮內膜、血液濾泡刺激素與雌二醇的變化。此外，並無嚴重不良反應。[67]

　　亞麻籽在停經症狀的療效研究上，結果並不一致。[64]

▌月見草油

月見草油（Evening primrose, Oenothera biennis），富含 Omega-6 必需脂肪酸，包括 γ 次亞麻油酸（Gamma- Linolenic Acid, GLA），也包含沒食子酸（Gallic acid）與兒茶素等多酚，而具有抗氧化效果。在隨機對照試驗中，停經女性每日服用 500 毫克月見草油，為期六週，熱潮紅嚴重度顯著較安慰劑組改善。此外，在熱潮紅相關的日常生活干擾，如社交活動、人際關係、性功能，月見草油組也顯著改善。[68]

隨機雙盲對照試驗也顯示，月見草油合併維生素 B_6、E，能有效改善經前症候群。但和它在改善停經熱潮紅的療效上，都存在相反證據。[64]

一般建議劑量為每日 250 ～ 750 毫克。

▌蔓越莓汁

台大醫院急診醫學部分析全球關於蔓越莓的雙盲對照實驗，發現含蔓越莓的產品，能降低數個族群的泌尿道感染風險，包括：女性（風險降低 51%）、反覆型泌尿道感染的女性（風險降低 47%）、孩童（風險降低 67%）、喝蔓越莓汁者（風險降低 53%）、使用蔓越莓的產品（包括膠囊或錠劑等）且每天使用超過 2 次者（風險降低 42%）。[69]

研究發現喝蔓越莓汁比口服蔓越莓產品更有效，可能因為前者有更好的水分補充，以及果汁中其他營養素的協同效果，因此更能避免泌尿道感染。儘管蔓越莓汁劑量愈高似乎愈有效，但若補充蔓越莓汁過多，當中的果糖或添加糖可能惡化血糖控制與糖尿病。[69]

蔓越莓（Cranberry）為 Vaccinium 屬，包含了數個種（V oxycoccus, V macrocarpon, V microcarpum, V erythrocarpum），事實上，早已被民間作為預防泌尿道感染的聖品 [70]，1920 年代認為它是因為酸化尿液而有

療效，但後來被否定了，1984 年被發現能干擾細菌附著在泌尿上皮細胞上，1989 年發現特定營養素原花青素（Proanthocyanidins, PACs），能抑制大腸桿菌附著在泌尿生殖黏膜上，而蔓越莓所含的數百種營養素也被研究，是否具有抗細菌附著能力。[69]

不過，考科蘭資料庫並未支持蔓越莓有預防反覆型泌尿道感染的功效。[71] 此外，蔓越莓並不適合用在急性泌尿道感染的處理。[72] 想根本預防泌尿道感染的困擾，還是需要完整檢查分析，進行個別性、整體性的體質調整才行。

蔓越莓汁每日建議劑量為 90 ～ 300 毫升，蔓越莓萃取物為每日 500 ～ 1000 毫克。

▍水龍骨

水龍骨（Polypodium leucotomos）是台灣民眾較少聽聞的藥草，它是一種生長在中南美洲的蕨類，具有抗氧化、化學保護、免疫調節、抗發炎等作用。

荷蘭一項雙盲隨機對照試驗中，50 位接受窄頻紫外線 UVB 治療的尋常型白斑症患者，額外服用水龍骨萃取物 250 毫克，每天 3 次，或安慰劑，為期 25 ～ 26 週。結果發現，服用水龍骨者在頭頸部的色素重現比率為 44%，服用安慰劑組只有 27%。[73]

新加坡國家皮膚中心的雙盲隨機對照試驗中，40 位肝斑患者正接受 4% 對苯二酚淡斑藥膏治療，並使用 SPF 大於 50 的防曬霜，被隨機分派為兩組，每日服用水龍骨萃取物 480 毫克，或是安慰劑，為期十二週。結果發現，比起安慰劑組，水龍骨萃取物組在肝斑的範圍與嚴重度、生活品質，都有更顯著改善，且沒有明顯副作用。可能和水龍骨萃取物的光保護作用

有關，能減少光老化、日光皮膚炎、光癌化、光相關皮膚病等。[74]

　　《美國皮膚醫學會期刊》一項美國研究中，針對 22 位白膚色（費氏分型第一至三型）患者進行紫外線照射，比較照射前與照射後一天後的皮膚反應，接著服用水龍骨萃取物 480 毫克，再進行前述比較。結果，77% 受試者的紫外線 UVB 皮膚臨床反應減少了，近一步檢查皮膚組織，發現 100% 的受試者都存在紫外線 UVB 皮膚傷害的減少。研究顯示水龍骨萃取物可做為減輕 UVB 光傷害的輔助療法。

　　原來，當皮膚接觸紫外線與可見光時，產生了超氧陰離子、過氧化脂肪、羥基自由基等，水龍骨萃取物所含的多酚，能發揮它的抗氧化效果而中和它們，具有光保護效果。[75]

▌中藥

　　冬青葉十大功勞（Mahonia aquifolium, Oregon grape root），屬於小檗科（Berberidaceae），得名因據說它有十大功效。中國一項對照試驗中，運用口服含有十大功勞的中藥（Gong Lao Qu Huo Tablet）來治療痤瘡患者，對照組則服用米諾黴素（Minocycline），前者反應率達 98%、後者 91%，療效在統計上無明顯差異，顯示小檗科在抗痘方面的功效。[76]

　　黃連（Berberine）也屬於小檗科，能改善胰島素阻抗，發揮抗發炎效果，還具有抗菌作用，包括：痤瘡桿菌、金黃色葡萄球菌、白色念珠菌、馬拉色菌等。它能減少皮脂腺製造油脂，可能改善痤瘡；具有抗角質增生效果，用於異位性皮膚炎與乾癬治療。[59]

　　當歸（Angelica sinensis）是常用來改善女性荷爾蒙失調的中藥，關於它的雌激素活性研究結論並不一致，雙盲隨機對照試驗並未顯著改善停經

症狀，但和其他藥草併用的「複方」，可能出現比較理想的效果。[64,77]

　　甘草（Glycyrrhiza glabra）也常用於改善更年期症狀，具有植物雌激素甘草精（Liquiritigenin），能選擇性地刺激 β 雌激素受體。在雙盲對照試驗中，每日服用 330 毫克甘草，為期八週，能顯著改善熱潮紅。[64]

　　根據《美國臨床皮膚醫學》的文獻回顧，有不少中藥或日本漢方的「複方」，成功應用在異位性皮膚炎、乾癬症等治療，證據力不等。[59]

　　台灣健保資料庫顯示，中醫師最常開立更年期「複方」中藥有五種，包括：丹梔逍遙散（含當歸），能調控雌激素、GABA 受體而改善更年期症狀；知柏地黃丸（含山藥），改善熱潮紅；杞菊地黃丸（含山藥），緩解血管運動症狀；甘麥大棗湯（含甘草），調控單胺神經傳導物質而能抗憂鬱；酸棗仁湯（含甘草），能改善睡眠品質（根據「2019 台灣更年期婦女健康管理及藥物治療建議」）。

外用藥草的皮膚療效

● 痤瘡

　　茶樹（Melaleuca alternifolia）精油，最早被澳洲原住民用於瘀青與皮膚感染，能抗病原、減少組織胺引起的皮膚發炎。雙盲對照試驗顯示，外用 5% 茶樹精油能改善輕度至中度痤瘡，相較於安慰劑，前者改善痤瘡數量效果為 3.55 倍，改善痤瘡嚴重度效果為 5.75 倍。甘草萃取物能抗痤瘡桿菌。[59]

● 發炎性皮膚病

　　外用的聖約翰草（IIypcricum perforatum）萃取物，在雙盲對照試驗中顯著改善異位性皮膚炎，可能因為貫葉金絲桃素（Hyperforin）能抑制蘭格罕細胞的抗原呈現能力。外用甘草萃取

物改善異位性皮膚炎，和甘草次酸（Glycyrrhetinic acid）成分的抗發炎能力有關。金縷梅（Witch Hazel, Hamamelis Virginiana）具有抗發炎、保溼、穩定屏障功能，也用於異位性皮膚炎的維持治療。外用十大功勞、辣椒素（Capsaicin）、蘆薈（Aloe vera, Aloe barbadensis）在雙盲對照試驗中，都能顯著改善尋常性乾癬病灶。[59]

● 感染性皮膚病

　　茶樹精油也具有廣效抗病原能力，能對抗格蘭氏陰性菌如大腸桿菌，格蘭氏陽性菌如金黃色葡萄球菌，以及白色念珠菌。聖約翰草能對抗格蘭氏陽性菌，特別是多重抗藥性的金黃色葡萄球菌株。印度乳香（Boswellia serrata）、迷迭香（Rosmarinus officinalis）、藥用鼠尾草（Salvia officinalis）也能抑制抗格蘭氏陽性菌（包括抗藥性菌株）、痤瘡桿菌、棒狀桿菌等。[59]

　　檸檬香蜂草（Melissa officinalis）萃取物，在雙盲對照試驗中顯著改善脣皰疹，在癒合時間、感染擴散、水泡與疼痛等面向都比安慰劑佳。尤加利桉樹（Eucalyptus pauciflora）精油能改善皮癬菌感染，大蒜（Allium sativum）含有三硫結構的蒜素，具有抗黴菌效果，研究發現：使用 0.4% 的蒜素（Ajoene）藥膏讓 8 成受試者在 7 天內改善了足癬，另外 2 成在額外 7 天也痊癒，且停用後 90 天未有復發。[59]

● 光相關皮膚病

　　藥用鼠尾草（Salvia officinalis）富含酚二萜烯類（phenolic diterpenes），能抑制紫外線誘發紅斑。石榴（Pomegranate, Punica granatum）萃取物能保護角質細胞免於紫外線造成的氧化壓力，並能抵抗光老化。[59]

● 傷口與其他

德國洋甘菊（Matricaria recutita）、金盞花（Calendula officinalis）、山金車（Arnica montana），因具有良好抗發炎、抗病原能力，被使用在傷口照護上。外用紫錐花（Echinacea purpurea）萃取物在德國核准用於困難癒合傷口（口服用以改善泌尿道與呼吸道感染）。富含硫化合物的外用洋蔥汁（Allium cepa），曾被發現能改善圓禿。[59,78]

外用藥草也常納入口服營養補充品的複方成分中。

皮膚藥草治療的風險

《美國臨床皮膚醫學》的文獻回顧提醒，藥草用於皮膚治療仍須留意植物性皮膚炎（Phytodermatitis）的可能性，分為：

● 非免疫性的：毒性皮膚炎、光毒性皮膚炎。
● 免疫性的：急性過敏、過敏性接觸性皮膚炎、光照性過敏性皮膚炎。

民眾熟知的精油如茶樹、薰衣草，也常是接觸性過敏原。[59]根據《英國皮膚醫學會期刊》文獻回顧，幾乎所有藥草都有過敏的可能性，嚴重度不等，使用皆須小心。[79]根據已發表案例報告，口服藥草的可能風險整理如表 22-2。

《美國皮膚醫學會期刊》論文也提醒，部分藥草如鈍頂螺旋藻（Spirulina platensis）、水華束絲藻（Aphanizomenon flos-aqua）、綠

球藻（Chlorella）、紫錐花（Echinacea）、紫花苜蓿（alfalfa）等，由於能夠透過細胞激素或化學激素活化免疫細胞作用，可能導致皮膚自體免疫疾病發作，包括：紅斑性狼瘡、皮肌炎、自體免疫水皰病等，皆需要格外小心。[80]

表22-2 常見口服藥草的不良反應 [79]

常見口服藥草	用途	不良反應
紫錐花	免疫刺激劑	蕁麻疹、全身性過敏
大蒜	降血脂	蕁麻疹、血管性水腫
聖約翰草	抗憂鬱	光敏感性
麥門冬湯（中藥方劑）	健康保養	史蒂芬 · 強生症候群
受汙染中藥	多種	砷中毒、汞中毒

PART 4
專業臨床指南

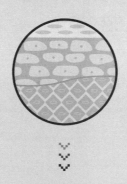

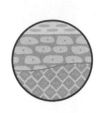

>>> CHAPTER 23

皮膚醫美求診者
的身心照護

🌀 01 改善皮膚症狀的心理治療

▍心理治療在常見皮膚疾病的應用

　　《英國皮膚醫學期刊》論文針對常見皮膚疾病的心理治療進行文獻回顧，分為七種型態，包括：習慣反轉法（Habit reversal）、認知行為治療（CBT）、舒緩警覺（Arousal reduction），包括漸進式肌肉放鬆法（Progressive muscle relaxation）和生物回饋輔助放鬆（Biofeedback-assisted relaxation）、正念冥想（Mindfulness meditation）、團體治療（Group therapy）、心理動力治療（Psychodynamic psychotherapies）、情緒表達或治療性書寫（Emotional disclosure/ therapeutic writing）、結合治療（Combined interventions）等，整理如表 23-1。[1]

表23-1 常見皮膚疾病的心理治療（具有臨床對照試驗實證者）[1]

	異位性皮膚炎	乾癬症	痤瘡	白斑症	搔癢或其他
習慣反轉法	V				
認知行為治療	V	V	V	V	V
舒緩警覺		V	V		V
團體治療		V			
心理動力治療	V				
情緒表達或治療性書寫		V			
結合治療	V			V	

　　薈萃分析顯示：心理治療改善癢／搔抓的效應值（effect size）為中至大，對於心理社會功能、皮膚症狀嚴重度為中。心理治療在異位性皮膚炎、乾癬症的效應值為中，而在痤瘡、白斑症的研究尚不足。習慣反轉法擁有最大的效應值，其次是認知行為治療，為中至大。習慣反轉法的療效也顯著較舒緩警覺、結合治療更佳，適合作為在診所端的第一線治療，較複雜的病情可再轉介給心理師或精神科醫師。[1]

　　心理治療同樣用於精神皮膚病，包括：拔毛症、身體臆形症、嗅覺關係症候群，以及婦產身心疾病如外陰疼痛症等。限於篇幅限制，以下就代表性的心理治療應用進行簡介，首先介紹最新的正念減壓法。

▋改善皮膚症狀的正念減壓療法

　　正念減壓療法（Mindfulness-Based Stress Reduction, MBSR），或稱正念冥想，是由麻省理工學院喬 · 卡巴金（Jon Kabat-Zinn）博士，在 1979 年於麻州大學醫院開創、累積大量實證醫學研究的心理治療方

式，是一種專注、放鬆、不批判、接納的身心狀態。內容涵蓋：專注訓練（專注於呼吸、飲食或眼前當下），覺察注意力的分散、轉移與帶回，觀察自己的感受、情緒、想法。[2]

正念呼吸指導語：

步驟一

放鬆地坐在椅子上（或平躺在床上），雙腳平踩在地上（如果躺在床上，雙腳自然放鬆平放）；上半身保持挺直、或輕靠椅背。準備好這姿勢後，閉上眼睛。（暫停十秒鐘）

把注意力集中在雙腳與地面（或床板）接觸的地方，覺察這地方的感受。覺察大腿與椅子（或床板）接觸的地方，又有什麼感受？覺察當下全身的姿勢。（暫停十秒鐘）

步驟二

慢慢地，把注意力轉移到鼻子，覺察每次吸氣時，空氣經過鼻腔，進入身體；吐氣時，空氣經過鼻腔，離開身體。完完全全專注在呼吸。

呼吸就像潮來、潮去，你不需要用任何方法來控制呼吸，專心體驗就可以了，把注意力完全集中在呼吸。（進行 5 分鐘）

步驟三

有時你發現注意力跑到別的地方去了，可能是被外面的聲音吸引、或是內心的雜念，無論是什麼，都沒有關係，慢慢把注意力帶回來，集中在呼吸上。

呼吸就像從船上拋下的錨，分心時，可以讓自己再回到此時此刻。 請記住專注呼吸的美好感覺，把這個感覺帶進一天的每一分、每一秒中。

當你準備好時，在心裡從 5 倒數回 1，做一次深呼吸，然後睜開眼睛。

　　卡巴金在麻州大學醫學中心進行的經典研究中，針對 37 位正在接受紫外線光療的乾癬症患者，隨機分為正念減壓組，在接受光療時同時聆聽正念指導語，對照組則不聽指導語。結果發現，正念減壓組的乾癬病灶比起對照組，更快出現改善反應。[3]

　　美國一項隨機分派對照試驗中，讓受試者接受正念減壓訓練（每週 2.5 小時，為期八週，以及一個整天課程、每日家庭作業），或參加健康增能訓練（同樣時間設計）來作為對照組。在訓練前後都用辣椒膏來引發受試者的前臂皮膚神經發炎，量測相關發炎指標。結果發現，訓練後正念減壓組的皮膚紅斑範圍比健康增能組小，隨著正念減壓練習時間愈多，水泡液體內發炎因子（甲型腫瘤壞死因子）濃度上升程度愈低。正念減壓能夠改善皮膚發炎症狀。[4]

　　荷蘭研究將成年人隨機分組，一組接受八週正念減壓療法，一組則在等待名單上。研究人員在受試者身上製造人工傷口，量測其癒合相關生理變化。結果發現，正念程度增加愈多，傷口產生後的第三至四天皮膚滲透性降低愈多，這反映出傷口嚴重度降低，在傷口產生的第 22 小時，傷口滲液中的第八型介白素濃度較低，顯示發炎反應較受控制。研究支持正念減壓療法對於傷口的早期癒合有正向助益。[5]

　　為何正念減壓療法改善發炎機轉，進而促進傷口癒合？西班牙一項研究發現，正念冥想者與一般休閒組在基礎狀態下，其表觀遺傳學酵素指標、發炎基因的表現上並沒有差別，但在進行社交壓力測試來刺激身體發炎後，前者組蛋白去乙醯酶（Histone deacetylase）基因表現較低、促發炎基因表現較低，且經歷壓力後的唾液皮質醇下降（恢復）較快，顯示正念療法能啟動抗發炎的免疫機轉。[2]

　　加拿大英屬哥倫比亞大學婦產科的臨床試驗中，將 130 位外陰疼

痛症患者隨機分派，接受正念認知治療（Mindfulness-based cognitive therapy, MBCT），或傳統的認知行為治療（後文介紹），為期八週，每週進行一節，為時 2.25 小時。正念認知治療結合正念與認知行為治療，透過一系列練習來培養患者的正念能力，包括：正念飲食、身體掃描、正念呼吸、聲音與想法的正念覺察、慈愛自我關懷、冥想疼痛（包括非性的，與外陰前庭的），學會覺察與接納疼痛相關的想法與感受。

結果發現：正念認知治療和認知行為治療，都能有效改善外陰疼痛症，而前者更適合於與伴侶關係時間長度較短、繼發性外陰疼痛症（一段時間性交不痛、但一段時間又會）、以及對正念療法信任度高者。[6]

張立人醫師示範正念與放鬆技巧連結（QR code）：

正念呼吸

正念運動（正念摘蓮霧）

身體掃描法

腹式呼吸法

正念減壓技巧的完整內容可參考我的另一本著作《終結腦疲勞！台大醫師的高效三力自癒法》正念力章節。

▌ 改善皮膚症狀的習慣反轉法

習慣反轉法（Habit reversal therapy, HRT）是行為療法，用於拔毛症（以及妥瑞氏症，出現不自主聲音或動作抽搐），包括以下技巧：[7,8]

1. 覺察訓練，是學習覺察自己的拔毛行為，來增加自我控制力。會填寫自我監測表格，描述每天的情緒、觸發拔毛衝動的線索、容易拔毛的情境等。

2. 刺激控制法（Stimulus control），降低出現拔毛的機會，或者干擾、預防拔毛，譬如在高風險情境中戴上厚手套。

3. 刺激反應法（Stimulus response），當拔毛的慾望出現時，用一些活動來取代，包括練習肌肉放鬆法、去散步。

4. 競爭反應（Competing response），當拔毛衝動出現時，運用生理上不相容的動作，作為替代反應，像是握拳並擺在身後，就無法做出拔毛動作。每次有衝動或想法時，就這麼做，持續固定時間，或是直到拔毛衝動消失。

5. 動機技巧，增強使用替代反應的動機，避免再次出現拔毛行為。

6. 習慣不便回顧（Habit inconvenience review）是透過腦力激盪，想到拔毛帶來的負面後果，包括：尷尬感、影響工作與社交生活、不方便等。

7. 社會支持，治療過程納入家庭成員、學校諮商人員、好友等，當患者沒有出現拔毛行為時，給予口頭或其他鼓勵。他們也協助觀察患者出現拔毛行為的情境是哪些，並鼓勵患者運用替代反應。

8. 一般化訓練，讓患者想像身處於壓力、或引起拔毛衝動的情境，並想像自己控制著拔毛的衝動，應用替代反應。

▌改善皮膚症狀的認知行為治療

身體臆形症

認知行為治療是身體臆形症治療的黃金標準，治療師協助患者覺察自動化思考，找出底下的「認知謬誤」，例如：

● 全有全無：「我連半根頭髮都沒，全世界只我有這樣！」
● 讀心術：「別人都在注意我的鼻子很塌。」
● 自我預言：「如果我出去被別人看到鼻子，肯定會在心裡嘲笑我。」
● 情緒化推理：「我感覺自己很醜，我肯定就是這樣。」
● 貼標籤：「我是一個醜八怪！」
● 貶低正面：「他們說我鼻子很好看，是善意的謊言。」
● 負面偏差：「每個人只會注意我醜陋的下巴。」
● 個人中心：「他剛剛皺了眉頭，就是看到我的眉毛快掉光。」
● 以偏概全：「整個禮拜都沒人找我出去吃飯，表示沒人喜歡我。」
● 災難化：「我的禿頭是人生最大災難，活著沒意義。」
● 不公平比較：「為什麼沒辦法跟雜誌上的模特兒一樣美？」

接著，挑戰患者自動化思考，協助進行「認知重構」，逐漸形成合理思考：

- 「禿頭是不完美，但也不是世界末日。」
- 「我不喜歡鼻子塌，但我可以忍受，晚上可以去約會。」
- 「朋友喜歡的是我這個人，而不是我的下巴。」
- 「她皺眉，因為我醜的關係？我沒有讀心術的超能力。」

此外，進行生活實境的「暴露／行為實驗」（如表 23-2），學會辨識自己的情緒、關於身體形象的負面思考與預測、練習合理反應、漸進地減少迴避或儀式行為、做出正向行為改變、評價負向思考與預測有無成真、獎勵自己等。

表 23-2 身體臆形症的「暴露／行為實驗」[9]

暴露前	暴露後
我的暴露情境？ 情境什麼部分最讓我痛苦？ 我的負面思考與預測？ 我的合理反應是？ 需要警惕哪些迴避或儀式行為？ 暴露的目標：我如何知道自己做得好？	痛苦評分：開始 _____，過程 _____，結束 _____（100 分代表最痛苦，0 分代表不痛苦） 評價我的努力： 我的負向思考與預測有無成真： 我學到什麼？ 我要如何獎勵自己？

減少儀式行為（如照鏡子、過多打扮、摳皮膚、尋求保證、在心裡和別人比較等）的技巧包括：

- 減少每天執行儀式行為的次數。
- 每次執行儀式行為的時間減少。
- 推遲執行儀式行為的時間。
- 消除特定情境的儀式行為。
- 改變環境，讓儀式行為難以執行。[9]

根據隨機對照試驗，針對身體臆形症的認知行為治療每週進行，持續十二至二十二周，反應率可達 8 成。[10] 但在國外接受心理治療的身體臆形症患者比例僅有 10% ～ 17%，接受藥物治療（血清素再回收抑制劑）的比例只有 19% ～ 34% [11]，在台灣的比例是更低的，亟需皮膚科、整形外科與美容醫學領域醫師的關注，並轉介身心科進一步診療。

嗅覺關係症候群

英國一份案例報告中，一位 45 歲男性小時候被同學嘲笑很臭，這樣的言語霸凌持續數月。他變得遠離人群，深怕他人聞到自己的怪味。當他沒聞到時，會認為自己因為聞太久，導致嗅覺麻痺。洗澡時他花許多時間，刻意摩擦、清潔，卻沒有用，並且覺得應該有代謝疾病，才開始找醫生。家庭醫師轉介他給皮膚科醫師，檢查皮膚卻未找到具體原因，於是轉介心理治療。

一開始，他認為「一切只是發生在腦中」的想法太荒謬。治療中，他覺察到自己對他人的表情與身體語言太過敏感，包括對方鼻子在抽動，都會解讀為聞到我的臭味，治療師引導去挑戰這樣的認定，重新評估，思考別的、更有可能的原因，這樣的練習逐漸打破了負向思考的惡性循環。

此外，治療師隨機邀請陌生人到會談室中，詢問是否聞到患者身上的味道，結果他們都說沒有。患者開始了解到，他的皮膚沒有問題，且並未散發臭味。他的壓力、焦慮、羞恥感、羞辱感本來是生活的日常，逐漸被增長的自信心給取代了，開始能靠近人群，且與朋友、家人的關係更加精彩了。他非常驚訝於心理治療能帶來如此大的效益！[12]

外陰疼痛症

外陰疼痛症是典型婦產身心疾病，心理社會介入與物理治療（針對骨盆肌肉）是第一線治療。[13] 認知行為治療結合疼痛管理、性治療等元素，針對患者外陰疼痛相關的想法、情緒、行為、以及與伴侶互動關係進行討論，提升患者與伴侶的性功能、性生活品質、以及關係滿意度。[14] 外陰疼痛症認知行為治療的核心元素包括：

● 心理衛教：了解外陰疼痛症影響女性的性興趣、性動機、與性功能，壓力如何影響慢性疼痛與外陰疼痛症。
● 行為技巧訓練：學習漸進式肌肉放鬆法、腹式呼吸法，以降低焦慮、放鬆肌肉、減輕疼痛感。
● 認知技巧：演練自我對話，面對疼痛時重構合理的思考。
● 溝通技巧訓練：演練告知目前或未來伴侶，自己感到外陰疼痛。
● 增進「性溝通」：一開始透過「非性的」生理與情緒親密，再逐步增加「性的」互動方式，避免只聚焦在「性交」行為上。
● 培養情緒調節能力：處理兒童虐待經驗、情緒與焦慮障礙、關係衝突等議題，培養適應性的思考與情緒。[6,14]

瑞典一項臨床試驗中，針對 60 位外陰疼痛症患者，提供認知行為治療結合黏膜去敏感化（Mucosal desensitization），為期十週。患者以自己一或兩根手指插入陰道，去感覺骨盆肌肉與陰道的緊繃感、以及放鬆感，再逐步換為伴侶的手指。對於外陰疼痛的部位，請患者不逃避碰觸，而是每天用小鏡子自我檢查外陰，碰觸、按摩或用油指壓（Acupressure）疼痛部位，月經期間鼓勵使用插入性的衛生棉條。在熟悉了這些練習後，逐

步讓伴侶也參與。患者每週與治療師會面一小時，都需要討論這些家庭功課。結果發現：在治療結束時，患者有顯著較多的性幻想、性愉悅、性興奮、陰道潤溼，外陰疼痛較少發生，較少迴避性交行為，自慰與性交的頻率增加。這些進步在六個月後仍舊維持住，焦慮情緒也顯著降低。[15]

其他臨床試驗也顯示：為期十三週的團體認知行為治療、或是為期十二週的伴侶治療，都有效地改善外陰疼痛、性功能、性滿意度等層面。[14]

▋ 改善皮膚症狀的表達性書寫

表達性書寫指寫下生活中最創傷、或難過的經驗，挖掘心裡深處跟該事件有關的想法、感覺、情緒，可能先前未與任何人分享。[16]

表達性書寫典範的指導語：（Pennebaker & Beall）[17]

接下來四天，我要你寫下內心最深處的想法與感覺，有關你生命中最大的創傷經驗，或是影響你人生極重要的情緒議題。當你書寫，我要你真的放下，並探索最深的情緒與想法。

你可能把主題連結到：和別人的關係，包括父母、愛人、朋友或親戚；你的過去、你的現在、或你的未來；你過去的樣子、你想要成為的樣子、以及你現在的樣子。你可能寫下每天同樣的議題或經驗、或是不同的主題。

所有你寫的都將完全保密。別擔心拼字、文法或語句結構。唯一的規則：只要你開始寫，就持續到時間結束。

表達性書寫一次通常進行 15 至 30 分鐘，一週進行三至四天。

紐西蘭一項隨機對照試驗中，將 49 位健康老人（64 至 97 歲）分派為兩組：每日進行 20 分鐘、為期三天的表達性書寫，描寫不舒服的生活

事件，或是進行一般書寫（對照組），記錄每日活動的時間管理事項。兩週後，在他們的上臂內側進行 4 毫米皮膚切片，量測心理壓力與傷口表皮復原指標。

結果發現，在第 11 天表皮完全恢復的比例：表達性書寫組達到 76.2%，對照組僅為 42.1%，在統計上有顯著差異。在皮膚傷口出現的前一週若睡得好，能預測較快的傷口復原。表達性書寫明顯改善傷口癒合速度。[16]

表達性書寫能減少當事者侵入性思考（Intrusive thoughts）、迴避行為，促進情緒表達與自我抽離（Self-distancing），轉化混亂情緒為有組織的思考，整合情緒與想法以形成一致性的敘事，藉以創造意義、從經驗當中得到成長。改善傷口的生理機轉可能牽涉睡眠、壓力、發炎等，仍需進一步研究。[16,18]

肉毒桿菌素也有抗憂鬱效果？

美國加州大學爾灣分校的隨機雙盲對照試驗中，針對 255 位鬱症女性患者提供 30U 或 50U 肉毒桿菌素（Onabotulinum toxin A），或安慰劑（生理食鹽水）注射，30U 組是在皺眉紋分別進行 6 個點的肌肉注射，包括：眉心的鼻眉肌（Procerus m.）上下各 5U、5U，兩邊的皺眉肌（Corrugator supercilii m.）內側 5U、外側 5U，50U 則是 8 個點的肌肉注射，鼻眉肌上下各 10U、10U，兩邊的皺眉肌內側 5U、外側 5U，增加最外側 5U 皮下注射。並以數個憂鬱量表（MADRS, HAMD-17, CGI-S）等檢查憂鬱症狀變化。

結果發現，肉毒桿菌素 30U 組的憂鬱症狀改善明顯，在第二、六、九、十五、二十一週等都與安慰劑組有顯著差異。此外，該組在十五週前，MADRS 憂鬱分數比安慰劑組差距 4 分以上，在十八至

二十四週仍保持差距 2 分以上，顯示明確抗憂鬱效果。但肉毒桿菌素 50U 組在第六週已與安慰劑組無差異。肉毒桿菌素組的副作用比安慰劑多，包括：頭痛、上呼吸道感染、眼皮下垂。研究人員認為肉毒桿菌素是局部治療，相較於抗憂鬱劑可能出現全身性副作用，也許在未來成為創新的抗憂鬱療法之一。[19]

過去研究顯示，肉毒桿菌素的抗憂鬱效果可持續二十四週以上，但臉部美學效果在第十二至十六週就已經消退，顯然抗憂鬱效果不只是因為肉毒的肌肉放鬆效果。[20] 臉部回饋理論（Facial feedback hypothesis）指出，表達行為可以改變情緒狀態，可能是透過感覺神經調控，鬱症患者在強烈負面情緒下，有著過度活躍的皺眉肌肉。腦部影像顯示：接受肉毒桿菌素注射者在模仿生氣表情時，腦部左側杏仁核活動降低了。可能因為三叉神經傳遞較少肌肉緊張的感覺訊息到腦幹，弱化了腦幹與邊緣系統（杏仁核）間的恐懼迴路。[19]

顯然，讓臉部肌肉能夠放鬆，是抗憂鬱的潛在方法。肉毒桿菌素平均療效期間為四個月，許多人的皺眉紋、抬頭紋再次原封不動地長回去，可能憂鬱也悄悄地回籠。我鼓勵接受肉毒注射者，感受臉部肌肉放鬆的感覺，記住這感覺，隨時提醒自己保持這臉部放鬆的感覺，除了可延長肉毒的療效外，也將同時維持了心情的放鬆。

02 美容醫學求診者心理分析與溝通技巧

醫美求診者的風險心理特質

據台北市衛生局 2015 年統計，醫美糾紛共 116 件，佔北市總年度醫療糾紛 34.9%，其中 67 件是患者投訴術後不如預期。許多時候，醫療糾紛牽涉到患者的心理特質，以及醫病溝通品質不佳。研究指出，若醫美求診者出現表 23-3 的某些心理特質[21]，醫護人員應需要提高警覺，花更多時間溝通，勿衝動施行侵入性治療。

表23-3 醫護人員應留意的醫美求診者心理特質 [21]

急性子、沒耐性 對極小的異常,表現極大的擔憂 攜帶明星照片前來 希望動手術取悅某人 一直問,卻不願意聽 批評另外一位醫師 完美主義者 對診所同仁態度欠佳 對自我形象評價脫離現實	希望透過手術轉換全新身分 剛經歷重大(悲劇)事件 拒絕配合卸下衣物、照相、實驗室檢測 逛診所和醫院,尋求最低價格、以及保證效果 狂找整形外科醫生(Plasti- Surgiholic) 偏執、或憂鬱,或在接受精神方面治療 為權貴(VIP) 有個急性子的媽媽來付錢 醫師直覺反感

上述心理特質的背後,是求診者可能在精神疾病狀態,或具有某些神經質性格、甚至人格障礙症。

▌醫美求診者的精神狀態評估

美容醫學手術求診者有多少比例有精神疾病診斷?日本研究發現,美容外科患者有 47.7% 有精神疾病診斷,包括:焦慮症 11.3%、身體臆形症 10.1%、憂鬱症 8%、妄想症 4.8%、其他 4.8%、思覺失調症 4.1%、做作型人格疾患 3.4%、妄想型人格疾患 1.2%。此外,具有社會適應不佳者比例為 56.0%。[22]

《美容整形外科》(Aesthetic Plastic Surgery)期刊針對美容外科患者的研究,發現 51% 在精神症狀問卷(GSI of SCL-90-R)分數達到精神疾病的嚴重度,最常出現的症狀是人際敏感(Interpersonal sensitivity),在開放性(Openness)向度得分最低。研究建議美容外科手術應進行例行性心理評估,透過篩檢精神症狀,可以減少不必要的手術,以及增加手術滿意度。[23]

　　《美容整形外科》另篇義大利研究中，針對接受縮胃減重手術後、而尋求體雕手術者，進行精神疾病診斷評估，並與一般民眾比較，發現前者較常出現身體臆形症，以及罹患過鬱症與焦慮症（恐慌症、廣泛性焦慮症），也容易有衝動、暴食、身體不安等心理特質。研究建議整形外科醫師與精神科醫師合作，以增加患者遵醫性，體雕手術前應進行心理評估，所有整形外科患者也是。[24]

　　醫護人員可以初步透過以下兩個問題，來得知求診者身體病史、精神疾病史、心理社會史、當下精神狀態：

● 「我會問你一些術前『例行性』的問題：你生過哪些病？做過哪些手術？吃過哪些藥？家裡有哪些人？婚姻狀態？做什麼工作？」

● 「最近一個禮拜以來，是否常感覺緊張不安？覺得容易苦惱或動怒？感覺憂鬱、心情低落？覺得比不上別人？睡眠困難，譬如難以入睡、易醒或早醒？有自殺的想法？」（「心情溫度計」問卷）

　　詢問求診者以下問題，以了解對治療是否存在不合理期待：

● 「為何決定最近來做手術？之前有考慮過嗎？」

● 「手術以後，你對生活改變有什麼願望呢？說三項完全想像中的。」

● 「手術以後，你對生活改變有什麼期待呢？說三項現實中可能發生的。有可能帶來什麼壞處呢？」

● 「手術以後，你期待家人或親友對你有何不同反應？陌生人呢？」

● 「你要進行的手術部位，會讓你想起誰嗎？曾經遇過的人？家人？你擁有誰的眼睛或大腿呢？」[25]

求診者未說出的需求與醫療糾紛

　　醫美求診者 Rita 上門，治療一切順利，兩星期後，卻抱怨「一點效果都沒有」，外加疼痛、瘀青，導致無法工作、不敢出門、心情非常痛苦。儘管醫護人員解釋按照醫療常規，她卻聽不進去。其他求診者也遇過類似術後狀況，多能理解醫師的說明，為什麼 Rita 都聽不懂，情緒這麼激動？

　　在診間，醫師詢問 Rita 第一個問題是：「妳想要整哪裡？」第二個問題問：「妳想要整成怎樣子？」第三個問題：「現在有 A 療法，優缺點是……B 療法，優缺點是……C 療法，優缺點是……我推薦 A 療法，妳想選哪個？」

　　問題出在哪裡？醫師有好多「該問而未問」的話，求診者也好多「沒機會說出口」的話，如果有機會的話，醫師可以問出：

● 醫師：「妳為何想做這項手術？」
　求診者：「我老公被那女人的大胸部給迷住，嫌我的太小。我想要隆乳挽回他的心，結果現在……」
● 醫師：「想到妳的外表，妳會多不開心？」
　求診者：「我鼻子塌成這樣，從小大家都笑我，最近男友和我的閨蜜搞曖昧，說她鼻子高挺、我的鼻子塌。我希望挽回感情，所以找你隆鼻，結果現在……」
● 醫師：「妳對這部位不滿意，之前怎麼處理的？」
　求診者：「顴骨這一小塊斑有這麼難除嗎？我先去甲診所打雷射，根本沒變淡，我當場發飆；去乙診所，結痂掉了竟然反黑，我已經提告……朋友介紹我才來你們內診所，結果現在……」

● 醫師：「為何決定最近來做手術？之前有考慮過嗎？」

求診者：「我準備嫁入豪門，花天價請了知名攝影師拍婚紗，，排了半年終於下禮拜開拍，結果現在……」

● 醫師：「手術以後，你期待家人或親友對你有何不同反應？」

求診者：「我教瑜伽，在臉書上被對手酸說，我瑜伽愈練愈老態，導致學生流失一半，收入困難，我花剩下積蓄來改造，就是想翻身，結果現在……」

在了解患者尋求美容醫學治療的心理動機之後，才能討論出合理的治療期待，接受術後併發症的可能性，慎重做出是否治療的決定。

求診者人格特質與諮詢技巧

自戀狂：自戀型人格

有天我門診十分忙碌，到了傍晚還沒吃午餐，趕緊利用空檔時間，出去快速扒飯，心想真是命苦，十分鐘衝回診間時，一名坐在對面椅子上的女性患者瞪著我說：

「我已經坐在那邊等很久了，結果你竟然還跑出去吃飯！」

當下，我立即了解什麼是「沒有同理心」、「虐待狂」是長怎樣。

一進診間，她馬上說：「你看起來，不會是剛畢業的醫學生吧？」

行醫近二十年的我，開玩笑地回覆：「因我做抗老化醫學，今年已經高齡 80 了！」

接著她用嚴肅的口氣問：「你知道我是誰嗎？」

我說：「您最近有記憶力減退的困擾嗎？」

這類自戀型人格者佔了美容手術求診者的 25%[25]，姿態傲慢、自我中心，要求多、剝削對方。又愛面子、自我感覺太良好，亟需別人的讚美與崇拜，同時貶低別人，因為「我的成就都是美鑽，你的成就只是煤炭。」

自戀型人格者的內心話是「朕即天下」、「你看我多完美！」、「你怎麼還不讚美我？」其深層心理常是沒有自信，因此自我膨脹、「過度補償」。往往和早年過度保護與過高期待的教養過程有關，可能來自富裕家庭，父母一方面逼他要有完美表現，一方面又罵他是媽寶、羞辱他。

若醫護人員也愛面子，跟他陷入激烈爭辯，後果將不堪設想！因為他一定使盡渾身解術，證明自己才是對的。醫護人員應冷靜，充分說明醫療風險，用信任語氣溝通，找機會讚美他，將提高治療滿意度。

對於自戀型人格者，可運用三明治溝通法（正－反－正，Positive-Negative-Positive），頭尾都講好話，中間穿插你想講的。譬如這樣和她說話：

「（正）妳一出現，大家都抬頭看妳，因為妳就像明星一樣漂亮！

（反）不過，妳有沒有注意到，妳皺眉紋太深、魚尾紋太明顯、膚色十分暗沉、眼睛太小、鼻子太塌、嘴巴太大……

（正）如果妳改善那些微不足道的小地方，就真的成為大明星了！」

天生演員：做作（戲劇）型人格

她用撒嬌的語氣說：「醫生，你念哪一家幼兒園畢業？」

我說：「哈佛幼兒園。」

她突然出現驚嚇的表情，並且激動地說：「什麼！好巧合喔，我是史丹佛幼兒園畢業的耶！我們的幼兒園都有個『佛』字……醫生，我感

覺跟你好投緣喔,以後都要找你治療。」

其實,只談了這幾句話,就好像認識很久。她接著說:「上次和一個醫生聊天聊得超投緣,結果,他不小心用雷射把我的右邊眉毛打壞了!他給我一罐眉毛生長液,用了半年才長回來。」

做作型人格者佔了美容手術求診者的 9% [25],呈現情緒表達誇張化,情緒很 HIGH、言語誇大,很有戲劇效果,就像你在綜藝節目中看到藝人的討喜模樣。他們也散發性誘惑、性挑逗的印象,穿著布料能少就會更少,能火辣就不可能清淡,渾身散發性感的費洛蒙。

做作型人格者的內心話是:「曲意承歡」、「我想討好你」、「你怎麼還不看我?」深層心理則是尋求他人注意,和童年不被父母認同的核心經驗有關。

醫護人員除了說明醫療風險,可多給他一些關注,將有極佳的治療順從性。千萬不要表現厭惡感、冷漠、或躲起來,導致他感情受傷,就惱羞成怒、沒完沒了。

變色龍:邊緣型人格

她一進診間,就生氣地說:「我不是看X醫師嗎?為什麼是你?」

明明是自己弄錯了,卻怪罪到我這一頭霧水的醫生身上。我明智地嚥下從心底湧上的這句話:「我沒強迫妳來看我,妳去看X醫師啊!」

開始治療不久,她又抱怨:「之前X醫生都有幫我額外加強,為什麼你都沒有?」

我耐心地解釋,治療適合皮膚當下的狀況是最好的,太過加強會增加皮膚受傷的風險。儘管她表情不悅,沒再說什麼。

最後,她說:「你是我遇過最好的醫生,上次X醫生超爛的!」

邊緣型人格者佔了美容手術求診者的 9% [25]，對人態度反覆而矛盾，這一秒鐘信任你，下一秒鐘不信任；今天感動地稱讚你：「醫生，你是我生命中的英雄！」明天激動地說：「醫生，你就是害我一輩子痛苦的那隻『狗熊』！」他的世界是全好全壞、極端二分法的恐怖場景。非常會察言觀色，專挑小毛病，總要證明你對他不好、不喜歡他、一再欺負他，沒錯，他「很沒安全感」，正是醫療糾紛的高危險族群。

邊緣型人格者的心底話是：「怎樣？我就是個爛人」、「反正你就是不喜歡我」、「最後你一定會拋棄我！」深層心理是：無價值感、無安全感、害怕被對方拋棄。

互動要保持中立，醫護人員最好「喜怒不形於色」，一方面給予明確設限，充分說明醫療風險，指出什麼可以、什麼不可以，一方面語氣溫和、有耐心。非常重要的是：維持醫病適當界線，不要心軟、私下用電話或社群軟體聯絡。千萬別捲進由他領銜主演的鬥嘴鬧劇中！

控制狂：強迫型人格

肉毒桿菌的治療過程中，她始終雙手抱胸、用仇視眼神看著我，就像我欠她 500 萬，緊皺眉頭，握著鏡子看我怎麼打，如連珠炮般地問：「你為什麼在這個點打針？上次 X 醫師沒有打這裡啊？你打多少劑量？打幾 c.c.？這樣夠嗎？萬一沒效怎麼辦？但如果你打太多，會不會副作用？會不會流血？會不會瘀青，那這樣怎麼辦……」

我耐心地聆聽，回應：「我看妳真的非常緊張喔，肌肉一緊繃，就更容易出血喔！你可以放鬆一點、再放鬆，妳可以更放鬆……」

強迫型人格佔了美容手術求診者的 4% [25]，吹毛求疵，拿著他的「SOP」跟你爭辯、要求手術全程錄影監控，完全不尊重醫護人員的自

主性。人稱「細節先生」（detail guy），又名「控制狂」。你根本講不到兩句話，就發現麥克風在他手上。解剖學發現：他只有嘴巴，沒有耳朵。若你天性不受拘束，會痛恨跟這種人互動。

他的心底話是：「你看，我沒錯」、「還好我注意到細節，要不然就危險了」、「果然控制一切，才會安全！」深層心理是：完美主義，過度重視細節、而忽略整體結果。可能在早期家庭養育中，受到父母嚴屬管束，為了保護自己免於受到父母批評責罰、獲得父母肯定與接納，因而試圖表現完美、控制一切。

醫護人員應充分說明醫療風險，且認真聆聽他講到一個段落，展現了解、並重視他努力的姿態。趁他換氣時，趕緊插進你想講的話。他很容易因為無法掌控而受挫，請適時安慰他：「別人並沒有因為這些問題而療效不佳，不用太擔心！」

化解溝通危機的技巧：「SET」（重開機）

在人際溝通出現衝突時，雙方都很難有清楚的腦袋，可以為衝突找到出路。這時，醫護人員可以運用「SET」（重開機）公式，能緩和彼此情緒，讓溝通從無效變成有效。

第一招、支持他（Support）
- 「你現在感覺不舒服，我們都很擔心，會繼續幫忙你。」
- 「不管遇到什麼狀況，我們都會協助你。」

第二招、同理他（Empathy）
- 「我知道這讓你生氣。如果是我，可能也會跟你一樣生氣。」
- 「在這麼不舒服的情況下，你還要繼續工作，實在不容易！」

第三招、面對現實（Truth）
● 「我很想幫你的忙，可是你這麼生氣，我沒辦法了解發生什麼事。」
● 「雖然狀況比較複雜，我們都會陪你一起面對！」

03 活動／運動治療

活動、運動與代謝當量

一個代謝當量（Motabolic equivalent, MET）的定義是安靜坐著的能量消耗，大人平均為每小時每公斤體重消耗 1 大卡，或每分鐘每公斤消耗 3.5 毫升氧氣。常見活動的代謝當量如表表 23-3 所示：

表23-4 活動型態與代謝當量[26]

代謝當量（MET）	活動量	舉例
≤1.5	坐或站	久坐或久站不動，打電腦、看電視、開車。
1.5< 至 <3.0	輕度	慢走（時速小於每小時 4 公里），坐著操作耗力機具，站著作輕量活動。
3.0≤ 至 <6.0	中度	快走（時速每小時 4 至 7 公里），騎單車或走路通勤，大多數體力勞動（收垃圾、木作、砌磚）。
≥6.0	強度	競走（時速超過每小時 7 公里），跑步、游泳、為了運動騎單車、搬重物。

健康的年輕或中年人心肺適能在 8 ～ 12 個代謝當量，表示在氧氣或能量的消耗上可達到休息狀態的 8 ～ 12 倍。心臟衰竭、老年人、或病態性肥胖的心肺適能僅 2 ～ 4 個代謝當量。心肺適能小於5 ～ 6 個代謝當量，通常預後不佳；心肺適能在 9 ～ 12 個代謝當量或更多者，生存預後佳。

心肺適能每增加一個代謝當量，死亡率便下降 15%。[27]

健康成人活動最大心率＝（220 －年齡），運動的目標強度為最大心率 60% ～ 85% 間。最理想的運動方式是較低強度、較長時間，每次持續時間 20 至 60 分鐘，並加上熱身及緩和運動。建議運動頻率為每週 3 至 5 次，或一日多次短時間運動。

▊ 全身抗老化

《美國流行病學期刊》的美國護士健康（Nurses' Health Study）世代研究中，追蹤 7813 位年齡介於 70 至 73 歲的女性，調查其日常活動狀態，計算代謝當量小時／每週，中度或強度活動定義為需要三個以上的代謝當量，也調查每週久坐不動（Sedentary behavior）的小時數。同時檢測關鍵老化指標，也就是周邊白血球端粒長度（Telomere length）。

結果發現，每週代謝當量與白血球端粒長度呈現正相關，端粒長度較長的組依序是 18 ～ <27 代謝當量小時／每週、9 ～ <18 代謝當量小時／每週、≥27 代謝當量小時／每週。和最少活動量的組相比，有中度或強度活動者在端粒長度增加了 0.07 個標準差。若依照每週活動時間，白血球端粒長度由長至短依序為：2 ～ <4 小時、4 ～ <7 小時、≥7 小時、1 ～ <2 小時、<1 小時。有較多活動且跳健美體操、或有氧運動者，和最少活動者相比，前者端粒長度增加了 0.10 個標準差。中度或強度活動所延長的端粒長度，相當於年輕 4.4 歲，有趣的是，非抽菸者比起抽菸者，也是年輕 4.6 歲。[28]

美國護士健康研究已發現較高活動量與較少的疾病發生率有關，包括：乳癌、大腸直腸癌、冠狀動脈心臟病、第二型糖尿病；反之，久坐不動與第二型糖尿病、肥胖症風險增加有關。端粒長度最長的是每週運

動 2 ～ <4 小時組，符合美國指引所建議的每週 2.5 小時，再強的運動量並未繼續延長端粒。運動之所以能延長端粒，出現抗老化效果，可能和減輕發炎、氧化壓力、慢性壓力有關，這三者正是加速端粒耗損、全身與皮膚老化的凶手。[28]

《美國醫學會雜誌 - 內科學》研究中，分析 1.8 萬多名美國老年婦女（平均年齡 72 歲）活動資料，發現：走路能有效降低死亡風險。和每天走 2700 步的相比，每天走 4400 步的死亡率下降 41%。每天走越多，死亡風險就越低，直到每天走達 7500 步，死亡風險不再下降、也不上升。「日行萬步」的說法應改為：「日行 7500 步」！[46]

▌皮膚排毒

皮膚的流汗功能，讓它也成為肝臟、腎臟之外重要的排毒器官。有接觸重金屬或身體重金屬負擔大的人，汗液所含的重金屬濃度，甚至超過血清與尿液。接觸砷者和未接觸者相比，前者皮膚排毒活動是後者數倍之高。鎘在汗液的濃度比血清高。三溫暖或可降低汞濃度，流汗可以是重金屬解毒的重要方式。[29]

一項中國研究針對浙江居民進行血液重金屬檢測，包括：鉛、鎘、鈷、鎳、銅、鋅，發現血液重金屬濃度隨年齡而增加，有規律運動的受試者，其大多數重金屬血液濃度比不運動者低。重金屬可以在汗液與尿液中發現，且在汗液的濃度比尿液還高。這顯示透過運動流汗、以及增加排尿，是排除重金屬毒素有潛力的策略。[30]

惡名昭彰的環境毒物雙酚 A 存在血液、尿液、汗液中，但即使血液未檢測出有雙酚 A，也能在汗液中檢測到，這顯示只透過抽血或驗尿會低估雙酚 A 的身體累積量，汗液檢測可能更敏感，且誘發流汗會是

排除雙酚 A 的好方法。[31] 常見的阻燃劑多溴化二苯醚（Polybrominated diphenyl ethers, PBDEs）可以同時在血液中與汗液被偵測到，尿液卻偵測不到，而誘發排汗能夠加速其排除。[32] 研究也發現，全氟烷化合物（perfluorinated compounds, PFCs）的部分種類能夠透過流汗被排出，但多氯聯苯 （Polychlorinated biphenyl）仍沒辦法。[33]

▌皮膚排油

　　《科學》在 2021 年出現一篇驚世駭俗的論文，指出小鼠接受「胸腺基質淋巴細胞」（Thymic stromal lymphopoietin, TSLP）刺激後，出現了毛髮油膩，這在人類可是避之唯恐不及的皮膚症狀，科學家卻指出：這是身體脂肪正透過皮脂腺加速排除體外，導致脂肪組織流失。[34] 你沒看錯，皮膚可以排油，助你減肥！

　　過去研究已發現，熱量限制可減少皮脂製造，高脂飲食增加皮脂製造，高熱量飲食顯著增加皮脂中三酸甘油酯、膽固醇的成分，可見皮脂腺功能也在將身體過量的脂肪與膽固醇排出體外。一項有趣的證據是：服用口服 A 酸者的皮脂腺確實不太出油了，但血液三酸甘油酯、膽固醇可能顯著增高。從這裡也看到，皮膚扮演了抗代謝症候群的角色！[35]

　　看到這邊，你已經不想問這老掉牙問題：「如何讓皮膚不要出油？」而是：「如何讓我的皮膚多出點油？」答案就是「溫熱」（Hyperthermia）。溫熱能讓皮膚血流量從每分鐘 250 毫升，躍升為 6 至 8 公升，甚至是心輸出的 6 成！運動或三溫暖能夠製造溫熱，以及讓大量血液流經皮膚，將血液中循環的脂肪與膽固醇加速從皮脂腺排除。[35]

　　小鼠研究中，皮膚出油還牽涉到免疫系統的 T 細胞移行到皮脂腺周圍，刺激其過度分泌，且皮脂含有可以殺菌的抗菌肽，增強了皮膚屏障功能與免疫力。[34] 原來，出油有這麼多「好康」！

04 物理治療

溫泉、三溫暖、烤箱

「春寒賜浴華清池，溫泉水滑洗凝脂」，白居易在《長恨歌》寫道楊貴妃在微寒的春天泡在溫泉池，洗濯嫩白如脂的皮膚。醫學證據顯示，溫泉真能改善皮膚與健康呢！

浴療法（Balneotherapy）已應用在皮膚治療中，乾癬症、異位性皮膚炎的改善已有隨機對照試驗證實，其他包括：白斑症、痤瘡、脂漏性皮膚炎等。黑海水（Dead Sea water）與含硒泉水，被發現能降低乾癬症相關發炎指標；硫磺泉能夠抑制異位性皮膚炎患者血液 T 細胞增生與發炎因子的製造，且呈現劑量反應關係；含矽與碳酸氫鈣的泉水能減少嗜鹼細胞的分泌，而預防異位性皮膚炎的癢－抓－癢循環。溫泉就是全身性的溫熱療法，能刺激身體分泌腦內啡（β-endorphin）與腦啡肽（Enkephalin），能夠活化鴉片類受體活性，減輕疼痛感。[36]

三溫暖（Sauna）提升皮膚溫度、促進流汗，可以減輕氧化壓力、緩解中毒症狀、改善生活習慣相關疾病，可能透過排除身體有毒物質的機轉。這類溫熱療法可以：

● 提升皮膚酵素活性：皮膚本身就有抗氧化酵素，包括歧化酶、觸媒、麩胱甘肽過氧化酶，都可以移除活性氧。
● 更有可能從全身循環抓取有毒物質，到皮膚進行排毒。
● 透過汗液排除有毒物質。
● 透過皮脂腺排除脂肪與膽固醇。
● 汗液增加皮膚角質層保水度。

● 汗腺製造並分泌抗菌胜肽，包括：真皮黴素（Dermcidin）、抗菌肽（Cathelicidin）、乳鐵蛋白（Lactoferrin），增強皮膚抵抗力。[35,37]

三溫暖不論乾溼型態，能夠活化自律神經、腎上腺壓力軸等，啟動多種細胞代謝變化，包括：降低氧化壓力、減少活性氧、抗發炎、增加一氧化氮生物可用率、增加胰島素敏感性、改善血管內皮代謝，產生類似運動的效果。[38]

根據文獻回顧，烤箱（芬蘭浴或遠紅外線）提供的溫熱療法則可以降低整體死亡率、降低心血管事件或失智症，並有助於以下疾病：肌纖維疼痛症、類風溼性關節炎、僵直性脊椎炎、慢性疲勞症候群、慢性疼痛、慢性阻塞性肺病、過敏性鼻炎等，但需要留意安全性。[38]

▌按摩療法

按摩是直接刺激皮膚與皮下組織的方式，過去已發現有減輕疼痛、壓力、憂鬱、焦慮、癌因性疲勞、氣喘等療效。[39,40]

《替代與輔助醫學期刊》（Journal of Alternative and Complementary Medicine）研究發現，接受 45 分鐘的標準瑞典式按摩法（Swedish massage），每週一次、為期五週，血液中淋巴球指標（Phenotypic lymphocyte）增加，絲裂原刺激細胞激素（Mitogen-stimulated cytokine）製造減少。但每週進行 2 次的話，催產素（Oxytocin）濃度增加、血管加壓素（Arginine vasopressin；又稱抗利尿激素）降低、皮質醇降低，但伴隨部分促發炎與第一型助手細胞的細胞激素增加。研究指出按摩帶來累積性的生物效應，不同劑量帶來不同的免疫學與神經免疫學效應。[39,41]

按摩降低了反應壓力程度的皮質醇，增加了社交親密感的催產素，

增加代表免疫力的淋巴球與第一型助手細胞指標，降低了促發炎細胞激素等，具有潛力在皮膚治療機轉中扮演角色。不過，按摩在皮膚疾病的直接療效證據仍少，需要更多實證研究。

▋ 骨盆底肌訓練

骨盆底肌訓練（Pelvic floor muscle training, PFMT），又以凱格爾運動（Kegel Exercises）知名於世，強化盆底肌肉力量，能改善多種婦產身心疾病，包括：骨盆腔器官脫垂[42]、應力性尿失禁[43]、性功能障礙症[44]。目前也研發出高強度聚焦電磁技術（HIFEM）訓練儀器。骨盆底肌訓練並無固定的流程，且需要因人而異，但包含以下原則：

- 辨識出能夠延緩或停止排尿的肌群。
- 以正確方式收縮該肌群。
- 反覆多次收縮、放鬆動作。
- 避免收縮髖（大腿）內收肌群（Hip Adductors）、腹肌或臀肌。
- 交替快速、慢速收縮。[45]

骨盆底肌訓練指導語：
- 在床上仰躺，雙腿膝蓋彎曲，臀部上抬，像在進行婦科內診的姿勢。
- 持續縮緊骨盆底肌 5（或 10）秒鐘，就像憋尿的動作，再完全放鬆 10 秒鐘。連續做 10 次。
- 快速收縮骨盆底肌 5 下，每下 1 至 2 秒。連續做 5 次。
- 早中晚都做此練習，通常持續練習六至十二週可出現明顯效果。

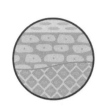

>>> CHAPTER 24

張醫師的
皮膚抗老診療室

▌案例病史

Wendy 是 56 歲女性，經營家族貿易公司二十年。她膚色偏白（費氏第三型），皮膚薄而鬆弛，可看出已是滿頭白髮，但有固定在染髮。第一印象就是老態，可說是皺紋的百科全書：抬頭紋、皺眉紋、皺鼻紋、魚尾紋、眼下細紋、法令紋、嘴邊紋、木偶紋……應有盡有，即使沒有表情動作時，就有靜態紋，請她皺起來後，皺紋竟然都不會退。她抬頭紋密密麻麻，如千層派清晰可見。

再者，兩側顴骨與臉頰浮現黃褐色、深淺不一的肝斑，連額頭、眼尾、鼻子、嘴角也出現。還有三塊橢圓形、輪廓明顯的曬斑，形狀就像木星知名的大紅斑。問她是否常曬太陽或戶外時間較長？她說：「我防曬很徹底，長期刻意不曬太陽。」她自覺乾性肌膚，但額頭、髮際、太陽穴、鬢角前又出現許多閉鎖型粉刺。

她在脖子、小腿、腳踝都有久病不癒的溼疹，沒事就抓兩下，留下黑色素沉澱。時常有慢性蕁麻疹發作，發作部位變來變去，有時是經痛吃止痛藥發作，有時在打掃家裡或公司時發作，大多數時候自己都搞不清楚原因。本身已有氣喘、過敏性鼻炎與結膜炎等過敏體質疾病。她腳上有十年

的灰趾甲，最近半年手指甲容易脆裂、粗糙，她否認頻繁碰水導致乾裂或其他局部刺激，我推測可能腸胃不好、礦物質吸收有問題，果然她說：「你怎麼知道？我最近胃食道逆流又發作了，腸胃超級不舒服。」

她從小腸胃不佳，容易拉肚子、腹脹或便祕，三到五天解一次便，診斷有腸躁症。25 歲出社會工作後，開始有胃食道逆流，後來又陸續出現胃十二指腸潰瘍，上下消化道內視鏡發現有胃息肉、多顆增生性息肉與一顆腺瘤性息肉，已切除，腹部超音波顯示有中度非酒精性脂肪肝。她本身是 B 型肝炎病毒帶原者。

她已結婚，但有不孕症而未能生子。40 歲到 50 歲停經前，她因為經痛、經血量大、輕微貧血，發現有 8 顆子宮肌瘤，最大 5 公分，當時醫師建議觀察。兩側乳房有多顆纖維囊腫。經前一週就情緒低落、易怒，特別想吃麻辣鍋，吃完那禮拜就在下巴、下顎、脖子瘋狂地冒紅腫的大痘，伴隨乳房水腫疼痛。剛停經那三年，她經歷明顯的熱潮紅、盜汗、焦慮、失眠加劇、皮膚乾癢、性慾下降、性交疼痛等症狀。她時常感到外陰搔癢不適、有段時間又灼熱刺痛，診斷有外陰陰道念珠菌感染、外陰單純性皰疹、以及萎縮性外陰陰道炎，即使用藥仍反覆發作。

她本身是急性子，也是個工作狂，一週工作七天，即使難得有空閒時間，總是把手機拿出來滑，要嘛在社群軟體中蹭熱度、刷存在感，要嘛就是打手遊拚積分、狂追劇，以為這就是放鬆，結果反而長期處於焦慮不安的狀態。35 歲開始就有失眠困擾，半夜 1 點睡到 6 點就醒來，難以入睡，淺眠多夢，睡眠品質差，想早睡沒辦法，在床上躺久一點，隔天白天還是覺得很累。停經以後更嚴重，在床上翻來覆去，反覆「煎魚」也睡不著，既然無聊，又把手機滑開來追劇，沒想到一下子就聽到鄰居出門晨跑發出的聲響，哇，已經早上 5 點！

她白天多屬室內工作型態，久坐不動、少運動。健檢發現有高膽固醇血症、高三酸甘油酯症、體脂肪與內臟脂肪過高、頸部輕度動脈硬化、多顆甲狀腺結節等問題。

在飲食習慣上，她不愛喝白開水，卻把牛奶當水喝，不喝牛奶時，就喝奶茶、泡三合一奶精咖啡，她覺得不喝牛奶很煩躁，喝了心情比較好，也喜歡喝優格、吃起司。她愛吃麵包、麵條、饅頭等小麥製品，每餐一定要有多量的紅肉、香腸、火腿或炸肉，像是鹹酥雞、美式炸雞、炸排骨等，且特愛吃辣。她少吃蔬果，吃完飯必喝含糖飲料、配甜食，她說：「這樣才有療癒的感覺」。

家族史方面，爸爸有大腸癌、高血壓，媽媽有乳癌、糖尿病、高血脂，弟弟有非酒精性脂肪肝、異位性皮膚炎，妹妹有子宮內膜癌、氣喘，爺爺死於肝癌，奶奶死於冠狀動脈心臟病引發心肌梗塞，外公死於胃癌、外婆死於腦中風。

▌功能醫學檢測

我幫 Wendy 進行詳細的皮膚與身體檢查。基本量測值為：身體質量指數（BMI）為 26.8，為體重過重，體脂肪為 36%，內臟脂肪為 14，皆超過女性正常值，心跳速度每分鐘 92 下，為正常偏快。

接著，我根據她的症狀與病史，挑選和她體質問題有關的功能醫學檢測，依序包括：

飲食與營養失調檢測

抗氧化維生素與維生素 D 檢測結果是：

指標	數值	判讀
維生素 A	45.5 微克／分升	偏低
β 胡蘿蔔素	27.7 微克／分升	偏低
茄紅素	14.4 微克／分升	正常
葉黃素	20.8 微克／分升	正常
維生素 C	3.5 微克／毫升	過低
維生素 D	10.2 奈克／毫升	過低
γ 維生素 E	1.3 微克／毫升	偏低
δ 維生素 E	0.11 微克／毫升	偏低
α 維生素 E	6.8 微克／毫升	偏低
輔酶 Q10	30 微克／分升	過低
總抗氧化能力（TAC）	348 微莫耳／公升	過低

血液檢測也發現她濃度過低的礦物質包括：鋅、鎂、硒、鉻、鋰。（正常值：鈣、鈉、鉀、銅、錳、釩、鉬、鈷、鐵）。

脂肪酸血液濃度（紅血球細胞膜脂肪酸組成）結果為：

重要指標	結果與判讀
ω-3 脂肪酸	整體佔比 3.5%：ALA（C18:3）偏低、EPA（C20:5）過低、DHA（C22:6）過低
ω-3 脂肪酸指標（ω-3 index）	2.4%（過低，小於 4%）
ω-6 脂肪酸	整體佔比 38.5%（偏高，上限 39.7%）
ω-6 ／ ω-3 比值	11（過高，上限 10.7）
LA ／ DGLA	6.5（正常）
ω-9 脂肪酸	整體佔比 13.1%（過低，下限 13.3%）
飽和脂肪酸	整體佔比 43.9%（過高，上限 43.6%）
反式脂肪酸	整體佔比 0.8%（過高，上限 0.59%）

　　她的抗氧化營養素、整體抗氧化能力低落，加上重要礦物質不足（鉻不足和胰島素阻抗有關；鋰不足，情緒容易不穩）、脂肪酸比例失衡，抗發炎能力不足，難怪皮膚老化症狀特別多。

免疫失調相關檢測

　　Wendy 具有典型的過敏與發炎體質，安排全套過敏原與敏感原檢測是必要的。檢測結果為：

	嚴重	中度	輕度	總計
IgE 急性過敏原	牛奶、優格、起司、薑	白色念珠菌、蛋白、小麥、豬肉、螃蟹、牡蠣、鰻魚、蜂蜜、辣椒	塵蟎、構樹花粉、鮭魚、蚌、芒果、蘋果、當歸、甘草	21
IgG 食物敏感原	牛奶、小麥、黃豆、辣椒	起司、優格、蛋白、蛋黃、馬鈴薯、麵包酵母、胡椒	鮪魚、海帶、四季豆、青椒、鳳梨、香蕉、綠豆、紅豆、芝麻、薑、紅棗、龍眼乾	23

　　她愛吃的牛奶、乳製品、小麥製品，正好是她的重度或中度急性過敏原、食物敏感原，辣味食物或麻辣鍋所含的薑、辣椒、胡椒也是。這可能和她「找不到原因」的慢性蕁麻疹、長年的腸躁症、腸胃發炎疾病、腸道蠕動問題等都有關。

氧化壓力相關檢測

首先看粒線體能量代謝分析：

重要指標	結果與判讀
脂肪酸代謝標記	正常：己二酸、辛二酸、乙基丙二酸
碳水化合物代謝標記	過低：丙酮酸、乳酸 正常：β - 羥基丁酸
粒腺體能量生成標記 （檸檬酸循環）	過低：檸檬酸、順式烏頭酸、異檸檬酸、α - 酮戊二酸 正常：琥珀酸、羥甲基戊二酸 過高：富馬酸、蘋果酸

氧化壓力分析結果為：

重要指標	結果與判讀
氧化傷害	過高：丙二醛（MDA）、去氧鳥糞核糖核苷（8-OHdG）、花生四烯酸過氧化物（F2-IsoPs）、硝化酪胺酸（Nitrotyrosine）
抗氧化酵素	偏低：麩胱甘肽過氧化物酶（GSHPx）、麩胱甘肽轉硫酶（GSTs） 正常：超氧化物歧化酶（SOD）
抗氧化物	偏低：麩胱甘肽（GSH）、含硫化合物（f-Thiols）

總抗氧化能力（TAC）結果為：

總抗氧化能力（TAC）	348 微莫耳／公升，過低

當粒線體能量代謝不足、氧化壓力高、氧化傷害大,皮膚修復能力差、老化快,也與代謝症候群(接近肥胖症、高血脂、脂肪肝、動脈硬化等)的出現有關。

荷爾蒙失調相關檢測

腎上腺荷爾蒙皮質醇唾液檢測顯示:在早晨、中午、下午都遠低於參考值,到了晚上、午夜卻過高。抗壓力荷爾蒙脫氫表雄酮(DHEA)血清濃度為 1.3 奈克／毫升、硫化脫氫表雄酮(DHEA-S)為 511 奈克／毫升,皆低於參考值,皮質醇／脫氫表雄酮比率為 7.42,高於參考值,顯示腎上腺功能衰弱、壓力荷爾蒙失調,可以解釋她的慢性疲勞、焦慮、失眠、胸悶、腸胃蠕動差(包括便祕、腹脹、胃食道逆流等)等自律神經失調症狀。

停經後女性荷爾蒙檢測顯示:雌二醇 4.8 皮克／毫升、黃體酮 0.02 奈克／毫升,皆低於參考值,和停經症狀、皮膚乾癢、萎縮性外陰陰道炎等直接有關。黃體酮／雌二醇比值為 4.2 過低,代表「雌二醇優勢」,雌二醇活性過高,和子宮肌瘤、臉部肝斑有關。類胰島素生長因子(IGF-1)85 奈克／毫升為過低,這是抗衰老指標之一。加上游離睪固酮過低、性激素結合蛋白過高,整體性荷爾蒙系統明顯老化,既和皺紋、白髮、皮膚老化症狀有關,也與過重、脂肪肝、代謝症候群有關。

檢測也發現有亞臨床甲狀腺低下,甲狀腺自體抗體(抗甲狀腺球蛋白抗體、抗甲狀腺過氧化酶抗體)偏高,可能與皮膚症狀、免疫失調有關。胰島素與代謝症候群相關檢測發現:空腹胰島素濃度、糖化終產物、三酸甘油酯、膽固醇、低密度膽固醇、脂蛋白都過高,空腹血糖、糖化血色素偏高,已落在糖尿病前期範圍。動脈粥狀硬化進展檢測顯示:花生四烯酸過氧化物(F2-IsoPs)、氧化型低密度脂蛋白(oxLDL)都過高。

腦神經失調相關檢測

神經內分泌分析顯示：

重要指標	結果與判讀
興奮性神經遞質	正常：麩胺酸、組織胺
抑制性神經遞質	過低：γ-胺基丁酸、血清素、5-羥基吲哚醋酸（5-HIAA）
兒茶酚胺類神經遞質	過低：苯乙胺（PEA）、正腎上腺素 正常：多巴胺、高香草酸（HVA）、腎上腺素、正腎上腺素／腎上腺素比例、香草扁桃酸（VMA）

神經遞質失調和她急性子、壓力感、焦慮不安、淺眠多夢等大腦症狀有關，也與腸道蠕動不佳引發的腹脹、胃食道逆流有關，因為腸道神經也受到神經遞質調節。

色胺酸代謝指標顯示：犬尿胺酸、喹啉酸（Quinolinate）過高，代表色胺酸與血清素加速被酵素分解，這和身體處於慢性發炎狀態有關。

腸胃功能與腸道共生菌失調相關檢測

腸菌基因圖譜暨個人化腸道微生態調節報告結果如下：

重要指標	結果與判讀
腸菌功能分數	58 分，偏低
軸線失衡指標	中度失衡：「菌－腸道軸」、「腸－代謝軸」 高度失衡：「腸－免疫軸」、「腸－神經軸」
腸型分析	瘤胃球菌型
變形菌門分析	偏高，為老化與疾病高風險
腸道微生物多樣性分析	偏低

重要指標	結果與判讀
腸道微生物多樣性分析	偏低
益生菌分析	雙歧桿菌屬、乳桿菌屬多個菌種偏低
病原菌分析	偏高：孢梭桿菌屬、克雷伯氏菌屬 正常：螺旋桿菌、沙門氏菌屬、志賀氏菌屬
腸道菌群相關疾病風險評估	高風險：大腸激躁症、大腸直腸癌 中度風險：肥胖、糖尿病、高血壓、心血管疾病、非酒精性脂肪肝、過敏 低風險：胃癌、發炎性腸道疾病、類風濕性關節炎

　　腸道菌失衡反映出「腸－腦－皮軸」失調的根源，與皮膚、過敏、大腦、新陳代謝、荷爾蒙失調、老化等症狀都有關，需要根據她的腸菌基因圖譜報告，給予個人化的益生菌調節療程。

肝腎排毒異常與環境毒物傷害相關檢測

　　首先，我們看雌激素肝臟代謝檢測的結果：

肝臟代謝	指標	數值判讀	正常值
「保護性」雌二醇代謝物	2-羥雌酮等	16.7%（過低）	≥60%
「致癌性」雌二醇代謝物	16α-羥雌酮等	83.3%（過高）	≤40%
第一階段解毒「羥基化」	2-羥雌酮／16α-羥雌酮（2／16比值）	0.15（過低）	≥1.9
第二階段解毒「甲基化」	2-甲氧基雌酮／2-羥雌酮	0.23（過低）	≥0.34
第二階段解毒「甲基化」	4-甲氧基雌酮／4-羥雌酮	0.58（正常）	≥0.34

　　她的「保護性」雌二醇代謝物過低，「致癌性」雌二醇代謝物過高，肝臟第一階段「羥基化」、第二階段「甲基化」解毒效能不佳，增加未來罹患雌激素相關疾病的機率，包括：乳癌、子宮內膜癌或自體免疫疾病。

　　肝臟解毒能力差，一方面受到來自遺傳的解毒酵素基因多型性所決定，另一方面受到後天環境、毒物暴露、飲食營養等影響，她本身又是B型肝炎帶原者且有中度脂肪肝。當肝臟解毒機轉失靈，和免疫失調、氧化壓力、皮膚症狀、提前老化都有關。

　　其次，毒性重金屬血液檢測報告為：

超標（以常模 75% 百分比為臨界值）	正常
汞、鉛、鎘、鎳、鋁	砷、銻、砷、鋇、鈹、鉍、鉈、錫、鈀、鉑、銀

　　她由於喜歡吃甜食，常因蛀牙跑牙醫診所，長期下來多處有銀粉補牙，汞可能在受熱時揮發而進入血液中。其他重金屬暴露來源，可能包括丈夫有抽菸習慣、外出接觸空氣汙染、使用美甲與染髮劑、化妝品、攝食中草藥等。

　　再者，環境荷爾蒙尿液代謝物檢測結果如下：

重要指標	結果判讀（超標為以常模 75% 百分比為臨界值）
鄰苯二甲酸酯類（塑化劑）	超標：單乙基酯、單乙基己基酯（知名塑化劑 DEHP 尿液代謝物） 正常：單甲基酯、單丁基酯、單苄基酯
對羥基苯甲酸酯（防腐劑）	超標：甲酯、乙酯、丙酯 正常：丁酯
酚類	超標：壬基苯酚、雙酚 A 正常：辛基苯酚、丁基苯酚、三氯沙

　　塑化劑、防腐劑、酚類的來源，包括：皮膚產品（髮雕、指甲油、香水、芳香劑、化妝品、沐浴乳、洗髮精、保溼乳液、防曬乳等）、保鮮膜、塑膠袋、食品添加劑、飲料容器等，琳瑯滿目，對於現代人來講，可說是「無所逃於天地之間」，每天都生活在「化學之海」中，但Wendy 由於肝臟解毒效能差、少喝水、少流汗，可能導致以上環境毒物加速累積，惡化毒理學反應，和免疫失調、荷爾蒙失調、代謝症候群、皮膚老化等有關。

▌療程與改善

　　看過自己的功能醫學檢測報告之後，Wendy 才了解到，皮膚與全身症狀的病因並不單純，牽涉至少七大生理系統的失調，除了接受常規治療之外，也需要飲食營養、生活型態、心理紓壓等多層面的積極努力。絕不是單靠想像中的「萬靈丹」就能解決的。

　　根據她的病史、檢查與報告結果，我從表 24-1「皮膚抗老的營養處方」中選取合適她的飲食營養策略（加上我另本著作《大腦營養學全書》的相關處方），搭配正念減壓技巧、日行 7500 步的活動治療、每週 2.5 小時的有氧運動。

　　一個月後，她發現溼疹、慢性蕁麻疹、鼻子過敏、便祕、失眠、疲勞、焦慮改善了 7 成，腹脹感已經不再出現。三個月後，她的體重減了 6 公斤，腹部的肥肉也消了不少，例行性健檢發現：胃食道逆流、胃十二指腸潰瘍、高三酸甘油酯、高膽固醇、脂肪肝、高血糖、胰島素過高等都有明顯改善，同時表示：陰部搔癢與皰疹很少再發作、性慾有回復。半年後，她發現臉部皺紋減輕、皮膚較為緊實、肝斑變淡、粉刺減少。

　　她頻跟我說：「張醫師，謝謝！」也感慨地說：「56 歲的我了解老

化沒法完全逆轉，但透過整合醫學的方式從根本改善體質，確實能夠延緩老化。家人都有癌症，我也很擔心自己罹癌，但現在我對於預防癌症也有了知識與信心。我只能說：抗老化的行動，應該愈早開始愈好，我覺得 30 歲就該開始了。我實在太慢遇到你了！」

表24-1 皮膚抗老的營養處方

★**張醫師的營養處方箋：**

處方提示：以下參考處方並非照單全收，應先諮詢具備營養醫學專業的醫師、營養師或醫事人員，服藥中或有疾病診斷的患者應與主治醫師討論再行決定。

（一）飲食處方

☐ **低升糖指數／升糖負擔飲食：**

低升糖指數／升糖負擔（Low GI/GL）飲食能穩定血糖，降低糖化終產物的形成，減少痤瘡，並且幫助皮膚抗老化。

☐ **地中海飲食：**

三餐盡可能包含：全穀、豆類、蔬果、堅果、深海魚肉、橄欖油，少量飲用紅酒，因為富含 omega-3 不飽和脂肪酸、多酚（橄欖多酚、銀杏類黃酮）、高纖，並排除紅肉、肉類加工品、以及全脂乳品，能穩定「腸腦皮膚軸」、改善痤瘡、乾癬症、降低皮膚癌風險。

☐ **蔬食主義：**

每餐攝取新鮮蔬果，以「天天 9 蔬果」為理想，至少吃到「天天 7 蔬果」，大量的膳食纖維能延長細胞端粒，這是抗老化指標，預防乳癌，並且改善慢性發炎與代謝症候群。

☐ **低敏飲食：**

透過急慢性過敏原的生物晶片檢測，得知自己的急性環境與食物過敏原（免疫球蛋白 E 介導，屬於第一型過敏反應），以及慢性食物敏感原（免疫球蛋白 G 介導，屬於食物不耐），它們都是和免疫系統過敏、發炎或失調的相關因素。即使是家人，每個人的報告結果都完全不同。低敏飲食能夠減輕過敏與發炎的免疫失調，改善皮膚溼疹、腸躁症、腹脹、便祕、肌肉痠痛、疲勞、焦慮、自律神經失調、代謝症候群等。但需要留意兩大原則：維持營養均衡、兩害相權取其輕。

☐ **熱量限制法：**

每餐 7 至 8 分飽，主要減少精製澱粉、飽和脂肪的高熱量成分，並避免加工食品，除了改善代謝症候群，更是全身抗老化的重要策略。

☐ **限時進食法：**

「168 進食法」是最容易實踐的方式，將攝食時間限制在一天的 8 小時內，不用降低所攝取熱量，你可以在晚上 5 點前吃完晚餐，接著禁食到隔天早上 9 點，再吃早餐，共斷食 16 小時。若覺得困難，可以先試試斷食 12 小時。限時進食法可以幫助輕鬆減重、睡得更好、改善代謝症候群，是抗老化的絕佳策略。

（二）營養補充處方

☐ **益生菌：**富含乳酸菌或比菲德氏菌的益生菌、以寡醣為主的益生原，能改善腸道菌相、減輕腸道發炎、穩定「腸腦皮膚軸」，能減輕痤瘡、異位性皮膚炎或溼疹、乾癬症、女性泌尿道感染、陰

道炎等，一般建議劑量為每天 50～300 億 CFU（菌落形成單位）。

- [ ] **魚油**：含 DHA、EPA，為 omega-3 多元不飽和脂肪酸，在紫外線相關的曬傷、光敏感疾病、光老化、光癌化等，具有明確的保護能力，也能改善痤瘡、乾癬症。一般建議劑量為每天 1000～3000 毫克。若 EPA 佔比高，則具有更佳抗發炎能力。

- [ ] **維生素 C**：具有極佳的皮膚自由基清除能力，保護皮膚細胞免於紫外線引發的 DNA 損壞，預防光老化。同時，參與膠原製造，為皮膚健康所不可或缺，也能減少黑色素。一般建議劑量為每天 500～3000 毫克。

- [ ] **維生素 D**：被視為重要荷爾蒙，能改善異位性皮膚炎，對改善免疫失調、荷爾蒙失調、代謝症候群也相當重要。盡可能維持 25-羥基維生素 D 血液濃度在 40 到 60 奈克／毫升間。建議先接受血液檢驗，確認不足後再攝取，補充劑量多在每日 2000～5000 國際單位，若未抽血檢驗數值，建議低劑量補充如每日 400～1000 國際單位。

- [ ] **菸鹼酸（維生素 B$_3$）、泛酸（維生素 B$_5$）及生物素（維生素 B7）**：菸鹼酸能減少經皮水分散失、增加角質層含水量、改善痤瘡、預防癌前病變與皮膚癌，泛酸能改善痤瘡，生物素有可能改善脆甲。建議劑量分別為：每天 200～500 毫克、10～300 毫克、25～300 微克。

- [ ] **維生素 E**：具有抗氧化作用，能清除自由基，與維生素 C 併用可提昇光保護效果 4 倍。可以改善異位性皮膚炎，每日建議補充劑量：200～1200 國際單位。

☐ **水解膠原**：能整體提升皮膚、指甲、頭髮健康。尚無固定建議劑量。

☐ **麩胱甘肽**：透過多重機轉，促進皮膚美白，改善皮膚黑色素程度。一般建議口服補充劑量為每日 500 毫克到 1 公克。

☐ **輔酶 Q10**：是粒線體產生能量所必需的原料，也是抗氧化劑，能減少皺紋、增加皮膚平滑度、減少細紋、增加緊緻度，具皮膚抗老化效果。建議補充劑量為每日 30 ～ 60 毫克。

☐ **玻尿酸、軟骨素**：屬於醣胺聚醣，能修復泌尿生殖道黏膜，改善泌尿生殖道萎縮症狀、反覆性泌尿道感染。玻尿酸無固定建議劑量，軟骨素建議每日 1200 毫克。

☐ **α 硫辛酸**：強力抗氧化劑，提升胰島素敏感性，可以有效增加血液麩胱甘肽濃度、改善老化肌膚。建議補充劑量為每日 50 ～ 100 毫克。

☐ **脫氫表雄酮（DHEA）**：減輕雌激素不足所引發的更年期症狀、生活品質與性功能障礙，如性慾低落、性交疼痛、性滿足低下等。此外，可使皮膚保水度增加、皮脂製造增加、色素減少、表皮厚度增加，特別是在手背，具有皮膚抗老化作用。有刺激性荷爾蒙相關癌變風險，有相關癌症病史、家族史或風險者不應補充。應於醫師監督下使用，並定期接受血液檢測，每日建議劑量在 25 ～ 50 毫克。

☐ **大豆異黃酮**：活化雌激素受體，誘導真皮纖維母細胞製造膠原，能改善皮膚彈性與細紋，逆轉停經的皮膚老化衝擊，且可能改善熱潮紅與更年期症狀。需要留意：在高量補充、特定體質，或者已在服用雌激素作用的中藥成藥時，仍有過度刺激雌激素受體的

癌症風險。每日建議劑量 10 ～ 100 毫克。

☐ **前花青素、花青素**：富含於葡萄籽萃取物，有顯著的自由基清除能力，抑制黑色素形成，能改善紫外線引起黑色素沉澱、肝斑。前花青素、花青素每日建議劑量在 90 ～ 300 毫克，葡萄籽萃取物每日建議劑量在 50 ～ 100 毫克。

☐ **白藜蘆醇**：增加膠原與彈力蛋白、抑制發炎與皮膚老化指標、提升抗氧化力，改善皮膚的粗糙程度。每日建議補充劑量為 1 毫克。

☐ **蝦紅素**：強抗氧化與抗發炎活性，預防皺紋與皮膚乾燥，改善質感與粗糙度，減輕紫外線的皮膚危害而有光保護作用。每日建議劑量 3 毫克。

☐ **水飛薊素**：能改善肝臟解毒功能、清除自由基、防護紫外線，具有抗膠原分解酶與彈性蛋白酶活性、延緩皮膚光老化，也能抗痤瘡。每日建議補充劑量共 420 毫克，一日三次各給予 140 毫克。

☐ **綠茶**：富含兒茶素（EGCG），能減輕光老化、增加膠原與彈性纖維數量、抑制膠原分解酵素而減少皺紋，且改善皮膚彈性、密度、厚度、保水度、經皮水分散失。能透過改善血液微循環，便於氧氣、營養素輸送到皮膚組織。兒茶素每日建議劑量 100 ～ 250 毫克。綠茶萃取物每日建議 300 ～ 400 毫克，相當於每天 3 至 4 杯綠茶，但後者含有 240 ～ 320 毫克咖啡因，須留意可能帶來焦慮、失眠副作用。

☐ **可可**：富含可可類黃酮，減少皮膚粗糙、提升皮膚彈性，具有光保護作用。每日建議補充可可類黃酮 320 毫克。

☐ **人參**：含人參皂苷（Ginsenoside）與多酚化合物，具有免疫調節、

抗氧化、抗發炎、抗老化特性，觀察性研究發現能降低肝斑嚴重度、黑色素、紅斑，提升肝斑相關的生活品質。此外，能支持腎上腺功能。一般建議劑量為每日 100 ～ 360 毫克，至多不應超過 3 公克。

☐ **祕魯瑪卡：**能改善女性整體更年期症狀、停經後症狀、性功能障礙、心理症狀如焦慮、憂鬱。每日建議劑量為 200 ～ 600 毫克。

☐ **貞節梅：**能改善更年期女性的整體停經症狀、血管運動症狀、焦慮症狀，並可用於痤瘡治療。一般建議劑量為每日 30 ～ 40 毫克。

別忘了多喝水！

皮膚最基本、卻最容易被忘記的營養素，就是水。

想一想：您一天喝多少白開水呢？您需要的每日最少水量，是 30c.c. 乘以體重公斤數，如果你是 60 公斤，就會需要 1800c.c. 的水量。歐洲食品安全局（European Food Safety Authority）建議為 2000c.c. 水量。

研究發現，若每天在基本水量外，再多喝 2000c.c. 水量，維持 30 天，或者再多喝 1000c.c. 水量，維持 42 天，能有效提升角質層保水度。對於每天基本水量小於 3200c.c. 者，多喝 2000c.c. 水量，並維持 30 天，皮膚保水度的提升尤為明顯。額外補充水分能減少皮膚乾燥與粗糙，增加皮膚彈性、延展性、復原力。水分對於促進皮膚、肝腎排毒十分關鍵。

若你習慣飲用咖啡、茶等利尿作用飲品，也要額外補充水分喔！ [1,2]

皮膚營養學全書

參考書目

CHAPTER 1 認識皮膚與症狀的關聯

1. Rocken M, Schaller M, Sattler E, Burgdorf W. Color atlas of dermatology. Georg Thieme Verlag KG 2012.
2. Baumann L, Saghari S, Weisberg E. Cosmetic dermatology: principles and practice. 2 ed2009.
3. Draelos ZD. Cosmeceuticals. 2 ed: ELSEVIER Inc.; 2009.
4. Engebretsen KA, Kezic S, Riethmüller C, et al. Changes in filaggrin degradation products and corneocyte surface texture by season. Br J Dermatol. 2018;178(5):1143-1150.
5. Palmer CN, Irvine AD, Terron-Kwiatkowski A, et al. Common loss-of-function variants of the epidermal barrier protein filaggrin are a major predisposing factor for atopic dermatitis. Nat Genet. 2006;38(4):441-446.
6. Barker JN, Palmer CN, Zhao Y, et al. Null mutations in the filaggrin gene (FLG) determine major susceptibility to early-onset atopic dermatitis that persists into adulthood. J Invest Dermatol. 2007;127(3):564-567.
7. Brown SJ, Kroboth K, Sandilands A, et al. Intragenic copy number variation within filaggrin contributes to the risk of atopic dermatitis with a dose-dependent effect. J Invest Dermatol. 2012;132(1):98-104.
8. Levin J, Friedlander SF, Del Rosso JQ. Atopic dermatitis and the stratum corneum: part 2: other structural and functional characteristics of the stratum corneum barrier in atopic skin. J Clin Aesthet Dermatol. 2013;6(11):49-54.
9. Ottaviani M, Camera E, Picardo M. Lipid mediators in acne. Mediators Inflamm. 2010;2010.
10. Dréno B. What is new in the pathophysiology of acne, an overview. J Eur Acad Dermatol Venereol. 2017;31 Suppl 5:8-12.
11. Dreno B, Gollnick HP, Kang S, et al. Understanding innate immunity and inflammation in acne: implications for management. J Eur Acad Dermatol Venereol. 2015;29 Suppl 4:3-11.
12. Wilkes D, Nagalli S. Chromhidrosis. In: StatPearls. Treasure Island (FL): StatPearls Publishing.
13. Habif TP et al. Skin Disease: Diagnosis and Treatment, 2nd edition. Elsevier; 2005.

CHAPTER 2 千萬別小看皮膚症狀

1. Oosterveer DM, Versmissen J, Yazdanpanah M, Hamza TH, Sijbrands EJG. Differences in characteristics and risk of cardiovascular disease in familial hypercholesterolemia patients with and without tendon xanthomas: a systematic review and meta-analysis. Atherosclerosis. 2009;207(2):311-317.
2. Christoffersen M, Frikke-Schmidt R, Schnohr P, Jensen GB, Nordestgaard BG, Tybjærg-Hansen A. Visible age-related signs and risk of ischemic heart disease in the general population: a prospective cohort study. Circulation. 2014;129(9):990-998.
3. Maseroli E, Rastrelli G, Corona G, et al. Gynecomastia in subjects with sexual dysfunction. J Endocrinol Invest. 2014;37(6):525-532.
4. Sir E, Üçer O, Aksoy A, Güngör M, Ceylan Y. Sexual function and hormone profile in young adult men with idiopathic gynecomastia: Comparison with healthy controls. Breast Dis.

656

2016;36(1):1-4.

5. Michaud T, Gassia V, Belhaouari L. Facial dynamics and emotional expressions in facial aging treatments. J Cosmet Dermatol. 2015;14(1):9-21.

6. Heckmann M. Details from dignity to decay: facial expression lines in visual arts. Dermatol Surg. 2003;29(10):1039-1043.

7. Charles Finn J, Cox SE, Earl ML. Social implications of hyperfunctional facial lines. Dermatol Surg. 2003;29(5):450-455.

8. Snider CC, Amalfi AN, Hutchinson LE, Sommer NZ. New Insights into the Anatomy of the Midface Musculature and its Implications on the Nasolabial Fold. Aesthetic Plast Surg. 2017;41(5):1083-1090.

9. Yoneda Pde P, Biancolin SE, Gomes MS, Miot HA. Association between skin thickness and bone density in adult women. An Bras Dermatol. 2011;86(5):878-884.

10. Salzmann SN, Okano I, Rentenberger C, et al. Skin Ultrasound Measurement as a Potential Marker of Bone Quality: A Prospective Pilot Study of Patients undergoing Lumbar Spinal Fusion. J Orthop Res. 2019;37(12):2508-2515.

11. Skin Wrinkles May Provide a Glimpse Into Bone Health. . Paper presented at: the Endocrine Society 93rd Annual Meeting. June 4, 2011.

12. Masi S, Georgiopoulos G, Ribero S, Taddei S, Bataille V, Steves CJ. The relationship between naevus count, memory function and telomere length in the Twins UK cohort. Pigment Cell Melanoma Res. 2018;31(6):720-724.

13. Roos L, Sandling JK, Bell CG, et al. Higher Nevus Count Exhibits a Distinct DNA Methylation Signature in Healthy Human Skin: Implications for Melanoma. J Invest Dermatol. 2017;137(4):910-920.

14. Zhan Y, Song C, Karlsson R, et al. Telomere Length Shortening and Alzheimer Disease--A Mendelian Randomization Study. JAMA Neurol. 2015;72(10):1202-1203.

15. Anson G, Kane MA, Lambros V. Sleep Wrinkles: Facial Aging and Facial Distortion During Sleep. Aesthet Surg J. 2016;36(8):931-940.

CHAPTER 3 錯誤飲食對皮膚的影響

1. Cordain L, Lindeberg S, Hurtado M, Hill K, Eaton SB, Brand-Miller J. Acne vulgaris: a disease of Western civilization. Arch Dermatol. 2002;138(12):1584-1590.

2. Berra B, Rizzo AM. Glycemic index, glycemic load: new evidence for a link with acne. J Am Coll Nutr. 2009;28(Suppl):450S-454S.

3. Melnik BC, Schmitz G. Role of insulin, insulin-like growth factor-1, hyperglycaemic food and milk consumption in the pathogenesis of acne vulgaris. Exp Dermatol. 2009;18(10):833-841.

4. Cordain L. Implications for the role of diet in acne. Semin Cutan Med Surg. 2005;24(2):84-91.

5. Jena PK, Sheng L, McNeil K, et al. Long-term Western diet intake leads to dysregulated bile acid signaling and dermatitis with Th2 and Th17 pathway features in mice. J Dermatol Sci. 2019;95(1):13-20.

6. Sanders MGH, Pardo LM, Ginger RS, Kiefte-de Jong JC, Nijsten T. Association between Diet and Seborrheic Dermatitis: A Cross-Sectional Study. J Invest Dermatol. 2019;139(1):108-114.

7. Bédard A, Northstone K, Henderson AJ, Shaheen SO. Maternal intake of sugar during pregnancy and childhood respiratory and atopic outcomes. Eur Respir J. 2017;50(1):1700073.

8. Napier BA, Andres-Terre M, Massis LM, et al. Western diet regulates immune status and the response to LPS-driven sepsis independent of diet-associated microbiome. Proc Natl Acad Sci U S A. 2019;116(9):3688-3694.

9. Johnson RK, Appel LJ, Brands M, et al. Dietary sugars intake and cardiovascular health: a scientific statement from the American Heart Association. Circulation. 2009;120(11):1011-1020.

10. Leung CW, Laraia BA, Needham BL, et al. Soda and cell aging: associations between sugar-sweetened beverage consumption and leukocyte telomere length in healthy adults from the National Health and Nutrition Examination Surveys. Am J Public Health. 2014;104(12):2425-2431.

11. Valdes AM, Andrew T, Gardner JP, et al. Obesity, cigarette smoking, and telomere length in women. Lancet. 2005;366(9486):662-664.

12. Vos MB, Kaar JL, Welsh JA, et al. Added Sugars and Cardiovascular Disease Risk in Children: A Scientific Statement From the American Heart Association. Circulation. 2017;135(19):e1017-e1034.

13. Abate G, Marziano M, Rungratanawanich W, Memo M, Uberti D. Nutrition and AGE-ing: Focusing on Alzheimer's Disease. Oxid Med Cell Longev. 2017;2017:7039816.

14. Luevano-Contreras C, Chapman-Novakofski K. Dietary advanced glycation end products and aging. Nutrients. 2010;2(12):1247-1265.

15. Radjei S, Gareil M, Moreau M, et al. The glyoxalase enzymes are differentially localized in epidermis and regulated during ageing and photoageing. Exp Dermatol. 2016;25(6):492-494.

16. Farrar MD. Advanced glycation end products in skin ageing and photoageing: what are the implications for epidermal function? Exp Dermatol. 2016;25(12):947-948.

17. Prasad C, Imrhan V, Marotta F, Juma S, Vijayagopal P. Lifestyle and Advanced Glycation End Products (AGEs) Burden: Its Relevance to Healthy Aging. Aging Dis. 2014;5(3):212-217.

18. Danby FW. Nutrition and aging skin: sugar and glycation. Clin Dermatol. 2010;28(4):409-411.

19. Lee EJ, Kim JY, Oh SH. Advanced glycation end products (AGEs) promote melanogenesis through receptor for AGEs. Sci Rep. 2016;6:27848.

20. Uribarri J, Cai W, Peppa M, et al. Circulating glycotoxins and dietary advanced glycation endproducts: two links to inflammatory response, oxidative stress, and aging. J Gerontol A Biol Sci Med Sci. 2007;62(4):427-433.

21. Clarke RE, Dordevic AL, Tan SM, Ryan L, Coughlan MT. Dietary Advanced Glycation End Products and Risk Factors for Chronic Disease: A Systematic Review of Randomised Controlled Trials. Nutrients. 2016;8(3):125.

22. Uribarri J, Woodruff S, Goodman S, et al. Advanced glycation end products in foods and a practical guide to their reduction in the diet. J Am Diet Assoc. 2010;110(6):911-916.e912.

23. Yamagishi S, Fukami K, Matsui T. Evaluation of tissue accumulation levels of advanced glycation end products by skin autofluorescence: A novel marker of vascular complications in high-risk patients for cardiovascular disease. Int J Cardiol. 2015;185:263-8.

24. Herbert D, Franz S, Popkova Y, et al. High-Fat Diet Exacerbates Early Psoriatic Skin Inflammation Independent of Obesity: Saturated Fatty Acids as Key Players. J Invest Dermatol. 2018;138(9):1999-2009.

25. Mysliwiec H, Baran A, Harasim-Symbor E, et al. Serum fatty acid profile in psoriasis and its comorbidity. Arch Dermatol Res. 2017;309(5):371-380.

26. Myles IA. Fast food fever: reviewing the impacts of the Western diet on immunity. Nutr J. 2014;13:61.

27. Butler MJ, Barrientos RM. The impact of nutrition on COVID-19 susceptibility and long-term consequences. Brain Behav Immun. 2020;87:53-54.

28. Ibiebele TI, van der Pols JC, Hughes MC, Marks GC, Green AC. Dietary fat intake and risk of skin cancer: a prospective study in Australian adults. Int J Cancer. 2009;125(7):1678-1684.

29. Black HS, Rhodes LE. The potential of omega-3 fatty acids in the prevention of non-melanoma skin cancer. Cancer Detect Prev. 2006;30(3):224-232.

30. Ohnishi A, Hashimoto K, Ozono E, et al. Anaphylaxis to Carboxymethylcellulose: Add Food Additives to the List of Elicitors. Pediatrics. 2019;143(3):e20181180

31. Feketea G, Tsabouri S. Common food colorants and allergic reactions in children: Myth or reality? Food Chem. 2017;230:578-588.

32. Adebamowo CA, Spiegelman D, Danby FW, Frazier AL, Willett WC, Holmes MD. High school dietary dairy intake and teenage acne. J Am Acad Dermatol. 2005;52(2):207-214.

33. Danby FW. Acne and milk, the diet myth, and beyond. J Am Acad Dermatol. 2005;52(2):360-362.

34. Krissansen GW. Emerging health properties of whey proteins and their clinical implications. J Am Coll Nutr. 2007;26(6):713s-723s.

35. Blasiak RC, Stamey CR, Burkhart CN, Lugo-Somolinos A, Morrell DS. High-dose isotretinoin treatment and the rate of retrial, relapse, and adverse effects in patients with acne vulgaris. JAMA Dermatol. 2013;149(12):1392-1398.

36. Pontes Tde C, Fernandes Filho GM, Trindade Ade S, Sobral Filho JF. Incidence of acne vulgaris in young adult users of protein-calorie supplements in the city of Joao Pessoa--PB. An Bras Dermatol. 2013;88(6):907-912.

37. Cengiz FP, Cevirgen Cemil B, Emiroglu N, Gulsel Bahali A, Onsun N. Acne located on the trunk, whey protein supplementation: Is there any association? Health Promot Perspect. 2017;7(2):106-108.

38. Tan LJ, Jeon HJ, Park S, et al. Association of Coffee Consumption and Its Types According to Addition of Sugar and Creamer with Metabolic Syndrome Incidence in a Korean Population from the Health Examinees (HEXA) Study. Nutrients. 2021;13(3):920

39. Caperton C, Block S, Viera M, Keri J, Berman B. Double-blind, Placebo-controlled Study Assessing the Effect of Chocolate Consumption in Subjects with a History of Acne Vulgaris. J Clin Aesthet Dermatol. 2014;7(5):19-23.

40. Chalyk N, Klochkov V, Sommereux L, Bandaletova T, Kyle N, Petyaev I. Continuous Dark Chocolate Consumption Affects Human Facial Skin Surface by Stimulating Corneocyte Desquamation and Promoting Bacterial Colonization. J Clin Aesthet Dermatol. 2018;11(9):37-41.

41. El Darouti MA, Zeid OA, Abdel Halim DM, et al. Salty and spicy food; are they involved in the pathogenesis of acne vulgaris? A case controlled study. J Cosmet Dermatol. 2016;15(2):145-149.

42. Havlicek J, Lenochova P. The effect of meat consumption on body odor attractiveness. Chem Senses. 2006;31(8):747-752.

CHAPTER 4　營養失衡對皮膚的影響

1. Nagata C, Nakamura K, Wada K, et al. Association of dietary fat, vegetables and antioxidant micronutrients with skin ageing in Japanese women. Br J Nutr. 2010;103(10):1493-1498.
2. Black HS, Rhodes LE. Potential Benefits of Omega-3 Fatty Acids in Non-Melanoma Skin Cancer. J Clin Med. 2016;5(2).
3. Black HS, Rhodes LE. The potential of omega-3 fatty acids in the prevention of non-melanoma skin cancer. Cancer Detect Prev. 2006;30(3):224-232.
4. Aslan , Özcan F, Karaarslan T, Kıraç E, Aslan M. Decreased eicosapentaenoic acid levels in acne vulgaris reveals the presence of a proinflammatory state. Prostaglandins Other Lipid Mediat. 2017;128-129:1-7.
5. Upala S, Yong WC, Theparee T, Sanguankeo A. Effect of omega-3 fatty acids on disease severity in patients with psoriasis: A systematic review. Int J Rheum Dis. 2017;20(4):442-450.
6. Park MK, Li WQ, Qureshi AA, Cho E. Fat Intake and Risk of Skin Cancer in U.S. Adults. Cancer Epidemiol Biomarkers Prev. 2018;27(7):776-782.
7. Hakim IA, Harris RB, Ritenbaugh C. Fat intake and risk of squamous cell carcinoma of the skin. Nutr Cancer. 2000;36(2):155-162.
8. Solano F. Metabolism and Functions of Amino Acids in the Skin. Adv Exp Med Biol. 2020;1265:187-199.
9. Kohl E, Landthaler M, Szeimies RM. Hautalterung. Hautarzt. 2009;60(11):917-933; quiz 934.
10. Rolfe HM. A review of nicotinamide: treatment of skin diseases and potential side effects. J Cosmet Dermatol. 2014;13(4):324-328.
11. El-Heis S, Crozier SR, Robinson SM, et al. Higher maternal serum concentrations of nicotinamide and related metabolites in late pregnancy are associated with a lower risk of offspring atopic eczema at age 12 months. Clin Exp Allergy. 2016;46(10):1337-1343.
12. Krauss J, Knorr V. Etablierte Therapien bei Hautkrankheiten:Vitamine in der Dermatologie. Pharm Unserer Zeit. 2009;38(2):140-147.
13. Castello M, Milani M. Efficacy of topical hydrating and emollient lotion containing 10% urea ISDIN® plus dexpanthenol (Ureadin Rx 10) in the treatment of skin xerosis and pruritus in hemodialyzed patients: an open prospective pilot trial. G Ital Dermatol Venereol. 2011;146(5):321-325.
14. Cashman MW, Sloan SB. Nutrition and nail disease. Clin Dermatol. 2010;28(4):420-425.
15. Kechichian E, Ezzedine K. Vitamin D and the Skin: An Update for Dermatologists. Am J Clin Dermatol. 2018;19(2):223-235.
16. Barrea L, Savanelli MC, Di Somma C, et al. Vitamin D and its role in psoriasis: An overview of the dermatologist and nutritionist. Rev Endocr Metab Disord. 2017;18(2):195-205.
17. Heine G, Hoefer N, Franke A, et al. Association of vitamin D receptor gene polymorphisms with severe atopic dermatitis in adults. Br J Dermatol. 2013;168(4):855-858.
18. van der Schaft J, Ariens LF, Bruijnzeel-Koomen CA, de Bruin-Weller MS. Serum vitamin D status in adult patients with atopic dermatitis: Recommendations for daily practice. J Am Acad Dermatol. 2016;75(6):1257-1259.
19. Thorp WA, Goldner W, Meza J, Poole JA. Reduced vitamin D levels in adult subjects with chronic urticaria. J Allergy Clin Immunol. 2010;126(2):413; author reply 413-414.
20. Grzanka A, Machura E, Mazur B, et al. Relationship between vitamin D status and the

inflammatory state in patients with chronic spontaneous urticaria. J Inflamm (Lond). 2014;11(1):2.

21. Orgaz-Molina J, Buendía-Eisman A, Arrabal-Polo MA, Ruiz JC, Arias-Santiago S. Deficiency of serum concentration of 25-hydroxyvitamin D in psoriatic patients: a case-control study. J Am Acad Dermatol. 2012;67(5):931-938.

22. Upala S, Sanguankeo A. Low 25-hydroxyvitamin D levels are associated with vitiligo: a systematic review and meta-analysis. Photodermatol Photoimmunol Photomed. 2016;32(4):181-190.

23. Giuggioli D, Colaci M, Cassone G, et al. Serum 25-OH vitamin D levels in systemic sclerosis: analysis of 140 patients and review of the literature. Clin Rheumatol. 2017;36(3):583-590.

24. van Etten E, Mathieu C. Immunoregulation by 1,25-dihydroxyvitamin D3: basic concepts. J Steroid Biochem Mol Biol. 2005;97(1-2):93-101.

25. Aksu Cerman A, Sarikaya Solak S, Kivanc Altunay I. Vitamin D deficiency in alopecia areata. Br J Dermatol. 2014;170(6):1299-1304.

26. Tsai TY, Huang YC. Vitamin D deficiency in patients with alopecia areata: A systematic review and meta-analysis. J Am Acad Dermatol. 2018;78(1):207-209.

27. Muehleisen B, Bikle DD, Aguilera C, et al. PTH/PTHrP and vitamin D control antimicrobial peptide expression and susceptibility to bacterial skin infection. Sci Transl Med. 2012;4(135):135-166.

28. Samochocki Z, Bogaczewicz J, Jeziorkowska R, et al. Vitamin D effects in atopic dermatitis. J Am Acad Dermatol. 2013;69(2):238-244.

29. Field S, Davies J, Bishop DT, Newton-Bishop JA. Vitamin D and melanoma. Dermatoendocrinol. 2013;5(1):121-129.

30. Murzaku EC, Bronsnick T, Rao BK. Diet in dermatology: Part II. Melanoma, chronic urticaria, and psoriasis. J Am Acad Dermatol. 2014;71(6):1053.e1-1053.e16.

31. Newton-Bishop JA, Davies JR, Latheef F, et al. 25-Hydroxyvitamin D2 /D3 levels and factors associated with systemic inflammation and melanoma survival in the Leeds Melanoma Cohort. Int J Cancer. 2015;136(12):2890-2899.

32. Mazidi M, Michos ED, Banach M. The association of telomere length and serum 25-hydroxyvitamin D levels in US adults: the National Health and Nutrition Examination Survey. Arch Med Sci. 2017;13(1):61-65.

33. Beilfuss J, Camargo CA, Jr., Kamycheva E. Serum 25-Hydroxyvitamin D Has a Modest Positive Association with Leukocyte Telomere Length in Middle-Aged US Adults. J Nutr. 2017;147(4):514-520.

34. Noordam R, Hamer MA, Pardo LM, et al. No Causal Association between 25-Hydroxyvitamin D and Features of Skin Aging: Evidence from a Bidirectional Mendelian Randomization Study. J Invest Dermatol. 2017;137(11):2291-2297.

35. Ribero S, Glass D, Mangino M, Aviv A, Spector T, Bataille V. Positive Association Between Vitamin D Serum Levels and Naevus Counts. Acta Derm Venereol. 2017;97(3):321-324.

36. Bataille V, Kato BS, Falchi M, et al. Nevus size and number are associated with telomere length and represent potential markers of a decreased senescence in vivo. Cancer Epidemiol Biomarkers Prev. 2007;16(7):1499-1502.

37. Ribero S, Zugna D, Osella-Abate S, et al. Prediction of high naevus count in a healthy U.K. population to estimate melanoma risk. Br J Dermatol. 2016;174(2):312-318.

38. Pullar JM, Carr AC, Vissers MCM. The Roles of Vitamin C in Skin Health. Nutrients. 2017;9(8).

39. Humbert PG, Haftek M, Creidi P, et al. Topical ascorbic acid on photoaged skin. Clinical, topographical and ultrastructural evaluation: double-blind study vs. placebo. Exp Dermatol. 2003;12(3):237-244.

40. Yun IS, Yoo HS, Kim YO, Rah DK. Improved scar appearance with combined use of silicone gel and vitamin C for Asian patients: a comparative case series. Aesthetic Plast Surg. 2013;37(6):1176-1181.

41. Zerres S, Stahl W. Carotenoids in human skin. Biochim Biophys Acta Mol Cell Biol Lipids. 2020;1865(11):158588.

42. El-Akawi Z, Abdel-Latif N, Abdul-Razzak K. Does the plasma level of vitamins A and E affect acne condition? Clin Exp Dermatol. 2006;31(3):430-434.

43. Cunliffe WJ, Holland DB, Clark SM, Stables GI. Comedogenesis: some new aetiological, clinical and therapeutic strategies. Br J Dermatol. 2000;142(6):1084-1091.

44. Agak GW, Qin M, Nobe J, et al. Propionibacterium acnes Induces an IL-17 Response in Acne Vulgaris that Is Regulated by Vitamin A and Vitamin D. J Invest Dermatol. 2014;134(2):366-373.

45. Tsoureli-Nikita E, Hercogova J, Lotti T, Menchini G. Evaluation of dietary intake of vitamin E in the treatment of atopic dermatitis: a study of the clinical course and evaluation of the immunoglobulin E serum levels. Int J Dermatol. 2002;41(3):146-150.

46. Mills OH, Criscito MC, Schlesinger TE, Verdicchio R, Szoke E. Addressing Free Radical Oxidation in Acne Vulgaris. J Clin Aesthet Dermatol. 2016;9(1):25-30.

47. Ekanayake-Mudiyanselage S, Thiele J. Die Talgdrüse als Transporter für Vitamin E. Hautarzt. 2006;57(4):291-296.

48. Cervantes J, Eber AE, Perper M, Nascimento VM, Nouri K, Keri JE. The role of zinc in the treatment of acne: A review of the literature. Dermatol Ther. 2018;31(1).

49. Jarrousse V, Castex-Rizzi N, Khammari A, Charveron M, Dreno B. Zinc salts inhibit in vitro Toll-like receptor 2 surface expression by keratinocytes. Eur J Dermatol. 2007;17(6):492-496.

50. Rostami Mogaddam M, Safavi Ardabili N, Maleki N, Soflaee M. Correlation between the severity and type of acne lesions with serum zinc levels in patients with acne vulgaris. Biomed Res Int. 2014;2014:474108.

51. Zeng Q, Yin J, Fan F, et al. Decreased copper and zinc in sera of Chinese vitiligo patients: a meta-analysis. J Dermatol. 2014;41(3):245-251.

52. Almohanna HM, Ahmed AA, Tsatalis JP, Tosti A. The Role of Vitamins and Minerals in Hair Loss: A Review. Dermatol Ther (Heidelb). 2019;9(1):51-70.

53. Rinnerthaler M, Streubel MK, Bischof J, Richter K. Skin aging, gene expression and calcium. Exp Gerontol. 2015;68:59-65.

54. Yamashita M, Katsumata M, Iwashima M, et al. T cell receptor-induced calcineurin activation regulates T helper type 2 cell development by modifying the interleukin 4 receptor signaling complex. J Exp Med. 2000;191(11):1869-1879.

55. Rusnak F, Mertz P. Calcineurin: form and function. Physiol Rev. 2000;80(4):1483-1521.

56. Weidinger S, Beck LA, Bieber T, Kabashima K, Irvine AD. Atopic dermatitis. Nat Rev Dis Primers. 2018;4(1):1.

57. Araújo LA, Addor F, Campos PM. Use of silicon for skin and hair care: an approach of chemical

forms available and efficacy. An Bras Dermatol. 2016;91(3):331-335.

58. Barel A, Calomme M, Timchenko A, et al. Effect of oral intake of choline-stabilized orthosilicic acid on skin, nails and hair in women with photodamaged skin. Arch Dermatol Res. 2005;297(4):147-153.

59. Vollmer DL, West VA, Lephart ED. Enhancing Skin Health: By Oral Administration of Natural Compounds and Minerals with Implications to the Dermal Microbiome. Int J Mol Sci. 2018;19(10):3059

60. Cassidy PB, Fain HD, Cassidy JP, Jr., et al. Selenium for the prevention of cutaneous melanoma. Nutrients. 2013;5(3):725-749.

61. Singh G, Haneef NS, Uday A. Nail changes and disorders among the elderly. Indian J Dermatol Venereol Leprol. 2005;71(6):386-392.

62. Finner AM. Nutrition and hair: deficiencies and supplements. Dermatol Clin. 2013;31(1):167-172.

CHAPTER 5 　氧化壓力、紫外線與光老化

1. Bickers DR, Athar M. Oxidative stress in the pathogenesis of skin disease. J Invest Dermatol. 2006;126(12):2565-2575.

2. Sreedhar A, Aguilera-Aguirre L, Singh KK. Mitochondria in skin health, aging, and disease. Cell Death Dis. 2020;11(6):444.

3. Kammeyer A, Luiten RM. Oxidation events and skin aging. Ageing Res Rev. 2015;21:16-29.

4. Sander CS, Chang H, Hamm F, Elsner P, Thiele JJ. Role of oxidative stress and the antioxidant network in cutaneous carcinogenesis. Int J Dermatol. 2004;43(5):326-335.

5. Marcheggiani F, Cirilli I, Orlando P, et al. Modulation of Coenzyme Q10 content and oxidative status in human dermal fibroblasts using HMG-CoA reductase inhibitor over a broad range of concentrations. From mitohormesis to mitochondrial dysfunction and accelerated aging. Aging (Albany NY). 2019;11(9):2565-2582.

6. Briganti S, Picardo M. Antioxidant activity, lipid peroxidation and skin diseases. What's new. J Eur Acad Dermatol Venereol. 2003;17(6):663-669.

7. Emre S, Metin A, Demirseren DD, et al. The association of oxidative stress and disease activity in seborrheic dermatitis. Arch Dermatol Res. 2012;304(9):683-687.

8. Pastore S, Korkina L. Redox imbalance in T cell-mediated skin diseases. Mediators Inflamm. 2010;2010:861949.

9. Baz K, Cimen MY, Kokturk A, et al. Oxidant / antioxidant status in patients with psoriasis. Yonsei Med J. 2003;44(6):987-990.

10. Kadam DP, Suryakar AN, Ankush RD, Kadam CY, Deshpande KH. Role of oxidative stress in various stages of psoriasis. Indian J Clin Biochem. 2010;25(4):388-392.

11. Speeckaert R, Dugardin J, Lambert J, et al. Critical appraisal of the oxidative stress pathway in vitiligo: a systematic review and meta-analysis. J Eur Acad Dermatol Venereol. 2018;32(7):1089-1090.

12. Jimbow K, Chen H, Park JS, Thomas PD. Increased sensitivity of melanocytes to oxidative stress and abnormal expression of tyrosinase-related protein in vitiligo. Br J Dermatol. 2001;144(1):55-65.

13. Ezzedine K, Eleftheriadou V, Whitton M, van Geel N. Vitiligo. Lancet. 2015;386(9988):74-84.

14. He Y, Li S, Zhang W, et al. Dysregulated autophagy increased melanocyte sensitivity to H_2O_2-induced oxidative stress in vitiligo. Sci Rep. 2017;7:42394.

15. Wang Y, Li S, Li C. Perspectives of New Advances in the Pathogenesis of Vitiligo: From Oxidative Stress to Autoimmunity. Med Sci Monit. 2019;25:1017-1023.

16. Richmond JM, Frisoli ML, Harris JE. Innate immune mechanisms in vitiligo: danger from within. Curr Opin Immunol. 2013;25(6):676-682.

17. van den Boorn JG, Konijnenberg D, Dellemijn TA, et al. Autoimmune destruction of skin melanocytes by perilesional T cells from vitiligo patients. J Invest Dermatol. 2009;129(9):2220-2232.

18. Krzy ciak W, Cierniak A, Kózka M, Kozie J. Oxidative DNA Damage in Blood of CVD Patients Taking Detralex. Open Cardiovasc Med J. 2011;5:179-187.

19. Kohl E, Landthaler M, Szeimies RM. Hautalterung. Hautarzt. 2009;60(11):917-933; quiz 934.

20. Baumann L, Saghari S, Weisberg E. Cosmetic dermatology: principles and practice. 2 ed2009.

21. Slominski AT, Zmijewski MA, Plonka PM, Szaflarski JP, Paus R. How UV Light Touches the Brain and Endocrine System Through Skin, and Why. Endocrinology. 2018;159(5):1992-2007.

22. Yaar M, Gilchrest BA. Photoageing: mechanism, prevention and therapy. Br J Dermatol. 2007;157(5):874-887.

23. Zhuang Y, Lyga J. Inflammaging in skin and other tissues - the roles of complement system and macrophage. Inflamm Allergy Drug Targets. 2014;13(3):153-161.

24. Skobowiat C, Dowdy JC, Sayre RM, Tuckey RC, Slominski A. Cutaneous hypothalamic-pituitary-adrenal axis homolog: regulation by ultraviolet radiation. Am J Physiol Endocrinol Metab. 2011;301(3):E484-493.

25. Habif et al. Skin Disease: Diagnosis and Treatment, 2nd edition. Elsevier; 2005.

26. Wolff K, Johnson RA, Saavedra AP. Fitzpatrick's color atlas and synopsis of clinical dermatology. McGrawHill Education; 2013.

27. Lee AY. Skin Pigmentation Abnormalities and Their Possible Relationship with Skin Aging. Int J Mol Sci. 2021;22(7).

28. Nicolaidou E, Antoniou C, Katsambas AD. Origin, clinical presentation, and diagnosis of facial hypermelanoses. Dermatol Clin. 2007;25(3):321-326, viii.

29. Kwon SH, Hwang YJ, Lee SK, Park KC. Heterogeneous Pathology of Melasma and Its Clinical Implications. Int J Mol Sci. 2016;17(6):824

30. Choubey V, Sarkar R, Garg V, Kaushik S, Ghunawat S, Sonthalia S. Role of oxidative stress in melasma: a prospective study on serum and blood markers of oxidative stress in melasma patients. Int J Dermatol. 2017;56(9):939-943.

31. Kwon SH, Na JI, Choi JY, Park KC. Melasma: Updates and perspectives. Exp Dermatol. 2019;28(6):704-708.

32. Passeron T, Picardo M. Melasma, a photoaging disorder. Pigment Cell Melanoma Res. 2018;31(4):461-465.

33. Ortonne JP, Arellano I, Berneburg M, et al. A global survey of the role of ultraviolet radiation and hormonal influences in the development of melasma. J Eur Acad Dermatol Venereol. 2009;23(11):1254-1262.

34. Mahmoud BH, Ruvolo E, Hexsel CL, et al. Impact of long-wavelength UVA and visible light on melanocompetent skin. J Invest Dermatol. 2010;130(8):2092-2097.

35. Duteil L, Cardot-Leccia N, Queille-Roussel C, et al. Differences in visible light-induced

pigmentation according to wavelengths: a clinical and histological study in comparison with UVB exposure. Pigment Cell Melanoma Res. 2014;27(5):822-826.

36. Regazzetti C, Sormani L, Debayle D, et al. Melanocytes Sense Blue Light and Regulate Pigmentation through Opsin-3. J Invest Dermatol. 2018;138(1):171-178.

37. Chang AM, Aeschbach D, Duffy JF, Czeisler CA. Evening use of light-emitting eReaders negatively affects sleep, circadian timing, and next-morning alertness. Proc Natl Acad Sci U S A. 2015;112(4):1232-1237.

38. O'Hagan JB, Khazova M, Price LL. Low-energy light bulbs, computers, tablets and the blue light hazard. Eye (Lond). 2016;30(2):230-233.

39. Passeron T. Melasma pathogenesis and influencing factors - an overview of the latest research. J Eur Acad Dermatol Venereol. 2013;27 Suppl 1:5-6.

40. Kumar AB, Shamim H, Nagaraju U. Premature Graying of Hair: Review with Updates. Int J Trichology. 2018;10(5):198-203.

41. Trüeb RM. Oxidative stress in ageing of hair. Int J Trichology. 2009;1(1):6-14.

42. Arck PC, Overall R, Spatz K, et al. Towards a "free radical theory of graying": melanocyte apoptosis in the aging human hair follicle is an indicator of oxidative stress induced tissue damage. Faseb j. 2006;20(9):1567-1569.

43. Wood JM, Decker H, Hartmann H, et al. Senile hair graying: H2O2-mediated oxidative stress affects human hair color by blunting methionine sulfoxide repair. Faseb j. 2009;23(7):2065-2075.

44. Nishimura EK. Melanocyte stem cells: a melanocyte reservoir in hair follicles for hair and skin pigmentation. Pigment Cell Melanoma Res. 2011;24(3):401-410.

45. Schnohr P, Lange P, Nyboe J, Appleyard M, Jensen G. Gray hair, baldness, and wrinkles in relation to myocardial infarction: the Copenhagen City Heart Study. Am Heart J. 1995;130(5):1003-1010.

46. Christoffersen M, Frikke-Schmidt R, Schnohr P, Jensen GB, Nordestgaard BG, Tybjærg-Hansen A. Visible age-related signs and risk of ischemic heart disease in the general population: a prospective cohort study. Circulation. 2014;129(9):990-998.

47. Ozbay I, Kahraman C, Kucur C, Namdar ND, Oghan F. Is there a relationship between premature hair greying and hearing impairment? J Laryngol Otol. 2015;129(11):1097-1100.

48. Zhuang Y, Lyga J. Inflammaging in skin and other tissues - the roles of complement system and macrophage. Inflamm Allergy Drug Targets. 2014;13(3):153-161.

49. Epel ES, Blackburn EH, Lin J, et al. Accelerated telomere shortening in response to life stress. Proc Natl Acad Sci U S A. 2004;101(49):17312-17315.

50. Seçkin HY, et al. Oxidative stress status in patients with melisma. Cutan Ocul Toxicol. 2014;33(3):212-7

CHAPTER 6 免疫失調第一型：過敏

1. Habif et al. Skin Disease: Diagnosis and Treatment, 2nd edition. Elsevier; 2005.

2. Rocken M, Schaller M, Sattler E, Burgdorf W. Color atlas of dermatology. Georg Thieme Verlag KG 2012.

3. Wolff K, Johnson RA, Saavedra AP. Fitzpatrick's color atlas and synopsis of clinical dermatology. McGrawHill Education; 2013.

4. Bartnikas LM, Gurish MF, Burton OT, et al. Epicutaneous sensitization results in IgE-dependent intestinal mast cell expansion and food-induced anaphylaxis. J Allergy Clin Immunol. 2013;131(2):451-460.e1-6.

5. Yaldiz M, Asil K. Evaluation of carotid intima media thickness and hematologic inflammatory markers in patients with chronic spontaneous urticaria. Postepy Dermatol Alergol. 2020;37(2):214-220.

6. Jain S. Pathogenesis of chronic urticaria: an overview. Dermatol Res Pract. 2014;2014:674709.

7. Puxeddu I, Petrelli F, Angelotti F, Croia C, Migliorini P. Biomarkers In Chronic Spontaneous Urticaria: Current Targets And Clinical Implications. J Asthma Allergy. 2019;12:285-295.

8. Naik S, Larsen SB, Gomez NC, et al. Inflammatory memory sensitizes skin epithelial stem cells to tissue damage. Nature. 2017;550(7677):475-480.

9. Larsen JM, Bonefeld CM, Poulsen SS, Geisler C, Skov L. IL-23 and T(H)17-mediated inflammation in human allergic contact dermatitis. J Allergy Clin Immunol. 2009;123(2):486-492.

10. Silverberg NB, Pelletier JL, Jacob SE, Schneider LC. Nickel Allergic Contact Dermatitis: Identification, Treatment, and Prevention. Pediatrics. 2020;145(5):e20200628.

11. Hwang C-Y, Chen Y-J, Lin M-W, et al. Prevalence of atopic dermatitis, allergic rhinitis and asthma in Taiwan: a national study 2000 to 2007. Acta dermato-venereologica. 2010;90(6):589-594.

12. Thorsteinsdottir S, Stokholm J, Thyssen JP, et al. Genetic, Clinical, and Environmental Factors Associated With Persistent Atopic Dermatitis in Childhood. JAMA dermatology. 2019;155(1):50-57.

13. Novak N, Bieber T. Allergic and nonallergic forms of atopic diseases. J Allergy Clin Immunol. 2003;112(2):252-262.

14. Chang YS, Chou YT, Lee JH, et al. Atopic dermatitis, melatonin, and sleep disturbance. Pediatrics. 2014;134(2):e397-405.

15. Werfel T. The role of leukocytes, keratinocytes, and allergen-specific IgE in the development of atopic dermatitis. J Invest Dermatol. 2009;129(8):1878-1891.

16. Fallon PG, Sasaki T, Sandilands A, et al. A homozygous frameshift mutation in the mouse Flg gene facilitates enhanced percutaneous allergen priming. Nat Genet. 2009;41(5):602-608.

17. Levin J, Fallon Friedlander S, Del Rosso JQ. Atopic dermatitis and the stratum corneum: part 3: the immune system in atopic dermatitis. J Clin Aesthet Dermatol. 2013;6(12):37-44.

18. Furue M, Kadono T. "Inflammatory skin march" in atopic dermatitis and psoriasis. Inflamm Res. 2017;66(10):833-842.

19. Schneider L, Hanifin J, Boguniewicz M, et al. Study of the Atopic March: Development of Atopic Comorbidities. Pediatr Dermatol. 2016;33(4):388-398.

20. Bataille V, Lens M, Spector TD. The use of the twin model to investigate the genetics and epigenetics of skin diseases with genomic, transcriptomic and methylation data. Journal of the European Academy of Dermatology and Venereology : JEADV. 2012;26(9):1067-1073.

21. Shajari M, Eberhardt E, Müller M, et al. Effects of Atopic Syndrome on Keratoconus. Cornea. 2016;35(11):1416-1420.

22. Bair B, Dodd J, Heidelberg K, Krach K. Cataracts in atopic dermatitis: a case presentation and review of the literature. Archives of dermatology. 2011;147(5):585-588.

23. Silverberg JI, Kleiman E, Lev-Tov H, et al. Association between obesity and atopic dermatitis

in childhood: a case-control study. The Journal of allergy and clinical immunology. 2011;127(5):1180-1186.e1.

24. Zhang A, Silverberg JI. Association of atopic dermatitis with being overweight and obese: a systematic review and metaanalysis. Journal of the American Academy of Dermatology. 2015;72(4):606-616.e4.

25. Silverberg JI. Association between adult atopic dermatitis, cardiovascular disease, and increased heart attacks in three population-based studies. Allergy. 2015;70(10):1300-1308.

26. Hjuler KF, Böttcher M, Vestergaard C, et al. Increased Prevalence of Coronary Artery Disease in Severe Psoriasis and Severe Atopic Dermatitis. Am J Med. 2015;128(12):1325-1334.e2.

27. Yamanaka K-I, Mizutani H. The role of cytokines/chemokines in the pathogenesis of atopic dermatitis. Curr Probl Dermatol. 2011;41:80-92.

28. Silverberg JI, Greenland P. Eczema and cardiovascular risk factors in 2 US adult population studies. The Journal of allergy and clinical immunology. 2015;135(3):721-728.e726.

29. Narla S, Silverberg JI. Association between atopic dermatitis and autoimmune disorders in US adults and children: A cross-sectional study. Journal of the American Academy of Dermatology. 2019;80(2):382-389.

30. Andersen YMF, Egeberg A, Gislason GH, Skov L, Thyssen JP. Autoimmune diseases in adults with atopic dermatitis. Journal of the American Academy of Dermatology. 2017;76(2):274-280. e271.

31. Wei CC, Lin CL, Shen TC, Li TC, Chen AC. Atopic Dermatitis and Association of Risk for Henoch-Schönlein Purpura (IgA Vasculitis) and Renal Involvement Among Children: Results From a Population-Based Cohort Study in Taiwan. Medicine (Baltimore). 2016;95(3):e2586-e2586.

32. Zhu TH, Zhu TR, Tran KA, Sivamani RK, Shi VY. Epithelial barrier dysfunctions in atopic dermatitis: a skin-gut-lung model linking microbiome alteration and immune dysregulation. Br J Dermatol. 2018;179(3):570-581.

33. Boguniewicz M, Leung DY. Atopic dermatitis: a disease of altered skin barrier and immune dysregulation. Immunol Rev. 2011;242(1):233-246.

34. Yang G, Seok JK, Kang HC, Cho YY, Lee HS, Lee JY. Skin Barrier Abnormalities and Immune Dysfunction in Atopic Dermatitis. Int J Mol Sci. 2020;21(8).

35. Gupta MA, Gupta AK. Dissatisfaction with skin appearance among patients with eating disorders and non-clinical controls. Br J Dermatol. 2001;145(1):110-113.

36. Freitag FM, Cestari TF. What causes dark circles under the eyes? J Cosmet Dermatol. 2007;6(3):211-215.

37. Matsui MS, Schalka S, Vanderover G, et al. Physiological and lifestyle factors contributing to risk and severity of peri-orbital dark circles in the Brazilian population. An Bras Dermatol. 2015;90(4):494-503.

38. Mac-Mary S, Zornoza Solinis I, Predine O, et al. Identification Of Three Key Factors Contributing To The Aetiology Of Dark Circles By Clinical And Instrumental Assessments Of The Infraorbital Region. Clin Cosmet Investig Dermatol. 2019;12:919-929.

39. Andersen RM et al. Qualitative vs. quantitative atopic dermatitis criteria - in historical and present perspectives. J Eur Acad Dermatol Venereol. 2016;30(4):604-18.

CHAPTER 7　免疫失調第二、三型：發炎、感染

1. Habif et al. Skin Disease: Diagnosis and Treatment, 2nd edition. Elsevier; 2005.
2. Wolff K, Johnson RA, Saavedra AP. Fitzpatrick's color atlas and synopsis of clinical dermatology. McGrawHill Education; 2013.
3. Rocken M, Schaller M, Sattler E, Burgdorf W. Color atlas of dermatology. Georg Thieme Verlag KG 2012.
4. Cashman MW, Sloan SB. Nutrition and nail disease. Clin Dermatol. 2010;28(4):420-425.
5. Faergemann J, Bergbrant IM, Dohsé M, Scott A, Westgate G. Seborrhoeic dermatitis and Pityrosporum (Malassezia) folliculitis: characterization of inflammatory cells and mediators in the skin by immunohistochemistry. Br J Dermatol. 2001;144(3):549-556.
6. Kerr K, Schwartz JR, Filloon T, et al. Scalp stratum corneum histamine levels: novel sampling method reveals association with itch resolution in dandruff/seborrhoeic dermatitis treatment. Acta Derm Venereol. 2011;91(4):404-408.
7. Akaza N, Akamatsu H, Takeoka S, et al. Malassezia globosa tends to grow actively in summer conditions more than other cutaneous Malassezia species. J Dermatol. 2012;39(7):613-616.
8. Wikramanayake TC, Borda LJ, Miteva M, Paus R. Seborrheic dermatitis-Looking beyond Malassezia. Exp Dermatol. 2019;28(9):991-1001.
9. Dessinioti C, Katsambas A. Seborrheic dermatitis: etiology, risk factors, and treatments: facts and controversies. Clin Dermatol. 2013;31(4):343-351.
10. Zander N, Sommer R, Schäfer I, et al. Epidemiology and dermatological comorbidity of seborrhoeic dermatitis: population-based study in 161 269 employees. Br J Dermatol. 2019;181(4):743-748.
11. Furue M, Kadono T. "Inflammatory skin march" in atopic dermatitis and psoriasis. Inflamm Res. 2017;66(10):833-842.
12. Saeki H, Imafuku S, Abe M, et al. Poor adherence to medication as assessed by the Morisky Medication Adherence Scale-8 and low satisfaction with treatment in 237 psoriasis patients. J Dermatol. 2015;42(4):367-372.
13. Parisi R, Rutter MK, Lunt M, et al. Psoriasis and the Risk of Major Cardiovascular Events: Cohort Study Using the Clinical Practice Research Datalink. The Journal of investigative dermatology. 2015;135(9):2189-2197.
14. Hjuler KF, Böttcher M, Vestergaard C, et al. Increased Prevalence of Coronary Artery Disease in Severe Psoriasis and Severe Atopic Dermatitis. Am J Med. 2015;128(12):1325-1334.e1322.
15. Honma M, Shibuya T, Iwasaki T, et al. Prevalence of coronary artery calcification in Japanese patients with psoriasis: A close correlation with bilateral diagonal earlobe creases. J Dermatol. 2017;44(10):1122-1128.
16. Sticherling M. Psoriasis and autoimmunity. Autoimmun Rev. 2016;15(12):1167-1170.
17. Kleine-Tebbe J, Waßmann-Otto A, Mönnikes H. Nahrungsmittelallergien und andere-unverträglichkeiten:Bedeutung, Begriffe und Begrenzung. Bundesgesundheitsblatt Gesundheitsforschung Gesundheitsschutz. 2016;59(6):705-722.
18. Murzaku EC, Bronsnick T, Rao BK. Diet in dermatology: Part II. Melanoma, chronic urticaria, and psoriasis. J Am Acad Dermatol. 2014;71(6):1053.e1-1053.e16.
19. Buhner S, Reese I, Kuehl F, Lochs H, Zuberbier T. Pseudoallergic reactions in chronic urticaria are associated with altered gastroduodenal permeability. Allergy. 2004;59(10):1118-1123.

20. Reese I, Zuberbier T, Bunselmeyer B, et al. Diagnostic approach for suspected pseudoallergic reaction to food ingredients. J Dtsch Dermatol Ges. 2009;7(1):70-77.

21. Bansal CJ, Bansal AS. Stress, pseudoallergens, autoimmunity, infection and inflammation in chronic spontaneous urticaria. Allergy Asthma Clin Immunol. 2019;15:56.

22. Jyonouchi H. Non-IgE mediated food allergy. Inflamm Allergy Drug Targets. 2008;7(3):173-180.

23. Mullin GE, Swift KM, Lipski L, Turnbull LK, Rampertab SD. Testing for food reactions: the good, the bad, and the ugly. Nutr Clin Pract. 2010;25(2):192-198.

24. Luzi G, Bongiorno F, Paparo Barbaro S, Bruno G. Intravenous IgG: biological modulating molecules. J Biol Regul Homeost Agents. 2009;23(1):1-9.

25. Wilders-Truschnig M, Mangge H, Lieners C, Gruber H, Mayer C, Marz W. IgG antibodies against food antigens are correlated with inflammation and intima media thickness in obese juveniles. Exp Clin Endocrinol Diabetes. 2008;116(4):241-245.

26. Abenavoli L, Dastoli S, Bennardo L, et al. The Skin in Celiac Disease Patients: The Other Side of the Coin. Medicina (Kaunas). 2019;55(9):578.

27. Mooney PD, Hadjivassiliou M, Sanders DS. Coeliac disease. Bmj. 2014;348:g1561.

28. Kaplan AP. Chronic urticaria: pathogenesis and treatment. J Allergy Clin Immunol. 2004;114(3):465-474; quiz 475.

29. Catassi C, Bai JC, Bonaz B, et al. Non-Celiac Gluten sensitivity: the new frontier of gluten related disorders. Nutrients. 2013;5(10):3839-3853.

30. Czaja-Bulsa G. Non coeliac gluten sensitivity - A new disease with gluten intolerance. Clin Nutr. 2015;34(2):189-194.

31. Volta U, De Giorgio R. New understanding of gluten sensitivity. Nat Rev Gastroenterol Hepatol. 2012;9(5):295-299.

32. Chandra M, Levitt J, Pensabene CA. Hydroquinone therapy for post-inflammatory hyperpigmentation secondary to acne: not just prescribable by dermatologists. Acta Derm Venereol. 2012;92(3):232-235.

33. Lee DJ, Lee J, Ha J, Park KC, Ortonne JP, Kang HY. Defective barrier function in melasma skin. J Eur Acad Dermatol Venereol. 2012;26(12):1533-1537.

34. Kang HY, Hwang JS, Lee JY, et al. The dermal stem cell factor and c-kit are overexpressed in melasma. Br J Dermatol. 2006;154(6):1094-1099.

35. Gledhill K, Rhodes LE, Brownrigg M, et al. Prostaglandin-E2 is produced by adult human epidermal melanocytes in response to UVB in a melanogenesis-independent manner. Pigment Cell Melanoma Res. 2010;23(3):394-403.

36. Rajanala S, Maymone MBC, Vashi NA. Melasma pathogenesis: a review of the latest research, pathological findings, and investigational therapies. Dermatol Online J. 2019;25(10):13030/qt47b7r28c.

37. Nicolaidou E, Antoniou C, Katsambas AD. Origin, clinical presentation, and diagnosis of facial hypermelanoses. Dermatol Clin. 2007;25(3):321-326, viii.

38. Zhuang Y, Lyga J. Inflammaging in skin and other tissues - the roles of complement system and macrophage. Inflamm Allergy Drug Targets. 2014;13(3):153-161.

39. Chee R-i, Lelli GJ. Snapback Test. In: Schmidt-Erfurth U, Kohnen T, eds. Encyclopedia of Ophthalmology. Berlin, Heidelberg: Springer Berlin Heidelberg; 2018:1648-1650.

40. Damasceno RW, Avgitidou G, Belfort R, Jr., Dantas PE, Holbach LM, Heindl LM. Eyelid aging:

pathophysiology and clinical management. Arq Bras Oftalmol. 2015;78(5):328-331.

41. Olsson MJ, Lundström JN, Kimball BA, et al. The scent of disease: human body odor contains an early chemosensory cue of sickness. Psychol Sci. 2014;25(3):817-823.

42. Demos M, McLeod MP, Nouri K. Recurrent furunculosis: a review of the literature. Br J Dermatol. 2012;167(4):725-732.

43. Jacob JS, Tschen J. Hot Tub-Associated Pseudomonas Folliculitis: A Case Report and Review of Host Risk Factors. Cureus. 2020;12(9):e10623.

44. Lipozen i J, Hadžavdi SL. Perioral dermatitis. Clin Dermatol. 2014;32(1):125-130.

45. Hengge UR, Bardeli V. Images in clinical medicine. Green nails. N Engl J Med. 2009;360(11):1125.

46. Wollina U, Nenoff P, Haroske G, Haenssle HA. The Diagnosis and Treatment of Nail Disorders. Dtsch Arztebl Int. 2016;113(29-30):509-518.

47. Ilkit M, Durdu M. Tinea pedis: the etiology and global epidemiology of a common fungal infection. Crit Rev Microbiol. 2015;41(3):374-388.

48. Sigurgeirsson B, Baran R. The prevalence of onychomycosis in the global population: a literature study. J Eur Acad Dermatol Venereol. 2014;28(11):1480-1491.

49. Nenoff P, Krüger C, Schaller J, Ginter-Hanselmayer G, Schulte-Beerbühl R, Tietz HJ. Mycology - an update part 2: dermatomycoses: clinical picture and diagnostics. J Dtsch Dermatol Ges. 2014;12(9):749-777.

50. Kawai K, Yawn BP. Risk Factors for Herpes Zoster: A Systematic Review and Meta-analysis. Mayo Clin Proc. 2017;92(12):1806-1821.

51. Nawrocki S, Cha J. The etiology, diagnosis, and management of hyperhidrosis: A comprehensive review: Etiology and clinical work-up. J Am Acad Dermatol. 2019;81(3):657-666.

52. Morioka D, Nomura M, Lan L, Tanaka R, Kadomatsu K. Axillary Osmidrosis: Past, Present, and Future. Ann Plast Surg. 2020; 84(6):722-728.

53. Okamoto H, Koizumi S, Shimizu H, Cho O, Sugita T. Characterization of the Axillary Microbiota of Japanese Male Subjects with Spicy and Milky Odor Types by Pyrosequencing. Biocontrol Sci. 2018;23(1):1-5.

54. James AG, Austin CJ, Cox DS, Taylor D, Calvert R. Microbiological and biochemical origins of human axillary odour. FEMS Microbiol Ecol. 2013;83(3):527-540.

55. Morioka D, Ohkubo F, Amikura Y. Clinical features of axillary osmidrosis: a retrospective chart review of 723 Japanese patients. J Dermatol. 2013;40(5):384-388.

56. Nakano M, Miwa N, Hirano A, Yoshiura K, Niikawa N. A strong association of axillary osmidrosis with the wet earwax type determined by genotyping of the ABCC11 gene. BMC Genet. 2009;10:42.

57. Schijns V, Lavelle EC. Prevention and treatment of COVID-19 disease by controlled modulation of innate immunity. Eur J Immunol. 2020;57(7):932-938.

CHAPTER 8　免疫失調第四、五型：自體免疫、癌症

1. Wolff K, Johnson RA, Saavedra AP. Fitzpatrick's color atlas and synopsis of clinical dermatology. McGrawHill Education; 2013.
2. Habif TP. Skin Disease: Diagnosis and Treatment. 2 ed: Elsevier Inc. ; 2005.
3. Dahir AM, Thomsen SF. Comorbidities in vitiligo: comprehensive review. Int J Dermatol.

2018;57(10):1157-1164.

4. Chen YT, Chen YJ, Hwang CY, et al. Comorbidity profiles in association with vitiligo: a nationwide population-based study in Taiwan. Journal of the European Academy of Dermatology and Venereology : JEADV. 2015;29(7):1362-1369.

5. Ezzedine K, Eleftheriadou V, Whitton M, van Geel N. Vitiligo. Lancet. 2015;386(9988):74-84.

6. Ingordo V, Cazzaniga S, Raone B, et al. Circulating autoantibodies and autoimmune comorbidities in vitiligo patients: a multicenter Italian study. Dermatology (Basel, Switzerland). 2014;228(3):240-249.

7. Ezzedine K, Diallo A, Léauté-Labrèze C, et al. Pre- vs. post-pubertal onset of vitiligo: multivariate analysis indicates atopic diathesis association in pre-pubertal onset vitiligo. Br J Dermatol. 2012;167(3):490-495.

8. Gopal KVT, Rama Rao GR, Kumar YHK, Appa Rao MV, Vasudev P, Srikant. Vitiligo: a part of a systemic autoimmune process. Indian J Dermatol Venereol Leprol. 2007;73(3):162-165.

9. Pratt CH, King LE, Jr., Messenger AG, Christiano AM, Sundberg JP. Alopecia areata. Nat Rev Dis Primers. 2017;3:17011.

10. Villasante Fricke AC, Miteva M. Epidemiology and burden of alopecia areata: a systematic review. Clin Cosmet Investig Dermatol. 2015;8:397-403.

11. Chen CH, Wang KH, Lin HC, Chung SD. Follow-up study on the relationship between alopecia areata and risk of autoimmune diseases. J Dermatol. 2016;43(2):228-229.

12. Chu SY, Chen YJ, Tseng WC, et al. Comorbidity profiles among patients with alopecia areata: the importance of onset age, a nationwide population-based study. J Am Acad Dermatol. 2011;65(5):949-956.

13. Generali E, Costanzo A, Mainetti C, Selmi C. Cutaneous and Mucosal Manifestations of Sjögren's Syndrome. Clin Rev Allergy Immunol. 2017;53(3):357-370.

14. Rothfield N, Sontheimer RD, Bernstein M. Lupus erythematosus: systemic and cutaneous manifestations. Clin Dermatol. 2006;24(5):348-362.

15. Udompanich S, Chanprapaph K, Suchonwanit P. Hair and Scalp Changes in Cutaneous and Systemic Lupus Erythematosus. Am J Clin Dermatol. 2018;19(5):679-694.

16. Petty AJ, Floyd L, Henderson C, Nicholas MW. Cutaneous Lupus Erythematosus: Progress and Challenges. Curr Allergy Asthma Rep. 2020;20(5):12.

17. Citi S. Intestinal barriers protect against disease. Science. 2018;359(6380):1097-1098.

18. Chua-Aguilera CJ, Möller B, Yawalkar N. Skin Manifestations of Rheumatoid Arthritis, Juvenile Idiopathic Arthritis, and Spondyloarthritides. Clin Rev Allergy Immunol. 2017;53(3):371-393.

19. Lora V, Cerroni L, Cota C. Skin manifestations of rheumatoid arthritis. G Ital Dermatol Venereol. 2018;153(2):243-255.

20. Buntinx F, Bartholomeeusen S, Belmans A, et al. Association between recent herpes zoster but not herpes simplex infection and subsequent risk of malignancy in women: a retrospective cohort study. Epidemiol Infect. 2014;142(5):1008-1017.

21. Qian J, Heywood AE, Karki S, et al. Risk of Herpes Zoster Prior to and Following Cancer Diagnosis and Treatment: A Population-Based Prospective Cohort Study. J Infect Dis. 2019;220(1):3-11.

22. Tsao YH, Hsieh CJ, Juan YS, et al. Herpes zoster and the subsequent risk of prostate cancer in an Asian population: A nationwide population-based cohort study. Medicine (Baltimore). 2020;99(40):e22441.

23. Schmidt SA, Mor A, Schønheyder HC, Sørensen HT, Dekkers OM, Cronin-Fenton D. Herpes zoster as a marker of occult cancer: A systematic review and meta-analysis. J Infect. 2017;74(3):215-235.
24. Bogdanov I, Kazandjieva J, Darlenski R, Tsankov N. Dermatomyositis: Current concepts. Clin Dermatol. 2018;36(4):450-458.
25. O'Connell KA, LaChance AH. Dermatomyositis. N Engl J Med. 2021;384(25):2437.
26. Silva JA, Mesquita Kde C, Igreja AC, et al. Paraneoplastic cutaneous manifestations: concepts and updates. An Bras Dermatol. 2013;88(1):9-22.
27. Didona D, Fania L, Didona B, Eming R, Hertl M, Di Zenzo G. Paraneoplastic Dermatoses: A Brief General Review and an Extensive Analysis of Paraneoplastic Pemphigus and Paraneoplastic Dermatomyositis. Int J Mol Sci. 2020;21(6):2178.
28. Qiang JK, Kim WB, Baibergenova A, Alhusayen R. Risk of Malignancy in Dermatomyositis and Polymyositis. J Cutan Med Surg. 2017;21(2):131-136.
29. Egeberg A, Fowler JF, Jr., Gislason GH, Thyssen JP. Rosacea and risk of cancer in Denmark. Cancer Epidemiol. 2017;47:76-80.
30. Qadeer HA, Singal A, Patel BC. Cherry Hemangioma. In: StatPearls. Treasure Island (FL): StatPearls Publishing.
31. Bernett CN, Schmieder GJ. Leser Trelat Sign. In: StatPearls. Treasure Island (FL): StatPearls Publishing.
32. Borghi A, Dika E, Maietti E, et al. Eruptive Cherry Angiomas and Skin Melanoma: Further Insights into an Intriguing Association. Dermatology. 2020;237(6):981-987.
33. Guastafierro A, Verdura V, Di Pace B, Faenza M, Rubino C. The Influence of Breast Cancer on the Distribution of Cherry Angiomas on the Anterior Thoracic Wall: A Case Series Study. Dermatology. 2019;235(1):65-70.
34. Al Ghazal P, Körber A, Klode J, Dissemond J. Leser-Trélat sign and breast cancer. Lancet. 2013;381(9878):1653.
35. Sadeghian A, Rouhana H, Oswald-Stumpf B, Boh E. Etiologies and management of cutaneous flushing: Malignant causes. J Am Acad Dermatol. 2017;77(3):405-414.
36. Tan AR. Cutaneous manifestations of breast cancer. Semin Oncol. 2016;43(3):331-334.
37. Yasir M, Lotfollahzadeh S. Mammary Paget Disease. In: StatPearls. Treasure Island (FL): StatPearls Publishing.
38. Rigel DS, Russak J, Friedman R. The evolution of melanoma diagnosis: 25 years beyond the ABCDs. CA Cancer J Clin. 2010;60(5):301-316.
39. Perkins A, Duffy RL. Atypical moles: diagnosis and management. Am Fam Physician. 2015;91(11):762-767.
40. Littleton TW, Murray PM, Baratz ME. Subungual Melanoma. Orthop Clin North Am. 2019;50(3):357-366.
41. Ribero S, Zugna D, Osella-Abate S, et al. Prediction of high naevus count in a healthy U.K. population to estimate melanoma risk. Br J Dermatol. 2016;174(2):312-318.
42. Cabel L, Proudhon C, Gortais H, et al. Circulating tumor cells: clinical validity and utility. Int J Clin Oncol. 2017;22(3):421-430.

CHAPTER 9 荷爾蒙失調造成的影響（上）：腎上腺、甲狀腺、性腺

1. Baumann L, Saghari S, Weisberg E. Cosmetic dermatology: principles and practice. 2 ed2009.

2. Skobowiat C, Dowdy JC, Sayre RM, Tuckey RC, Slominski A. Cutaneous hypothalamic-pituitary-adrenal axis homolog: regulation by ultraviolet radiation. Am J Physiol Endocrinol Metab. 2011;301(3):E484-493.

3. Kim JE, Cho BK, Cho DH, Park HJ. Expression of hypothalamic-pituitary-adrenal axis in common skin diseases: evidence of its association with stress-related disease activity. Acta Derm Venereol. 2013;93(4):387-393.

4. Mohamed F, Raal FJ. Hyperpigmentation from Addison's Disease. N Engl J Med. 2021;384(18):1752.

5. Seeker P, Osswald S. Tongue Discoloration. N Engl J Med. 2021;384(25):e102.

6. Padgett DA, Marucha PT, Sheridan JF. Restraint stress slows cutaneous wound healing in mice. Brain Behav Immun. 1998;12(1):64-73.

7. Barsh G, Attardi LD. A healthy tan? N En gl J Med. 2007;356(21):2208-2210.

8. Cui R, Widlund HR, Feige E, et al. Central role of p53 in the suntan response and pathologic hyperpigmentation. Cell. 2007;128(5):853-864.

9. Inoue K, Hosoi J, Ideta R, Ohta N, Ifuku O, Tsuchiya T. Stress augmented ultraviolet-irradiation-induced pigmentation. J Invest Dermatol. 2003;121(1):165-171.

10. Aspengren S, Skold HN, Quiroga G, Martensson L, Wallin M. Noradrenaline- and melatonin-mediated regulation of pigment aggregation in fish melanophores. Pigment Cell Res. 2003;16(1):59-64.

11. Logan DW, Burn SF, Jackson IJ. Regulation of pigmentation in zebrafish melanophores. Pigment Cell Res. 2006;19(3):206-213.

12. Slominski A, Zbytek B, Nikolakis G, et al. Steroidogenesis in the skin: implications for local immune functions. J Steroid Biochem Mol Biol. 2013;137:107-23.

13. Kim JE, Cho BK, Cho DH, Park HJ. Expression of hypothalamic-pituitary-adrenal axis in common skin diseases: evidence of its association with stress-related disease activity. Acta Derm Venereol. 2013;93(4):387-393.

14. Slominski A, Wortsman J, Pisarchik A, et al. Cutaneous expression of corticotropin-releasing hormone (CRH), urocortin, and CRH receptors. FASEB J. 2001;15(10):1678-1693.

15. Kono M, Nagata H, Umemura S, Kawana S, Osamura RY. In situ expression of corticotropin-releasing hormone (CRH) and proopiomelanocortin (POMC) genes in human skin. FASEB J. 2001;15(12):2297-2299.

16. Chen Y, Lyga J. Brain-skin connection: stress, inflammation and skin aging. Inflamm Allergy Drug Targets. 2014;13(3):177-190.

17. Li M, Knapp SK, Iden S. Mechanisms of melanocyte polarity and differentiation: What can we learn from other neuroectoderm-derived lineages? Curr Opin Cell Biol. 2020;67:99-108.

18. Doshi DN, Blyumin ML, Kimball AB. Cutaneous manifestations of thyroid disease. Clin Dermatol. 2008;26(3):283-287.

19. Lause M, Kamboj A, Fernandez Faith E. Dermatologic manifestations of endocrine disorders. Transl Pediatr. 2017;6(4):300-312.

20. Kheradmand M, Afshari M, Damiani G, Abediankenari S, Moosazadeh M. Melasma and thyroid disorders: a systematic review and meta-analysis. Int J Dermatol. 2019;58(11):1231-

1238.

21. Mayers RA, Soria Montoya A, Piscoya Rivera A, Silva Caso WG. Association between metabolic syndrome and euthyroid nodular goiter: a case-control study. Colomb Med (Cali). 2019;50(4):239-251.

22. Yildirim Simsir I, Cetinkalp S, Kabalak T. Review of Factors Contributing to Nodular Goiter and Thyroid Carcinoma. Med Princ Pract. 2020;29(1):1-5.

23. Vestergaard P, Rejnmark L, Weeke J, et al. Smoking as a risk factor for Graves' disease, toxic nodular goiter, and autoimmune hypothyroidism. Thyroid. 2002;12(1):69-75.

24. Farage MA, Maibach HL. The vulva: anatomy, physiology, and pathology. Informa Healthcare USA, Inc. ; 2006.

25. Thornton MJ. The biological actions of estrogens on skin. Exp Dermatol. 2002;11(6):487-502.

26. Geller L, Rosen J, Frankel A, Goldenberg G. Perimenstrual flare of adult acne. J Clin Aesthet Dermatol. 2014;7(8):30-34.

27. Lucky AW. Quantitative documentation of a premenstrual flare of facial acne in adult women. Arch Dermatol. 2004;140(4):423-424.

28. Stoll S, Shalita AR, Webster GF, Kaplan R, Danesh S, Penstein A. The effect of the menstrual cycle on acne. J Am Acad Dermatol. 2001;45(6):957-960.

29. Capitanio B, Sinagra JL, Bordignon V, Cordiali Fei P, Picardo M, Zouboulis CC. Underestimated clinical features of postadolescent acne. J Am Acad Dermatol. 2010;63(5):782-788.

30. Seirafi H, Farnaghi F, Vasheghani-Farahani A, et al. Assessment of androgens in women with adult-onset acne. Int J Dermatol. 2007;46(11):1188-1191.

31. Kiriyama K, Sugiura H, Uehara M. Premenstrual deterioration of skin symptoms in female patients with atopic dermatitis. Dermatology. 2003;206(2):110-112.

32. Azziz R, Carmina E, Dewailly D, et al. The Androgen Excess and PCOS Society criteria for the polycystic ovary syndrome: the complete task force report. Fertil Steril. 2009;91(2):456-488.

33. Revised 2003 consensus on diagnostic criteria and long-term health risks related to polycystic ovary syndrome (PCOS). Hum Reprod. 2004;19(1):41-47.

34. Escobar-Morreale HF. Reproductive endocrinology: Menstrual dysfunction--a proxy for insulin resistance in PCOS? Nat Rev Endocrinol. 2014;10(1):10-11.

35. Escobar-Morreale HF. Polycystic ovary syndrome: definition, aetiology, diagnosis and treatment. Nat Rev Endocrinol. 2018;14(5):270-284.

36. Escobar-Morreale HF, San Millán JL. Abdominal adiposity and the polycystic ovary syndrome. Trends Endocrinol Metab. 2007;18(7):266-272.

37. Brower M, Brennan K, Pall M, Azziz R. The severity of menstrual dysfunction as a predictor of insulin resistance in PCOS. J Clin Endocrinol Metab. 2013;98(12):E1967-1971.

38. Hong JS, Kwon HH, Park SY, et al. Cutaneous manifestations of the subtypes of polycystic ovary syndrome in Korean patients. J Eur Acad Dermatol Venereol. 2015;29(1):42-47.

39. Cattrall FR, Vollenhoven BJ, Weston GC. Anatomical evidence for in utero androgen exposure in women with polycystic ovary syndrome. Fertil Steril. 2005;84(6):1689-1692.

40. Kaczmarek C, Haller DM, Yaron M. Health-Related Quality of Life in Adolescents and Young Adults with Polycystic Ovary Syndrome: A Systematic Review. J Pediatr Adolesc Gynecol. 2016;29(6):551-557.

41. Li Y, Li Y, Yu Ng EH, et al. Polycystic ovary syndrome is associated with negatively variable

impacts on domains of health-related quality of life: evidence from a meta-analysis. Fertil Steril. 2011;96(2):452-458.

42. Conway G, Dewailly D, Diamanti-Kandarakis E, et al. The polycystic ovary syndrome: a position statement from the European Society of Endocrinology. Eur J Endocrinol. 2014;171(4):P1-29.

43. Habif et al. Skin Disease: Diagnosis and Treatment, 2nd edition. Elsevier; 2005.

44. Ortonne JP, Arellano I, Berneburg M, et al. A global survey of the role of ultraviolet radiation and hormonal influences in the development of melasma. J Eur Acad Dermatol Venereol. 2009;23(11):1254-1262.

45. Passeron T. Melasma pathogenesis and influencing factors - an overview of the latest research. J Eur Acad Dermatol Venereol. 2013;27 Suppl 1:5-6.

46. KrupaShankar DS, Somani VK, Kohli M, et al. A cross-sectional, multicentric clinico-epidemiological study of melasma in India. Dermatol Ther (Heidelb). 2014;4(1):71-81.

47. Filoni A, Mariano M, Cameli N. Melasma: How hormones can modulate skin pigmentation. J Cosmet Dermatol. 2019;18(2):458-463.

48. Wiedemann C, Nägele U, Schramm G, Berking C. Inhibitory effects of progestogens on the estrogen stimulation of melanocytes in vitro. Contraception. 2009;80(3):292-298.

49. Pelletier G, Ren L. Localization of sex steroid receptors in human skin. Histol Histopathol. 2004;19(2):629-636.

50. Hall G, Phillips TJ. Estrogen and skin: the effects of estrogen, menopause, and hormone replacement therapy on the skin. J Am Acad Dermatol. 2005;53(4):555-568; quiz 569-572.

51. Mahjour M, Khoushabi A, Feyzabadi Z. The role of oligomenorrhea in melasma. Med Hypotheses. 2017;104:1-3.

52. Handel AC, Lima PB, Tonolli VM, Miot LD, Miot HA. Risk factors for facial melasma in women: a case-control study. Br J Dermatol. 2014;171(3):588-594.

53. Miot LD, Miot HA, Polettini J, Silva MG, Marques ME. Morphologic changes and the expression of alpha-melanocyte stimulating hormone and melanocortin-1 receptor in melasma lesions: a comparative study. Am J Dermatopathol. 2010;32(7):676-682.

54. Kang HY, Suzuki I, Lee DJ, et al. Transcriptional profiling shows altered expression of wnt pathway- and lipid metabolism-related genes as well as melanogenesis-related genes in melasma. J Invest Dermatol. 2011;131(8):1692-1700.

55. Zondervan KT, Becker CM, Missmer SA. Endometriosis. N Engl J Med. 2020;382(13):1244-1256.

56. Zondervan KT, Becker CM, Koga K, Missmer SA, Taylor RN, Viganò P. Endometriosis. Nat Rev Dis Primers. 2018;4(1):9.

57. García-Peñarrubia P, Ruiz-Alcaraz AJ, Martínez-Esparza M, Marín P, Machado-Linde F. Hypothetical roadmap towards endometriosis: prenatal endocrine-disrupting chemical pollutant exposure, anogenital distance, gut-genital microbiota and subclinical infections. Hum Reprod Update. 2020;26(2):214-246.

58. Lebovic DI, Mueller MD, Taylor RN. Immunobiology of endometriosis. Fertil Steril. 2001;75(1):1-10.

59. Mu F, Harris HR, Rich-Edwards JW, et al. A Prospective Study of Inflammatory Markers and Risk of Endometriosis. Am J Epidemiol. 2018;187(3):515-522.

60. Parazzini F, Chiaffarino F, Surace M, et al. Selected food intake and risk of endometriosis. Hum

Reprod. 2004;19(8):1755-1759.

61. Trabert B, Peters U, De Roos AJ, Scholes D, Holt VL. Diet and risk of endometriosis in a population-based case-control study. Br J Nutr. 2011;105(3):459-467.

62. Missmer SA, Chavarro JE, Malspeis S, et al. A prospective study of dietary fat consumption and endometriosis risk. Hum Reprod. 2010;25(6):1528-1535.

63. McKinnon BD, Kocbek V, Nirgianakis K, Bersinger NA, Mueller MD. Kinase signalling pathways in endometriosis: potential targets for non-hormonal therapeutics. Hum Reprod Update. 2016;22(3):382-403.

64. Sinaii N, Cleary SD, Ballweg ML, Nieman LK, Stratton P. High rates of autoimmune and endocrine disorders, fibromyalgia, chronic fatigue syndrome and atopic diseases among women with endometriosis: a survey analysis. Hum Reprod. 2002;17(10):2715-2724.

65. Kim HS, Kim TH, Chung HH, Song YS. Risk and prognosis of ovarian cancer in women with endometriosis: a meta-analysis. Br J Cancer. 2014;110(7):1878-1890.

66. Pearce CL, Templeman C, Rossing MA, et al. Association between endometriosis and risk of histological subtypes of ovarian cancer: a pooled analysis of case-control studies. Lancet Oncol. 2012;13(4):385-394.

67. Farland LV, Lorrain S, Missmer SA, et al. Endometriosis and the risk of skin cancer: a prospective cohort study. Cancer Causes Control. 2017;28(10):1011-1019.

68. Gatherwright J, Liu MT, Amirlak B, Gliniak C, Totonchi A, Guyuron B. The contribution of endogenous and exogenous factors to male alopecia: a study of identical twins. Plast Reconstr Surg. 2013;131(5):794e-801e.

69. Wolff K, Johnson RA, Saavedra AP. Fitzpatrick's color atlas and synopsis of clinical dermatology. McGrawHill Education; 2013.

70. Christoffersen M, Frikke-Schmidt R, Schnohr P, Jensen GB, Nordestgaard BG, Tybjærg-Hansen A. Visible age-related signs and risk of ischemic heart disease in the general population: a prospective cohort study. Circulation. 2014;129(9):990-998.

71. Matilainen V, Koskela P, Keinänen-Kiukaanniemi S. Early androgenetic alopecia as a marker of insulin resistance. Lancet. 2000;356(9236):1165-1166.

72. Rege J, Turcu AF, Kasa-Vubu JZ, et al. 11-Ketotestosterone Is the Dominant Circulating Bioactive Androgen During Normal and Premature Adrenarche. J Clin Endocrinol Metab. 2018;103(12):4589-4598.

73. Chen H, Yang G, Li Y, Li X, Du J. Expression of apolipoprotein D and androgen receptor in axillary osmidrosis and its molecular mechanism. Int J Clin Exp Med. 2013;6(7):497-503.

CHAPTER 10 荷爾蒙失調造成的影響（下）：胰島素（代謝症候群）

1. Habif et al. Skin Disease: Diagnosis and Treatment, 2nd edition. Elsevier; 2005.

2. Wolff K, Johnson RA, Saavedra AP. Fitzpatrick's color atlas and synopsis of clinical dermatology. McGrawHill Education; 2013.

3. Burke JP, Hale DE, Hazuda HP, Stern MP. A quantitative scale of acanthosis nigricans. Diabetes Care. 1999;22(10):1655-1659.

4. Melnik BC. Acne vulgaris: The metabolic syndrome of the pilosebaceous follicle. Clin Dermatol. 2018;36(1):29-40.

5. Zouboulis CC. Acne as a chronic systemic disease. Clin Dermatol. 2014;32(3):389-396.

6. König A, Lehmann C, Rompel R, Happle R. Cigarette smoking as a triggering factor of hidradenitis suppurativa. Dermatology. 1999;198(3):261-264.
7. Miller IM, Ellervik C, Vinding GR, et al. Association of metabolic syndrome and hidradenitis suppurativa. JAMA Dermatol. 2014;150(12):1273-1280.
8. Miller IM, McAndrew RJ, Hamzavi I. Prevalence, Risk Factors, and Comorbidities of Hidradenitis Suppurativa. Dermatol Clin. 2016;34(1):7-16.
9. Shalom G, Magen E, Babaev M, et al. Chronic urticaria and the metabolic syndrome: a cross-sectional community-based study of 11 261 patients. J Eur Acad Dermatol Venereol. 2018;32(2):276-281.
10. Ye YM, Jin HJ, Hwang EK, et al. Co-existence of chronic urticaria and metabolic syndrome: clinical implications. Acta Derm Venereol. 2013;93(2):156-160.
11. Vena GA, Cassano N. The link between chronic spontaneous urticaria and metabolic syndrome. Eur Ann Allergy Clin Immunol. 2017;49(5):208-212.
12. Imamoglu B, Hayta SB, Guner R, Akyol M, Ozcelik S. Metabolic syndrome may be an important comorbidity in patients with seborrheic dermatitis. Arch Med Sci Atheroscler Dis. 2016;1(1):e158-e161.
13. Stark M, Stuart J. Eruptive xanthoma in the setting of hypertriglyceridemia and pancreatitis. Am J Emerg Med. 2018;36(8):1524.e5-1524.e7.
14. Solak B, Kara RO, Acikgoz SB, Kosem M. First and only symptom of undiagnosed diabetes mellitus: eruptive xanthoma. BMJ Case Rep. 2015;2015.
15. Poonia A, Giridhara P. Xanthomas in Familial Hypercholesterolemia. N Engl J Med. 2017;377(5):e7.
16. Ibuki A, Kuriyama S, Toyosaki Y, et al. Aging-like physiological changes in the skin of Japanese obese diabetic patients. SAGE Open Med. 2018;6:2050312118756662.
17. Christoffersen M, Frikke-Schmidt R, Schnohr P, Jensen GB, Nordestgaard BG, Tybjaerg-Hansen A. Xanthelasmata, arcus corneae, and ischaemic vascular disease and death in general population: prospective cohort study. Bmj. 2011;343:d5497.
18. Shmilovich H, Cheng VY, Nakazato R, et al. Incremental value of diagonal earlobe crease to the Diamond-Forrester classification in estimating the probability of significant coronary artery disease determined by computed tomographic angiography. Am J Cardiol. 2014;114(11):1670-1675.
19. Nazzal S, Hijazi B, Khalila L, Blum A. Diagonal Earlobe Crease (Frank's Sign): A Predictor of Cerebral Vascular Events. Am J Med. 2017;130(11):1324.e1-1324.e5.
20. Rodríguez-López C, Garlito-Díaz H, Madroñero-Mariscal R, et al. Earlobe crease shapes and cardiovascular events. Am J Cardiol. 2015;116(2):286-293.
21. Celik S, Erdo an T, Gedikli O, Kiri A, Erem C. Diagonal ear-lobe crease is associated with carotid intima-media thickness in subjects free of clinical cardiovascular disease. Atherosclerosis. 2007;192(2):428-431.
22. Korkmaz L, A aç MT, Acar Z, et al. Earlobe crease may provide predictive information on asymptomatic peripheral arterial disease in patients clinically free of atherosclerotic vascular disease. Angiology. 2014;65(4):303-307.
23. Higuchi Y, Maeda T, Guan JZ, Oyama J, Sugano M, Makino N. Diagonal earlobe crease are associated with shorter telomere in male Japanese patients with metabolic syndrome. Circ J. 2009;73(2):274-279.

24. Tan YF, Zhan LX, Chen XH, Guo JJ, Qin C, Xu E. Risk Factors, Clinical Features and Prognosis for Subtypes of Ischemic Stroke in a Chinese Population. Curr Med Sci. 2018;38(2):296-303.

25. Montout V, Madonna-Py B, Josse MO, et al. Stroke in elderly patients: management and prognosis in the ED. Am J Emerg Med. 2008;26(7):742-749.

26. Malkud S. Telogen Effluvium: A Review. J Clin Diagn Res. 2015;9(9):We01-03.

27. Asghar F, Shamim N, Farooque U, Sheikh H, Aqeel R. Telogen Effluvium: A Review of the Literature. Cureus. 2020;12(5):e8320.

28. Rebora A. Telogen effluvium: a comprehensive review. Clin Cosmet Investig Dermatol. 2019;12:583-590.

29. Baldari M, Guarrera M, Rebora A. Thyroid peroxidase antibodies in patients with telogen effluvium. J Eur Acad Dermatol Venereol. 2010;24(8):980-982.

CHAPTER 11 腦神經失調造成的影響（上）：身心壓力

1. Marino F, Cosentino M. Adrenergic modulation of immune cells: an update. *Amino Acids.* 2013;45(1):55 – 71.

2. Goyarts E, Matsui M, Mammone T, et al. Norepinephrine modulates human dendritic cell activation by altering cytokine release. *Exp Dermatol.* 2008;17(3):188 – 196.

3. Turnbull AV, Rivier CL. Regulation of the hypothalamic – pituitary – adrenal axis by cytokines: actions and mechanisms of action. *Physiol Rev.* 1999;79(1):1 – 71.

4. Grando SA, Pittelkow MR, Schallreuter KU. Adrenergic and cholinergic control in the biology of epidermis: physiological and clinical significance. *J Invest Dermatol.* 2006;126(9):1948 – 1965.

5. Romana – Souza B, Otranto M, Almeida TF, Porto LC, Monte – Alto – Costa A. Stress – induced epinephrine levels compromise murine dermal fibroblast activity through beta – adrenoceptors. *Exp Dermatol.* 2011;20(5):413 – 419.

6. Foitzik K, Langan EA, Paus R. Prolactin and the skin: a dermatological perspective on an ancient pleiotropic peptide hormone. *J Invest Dermatol.* 2009;129(5):1071 – 1087.

7. Pavlovic S, Daniltchenko M, Tobin DJ, et al. Further exploring the brain – skin connection: stress worsens dermatitis via substance P – dependent neurogenic inflammation in mice. *J Invest Dermatol.* 2008;128(2):434 – 446.

8. Pavlovsky L, Friedman A. Pathogenesis of stress-associated skin disorders: exploring the brain-skin axis. Curr Probl Dermatol. 2007;35:136-145

9. Chen Y, Lyga J. Brain – skin connection: stress, inflammation and skin aging. *Inflamm Allergy Drug Targets.* 2014;13(3):177 – 190.

10. Botchkarev VA, Yaar M, Peters EM, et al. Neurotrophins in skin biology and pathology. *J Invest Dermatol.* 2006;126(8):1719 – 1727.

11. Paus R, Theoharides TC, Arck PC. Neuroimmunoendocrine circuitry of the 'brain – skin connection'. *Trends Immunol.* 2006;27(1):32 – 39.

12. Marshall JS, Gomi K, Blennerhassett MG, Bienenstock J. Nerve growth factor modifies the expression of inflammatory cytokines by mast cells via a prostanoid – dependent mechanism. *J Immunol.* 1999;162(7):4271 – 4276.

13. Mavrogiorgou P, Bader A, Stockfleth E, Juckel G. Zwangsstörungen in der Dermatologie. *J Dtsch Dermatol Ges.* 2015;13(10):991 – 1000.

14. Jafferany M, Franca K. Psychodermatology: Basics Concepts. *Acta Derm Venereol.* 2016:00015555 − 00012378.

15. Honeyman JF. Psychoneuroimmunology and the Skin. *Acta Derm Venereol.* 2016:00015555 − 00012376.

16. Albuquerque RG, Rocha MA, Bagatin E, Tufik S, Andersen ML. Could adult female acne be associated with modern life? *Arch Dermatol Res.* 2014;306(8):683 − 688.

17. Chiu A, Chon SY, Kimball AB. The response of skin disease to stress: changes in the severity of acne vulgaris as affected by examination stress. *Arch Dermatol.* 2003;139(7):897 − 900.

18. Zouboulis CC, Seltmann H, Hiroi N, et al. Corticotropin − releasing hormone: an autocrine hormone that promotes lipogenesis in human sebocytes. *Proc Natl Acad Sci U S A.* 2002;99(10):7148 − 7153.

19. Zbytek B, Mysliwski A, Slominski A, Wortsman J, Wei ET, Mysliwska J. Corticotropin − releasing hormone affects cytokine production in human HaCaT keratinocytes. *Life Sci.* 2002;70(9):1013 − 1021.

20. Denda M, Takei K, Denda S. How does epidermal pathology interact with mental state? *Med Hypotheses.* 2013;80(2):194 − 196.

21. Saric − Bosanac S, Clark AK, Sivamani RK, Shi VY. The role of hypothalamus − pituitary − adrenal (HPA) − like axis in inflammatory pilosebaceous disorders. *Dermatol Online J.* 2020;26(2).

22. Egeberg A, Hansen PR, Gislason GH, Thyssen JP. Patients with Rosacea Have Increased Risk of Depression and Anxiety Disorders: A Danish Nationwide Cohort Study. *Dermatology.* 2016;232(2):208 − 213.

23. Garvin P, Nilsson L, Carstensen J, Jonasson L, Kristenson M. Plasma levels of matrix metalloproteinase − 9 are independently associated with psychosocial factors in a middle − aged normal population. *Psychosom Med.* 2009;71(3):292 − 300.

24. Takeuchi S, Oba J, Esaki H, Furue M. Pruritus of patients with atopic dermatitis in daily life and their experience of therapeutic effects: results of a web − based questionnaire survey. *The British journal of dermatology.* 2015;173(1):250 − 252.

25. Kido − Nakahara M, Furue M, Ulzii D, Nakahara T. Itch in Atopic Dermatitis. *Immunol Allergy Clin North Am.* 2017;37(1):113 − 122.

26. Mochizuki H, Schut C, Nattkemper LA, Yosipovitch G. Brain mechanism of itch in atopic dermatitis and its possible alteration through non − invasive treatments. *Allergol Int.* 2017;66(1):14 − 21.

27. Murota H, Katayama I. Exacerbating factors of itch in atopic dermatitis. *Allergol Int.* 2017;66(1):8 − 13.

28. Chang YS, Chiang BL. Sleep disorders and atopic dermatitis: A 2 − way street? *J Allergy Clin Immunol.* 2018;142(4):1033 − 1040.

29. Yaghmaie P, Koudelka CW, Simpson EL. Mental health comorbidity in patients with atopic dermatitis. *The Journal of allergy and clinical immunology.* 2013;131(2):428 − 433.

30. Chen MH, Su TP, Chen YS, et al. Attention deficit hyperactivity disorder, tic disorder, and allergy: is there a link? A nationwide population − based study. *J Child Psychol Psychiatry.* 2013;54(5):545 − 551.

31. Yu SH, Silverberg JI. Association between Atopic Dermatitis and Depression in US Adults. *The Journal of investigative dermatology.* 2015;135(12):3183 − 3186.

32. Craig － Müller SA, Reichenberg JS. The Other Itch That Rashes: a Clinical and Therapeutic Approach to Pruritus and Skin Picking Disorders. *Curr Allergy Asthma Rep.* 2015;15(6):31.

33. Fostini AC, Girolomoni G, Tessari G. Prurigo nodularis: an update on etiopathogenesis and therapy. *J Dermatolog Treat.* 2013;24(6):458 － 462.

34. Evers AW, Verhoeven EW, Kraaimaat FW, et al. How stress gets under the skin: cortisol and stress reactivity in psoriasis. *Br J Dermatol.* 2010;163(5):986 － 991.

35. Tamega Ade A, Miot LD, Bonfietti C, Gige TC, Marques ME, Miot HA. Clinical patterns and epidemiological characteristics of facial melasma in Brazilian women. *J Eur Acad Dermatol Venereol.* 2013;27(2):151 － 156.

36. Hexsel D, Lacerda DA, Cavalcante AS, et al. Epidemiology of melasma in Brazilian patients: a multicenter study. *Int J Dermatol.* 2014;53(4):440 － 444.

37. Handel AC, Lima PB, Tonolli VM, Miot LD, Miot HA. Risk factors for facial melasma in women: a case － control study. *Br J Dermatol.* 2014;171(3):588 － 594.

38. Costin GE, Hearing VJ. Human skin pigmentation: melanocytes modulate skin color in response to stress. *Faseb j.* 2007;21(4):976 － 994.

39. Miot LD, Miot HA, Polettini J, Silva MG, Marques ME. Morphologic changes and the expression of alpha － melanocyte stimulating hormone and melanocortin － 1 receptor in melasma lesions: a comparative study. *Am J Dermatopathol.* 2010;32(7):676 － 682.

40. al. TPHe. *Skin Disease: Diagnosis and Treatment, 2nd edition.* Elsevier; 2005.

41. Villasante Fricke AC, Miteva M. Epidemiology and burden of alopecia areata: a systematic review. *Clin Cosmet Investig Dermatol.* 2015;8:397 － 403.

42. Chu SY, Chen YJ, Tseng WC, et al. Psychiatric comorbidities in patients with alopecia areata in Taiwan: a case － control study. *Br J Dermatol.* 2012;166(3):525 － 531.

43. Lee S, Lee YB, Kim BJ, Bae S, Lee WS. All － Cause and Cause － Specific Mortality Risks Associated With Alopecia Areata: A Korean Nationwide Population － Based Study. *JAMA Dermatol.* 2019;155(8):922 － 928.

44. Conrado LA, Hounie AG, Diniz JB, et al. Body dysmorphic disorder among dermatologic patients: Prevalence and clinical features. *J Am Acad Dermatol.* 2010;63(2):235 － 243.

45. Malick F, Howard J, Koo J. Understanding the psychology of the cosmetic patients. *Dermatol Ther.* 2008;21(1):47 － 53.

46. Mufaddel A, Osman OT, Almugaddam F, Jafferany M. A review of body dysmorphic disorder and its presentation in different clinical settings. *Prim Care Companion CNS Disord.* 2013;15(4).

47. Fiori P, Giannetti LM. Body dysmorphic disorder: A complex and polymorphic affection. *Neuropsychiatr Dis Treat.* 2009;5:477 － 481.

48. Krebs G, Fernández de la Cruz L, Mataix － Cols D. Recent advances in understanding and managing body dysmorphic disorder. *Evid Based Ment Health.* 2017;20(3):71 － 75.

49. Phillips KA, Hollander E. Treating body dysmorphic disorder with medication: evidence, misconceptions, and a suggested approach. *Body Image.* 2008;5(1):13 － 27.

50. Phillips KA, Siniscalchi JM, McElroy SL. Depression, anxiety, anger, and somatic symptoms in patients with body dysmorphic disorder. *Psychiatr Q.* 2004;75(4):309 － 320.

51. Grant JE, Odlaug BL, Chamberlain SR, Keuthen NJ, Lochner C, Stein DJ. Skin picking disorder. *Am J Psychiatry.* 2012;169(11):1143 － 1149.

52. Snorrason I, Smári J, Olafsson RP. Emotion regulation in pathological skin picking: findings from a non － treatment seeking sample. *J Behav Ther Exp Psychiatry.* 2010;41(3):238 － 245.

53. Grant JE, Odlaug BL, Hampshire A, Schreiber LR, Chamberlain SR. White matter abnormalities in skin picking disorder: a diffusion tensor imaging study. *Neuropsychopharmacology*. 2013;38(5):763 － 769.

54. Salas － Callo CI, Pirmez R. Trichoteiromania: Good Response to Treatment with N － Acetylcysteine. *Skin Appendage Disord*. 2019;5(4):242 － 245.

55. Jafferany M, Mkhoyan R, Stamu － O'Brien C, Carniciu S. Nonpharmacological treatment approach in trichotillomania (hair － pulling disorder). *Dermatol Ther*. 2020:e13622.

56. Grant JE, Redden SA, Leppink EW, Chamberlain SR. Trichotillomania and co － occurring anxiety. *Compr Psychiatry*. 2017;72:1 － 5.

57. Orgaz － Molina J, Husein － Elahmed H, Soriano － Hernández MI, Arias － Santiago S. Trichotemnomania: hair loss mediated by a compulsive habit not admitted by patients. *Acta Derm Venereol*. 2012;92(2):183 － 184.

58. Happle R. Trichotemnomania: obsessive － compulsive habit of cutting or shaving the hair. *J Am Acad Dermatol*. 2005;52(1):157 － 159.

59. Martin K, Fremlin GA, Mall J, Goulding JMR. Olfactory reference syndrome: a patient's perspective. *Clin Exp Dermatol*. 2018;43(4):509 － 510.

60. Feusner JD, Phillips KA, Stein DJ. Olfactory reference syndrome: issues for DSM － V. *Depress Anxiety*. 2010;27(6):592 － 599.

61. Tsuruta M, Takahashi T, Tokunaga M, et al. Relationships between pathologic subjective halitosis, olfactory reference syndrome, and social anxiety in young Japanese women. *BMC Psychol*. 2017;5(1):7.

62. Greenberg MI, Curtis JA, Vearrier D. The perception of odor is not a surrogate marker for chemical exposure: a review of factors influencing human odor perception. *Clin Toxicol (Phila)*. 2013;51(2):70 － 76.

63. Schmidt AC, Leroux JC. Treatments of trimethylaminuria: where we are and where we might be heading. *Drug Discov Today*. 2020;25(9):1710 － 1717.

64. Mackay RJ, McEntyre CJ, Henderson C, Lever M, George PM. Trimethylaminuria: causes and diagnosis of a socially distressing condition. *Clin Biochem Rev*. 2011;32(1):33 － 43.

65. Huang WL, Chang LR. Aripiprazole in the treatment of delusional parasitosis with ocular and dermatologic presentations. *J Clin Psychopharmacol*. 2013;33(2):272 － 273.

66. Campbell EH, Elston DM, Hawthorne JD, Beckert DR. Diagnosis and management of delusional parasitosis. *J Am Acad Dermatol*. 2019;80(5):1428 － 1434.

67. Gieler U, Consoli SG, Tomás － Aragones L, et al. Self － inflicted lesions in dermatology: terminology and classification － － a position paper from the European Society for Dermatology and Psychiatry (ESDaP). *Acta Derm Venereol*. 2013;93(1):4 － 12.

68. Jafferany M, Franca K. Psychodermatology: Basics Concepts. *Acta Derm Venereol*. 2016;96(217):35 － 37.

69. Picardi A, Lega I, Tarolla E. Suicide risk in skin disorders. *Clin Dermatol*. 2013;31(1):47 － 56.

70. Egeberg A, Thyssen JP, Wu JJ, Skov L. Risk of first － time and recurrent depression in patients with psoriasis: a population － based cohort study. *Br J Dermatol*. 2019;180(1).116 121.

71. Atakan N, Yazici AC, Özarma an G, et al. TUR － PSO: A cross － sectional, study investigating quality of life and treatment status of psoriasis patients in Turkey. *J Dermatol*. 2016;43(3):298 － 304.

72. Ng CY, Yang Y － W, Liu S － H, et al. SF － 36 healty survey on psoriasis quality － of － life: a

study of 414 Taiwanese patients. *J Dermatol.* 2015;42(2):159 – 165.

73. Zachariae R, Zachariae C, Ibsen HH, Mortensen JT, Wulf HC. Psychological symptoms and quality of life of dermatology outpatients and hospitalized dermatology patients. *Acta Derm Venereol.* 2004;84(3):205 – 212.

74. Purvis D, Robinson E, Merry S, Watson P. Acne, anxiety, depression and suicide in teenagers: a cross – sectional survey of New Zealand secondary school students. *J Paediatr Child Health.* 2006;42(12):793 – 796.

75. Halvorsen JA, Stern RS, Dalgard F, Thoresen M, Bjertness E, Lien L. Suicidal ideation, mental health problems, and social impairment are increased in adolescents with acne: a population – based study. *J Invest Dermatol.* 2011;131(2):363 – 370.

76. Karimkhani C, Dellavalle RP, Coffeng LE, et al. Global Skin Disease Morbidity and Mortality: An Update From the Global Burden of Disease Study 2013. *JAMA Dermatol.* 2017;153(5):406 – 412.

77. Sahin E, Depinho RA. Linking functional decline of telomeres, mitochondria and stem cells during ageing. *Nature.* 2010;464(7288):520 – 528.

78. Epel ES, Blackburn EH, Lin J, et al. Accelerated telomere shortening in response to life stress. *Proc Natl Acad Sci U S A.* 2004;101(49):17312 – 17315.

79. Epel ES, Lin J, Dhabhar FS, et al. Dynamics of telomerase activity in response to acute psychological stress. *Brain Behav Immun.* 2010;24(4):531 – 539.

80. Simon NM, Smoller JW, McNamara KL, et al. Telomere shortening and mood disorders: preliminary support for a chronic stress model of accelerated aging. *Biol Psychiatry.* 2006;60(5):432 – 435.

81. Guarneri – White ME, Arana AA, Boyd EQ, Jensen – Campbell LA. It's more than skin – deep: The relationship between social victimization and telomere length in adolescence. *Aggress Behav.* 2018;44(4):337 – 347. doi: 310.1002/ab.21755. Epub 22018 Feb 21726.

82. Choi J, Fauce SR, Effros RB. Reduced telomerase activity in human T lymphocytes exposed to cortisol. *Brain Behav Immun.* 2008;22(4):600 – 605.

83. Zanaty OM, El Metainy S, Abdelmaksoud R, Demerdash H, Aliaa DA, El Wafa HA. Occupational stress of anesthesia: Effects on aging. *J Clin Anesth.* 2017;39:159 – 164.

84. Nacopoulos C, Gkouskou K, Karypidis D, et al. Telomere length and genetic variations affecting telomere length as biomarkers for facial regeneration with platelet – rich fibrin based on the low – speed centrifugation concept. *J Cosmet Dermatol.* 2018:12666.

85. Wertz J, Caspi A, Ambler A, et al. Association of History of Psychopathology With Accelerated Aging at Midlife. *JAMA Psychiatry.* 2021;78(5):530-539.

86. Kahan V, Andersen ML, Tomimori J, Tufik S. Stress, immunity and skin collagen integrity: evidence from animal models and clinical conditions. *Brain Behav Immun.* 2009;23(8):1089 – 1095.

87. Doolittle J, Walker P, Mills T, Thurston J. Hyperhidrosis: an update on prevalence and severity in the United States. *Arch Dermatol Res.* 2016;308(10):743 – 749.

88. Nawrocki S, Cha J. The etiology, diagnosis, and management of hyperhidrosis: A comprehensive review: Etiology and clinical work – up. *J Am Acad Dermatol.* 2019;81(3):657 – 666.

89. Birner P, Heinzl H, Schindl M, Pumprla J, Schnider P. Cardiac autonomic function in patients suffering from primary focal hyperhidrosis. *Eur Neurol.* 2000;44(2):112 – 116.

90. Kaya D, Karaca S, Barutcu I, Esen AM, Kulac M, Esen O. Heart rate variability in patients with essential hyperhidrosis: dynamic influence of sympathetic and parasympathetic maneuvers. *Ann Noninvasive Electrocardiol.* 2005;10(1):1 － 6.

91. Lakraj AA, Moghimi N, Jabbari B. Hyperhidrosis: anatomy, pathophysiology and treatment with emphasis on the role of botulinum toxins. *Toxins (Basel).* 2013;5(4):821 － 840.

92. Walling HW. Clinical differentiation of primary from secondary hyperhidrosis. *J Am Acad Dermatol.* 2011;64(4):690 － 695.

93. Walling HW. Primary hyperhidrosis increases the risk of cutaneous infection: a case － control study of 387 patients. *J Am Acad Dermatol.* 2009;61(2):242 － 246.

94. Guillet MH, Wierzbicka E, Guillet S, Dagregorio G, Guillet G. A 3 － year causative study of pompholyx in 120 patients. *Arch Dermatol.* 2007;143(12):1504 － 1508.

95. Wilke K, Martin A, Terstegen L, Biel SS. A short history of sweat gland biology. *Int J Cosmet Sci.* 2007;29(3):169 － 179.

96. Shwartz Y, Gonzalez － Celeiro M, Chen CL, et al. Cell Types Promoting Goosebumps Form a Niche to Regulate Hair Follicle Stem Cells. *Cell.* 2020;182(3):578 － 593.e519.

CHAPTER 12 腦神經失調造成的影響（下）：睡眠障礙、生理時鐘

1. Benjamin K, Waterston K, Russell M, Schofield O, Diffey B, Rees JL. The development of an objective method for measuring scratch in children with atopic dermatitis suitable for clinical use. J Am Acad Dermatol. 2004;50(1):33-40.

2. Chang YS, Chou YT, Lee JH, et al. Atopic dermatitis, melatonin, and sleep disturbance. Pediatrics. 2014;134(2):e397-405.

3. Chng SY, Goh DY, Wang XS, Tan TN, Ong NB. Snoring and atopic disease: a strong association. Pediatr Pulmonol. 2004;38(3):210-216.

4. Tien KJ, Chou CW, Lee SY, et al. Obstructive sleep apnea and the risk of atopic dermatitis: a population-based case control study. PLoS One. 2014;9(2):e89656.

5. Silverberg JI, Paller AS. Association between eczema and stature in 9 US population-based studies. JAMA Dermatol. 2015;151(4):401-409.

6. Romanos M, Gerlach M, Warnke A, Schmitt J. Association of attention-deficit/hyperactivity disorder and atopic eczema modified by sleep disturbance in a large population-based sample. J Epidemiol Community Health. 2010;64(3):269-273.

7. Schmitt J, Chen CM, Apfelbacher C, et al. Infant eczema, infant sleeping problems, and mental health at 10 years of age: the prospective birth cohort study LISAplus. Allergy. 2011;66(3):404-411.

8. Silverberg JI, Garg NK, Paller AS, Fishbein AB, Zee PC. Sleep disturbances in adults with eczema are associated with impaired overall health: a US population-based study. J Invest Dermatol. 2015;135(1):56-66.

9. Mullington JM, Simpson NS, Meier-Ewert HK, Haack M. Sleep loss and inflammation. Best Pract Res Clin Endocrinol Metab. 2010;24(5):775-784.

10. Hirotsu C, Rydlewski M, Araújo MS, Tufik S, Andersen ML. Sleep loss and cytokines levels in an experimental model of psoriasis. PLoS One. 2012;7(11):e51183.

11. Gupta MA, Simpson FC, Gupta AK. Psoriasis and sleep disorders: A systematic review. Sleep Med Rev. 2016;29:63-75.

12. Chiu HY, Hsieh CF, Chiang YT, et al. Concomitant Sleep Disorders Significantly Increase the Risk of Cardiovascular Disease in Patients with Psoriasis. PLoS One. 2016;11(1):e0146462.

13. Schrom KP, Ahsanuddin S, Baechtold M, Tripathi R, Ramser A, Baron E. Acne Severity and Sleep Quality in Adults. Clocks Sleep. 2019;1(4):510-516.

14. Ganceviciene R, Graziene V, Fimmel S, Zouboulis CC. Involvement of the corticotropin-releasing hormone system in the pathogenesis of acne vulgaris. Br J Dermatol. 2009;160(2):345-352.

15. Jeremy AH, Holland DB, Roberts SG, Thomson KF, Cunliffe WJ. Inflammatory events are involved in acne lesion initiation. J Invest Dermatol. 2003;121(1):20-27.

16. Agak GW, Qin M, Nobe J, et al. Propionibacterium acnes Induces an IL-17 Response in Acne Vulgaris that Is Regulated by Vitamin A and Vitamin D. J Invest Dermatol. 2014;134(2):366-373.

17. van Leeuwen WM, Lehto M, Karisola P, et al. Sleep restriction increases the risk of developing cardiovascular diseases by augmenting proinflammatory responses through IL-17 and CRP. PLoS One. 2009;4(2):e4589.

18. Silva E, Ono B, Souza JC. Sleep and immunity in times of COVID-19. Rev Assoc Med Bras (1992). 2020;66Suppl 2(Suppl 2):143-147.

19. Bailey MT. Psychological Stress, Immunity, and the Effects on Indigenous Microflora. Adv Exp Med Biol. 2016;874:225-246.

20. Wang Z, Xie H, Gong Y, et al. Relationship between rosacea and sleep. J Dermatol. 2020;47(6):592-600.

21. Sampaio Xerfan EM, Andersen ML, Tomimori J, Tufik S, da Silva Facina A. Melasma and the Possible Interaction with Sleep Quality. J Clin Aesthet Dermatol. 2020;13(11):12.

22. Altemus M, Rao B, Dhabhar FS, Ding W, Granstein RD. Stress-induced changes in skin barrier function in healthy women. J Invest Dermatol. 2001;117(2):309-317.

23. Martínez-García M, Martorell-Calatayud A, Nagore E, et al. Association between sleep disordered breathing and aggressiveness markers of malignant cutaneous melanoma. Eur Respir J. 2014;43(6):1661-1668.

24. Martinez-Garcia MA, Campos-Rodriguez F, Nagore E, et al. Sleep-Disordered Breathing Is Independently Associated With Increased Aggressiveness of Cutaneous Melanoma: A Multicenter Observational Study in 443 Patients. Chest. 2018;154(6):1348-1358.

25. Seo HM, Kim TL, Kim JS. The risk of alopecia areata and other related autoimmune diseases in patients with sleep disorders: a Korean population-based retrospective cohort study. Sleep. 2018;41(9).

26. Baik I, Lee S, Thomas RJ, Shin C. Obstructive sleep apnea, low transferrin saturation levels, and male-pattern baldness. Int J Dermatol. 2019;58(1):67-74.

27. Axelsson J, Sundelin T, Ingre M, Van Someren EJ, Olsson A, Lekander M. Beauty sleep: experimental study on the perceived health and attractiveness of sleep deprived people. Bmj. 2010;341:c6614.

28. Rhodes G. The evolutionary psychology of facial beauty. Annu Rev Psychol. 2006;57:199-226.

29. Sundelin T, Lekander M, Kecklund G, Van Someren EJ, Olsson A, Axelsson J. Cues of fatigue: effects of sleep deprivation on facial appearance. Sleep. 2013;36(9):1355-1360.

30. Oyetakin-White P, Suggs A, Koo B, et al. Does poor sleep quality affect skin ageing? Clin Exp Dermatol. 2015;40(1):17-22.

31. Chervin RD, Ruzicka DL, Vahabzadeh A, Burns MC, Burns JW, Buchman SR. The face of sleepiness: improvement in appearance after treatment of sleep apnea. J Clin Sleep Med. 2013;9(9):845-852.

32. Castanon-Cervantes O, Wu M, Ehlen JC, et al. Dysregulation of inflammatory responses by chronic circadian disruption. J Immunol. 2010;185(10):5796-5805.

33. Bragazzi NL, Sellami M, Salem I, et al. Fasting and Its Impact on Skin Anatomy, Physiology, and Physiopathology: A Comprehensive Review of the Literature. Nutrients. 2019;11(2).

34. Opp MR. Cytokines and sleep. Sleep Med Rev. 2005;9(5):355-364.

35. Geiger SS, Fagundes CT, Siegel RM. Chrono-immunology: progress and challenges in understanding links between the circadian and immune systems. Immunology. 2015;146(3):349-358.

36. Wang H, van Spyk E, Liu Q, et al. Time-Restricted Feeding Shifts the Skin Circadian Clock and Alters UVB-Induced DNA Damage. Cell Rep. 2017;20(5):1061-1072.

37. Yosipovitch G, Sackett-Lundeen L, Goon A, Yiong Huak C, Leok Goh C, Haus E. Circadian and ultradian (12 h) variations of skin blood flow and barrier function in non-irritated and irritated skin-effect of topical corticosteroids. J Invest Dermatol. 2004;122(3):824-829.

38. Vaughn AR, Clark AK, Sivamani RK, Shi VY. Circadian rhythm in atopic dermatitis-Pathophysiology and implications for chronotherapy. Pediatr Dermatol. 2018;35(1):152-157.

39. Yen CH, Dai YS, Yang YH, Wang LC, Lee JH, Chiang BL. Linoleic acid metabolite levels and transepidermal water loss in children with atopic dermatitis. Ann Allergy Asthma Immunol. 2008;100(1):66-73.

40. Acuña-Castroviejo D, Escames G, Venegas C, et al. Extrapineal melatonin: sources, regulation, and potential functions. Cell Mol Life Sci. 2014;71(16):2997-3025.

41. Marseglia L, D'Angelo G, Manti S, et al. Melatonin and atopy: role in atopic dermatitis and asthma. Int J Mol Sci. 2014;15(8):13482-13493.

42. Slominski AT, Hardeland R, Zmijewski MA, Slominski RM, Reiter RJ, Paus R. Melatonin: A Cutaneous Perspective on its Production, Metabolism, and Functions. J Invest Dermatol. 2018;138(3):490-499.

43. Nanzadsuren T, Myatav T, Dorjkhuu A, Byamba K. Association between serum melatonin and skin aging in an urban population of Mongolia. J Cosmet Dermatol. 2020;19(6):1501-1507.

44. Chang YS, Chiang BL. Mechanism of Sleep Disturbance in Children with Atopic Dermatitis and the Role of the Circadian Rhythm and Melatonin. Int J Mol Sci. 2016;17(4):462.

45. Chang YS, Chiang BL. Sleep disorders and atopic dermatitis: A 2-way street? J Allergy Clin Immunol. 2018;142(4):1033-1040.

CHAPTER 13 腸胃功能與腸道共生菌失調的影響

1. Zhang H, Liao W, Chao W, et al. Risk factors for sebaceous gland diseases and their relationship to gastrointestinal dysfunction in Han adolescents. J Dermatol. 2008;35(9):555-561.

2. Gether L, Overgaard LK, Egeberg A, Thyssen JP. Incidence and prevalence of rosacea: a systematic review and meta-analysis. Br J Dermatol. 2018;179(2):282-289.

3. Egeberg A, Weinstock LB, Thyssen EP, Gislason GH, Thyssen JP. Rosacea and gastrointestinal disorders: a population-based cohort study. Br J Dermatol. 2017;176(1):100-106.

4. Egeberg A, Fowler JF, Jr., Gislason GH, Thyssen JP. Nationwide Assessment of Cause-Specific

Mortality in Patients with Rosacea: A Cohort Study in Denmark. Am J Clin Dermatol. 2016;17(6):673-679.

5. Orivuori L, Mustonen K, de Goffau MC, et al. High level of fecal calprotectin at age 2 months as a marker of intestinal inflammation predicts atopic dermatitis and asthma by age 6. Clin Exp Allergy. 2015;45(5):928-939.

6. Polkowska-Pruszy ska B, Gerkowicz A, Krasowska D. The gut microbiome alterations in allergic and inflammatory skin diseases - an update. J Eur Acad Dermatol Venereol. 2020;34(3):455-464.

7. Deckers IE, Benhadou F, Koldijk MJ, et al. Inflammatory bowel disease is associated with hidradenitis suppurativa: Results from a multicenter cross-sectional study. J Am Acad Dermatol. 2017;76(1):49-53.

8. Parodi A, Paolino S, Greco A, et al. Small intestinal bacterial overgrowth in rosacea: clinical effectiveness of its eradication. Clin Gastroenterol Hepatol. 2008;6(7):759-764.

9. Gallo R, Drago F, Paolino S, Parodi A. Rosacea treatments: What's new and what's on the horizon? Am J Clin Dermatol. 2010;11(5):299-303.

10. Drago F, De Col E, Agnoletti AF, et al. The role of small intestinal bacterial overgrowth in rosacea: A 3-year follow-up. J Am Acad Dermatol. 2016;75(3):e113-e115.

11. Drago F, Ciccarese G, Herzum A, Rebora A, Parodi A. Rosacea and alcohol intake. J Am Acad Dermatol. 2018;78(1):e25.

12. Chen YJ, Ho HJ, Tseng CH, Lai ZL, Shieh JJ, Wu CY. Intestinal microbiota profiling and predicted metabolic dysregulation in psoriasis patients. Exp Dermatol. 2018;27(12):1336-1343.

13. Eppinga H, Sperna Weiland CJ, Thio HB, et al. Similar Depletion of Protective Faecalibacterium prausnitzii in Psoriasis and Inflammatory Bowel Disease, but not in Hidradenitis Suppurativa. J Crohns Colitis. 2016;10(9):1067-1075.

14. Codoñer FM, Ramírez-Bosca A, Climent E, et al. Gut microbial composition in patients with psoriasis. Sci Rep. 2018;8(1):3812.

15. Scher JU, Ubeda C, Artacho A, et al. Decreased bacterial diversity characterizes the altered gut microbiota in patients with psoriatic arthritis, resembling dysbiosis in inflammatory bowel disease. Arthritis Rheumatol. 2015;67(1):128-139.

16. Eppinga H, Konstantinov SR, Peppelenbosch MP, Thio HB. The microbiome and psoriatic arthritis. Curr Rheumatol Rep. 2014;16(3):407.

17. Yan HM, Zhao HJ, Guo DY, Zhu PQ, Zhang CL, Jiang W. Gut microbiota alterations in moderate to severe acne vulgaris patients. J Dermatol. 2018;45(10):1166-1171.

18. Deng Y, Wang H, Zhou J, Mou Y, Wang G, Xiong X. Patients with Acne Vulgaris Have a Distinct Gut Microbiota in Comparison with Healthy Controls. Acta Derm Venereol. 2018;98(8):783-790.

19. Wu GD, Chen J, Hoffmann C, et al. Linking long-term dietary patterns with gut microbial enterotypes. Science. 2011;334(6052):105-108.

20. Larsen N, Vogensen FK, van den Berg FW, et al. Gut microbiota in human adults with type 2 diabetes differs from non-diabetic adults. PLoS One. 2010;5(2):e9085.

21. Man SM, Kaakoush NO, Mitchell HM. The role of bacteria and pattern-recognition receptors in Crohn's disease. Nat Rev Gastroenterol Hepatol. 2011;8(3):152-168.

22. Consolandi C, Turroni S, Emmi G, et al. Behçet's syndrome patients exhibit specific microbiome signature. Autoimmun Rev. 2015;14(4):269-276.

23. Low JSY, Soh SE, Lee YK, et al. Ratio of Klebsiella/Bifidobacterium in early life correlates with later development of paediatric allergy. Benef Microbes. 2017;8(5):681-695.

24. Pascal M, Perez-Gordo M, Caballero T, et al. Microbiome and Allergic Diseases. Front Immunol. 2018;9:1584.

25. Lee SY, Yu J, Ahn KM, et al. Additive effect between IL-13 polymorphism and cesarean section delivery/prenatal antibiotics use on atopic dermatitis: a birth cohort study (COCOA). PLoS One. 2014;9(5):e96603.

26. Watanabe S, Narisawa Y, Arase S, et al. Differences in fecal microflora between patients with atopic dermatitis and healthy control subjects. J Allergy Clin Immunol. 2003;111(3):587-591.

27. Lunjani N, Satitsuksanoa P, Lukasik Z, Sokolowska M, Eiwegger T, O'Mahony L. Recent developments and highlights in mechanisms of allergic diseases: Microbiome. Allergy. 2018;73(12):2314-2327.

28. Zheng H, Liang H, Wang Y, et al. Altered Gut Microbiota Composition Associated with Eczema in Infants. PLoS One. 2016;11(11):e0166026.

29. Foliaki S, Pearce N, Björkstén B, Mallol J, Montefort S, von Mutius E. Antibiotic use in infancy and symptoms of asthma, rhinoconjunctivitis, and eczema in children 6 and 7 years old: International Study of Asthma and Allergies in Childhood Phase III. J Allergy Clin Immunol. 2009;124(5):982-989.

30. Ahmadizar F, Vijverberg SJH, Arets HGM, et al. Early-life antibiotic exposure increases the risk of developing allergic symptoms later in life: A meta-analysis. Allergy. 2018;73(5):971-986.

31. O'Neill CA, Monteleone G, McLaughlin JT, Paus R. The gut-skin axis in health and disease: A paradigm with therapeutic implications. Bioessays. 2016;38(11):1167-1176.

32. Gallo RL, Nakatsuji T. Microbial symbiosis with the innate immune defense system of the skin. J Invest Dermatol. 2011;131(10):1974-1980.

33. Dawson LF, Donahue EH, Cartman ST, et al. The analysis of para-cresol production and tolerance in Clostridium difficile 027 and 012 strains. BMC Microbiol. 2011;11:86.

34. Miyazaki K, Masuoka N, Kano M, Iizuka R. Bifidobacterium fermented milk and galacto-oligosaccharides lead to improved skin health by decreasing phenols production by gut microbiota. Benef Microbes. 2014;5(2):121-128.

35. Ramírez-Boscá A, Navarro-López V, Martínez-Andrés A, et al. Identification of Bacterial DNA in the Peripheral Blood of Patients With Active Psoriasis. JAMA Dermatol. 2015;151(6):670-671.

36. Balmer ML, Slack E, de Gottardi A, et al. The liver may act as a firewall mediating mutualism between the host and its gut commensal microbiota. Sci Transl Med. 2014;6(237):237ra266.

37. Macfarlane GT, Macfarlane S. Bacteria, colonic fermentation, and gastrointestinal health. J AOAC Int. 2012;95(1):50-60.

38. Cryan JF, Dinan TG. Mind-altering microorganisms: the impact of the gut microbiota on brain and behaviour. Nat Rev Neurosci. 2012;13(10):701-712.

39. Akiyama T, Iodi Carstens M, Carstens E. Transmitters and pathways mediating inhibition of spinal itch-signaling neurons by scratching and other counterstimuli. PLoS One. 2011;6(7):e22665.

40. Lee HJ, Park MK, Kim SY, Park Choo HY, Lee AY, Lee CH. Serotonin induces melanogenesis via serotonin receptor 2A. Br J Dermatol. 2011;165(6):1344-1348.

41. Morita T, McClain SP, Batia LM, et al. HTR7 Mediates Serotonergic Acute and Chronic Itch.

Neuron. 2015;87(1):124-138.

42. Langan EA, Lisztes E, Bíró T, et al. Dopamine is a novel, direct inducer of catagen in human scalp hair follicles in vitro. Br J Dermatol. 2013;168(3):520-525.

43. Yokoyama S, Hiramoto K, Koyama M, Ooi K. Impairment of skin barrier function via cholinergic signal transduction in a dextran sulphate sodium-induced colitis mouse model. Exp Dermatol. 2015;24(10):779-784.

44. Jin UH, Lee SO, Sridharan G, et al. Microbiome-derived tryptophan metabolites and their aryl hydrocarbon receptor-dependent agonist and antagonist activities. Mol Pharmacol. 2014;85(5):777-788.

45. Tang WH, Wang Z, Levison BS, et al. Intestinal microbial metabolism of phosphatidylcholine and cardiovascular risk. N Engl J Med. 2013;368(17):1575-1584.

46. Chamcheu JC, Virtanen M, Navsaria H, Bowden PE, Vahlquist A, Törmä H. Epidermolysis bullosa simplex due to KRT5 mutations: mutation-related differences in cellular fragility and the protective effects of trimethylamine N-oxide in cultured primary keratinocytes. Br J Dermatol. 2010;162(5):980-989.

47. Du Toit G, Roberts G, Sayre PH, et al. Randomized trial of peanut consumption in infants at risk for peanut allergy. N Engl J Med. 2015;372(9):803-813.

48. Arck P, Handjiski B, Hagen E, et al. Is there a 'gut-brain-skin axis'? Exp Dermatol. 2010;19(5):401-405.

49. Bowe WP, Logan AC. Acne vulgaris, probiotics and the gut-brain-skin axis - back to the future? Gut Pathog. 2011;3(1):1.

50. Lee YB, Byun EJ, Kim HS. Potential Role of the Microbiome in Acne: A Comprehensive Review. J Clin Med. 2019;8(7):987.

51. Varian BJ, Poutahidis T, DiBenedictis BT, et al. Microbial lysate upregulates host oxytocin. Brain Behav Immun. 2017;61:36-49.

52. Lukic J, Chen V, Strahinic I, et al. Probiotics or pro-healers: the role of beneficial bacteria in tissue repair. Wound Repair Regen. 2017;25(6):912-922.

53. Ahlawat S, Asha, Sharma KK. Gut-organ axis: a microbial outreach and networking. Lett Appl Microbiol. 2021;72(6):636-668.

54. Sahnan K, Lever L, Philips RK. Anal itching. Bmj. 2016;355:i4931.

55. Ansari P. Pruritus Ani. Clin Colon Rectal Surg. 2016;29(1):38-42.

56. Tsunoda A, Takahashi T, Arika K, Kubo S, Tokita T, Kameda S. Survey of electric bidet toilet use among community dwelling Japanese people and correlates for an itch on the anus. Environ Health Prev Med. 2016;21(6):547-553.

CHAPTER 14 肝腎排毒異常與環境毒物傷害

1. Satapathy SK, Bernstein D. Dermatologic disorders and the liver. Clin Liver Dis. 2011;15(1):165-182.

2. Niederau C, Lange S, Frühauf M, Thiel A. Cutaneous signs of liver disease: value for prognosis of severe fibrosis and cirrhosis. Liver Int. 2008;28(5):659-666.

3. Usta Atmaca H, Akbas F. Porphyria cutanea tarda: a case report. J Med Case Rep. 2019;13(1):17.

4. Muñoz-Santos C, Guilabert A, Moreno N, et al. Familial and sporadic porphyria cutanea tarda: clinical and biochemical features and risk factors in 152 patients. Medicine (Baltimore).

2010;89(2):69-74.

5. Habif et al. Skin Disease: Diagnosis and Treatment, 2nd edition. Elsevier; 2005.

6. Dogra S, Jindal R. Cutaneous manifestations of common liver diseases. J Clin Exp Hepatol. 2011;1(3):177-184.

7. Wieland C. Clinical examination: Skin. Clin Liver Dis (Hoboken). 2016;7(6):119-125.

8. Prussick RB, Miele L. Nonalcoholic fatty liver disease in patients with psoriasis: a consequence of systemic inflammatory burden? Br J Dermatol. 2018;179(1):16-29.

9. Mantovani A, Gisondi P, Lonardo A, Targher G. Relationship between Non-Alcoholic Fatty Liver Disease and Psoriasis: A Novel Hepato-Dermal Axis? Int J Mol Sci. 2016;17(2):217.

10. Samavat H, Kurzer MS. Estrogen metabolism and breast cancer. Cancer Lett. 2015;356(2 Pt A):231-243.

11. Falk RT, Brinton LA, Dorgan JF, et al. Relationship of serum estrogens and estrogen metabolites to postmenopausal breast cancer risk: a nested case-control study. Breast Cancer Res. 2013;15(2):R34.

12. Im A, Vogel VG, Ahrendt G, et al. Urinary estrogen metabolites in women at high risk for breast cancer. Carcinogenesis. 2009;30(9):1532-1535.

13. Wang T, Nichols HB, Nyante SJ, et al. Urinary Estrogen Metabolites and Long-Term Mortality Following Breast Cancer. JNCI Cancer Spectr. 2020;4(3):pkaa014.

14. Baker JM, Al-Nakkash L, Herbst-Kralovetz MM. Estrogen-gut microbiome axis: Physiological and clinical implications. Maturitas. 2017;103:45-53.

15. Brandelli A, Passos EP. Glycosidases in the peritoneal fluid from infertile women with and without endometriosis. Clin Biochem. 1998;31(3):181-186.

16. Ervin SM, Li H, Lim L, et al. Gut microbial β-glucuronidases reactivate estrogens as components of the estrobolome that reactivate estrogens. J Biol Chem. 2019;294(49):18586-18599.

17. Bajaj JS, Kamath PS, Reddy KR. The Evolving Challenge of Infections in Cirrhosis. N Engl J Med. 2021;384(24):2317-2330.

18. Nobili V. Liver-skin axis: a new view or viewed already? Br J Dermatol. 2018;179(1):6.

19. Markova A, Lester J, Wang J, Robinson-Bostom L. Diagnosis of common dermopathies in dialysis patients: a review and update. Semin Dial. 2012;25(4):408-418.

20. Murtagh FE, Addington-Hall J, Edmonds P, et al. Symptoms in the month before death for stage 5 chronic kidney disease patients managed without dialysis. J Pain Symptom Manage. 2010;40(3):342-352.

21. Combs SA, Teixeira JP, Germain MJ. Pruritus in Kidney Disease. Semin Nephrol. 2015;35(4):383-391.

22. Simonsen E, Komenda P, Lerner B, et al. Treatment of Uremic Pruritus: A Systematic Review. Am J Kidney Dis. 2017;70(5):638-655.

23. Sriprakash K, Yong-Gee S. Multiple minute digitate hyperkeratoses associated with paraproteinaemia. Australas J Dermatol. 2008;49(4):233-236.

24. Saray Y, Seçkin D, Bilezikçi B. Acquired perforating dermatosis: clinicopathological features in twenty-two cases. J Eur Acad Dermatol Venereol. 2006;20(6):679-688.

25. Cordova KB, Oberg TJ, Malik M, Robinson-Bostom L. Dermatologic conditions seen in end-stage renal disease. Semin Dial. 2009;22(1):45-55.

26. Tanaka K, Tani Y, Asai J, et al. Skin autofluorescence is associated with renal function

and cardiovascular diseases in pre-dialysis chronic kidney disease patients. Nephrol Dial Transplant. 2011;26(1):214-220.

27. França RA, Esteves ABA, Borges CM, et al. Advanced glycation end-products (AGEs) accumulation in skin: relations with chronic kidney disease-mineral and bone disorder. J Bras Nefrol. 2017;39(3):253-260.

28. Healthcare Access and Quality Index based on mortality from causes amenable to personal health care in 195 countries and territories, 1990-2015: a novel analysis from the Global Burden of Disease Study 2015. Lancet. 2017;390(10091):231-266.

29. Yang YS, Lim HK, Hong KK, et al. Cigarette smoke-induced interleukin-1 alpha may be involved in the pathogenesis of adult acne. Ann Dermatol. 2014;26(1):11-16.

30. Tochio T, Tanaka H, Nakata S, Ikeno H. Accumulation of lipid peroxide in the content of comedones may be involved in the progression of comedogenesis and inflammatory changes in comedones. J Cosmet Dermatol. 2009;8(2):152-158.

31. Ottaviani M, Alestas T, Flori E, Mastrofrancesco A, Zouboulis CC, Picardo M. Peroxidated squalene induces the production of inflammatory mediators in HaCaT keratinocytes: a possible role in acne vulgaris. J Invest Dermatol. 2006;126(11):2430-2437.

32. Haarmann-Stemmann T, Esser C, Krutmann J. The Janus-Faced Role of Aryl Hydrocarbon Receptor Signaling in the Skin: Consequences for Prevention and Treatment of Skin Disorders. J Invest Dermatol. 2015;135(11):2572-2576.

33. Burke KE. Mechanisms of aging and development-A new understanding of environmental damage to the skin and prevention with topical antioxidants. Mech Ageing Dev. 2018;172:123-130.

34. Pavlou P, Rallis M, Deliconstantinos G, Papaioannou G, Grando SA. In-vivo data on the influence of tobacco smoke and UV light on murine skin. Toxicol Ind Health. 2009;25(4-5):231-239.

35. Daniell HW. Smooth tobacco and wrinkled skin. N Engl J Med. 1969;280(1):53.

36. Ernster VL, Grady D, Miike R, Black D, Selby J, Kerlikowske K. Facial wrinkling in men and women, by smoking status. Am J Public Health. 1995;85(1):78-82.

37. Okada HC, Alleyne B, Varghai K, Kinder K, Guyuron B. Facial changes caused by smoking: a comparison between smoking and nonsmoking identical twins. Plast Reconstr Surg. 2013;132(5):1085-1092.

38. Yin L, Morita A, Tsuji T. Alterations of extracellular matrix induced by tobacco smoke extract. Arch Dermatol Res. 2000;292(4):188-194.

39. Leung WC, Harvey I. Is skin ageing in the elderly caused by sun exposure or smoking? Br J Dermatol. 2002;147(6):1187-1191.

40. Valdes AM, Andrew T, Gardner JP, et al. Obesity, cigarette smoking, and telomere length in women. Lancet. 2005;366(9486):662-664.

41. Cerami C, Founds H, Nicholl I, et al. Tobacco smoke is a source of toxic reactive glycation products. Proc Natl Acad Sci U S A. 1997;94(25):13915-13920.

42. Liu SW, Lien MH, Fenske NA. The effects of alcohol and drug abuse on the skin. Clin Dermatol. 2010;28(4):391-399.

43. Umulis DM, Gürmen NM, Singh P, Fogler HS. A physiologically based model for ethanol and acetaldehyde metabolism in human beings. Alcohol. 2005;35(1):3-12.

44. Murzaku EC, Bronsnick T, Rao BK. Diet in dermatology: Part II. Melanoma, chronic urticaria,

and psoriasis. J Am Acad Dermatol. 2014;71(6):1053.e1-1053.e16.

45. Parisi R, Webb RT, Carr MJ, et al. Alcohol-Related Mortality in Patients With Psoriasis: A Population-Based Cohort Study. JAMA Dermatol. 2017;153(12):1256-1262.

46. Chang JS, Hsiao JR, Chen CH. ALDH2 polymorphism and alcohol-related cancers in Asians: a public health perspective. J Biomed Sci. 2017;24(1):19.

47. Luo HR, Wu GS, Pakstis AJ, et al. Origin and dispersal of atypical aldehyde dehydrogenase ALDH2487Lys. Gene. 2009;435(1-2):96-103.

48. Chung WH, Wang CW, Dao RL. Severe cutaneous adverse drug reactions. J Dermatol. 2016;43(7):758-766.

49. Chen WT, Wang CW, Lu CW, et al. The Function of HLA-B*13:01 Involved in the Pathomechanism of Dapsone-Induced Severe Cutaneous Adverse Reactions. J Invest Dermatol. 2018;138(7):1546-1554.

50. Wolff K, Johnson RA, Saavedra AP. Fitzpatrick's color atlas and synopsis of clinical dermatology. McGrawHill Education; 2013.

51. Cornejo-Garcia JA, Mayorga C, Torres MJ, et al. Anti-oxidant enzyme activities and expression and oxidative damage in patients with non-immediate reactions to drugs. Clin Exp Immunol. 2006;145(2):287-295.

52. Kazandjieva J, Tsankov N. Drug-induced acne. Clin Dermatol. 2017;35(2):156-162.

53. Stott-Miller M, Neuhouser ML, Stanford JL. Consumption of deep-fried foods and risk of prostate cancer. Prostate. 2013;73(9):960-969.

54. Uribarri J, Woodruff S, Goodman S, et al. Advanced glycation end products in foods and a practical guide to their reduction in the diet. J Am Diet Assoc. 2010;110(6):911-16.e12.

55. Laux P, Tralau T, Tentschert J, et al. A medical-toxicological view of tattooing. Lancet. 2016;387(10016):395-402.

56. Maarouf M, Saberian C, Segal RJ, Shi VY. A New Era For Tattoos, with New Potential Complications. J Clin Aesthet Dermatol. 2019;12(2):37-38.

57. Islam PS, Chang C, Selmi C, et al. Medical Complications of Tattoos: A Comprehensive Review. Clin Rev Allergy Immunol. 2016;50(2):273-286.

58. Liszewski W, Kream E, Helland S, Cavigli A, Lavin BC, Murina A. The Demographics and Rates of Tattoo Complications, Regret, and Unsafe Tattooing Practices: A Cross-Sectional Study. Dermatol Surg. 2015;41(11):1283-1289.

59. Jungmann S, Laux P, Bauer TT, Jungnickel H, Schönfeld N, Luch A. From the Tattoo Studio to the Emergency Room. Dtsch Arztebl Int. 2016;113(40):672-675.

60. Liszewski W, Warshaw EM. Pigments in American tattoo inks and their propensity to elicit allergic contact dermatitis. J Am Acad Dermatol. 2019;81(2):379-385.

61. Ghorpade A. Tattoo-induced psoriasis. Int J Dermatol. 2015;54(10):1180-1182.

62. Simunovic C, Shinohara MM. Complications of decorative tattoos: recognition and management. Am J Clin Dermatol. 2014;15(6):525-536.

63. Lim D, Nantel-Battista M. Sarcoidal Reaction in a Tattoo. N Engl J Med. 2020;382(8):744.

64. Kluger N, Koljonen V. Tattoos, inks, and cancer. Lancet Oncol. 2012;13(4):e161-168.

65. Kluger N, Phan A, Debarbieux S, Balme B, Thomas L. Skin cancers arising in tattoos: coincidental or not? Dermatology. 2008;217(3):219-221.

66. Klügl I, Hiller KA, Landthaler M, Bäumler W. Incidence of health problems associated with tattooed skin: a nation-wide survey in German-speaking countries. Dermatology.

2010;221(1):43-50.

67. Schreiver I, Hutzler C, Laux P, Berlien HP, Luch A. Formation of highly toxic hydrogen cyanide upon ruby laser irradiation of the tattoo pigment phthalocyanine blue. Sci Rep. 2015;5:12915.

68. Cohen PR, Ross EV. Q-Switched Alexandrite Laser-induced Chrysiasis. J Clin Aesthet Dermatol. 2015;8(9):48-53.

69. Motoki THC, Isoldi FC, Ferreira LM. Pathologic Scarring after Eyebrow Micropigmentation: A Case Report and Systematic Review. Adv Skin Wound Care. 2020;33(10):1-4.

70. Huisman S, van der Bent SAS, Wolkerstorfer A, Rustemeyer T. Granulomatous tattoo reactions in permanent makeup of the eyebrows. J Cosmet Dermatol. 2019;18(1):212-214.

71. Romita P, Foti C, Mascia P, Guida S. Eyebrow allergic contact dermatitis caused by m-aminophenol and toluene-2,5-diamine secondary to a temporary black henna tattoo. Contact Dermatitis. 2018;79(1):51-52.

72. Matta MK, Zusterzeel R, Pilli NR, et al. Effect of Sunscreen Application Under Maximal Use Conditions on Plasma Concentration of Sunscreen Active Ingredients: A Randomized Clinical Trial. Jama. 2019;321(21):2082-2091.

73. Panico A, Serio F, Bagordo F, et al. Skin safety and health prevention: an overview of chemicals in cosmetic products. J Prev Med Hyg. 2019;60(1):E50-E57.

74. Yen TH, Lin-Tan DT, Lin JL. Food safety involving ingestion of foods and beverages prepared with phthalate-plasticizer-containing clouding agents. J Formos Med Assoc. 2011;110(11):671-684.

75. Tsai YA, Tsai MS, Hou JW, et al. Evidence of high di(2-ethylhexyl) phthalate (DEHP) exposure due to tainted food intake in Taiwanese pregnant women and the health effects on birth outcomes. Sci Total Environ. 2018;618:635-644.

76. Hsieh CJ, Chang YH, Hu A, et al. Personal care products use and phthalate exposure levels among pregnant women. Sci Total Environ. 2019;648:135-143.

77. Bilal M, Iqbal HMN. An insight into toxicity and human-health-related adverse consequences of cosmeceuticals - A review. Sci Total Environ. 2019;670:555-568.

78. Dréno B, Zuberbier T, Gelmetti C, Gontijo G, Marinovich M. Safety review of phenoxyethanol when used as a preservative in cosmetics. J Eur Acad Dermatol Venereol. 2019;33 Suppl 7:15-24.

79. Meisser SS, Altunbulakli C, Bandier J, et al. Skin barrier damage after exposure to paraphenylenediamine. J Allergy Clin Immunol. 2020;145(2):619-631.e2.

80. Iwata JI, Inomata N, Sato M, Miyakawa M, Kawaguchi T, Aihara M. Contact dermatitis with concomitant contact urticaria syndrome due to multiple ingredients of oxidative hair dye. Allergol Int. 2019;68(1):114-116.

81. Mukkanna KS, Stone NM, Ingram JR. Para-phenylenediamine allergy: current perspectives on diagnosis and management. J Asthma Allergy. 2017;10:9-15.

82. Zhang Y, Birmann BM, Han J, et al. Personal use of permanent hair dyes and cancer risk and mortality in US women: prospective cohort study. Bmj. 2020;370:m2942.

83. Guo Y, Jia Y, Pan X, Liu L, Wichmann HE. The association between fine particulate air pollution and hospital emergency room visits for cardiovascular diseases in Beijing, China. Sci Total Environ. 2009;407(17):4826-4830.

84. Peng F, Xue CH, Hwang SK, Li WH, Chen Z, Zhang JZ. Exposure to fine particulate matter associated with senile lentigo in Chinese women: a cross-sectional study. J Eur Acad Dermatol Venereol. 2017;31(2):355-360.

85. Vierkötter A, Schikowski T, Ranft U, et al. Airborne particle exposure and extrinsic skin aging. J Invest Dermatol. 2010;130(12):2719-2726.

86. Nakamura M, Morita A, Seité S, Haarmann-Stemmann T, Grether-Beck S, Krutmann J. Environment-induced lentigines: formation of solar lentigines beyond ultraviolet radiation. Exp Dermatol. 2015;24(6):407-411.

87. Li M, Vierkötter A, Schikowski T, et al. Epidemiological evidence that indoor air pollution from cooking with solid fuels accelerates skin aging in Chinese women. J Dermatol Sci. 2015;79(2):148-154.

88. Ding A, Yang Y, Zhao Z, et al. Indoor PM(2.5) exposure affects skin aging manifestation in a Chinese population. Sci Rep. 2017;7(1):15329.

89. Ahn K. The role of air pollutants in atopic dermatitis. J Allergy Clin Immunol. 2014;134(5):993-999; discussion 1000.

90. De Marco C, Ruprecht AA, Pozzi P, et al. Particulate matters from diesel heavy duty trucks exhaust versus cigarettes emissions: a new educational antismoking instrument. Multidiscip Respir Med. 2015;11:2.

CHAPTER 15 組織再生與血管功能障礙

1. Yannas IV, Tzeranis DS, So PTC. Regeneration of injured skin and peripheral nerves requires control of wound contraction, not scar formation. Wound Repair Regen. 2017;25(2):177-191.

2. Canedo-Dorantes L, Canedo-Ayala M. Skin Acute Wound Healing: A Comprehensive Review. Int J Inflam. 2019;2019:3706315.

3. Raziyeva K, Kim Y, Zharkinbekov Z, Kassymbek K, Jimi S, Saparov A. Immunology of Acute and Chronic Wound Healing. Biomolecules. 2021;11(5):700.

4. Gantwerker EA, Hom DB. Skin: histology and physiology of wound healing. Facial Plast Surg Clin North Am. 2011;19(3):441-453.

5. Wild T, Rahbarnia A, Kellner M, Sobotka L, Eberlein T. Basics in nutrition and wound healing. Nutrition. 2010;26(9):862-866.

6. Wolff K, Johnson RA, Saavedra AP. Fitzpatrick's color atlas and synopsis of clinical dermatology. McGrawHill Education; 2013.

7. Habif et al. Skin Disease: Diagnosis and Treatment, 2nd edition. Elsevier; 2005.

8. Nakashima M, Chung S, Takahashi A, et al. A genome-wide association study identifies four susceptibility loci for keloid in the Japanese population. Nat Genet. 2010;42(9):768-771.

9. Ogawa R, Watanabe A, Than Naing B, et al. Associations between keloid severity and single-nucleotide polymorphisms: importance of rs8032158 as a biomarker of keloid severity. J Invest Dermatol. 2014;134(7):2041-2043.

10. Ogawa R, Akaishi S. Endothelial dysfunction may play a key role in keloid and hypertrophic scar pathogenesis - Keloids and hypertrophic scars may be vascular disorders. Med Hypotheses. 2016;96:51-60.

11. Park TH, Chang CH. Keloid recurrence in pregnancy. Aesthetic Plast Surg. 2012;36(5):1271-1272.

12. Arima J, Huang C, Rosner B, Akaishi S, Ogawa R. Hypertension: a systemic key to understanding local keloid severity. Wound Repair Regen. 2015;23(2):213-221.

13. Gallo RL, Granstein RD, Kang S, et al. Standard classification and pathophysiology of rosacea:

The 2017 update by the National Rosacea Society Expert Committee. J Am Acad Dermatol. 2018;78(1):148-155.

14. Two AM, Wu W, Gallo RL, Hata TR. Rosacea: part I. Introduction, categorization, histology, pathogenesis, and risk factors. J Am Acad Dermatol. 2015;72(5):749-758; quiz 759-760.

15. Vemuri RC, Gundamaraju R, Sekaran SD, Manikam R. Major pathophysiological correlations of rosacea: a complete clinical appraisal. Int J Med Sci. 2015;12(5):387-396.

16. Buhl T, Sulk M, Nowak P, et al. Molecular and Morphological Characterization of Inflammatory Infiltrate in Rosacea Reveals Activation of Th1/Th17 Pathways. J Invest Dermatol. 2015;135(9):2198-2208.

17. Aubdool AA, Brain SD. Neurovascular aspects of skin neurogenic inflammation. J Investig Dermatol Symp Proc. 2011;15(1):33-39.

18. Vemuri RC, Gundamaraju R, Sekaran SD, Manikam R. Major pathophysiological correlations of rosacea: a complete clinical appraisal. Int J Med Sci. 2015;12(5):387-396.

19. Aldrich N, Gerstenblith M, Fu P, et al. Genetic vs Environmental Factors That Correlate With Rosacea: A Cohort-Based Survey of Twins. JAMA Dermatol. 2015;151(11):1213-1219.

20. Abram K, Silm H, Maaroos HI, Oona M. Risk factors associated with rosacea. J Eur Acad Dermatol Venereol. 2010;24(5):565-571.

21. Steinhoff M, Schauber J, Leyden JJ. New insights into rosacea pathophysiology: a review of recent findings. J Am Acad Dermatol. 2013;69(6 Suppl 1):S15-26.

22. Hua TC, Chung PI, Chen YJ, et al. Cardiovascular comorbidities in patients with rosacea: A nationwide case-control study from Taiwan. J Am Acad Dermatol. 2015;73(2):249-254.

23. Gallo RL, Granstein RD, Kang S, et al. Rosacea comorbidities and future research: The 2017 update by the National Rosacea Society Expert Committee. J Am Acad Dermatol. 2018;78(1):167-170.

24. Rainer BM, Fischer AH, Luz Felipe da Silva D, Kang S, Chien AL. Rosacea is associated with chronic systemic diseases in a skin severity-dependent manner: results of a case-control study. J Am Acad Dermatol. 2015;73(4):604-608.

25. Gupta MA, Gupta AK, Chen SJ, Johnson AM. Comorbidity of rosacea and depression: an analysis of the National Ambulatory Medical Care Survey and National Hospital Ambulatory Care Survey--Outpatient Department data collected by the U.S. National Center for Health Statistics from 1995 to 2002. Br J Dermatol. 2005;153(6):1176-1181.

26. Spoendlin J, Voegel JJ, Jick SS, Meier CR. Migraine, triptans, and the risk of developing rosacea: a population-based study within the United Kingdom. J Am Acad Dermatol. 2013;69(3):399-406.

27. Egeberg A, Ashina M, Gaist D, Gislason GH, Thyssen JP. Prevalence and risk of migraine in patients with rosacea: A population-based cohort study. J Am Acad Dermatol. 2017;76(3):454-458. doi: 410.1016/j.jaad.2016.1008.1055. Epub 2016 Nov 1013.

28. Woo YR, Han YJ, Kim HS, Cho SH, Lee JD. Updates on the Risk of Neuropsychiatric and Gastrointestinal Comorbidities in Rosacea and Its Possible Relationship with the Gut-Brain-Skin Axis. Int J Mol Sci. 2020;21(22).

29. Kwon SH, Hwang YJ, Lee SK, Park KC. Heterogeneous Pathology of Melasma and Its Clinical Implications. Int J Mol Sci. 2016;17(6).

30. Jo HY, Kim CK, Suh IB, et al. Co-localization of inducible nitric oxide synthase and phosphorylated Akt in the lesional skins of patients with melasma. J Dermatol. 2009;36(1):10-

16.

31. Eklof B, Perrin M, Delis KT, Rutherford RB, Gloviczki P. Updated terminology of chronic venous disorders: the VEIN-TERM transatlantic interdisciplinary consensus document. J Vasc Surg. 2009;49(2):498-501.

32. Gloviczki P, Comerota AJ, Dalsing MC, et al. The care of patients with varicose veins and associated chronic venous diseases: clinical practice guidelines of the Society for Vascular Surgery and the American Venous Forum. J Vasc Surg. 2011;53(5 Suppl):2s-48s.

33. Eklof B, Rutherford RB, Bergan JJ, et al. Revision of the CEAP classification for chronic venous disorders: consensus statement. J Vasc Surg. 2004;40(6):1248-1252.

34. Spinedi L, Broz P, Engelberger RP, Staub D, Uthoff H. Clinical and duplex ultrasound evaluation of lower extremities varicose veins - a practical guideline. Vasa. 2017;46(5):325-336.

35. Carpentier PH, Maricq HR, Biro C, Poncot-Makinen CO, Franco A. Prevalence, risk factors, and clinical patterns of chronic venous disorders of lower limbs: a population-based study in France. J Vasc Surg. 2004;40(4):650-659.

36. Antani MR, Dattilo JB. Varicose Veins. In: StatPearls. Treasure Island (FL): StatPearls Publishing

37. Raju S, Neglen P. Clinical practice. Chronic venous insufficiency and varicose veins. N Engl J Med. 2009;360(22):2319-2327.

38. Eberhardt RT, Raffetto JD. Chronic venous insufficiency. Circulation. 2005;111(18):2398-2409.

39. Eberhardt RT, Raffetto JD. Chronic venous insufficiency. Circulation. 2014;130(4):333-346.

40. Schubert MC, Sridhar S, Schade RR, Wexner SD. What every gastroenterologist needs to know about common anorectal disorders. World J Gastroenterol. 2009;15(26):3201-3209.

41. Tupe CL, Pham TV. Anorectal Complaints in the Emergency Department. Emerg Med Clin North Am. 2016;34(2):251-270.

CHAPTER 16 破解女性私密症狀密碼（上）：免疫失調

1. Goldnau C, Köninger A, Kimmig R. Das äußere Genitale der Frau: Pathologische Befunde und initiale Behandlungsschritte. Urologe A. 2010;49(12):1496-1502.

2. Peckruhn M, Elsner P. Erkrankungen der Vulva. Hautarzt. 2015;66(1):38-44.

3. Kreklau A, Vâz I, Oehme F, et al. Measurements of a 'normal vulva' in women aged 15-84: a cross-sectional prospective single-centre study. Bjog. 2018;125(13):1656-1661.

4. Cao Y, Li Q, Zhou C, Li F, Li S, Zhou Y. Measurements of female genital appearance in Chinese adults seeking genital cosmetic surgery: a preliminary report from a gynecological center. Int Urogynecol J. 2015;26(5):729-735.

5. Margesson LJ. Contact dermatitis of the vulva. Dermatol Ther. 2004;17(1):20-27.

6. Sand FL, Thomsen SF. Skin diseases of the vulva: eczematous diseases and contact urticaria. J Obstet Gynaecol. 2018;38(3):295-300.

7. Farage M, Warren R, Wang-Weigand S. The vulva is relatively insensitive to menses-induced irritation. Cutan Ocul Toxicol. 2005;24(4):243-246.

8. Lewis F, Bogliatto F, van Beurden M. A practical guide to vulval disease: diagnosis and management. John Wiley & Sons Ltd; 2017.

9. Kapila S, Bradford J, Fischer G. Vulvar psoriasis in adults and children: a clinical audit of 194 cases and review of the literature. J Low Genit Tract Dis. 2012;16(4):364-371.

10. Sobel JD. Recurrent vulvovaginal candidiasis. Am J Obstet Gynecol. 2016;214(1):15-21.

11. Habif et al. Skin Disease: Diagnosis and Treatment, 2nd edition. Elsevier; 2005.

12. Hickey DK, Patel MV, Fahey JV, Wira CR. Innate and adaptive immunity at mucosal surfaces of the female reproductive tract: stratification and integration of immune protection against the transmission of sexually transmitted infections. J Reprod Immunol. 2011;88(2):185-194.

13. Yarbrough VL, Winkle S, Herbst-Kralovetz MM. Antimicrobial peptides in the female reproductive tract: a critical component of the mucosal immune barrier with physiological and clinical implications. Hum Reprod Update. 2015;21(3):353-377.

14. Sobel JD. Vulvovaginal candidosis. Lancet. 2007;369(9577):1961-1971.

15. Reed BD, Gorenflo DW, Gillespie BW, Pierson CL, Zazove P. Sexual behaviors and other risk factors for Candida vulvovaginitis. J Womens Health Gend Based Med. 2000;9(6):645-655.

16. Reed BD, Zazove P, Pierson CL, Gorenflo DW, Horrocks J. Candida transmission and sexual behaviors as risks for a repeat episode of Candida vulvovaginitis. J Womens Health (Larchmt). 2003;12(10):979-989.

17. Collins LM, Moore R, Sobel JD. Prognosis and Long-Term Outcome of Women With Idiopathic Recurrent Vulvovaginal Candidiasis Caused by Candida albicans. J Low Genit Tract Dis. 2020;24(1):48-52.

18. Wolff K, Johnson RA, Saavedra AP. Fitzpatrick's color atlas and synopsis of clinical dermatology. McGrawHill Education; 2013.

19. Paavonen J, Brunham RC. Bacterial Vaginosis and Desquamative Inflammatory Vaginitis. N Engl J Med. 2018;379(23):2246-2254.

20. Kenyon C, Colebunders R, Crucitti T. The global epidemiology of bacterial vaginosis: a systematic review. Am J Obstet Gynecol. 2013;209(6):505-523.

21. Onderdonk AB, Delaney ML, Fichorova RN. The Human Microbiome during Bacterial Vaginosis. Clin Microbiol Rev. 2016;29(2):223-238.

22. Sand FL, Thomsen SF. Skin diseases of the vulva: Infectious diseases. J Obstet Gynaecol. 2017;37(7):840-848.

23. Kalampalikis A, Scheungraber C, Goetze S, Schliemann S, Elsner P. Isolierte epidermale Zysten der Vulva. Hautarzt. 2016;67(7):553-554.

24. Omole F, Kelsey RC, Phillips K, Cunningham K. Bartholin Duct Cyst and Gland Abscess: Office Management. Am Fam Physician. 2019;99(12):760-766.

25. Dole DM, Nypaver C. Management of Bartholin Duct Cysts and Gland Abscesses. J Midwifery Womens Health. 2019;64(3):337-343.

26. Forcier M, Musacchio N. An overview of human papillomavirus infection for the dermatologist: disease, diagnosis, management, and prevention. Dermatol Ther. 2010;23(5):458-476.

27. Kahn JA. HPV vaccination for the prevention of cervical intraepithelial neoplasia. N Engl J Med. 2009;361(3):271-278.

28. Jhang JF, Kuo HC. Recent advances in recurrent urinary tract infection from pathogenesis and biomarkers to prevention. Ci Ji Yi Xue Za Zhi. 2017;29(3):131-137.

29. Scholes D, Hooton TM, Roberts PL, Stapleton AE, Gupta K, Stamm WE. Risk factors for recurrent urinary tract infection in young women. J Infect Dis. 2000;182(4):1177-1182.

30. Gyftopoulos K. The aberrant urethral meatus as a possible aetiological factor of recurrent post-coital urinary infections in young women. Med Hypotheses. 2018;113:6-8.

31. Gyftopoulos K, Matkaris M, Vourda A, Sakellaropoulos G. Clinical implications of the

anatomical position of the urethra meatus in women with recurrent post-coital cystitis: a case-control study. Int Urogynecol J. 2019;30(8):1351-1357.

32. Aydin A, Ahmed K, Zaman I, Khan MS, Dasgupta P. Recurrent urinary tract infections in women. Int Urogynecol J. 2015;26(6):795-804.

33. Kwon IH, Kye H, Seo SH, Ahn HH, Kye YC, Choi JE. Synchronous Onset of Symmetrically Associated Extragenital Lichen Sclerosus and Vitiligo on both Breasts and the Vulva. Ann Dermatol. 2015;27(4):456-457.

34. Weinberg D, Gomez-Martinez RA. Vulvar Cancer. Obstet Gynecol Clin North Am. 2019;46(1):125-135.

35. Lopes Filho LL, Lopes IM, Lopes LR, Enokihara MM, Michalany AO, Matsunaga N. Mammary and extramammary Paget's disease. An Bras Dermatol. 2015;90(2):225-231.

36. Tan A, Bieber AK, Stein JA, Pomeranz MK. Diagnosis and management of vulvar cancer: A review. J Am Acad Dermatol. 2019;81(6):1387-1396.

CHAPTER 17 破解女性私密症狀密碼（下）：荷爾蒙、腦神經與其他失調

1. Stika CS. Atrophic vaginitis. Dermatol Ther. 2010;23(5):514-522.

2. Caruso S, Cianci S, Fava V, Rapisarda AMC, Cutello S, Cianci A. Vaginal health of postmenopausal women on nutraceutical containing equol. Menopause. 2018;25(4):430-435.

3. Vieira-Baptista P, Marchitelli C, Haefner HK, Donders G, Pérez-López F. Deconstructing the genitourinary syndrome of menopause. Int Urogynecol J. 2017;28(5):675-679.

4. Vaughan CP, Markland AD. Urinary Incontinence in Women. Ann Intern Med. 2020;172(3):Itc17-itc32.

5. Mota RL. Female urinary incontinence and sexuality. Int Braz J Urol. 2017;43(1):20-28.

6. Juliato CR, Baccaro LF, Pedro AO, Gabiatti JR, Lui-Filho JF, Costa-Paiva L. Factors associated with urinary incontinence in middle-aged women: a population-based household survey. Int Urogynecol J. 2017;28(3):423-429.

7. Iglesia CB, Smithling KR. Pelvic Organ Prolapse. Am Fam Physician. 2017;96(3):179-185.

8. Vergeldt TF, Weemhoff M, IntHout J, Kluivers KB. Risk factors for pelvic organ prolapse and its recurrence: a systematic review. Int Urogynecol J. 2015;26(11):1559-1573.

9. Pal L, Hailpern SM, Santoro NF, et al. Increased incident hip fractures in postmenopausal women with moderate to severe pelvic organ prolapse. Menopause. 2011;18(9):967-973.

10. Watson CJ, Grando D, Garland SM, Myers S, Fairley CK, Pirotta M. Premenstrual vaginal colonization of Candida and symptoms of vaginitis. J Med Microbiol. 2012;61(Pt 11):1580-1583.

11. Spacek J, Buchta V, Jílek P, Förstl M. Clinical aspects and luteal phase assessment in patients with recurrent vulvovaginal candidiasis. Eur J Obstet Gynecol Reprod Biol. 2007;131(2):198-202.

12. Alves CT, Silva S, Pereira L, Williams DW, Azeredo J, Henriques M. Effect of progesterone on Candida albicans vaginal pathogenicity. Int J Med Microbiol. 2014;304(8):1011-1017.

13. Lasarte S, Samaniego R, Salinas-Muñoz L, et al. Sex Hormones Coordinate Neutrophil Immunity in the Vagina by Controlling Chemokine Gradients. J Infect Dis. 2016;213(3):476-484.

14. Wu Y, Zhong G, Chen S, Zheng C, Liao D, Xie M. Polycystic ovary syndrome is associated with

anogenital distance, a marker of prenatal androgen exposure. Hum Reprod. 2017;32(4):937-943.

15. Sánchez-Ferrer ML, Mendiola J, Hernández-Peñalver AI, et al. Presence of polycystic ovary syndrome is associated with longer anogenital distance in adult Mediterranean women. Hum Reprod. 2017;32(11):2315-2323.

16. Mendiola J, Sánchez-Ferrer ML, Jiménez-Velázquez R, et al. Endometriomas and deep infiltrating endometriosis in adulthood are strongly associated with anogenital distance, a biomarker for prenatal hormonal environment. Hum Reprod. 2016;31(10):2377-2383.

17. Dean A, Sharpe RM. Clinical review: Anogenital distance or digit length ratio as measures of fetal androgen exposure: relationship to male reproductive development and its disorders. J Clin Endocrinol Metab. 2013;98(6):2230-2238.

18. Thankamony A, Pasterski V, Ong KK, Acerini CL, Hughes IA. Anogenital distance as a marker of androgen exposure in humans. Andrology. 2016;4(4):616-625.

19. Köşüş A, Kamalak Z, Köşüş N, Hizli D, Eser A. Clitoral and labial sizes in women with PCOS. J Obstet Gynaecol. 2016;36(1):97-101.

20. Mira-Escolano MP, Mendiola J, Mínguez-Alarcón L, et al. Longer anogenital distance is associated with higher testosterone levels in women: a cross-sectional study. Bjog. 2014;121(11):1359-1364.

21. García-Peñarrubia P, Ruiz-Alcaraz AJ, Martínez-Esparza M, Marín P, Machado-Linde F. Hypothetical roadmap towards endometriosis: prenatal endocrine-disrupting chemical pollutant exposure, anogenital distance, gut-genital microbiota and subclinical infections. Hum Reprod Update. 2020;26(2):214-246.

22. Bassyouni RH, Wegdan AA, Abdelmoneim A, Said W, AboElnaga F. Phospholipase and Aspartyl Proteinase Activities of Candida Species Causing Vulvovaginal Candidiasis in Patients with Type 2 Diabetes Mellitus. J Microbiol Biotechnol. 2015;25(10):1734-1741.

23. Akimoto-Gunther L, Bonfim-Mendonça Pde S, Takahachi G, et al. Highlights Regarding Host Predisposing Factors to Recurrent Vulvovaginal Candidiasis: Chronic Stress and Reduced Antioxidant Capacity. PLoS One. 2016;11(7):e0158870.

24. Moshfeghy Z, Tahari S, Janghorban R, Najib FS, Mani A, Sayadi M. Association of sexual function and psychological symptoms including depression, anxiety and stress in women with recurrent vulvovaginal candidiasis. J Turk Ger Gynecol Assoc. 2020;21(2):90-96.

25. Turpin R, Brotman RM, Miller RS, Klebanoff MA, He X, Slopen N. Perceived stress and incident sexually transmitted infections in a prospective cohort. Ann Epidemiol. 2019;32:20-27.

26. Amabebe E, Anumba DOC. Psychosocial Stress, Cortisol Levels, and Maintenance of Vaginal Health. Front Endocrinol (Lausanne). 2018;9:568.

27. Lewis F, Bogliatto F, van Beurden M. A practical guide to vulval disease: diagnosis and management. John Wiley & Sons Ltd; 2017.

28. Chibnall R. Vulvar Pruritus and Lichen Simplex Chronicus. Obstet Gynecol Clin North Am. 2017;44(3):379-388.

29. Bergeron S, Reed BD, Wesselmann U, Bohm-Starke N. Vulvodynia. Nat Rev Dis Primers. 2020;6(1):36.

30. Bornstein J, Goldstein AT, Stockdale CK, et al. 2015 ISSVD, ISSWSH and IPPS Consensus Terminology and Classification of Persistent Vulvar Pain and Vulvodynia. Obstet Gynecol.

2016;127(4):745-751.

31. Bornstein J, Preti M, Simon JA, et al. Descriptors of Vulvodynia: A Multisocietal Definition Consensus (International Society for the Study of Vulvovaginal Disease, the International Society for the Study of Women Sexual Health, and the International Pelvic Pain Society). J Low Genit Tract Dis. 2019;23(2):161-163.

32. Desrochers G, Bergeron S, Landry T, Jodoin M. Do psychosexual factors play a role in the etiology of provoked vestibulodynia? A critical review. J Sex Marital Ther. 2008;34(3):198-226.

33. Gupta A, Woodworth DC, Ellingson BM, et al. Disease-Related Microstructural Differences in the Brain in Women With Provoked Vestibulodynia. J Pain. 2018;19(5):528.e521-528.e515.

34. Walitt B, Ceko M, Gracely JL, Gracely RH. Neuroimaging of Central Sensitivity Syndromes: Key Insights from the Scientific Literature. Curr Rheumatol Rev. 2016;12(1):55-87.

35. Ting AY, Blacklock AD, Smith PG. Estrogen regulates vaginal sensory and autonomic nerve density in the rat. Biol Reprod. 2004;71(4):1397-1404.

36. Granot M, Zisman-Ilani Y, Ram E, Goldstick O, Yovell Y. Characteristics of attachment style in women with dyspareunia. J Sex Marital Ther. 2011;37(1):1-16.

37. Leclerc B, Bergeron S, Brassard A, Bélanger C, Steben M, Lambert B. Attachment, Sexual Assertiveness, and Sexual Outcomes in Women with Provoked Vestibulodynia and Their Partners: A Mediation Model. Arch Sex Behav. 2015;44(6):1561-1572.

38. Charbonneau-Lefebvre V, Vaillancourt-Morel MP, Brassard A, Steben M, Bergeron S. Self-Efficacy Mediates the Attachment-Pain Association in Couples with Provoked Vestibulodynia: A Prospective Study. J Sex Med. 2019;16(11):1803-1813.

39. Davis SN, Bergeron S, Bois K, Sadikaj G, Binik YM, Steben M. A prospective 2-year examination of cognitive and behavioral correlates of provoked vestibulodynia outcomes. Clin J Pain. 2015;31(4):333-341.

40. Khandker M, Brady SS, Vitonis AF, Maclehose RF, Stewart EG, Harlow BL. The influence of depression and anxiety on risk of adult onset vulvodynia. J Womens Health (Larchmt). 2011;20(10):1445-1451.

41. Pâquet M, Rosen NO, Steben M, Mayrand MH, Santerre-Baillargeon M, Bergeron S. Daily Anxiety and Depressive Symptoms in Couples Coping With Vulvodynia: Associations With Women's Pain, Women's Sexual Function, and Both Partners' Sexual Distress. J Pain. 2018;19(5):552-561.

42. Rosen NO, Muise A, Impett EA, Delisle I, Baxter ML, Bergeron S. Sexual Cues Mediate the Daily Associations Between Interpersonal Goals, Pain, and Well-being in Couples Coping With Vulvodynia. Ann Behav Med. 2018;52(3):216-227.

43. Kaur H, Merchant M, Haque MM, Mande SS. Crosstalk Between Female Gonadal Hormones and Vaginal Microbiota Across Various Phases of Women's Gynecological Lifecycle. Front Microbiol. 2020;11:551.

44. Witkin SS, Linhares IM. Why do lactobacilli dominate the human vaginal microbiota? Bjog. 2017;124(4):606-611.

45. Brotman RM, Shardell MD, Gajer P, et al. Association between the vaginal microbiota, menopause status, and signs of vulvovaginal atrophy. Menopause. 2018;25(11):1321-1330.

46. Nelson TM, Borgogna JC, Michalek RD, et al. Cigarette smoking is associated with an altered vaginal tract metabolomic profile. Sci Rep. 2018;8(1):852.

47. Aslan E, Bechelaghem N. To 'douche' or not to 'douche': hygiene habits may have detrimental

effects on vaginal microbiota. J Obstet Gynaecol. 2018;38(5):678-681.

48. Shivakoti R, Tuddenham S, Caulfield LE, et al. Dietary macronutrient intake and molecular-bacterial vaginosis: Role of fiber. Clin Nutr. 2020;39(10):3066-3071.

49. Ciebiera M, Esfandyari S, Siblini H, et al. Nutrition in Gynecological Diseases: Current Perspectives. Nutrients. 2021;13(4).

50. Thoma ME, Klebanoff MA, Rovner AJ, et al. Bacterial vaginosis is associated with variation in dietary indices. J Nutr. 2011;141(9):1698-1704.

51. Reed BD, Zazove P, Pierson CL, Gorenflo DW, Horrocks J. Candida transmission and sexual behaviors as risks for a repeat episode of Candida vulvovaginitis. J Womens Health (Larchmt). 2003;12(10):979-989.

52. Reed BD, Gorenflo DW, Gillespie BW, Pierson CL, Zazove P. Sexual behaviors and other risk factors for Candida vulvovaginitis. J Womens Health Gend Based Med. 2000;9(6):645-655.

53. Chen YC, Chang CC, Chiu THT, Lin MN, Lin CL. The risk of urinary tract infection in vegetarians and non-vegetarians: a prospective study. Sci Rep. 2020;10(1):906.

54. Abshirini M, Siassi F, Koohdani F, et al. Dietary total antioxidant capacity is inversely related to menopausal symptoms: a cross-sectional study among Iranian postmenopausal women. Nutrition. 2018;55-56:161-167.

55. Gavrilov SG. Vulvar varicosities: diagnosis, treatment, and prevention. Int J Womens Health. 2017;9:463-475.

56. Koo S, Fan CM. Pelvic congestion syndrome and pelvic varicosities. Tech Vasc Interv Radiol. 2014;17(2):90-95.

57. Sadowsky LM, Socik A, Burnes A, Rhodes AR. Genital Angiokeratomas in Adult Men and Women: Prevalence and Predisposing Factors. J Cutan Med Surg. 2019;23(5):513-518.

58. Fogagnolo L, Cintra ML, Velho PE. Angiokeratoma of the vulva. An Bras Dermatol. 2011;86(2):333-335.

59. Ulker V, Cakir E, Gedikbasi A, Akyol A, Numanoglu C, Gulkilik A. Angiokeratoma of the clitoris with evident vulvar varicosity. J Obstet Gynaecol Res. 2010;36(6):1249-1251.

60. Markova A, Lester J, Wang J, Robinson-Bostom L. Diagnosis of common dermopathies in dialysis patients: a review and update. Semin Dial. 2012;25(4):408-418.

61. Kurban MS, Boueiz A, Kibbi AG. Cutaneous manifestations of chronic kidney disease. Clin Dermatol. 2008;26(3):255-264.

62. O'Brien KF, Bradley SE, Mitchell CM, Cardis MA, Mauskar MM, Pasieka HB. Vulvovaginal Manifestations in Stevens-Johnson Syndrome and Toxic Epidermal Necrolysis: Prevention and Treatment. J Am Acad Dermatol. 2021;85(2):523-528.

CHAPTER 18 改善皮膚症狀的飲食療法（上）：低升糖飲食與其他療法

1. Foster-Powell K, Holt SH, Brand-Miller JC. International table of glycemic index and glycemic load values: 2002. Am J Clin Nutr. 2002;76(1):5-56.

2. Wadden TA, Butryn ML, Wilson C. Lifestyle modification for the management of obesity. Gastroenterology. 2007;132(6):2226-2238.

3. Atkinson FS, Brand-Miller JC, Foster-Powell K, Buyken AE, Goletzke J. International tables of glycemic index and glycemic load values 2021: a systematic review. Am J Clin Nutr. 2021;114(5):1625-1632.

4. Atkinson FS, Foster-Powell K, Brand-Miller JC. International tables of glycemic index and glycemic load values: 2008. Diabetes Care. 2008;31(12):2281-2283.

5. Pereira MA, Swain J, Goldfine AB, Rifai N, Ludwig DS. Effects of a low-glycemic load diet on resting energy expenditure and heart disease risk factors during weight loss. JAMA. 2004;292(20):2482-2490.

6. Venn BJ, Green TJ. Glycemic index and glycemic load: measurement issues and their effect on diet-disease relationships. Eur J Clin Nutr. 2007;61 Suppl 1:S122-131.

7. Smith RN, Mann NJ, Braue A, Makelainen H, Varigos GA. A low-glycemic-load diet improves symptoms in acne vulgaris patients: a randomized controlled trial. Am J Clin Nutr. 2007;86(1):107-115.

8. Smith RN, Mann NJ, Braue A, Makelainen H, Varigos GA. The effect of a high-protein, low glycemic-load diet versus a conventional, high glycemic-load diet on biochemical parameters associated with acne vulgaris: a randomized, investigator-masked, controlled trial. J Am Acad Dermatol. 2007;57(2):247-256.

9. Kwon HH, Yoon JY, Hong JS, Jung JY, Park MS, Suh DH. Clinical and histological effect of a low glycaemic load diet in treatment of acne vulgaris in Korean patients: a randomized, controlled trial. Acta Derm Venereol. 2012;92(3):241-246.

10. Smith R, Mann N, Makelainen H, Roper J, Braue A, Varigos G. A pilot study to determine the short-term effects of a low glycemic load diet on hormonal markers of acne: a nonrandomized, parallel, controlled feeding trial. Mol Nutr Food Res. 2008;52(6):718-726.

11. Burris J, Rietkerk W, Shikany JM, Woolf K. Differences in Dietary Glycemic Load and Hormones in New York City Adults with No and Moderate/Severe Acne. J Acad Nutr Diet. 2017;117(9):1375-1383.

12. Ismail NH, Manaf ZA, Azizan NZ. High glycemic load diet, milk and ice cream consumption are related to acne vulgaris in Malaysian young adults: a case control study. BMC Dermatol. 2012;12:13.

13. Burris J, Rietkerk W, Woolf K. Relationships of self-reported dietary factors and perceived acne severity in a cohort of New York young adults. J Acad Nutr Diet. 2014;114(3):384-392.

14. Isami F, West BJ, Nakajima S, Yamagishi SI. Association of advanced glycation end products, evaluated by skin autofluorescence, with lifestyle habits in a general Japanese population. J Int Med Res. 2018;46(3):1043-1051.

15. Panagiotakos DB, Pitsavos C, Arvaniti F, Stefanadis C. Adherence to the Mediterranean food pattern predicts the prevalence of hypertension, hypercholesterolemia, diabetes and obesity, among healthy adults; the accuracy of the MedDietScore. Prev Med. 2007;44(4):335-340.

16. Esposito K, Marfella R, Ciotola M, et al. Effect of a mediterranean-style diet on endothelial dysfunction and markers of vascular inflammation in the metabolic syndrome: a randomized trial. JAMA. 2004;292(12):1440-1446.

17. Singh B, Parsaik AK, Mielke MM, et al. Association of mediterranean diet with mild cognitive impairment and Alzheimer's disease: a systematic review and meta-analysis. J Alzheimers Dis. 2014;39(2):271-282.

18. Scarmeas N, Stern Y, Mayeux R, Manly JJ, Schupf N, Luchsinger JA. Mediterranean diet and mild cognitive impairment. Arch Neurol. 2009;66(2):216-225. doi: 210.1001/archneurol.2008.1536.

19. Morris MC, Tangney CC, Wang Y, Sacks FM, Bennett DA, Aggarwal NT. MIND diet associated

with reduced incidence of Alzheimer's disease. Alzheimers Dement. 2015;11(9):1007-1014.

20. Dai J, Miller AH, Bremner JD, et al. Adherence to the mediterranean diet is inversely associated with circulating interleukin-6 among middle-aged men: a twin study. Circulation. 2008;117(2):169-175.

21. Barrea L, Nappi F, Di Somma C, et al. Environmental Risk Factors in Psoriasis: The Point of View of the Nutritionist. Int J Environ Res Public Health. 2016;13(5):743.

22. Khmaladze I, Leonardi M, Fabre S, Messaraa C, Mavon A. The Skin Interactome: A Holistic "Genome-Microbiome-Exposome" Approach to Understand and Modulate Skin Health and Aging. Clin Cosmet Investig Dermatol. 2020;13:1021-1040.

23. Skroza N, Tolino E, Semyonov L, et al. Mediterranean diet and familial dysmetabolism as factors influencing the development of acne. Scand J Public Health. 2012;40(5):466-474.

24. Phan C, Touvier M, Kesse-Guyot E, et al. Association Between Mediterranean Anti-inflammatory Dietary Profile and Severity of Psoriasis: Results From the NutriNet-Santé Cohort. JAMA Dermatol. 2018;154(9):1017-1024.

25. Mahamat-Saleh Y, Cervenka I, Al Rahmoun M, et al. Mediterranean dietary pattern and skin cancer risk: A prospective cohort study in French women. Am J Clin Nutr. 2019;110(4):993-1002.

26. Bertuccelli G, Zerbinati N, Marcellino M, et al. Effect of a quality-controlled fermented nutraceutical on skin aging markers: An antioxidant-control, double-blind study. Exp Ther Med. 2016;11(3):909-916.

27. Stahl W, Heinrich U, Wiseman S, Eichler O, Sies H, Tronnier H. Dietary tomato paste protects against ultraviolet light-induced erythema in humans. J Nutr. 2001;131(5):1449-1451.

28. Rizwan M, Rodriguez-Blanco I, Harbottle A, Birch-Machin MA, Watson RE, Rhodes LE. Tomato paste rich in lycopene protects against cutaneous photodamage in humans in vivo: a randomized controlled trial. Br J Dermatol. 2011;164(1):154-162.

29. Tucker LA. Dietary Fiber and Telomere Length in 5674 U.S. Adults: An NHANES Study of Biological Aging. Nutrients. 2018;10(4).(pii):nu10040400.

30. Threapleton DE, Greenwood DC, Evans CE, et al. Dietary fiber intake and risk of first stroke: a systematic review and meta-analysis. Stroke. 2013;44(5):1360-1368.

31. Dong JY, He K, Wang P, Qin LQ. Dietary fiber intake and risk of breast cancer: a meta-analysis of prospective cohort studies. Am J Clin Nutr. 2011;94(3):900-905.

32. Martínez I, Lattimer JM, Hubach KL, et al. Gut microbiome composition is linked to whole grain-induced immunological improvements. Isme j. 2013;7(2):269-280.

33. Campbell DE. Role of food allergy in childhood atopic dermatitis. J Paediatr Child Health. 2012;48(12):1058-1064.

34. Bath-Hextall F, Delamere FM, Williams HC. Dietary exclusions for established atopic eczema. Cochrane Database Syst Rev. 2008(1):CD005203.

35. Boyce JA, Assa'ad A, Burks AW, et al. Guidelines for the diagnosis and management of food allergy in the United States: report of the NIAID-sponsored expert panel. J Allergy Clin Immunol. 2010;126(6 Suppl):S1-58.

36. Werfel T, Erdmann S, Fuchs T, et al. Approach to suspected food allergy in atopic dermatitis. Guideline of the Task Force on Food Allergy of the German Society of Allergology and Clinical Immunology (DGAKI) and the Medical Association of German Allergologists (ADA) and the German Society of Pediatric Allergology (GPA). J Dtsch Dermatol Ges. 2009;7(3):265-271.

37. Groetch M, Nowak-Wegrzyn A. Practical approach to nutrition and dietary intervention in pediatric food allergy. Pediatr Allergy Immunol. 2013;24(3):212-221.
38. Bronsnick T, Murzaku EC, dermatitis, acne, and nonmelanoma skin cancer. J Am Acad Dermatol. 2014;71(6):1039.e1031-1039.e1012.
39. Skypala IJ, McKenzie R. Nutritional Issues in Food Allergy. Clin Rev Allergy Immunol. 2019;57(2):166-178.
40. Murzaku EC, Bronsnick T, Rao BK. Diet in dermatology: Part II. Melanoma, chronic urticaria, and psoriasis. J Am Acad Dermatol. 2014;71(6):1053.e1-1053.e16.
41. Reese I, Zuberbier T, Bunselmeyer B, et al. Diagnostic approach for suspected pseudoallergic reaction to food ingredients. J Dtsch Dermatol Ges. 2009;7(1):70-77.
42. Buhner S, Reese I, Kuehl F, Lochs H, Zuberbier T. Pseudoallergic reactions in chronic urticaria are associated with altered gastroduodenal permeability. Allergy. 2004;59(10):1118-1123.
43. Foschia M, Horstmann S, Arendt EK, Zannini E. Nutritional therapy - Facing the gap between coeliac disease and gluten-free food. Int J Food Microbiol. 2016;239:113-124.
44. Pietzak M. Celiac disease, wheat allergy, and gluten sensitivity: when gluten free is not a fad. JPEN J Parenter Enteral Nutr. 2012;36(1 Suppl):68s-75s.
45. Jericho H, Sansotta N, Guandalini S. Extraintestinal Manifestations of Celiac Disease: Effectiveness of the Gluten-Free Diet. J Pediatr Gastroenterol Nutr. 2017;65(1):75-79.
46. Reunala T, Salmi TT, Hervonen K. Dermatitis herpetiformis: pathognomonic transglutaminase IgA deposits in the skin and excellent prognosis on a gluten-free diet. Acta Derm Venereol. 2015;95(8):917-922.
47. Khandalavala BN, Nirmalraj MC. Rapid partial repigmentation of vitiligo in a young female adult with a gluten-free diet. Case Rep Dermatol. 2014;6(3):283-287.
48. Penso L, Touvier M, Deschasaux M, et al. Association Between Adult Acne and Dietary Behaviors: Findings From the NutriNet-Santé Prospective Cohort Study. JAMA Dermatol. 2020;156(8):854-862.
49. Uy N, Graf L, Lemley KV, Kaskel F. Effects of gluten-free, dairy-free diet on childhood nephrotic syndrome and gut microbiota. Pediatr Res. 2015;77(1-2):252-255.
50. Pérez-Sáez MJ, Uffing A, Leon J, et al. Immunological Impact of a Gluten-Free Dairy-Free Diet in Children With Kidney Disease: A Feasibility Study. Front Immunol. 2021;12:624821.
51. Leon J, Pérez-Sáez MJ, Uffing A, et al. Effect of Combined Gluten-Free, Dairy-Free Diet in Children With Steroid-Resistant Nephrotic Syndrome: An Open Pilot Trial. Kidney Int Rep. 2018;3(4):851-860.
52. Silverberg NB. Whey protein precipitating moderate to severe acne flares in 5 teenaged athletes. Cutis. 2012;90(2):70-72.
53. Cengiz FP, Cevirgen Cemil B, Emiroglu N, Gulsel Bahali A, Onsun N. Acne located on the trunk, whey protein supplementation: Is there any association? Health Promot Perspect. 2017;7(2):106-108.

CHAPTER 19 改善皮膚症狀的飲食療法（下）：熱量限制與相關飲食療法

1. Colman RJ, Anderson RM, Johnson SC, et al. Caloric restriction delays disease onset and mortality in rhesus monkeys. Science. 2009;325(5937):201-204.
2. Mattison JA, Roth GS, Beasley TM, et al. Impact of caloric restriction on health and survival in

rhesus monkeys from the NIA study. Nature. 2012;489(7415):318-321.

3. Mattison JA, Colman RJ, Beasley TM, et al. Caloric restriction improves health and survival of rhesus monkeys. Nat Commun. 2017;8:14063.

4. Redman LM, Heilbronn LK, Martin CK, Alfonso A, Smith SR, Ravussin E. Effect of calorie restriction with or without exercise on body composition and fat distribution. J Clin Endocrinol Metab. 2007;92(3):865-872.

5. Larson-Meyer DE, Heilbronn LK, Redman LM, et al. Effect of calorie restriction with or without exercise on insulin sensitivity, beta-cell function, fat cell size, and ectopic lipid in overweight subjects. Diabetes Care. 2006;29(6):1337-1344.

6. Lefevre M, Redman LM, Heilbronn LK, et al. Caloric restriction alone and with exercise improves CVD risk in healthy non-obese individuals. Atherosclerosis. 2009;203(1):206-213.

7. Heilbronn LK, de Jonge L, Frisard MI, et al. Effect of 6-month calorie restriction on biomarkers of longevity, metabolic adaptation, and oxidative stress in overweight individuals: a randomized controlled trial. Jama. 2006;295(13):1539-1548.

8. Redman LM, Ravussin E. Caloric restriction in humans: impact on physiological, psychological, and behavioral outcomes. Antioxid Redox Signal. 2011;14(2):275-287.

9. Ravussin E, Redman LM, Rochon J, et al. A 2-Year Randomized Controlled Trial of Human Caloric Restriction: Feasibility and Effects on Predictors of Health Span and Longevity. J Gerontol A Biol Sci Med Sci. 2015;70(9):1097-1104.

10. Most J, Tosti V, Redman LM, Fontana L. Calorie restriction in humans: An update. Ageing Res Rev. 2017;39:36-45.

11. Swindell WR. Dietary restriction in rats and mice: a meta-analysis and review of the evidence for genotype-dependent effects on lifespan. Ageing Res Rev. 2012;11(2):254-270.

12. Anton SD, Moehl K, Donahoo WT, et al. Flipping the Metabolic Switch: Understanding and Applying the Health Benefits of Fasting. Obesity (Silver Spring). 2018;26(2):254-268.

13. Di Francesco A, Di Germanio C, Bernier M, de Cabo R. A time to fast. Science. 2018;362(6416):770-775.

14. de Cabo R, Mattson MP. Effects of Intermittent Fasting on Health, Aging, and Disease. N Engl J Med. 2019;381(26):2541-2551.

15. Mattson MP, Arumugam TV. Hallmarks of Brain Aging: Adaptive and Pathological Modification by Metabolic States. Cell Metab. 2018;27(6):1176-1199.

16. Stekovic S, Hofer SJ, Tripolt N, et al. Alternate Day Fasting Improves Physiological and Molecular Markers of Aging in Healthy, Non-obese Humans. Cell Metab. 2019;30(3):462-476. e466.

17. Rozing MP, Westendorp RG, de Craen AJ, et al. Low serum free triiodothyronine levels mark familial longevity: the Leiden Longevity Study. J Gerontol A Biol Sci Med Sci. 2010;65(4):365-368.

18. Harvie MN, Pegington M, Mattson MP, et al. The effects of intermittent or continuous energy restriction on weight loss and metabolic disease risk markers: a randomized trial in young overweight women. Int J Obes (Lond). 2011;35(5):714-727.

19. Bragazzi NL, Sellami M, Salem I, et al. Fasting and Its Impact on Skin Anatomy, Physiology, and Physiopathology: A Comprehensive Review of the Literature. Nutrients. 2019;11(2):299.

20. Hayati F, Maleki M, Pourmohammad M, Sardari K, Mohri M, Afkhami A. Influence of Short-term, Repeated Fasting on the Skin Wound Healing of Female Mice. Wounds. 2011;23(2):38-

43.

21. Cheng CW, Adams GB, Perin L, et al. Prolonged fasting reduces IGF-1/PKA to promote hematopoietic-stem-cell-based regeneration and reverse immunosuppression. Cell Stem Cell. 2014;14(6):810-823.

22. Wolters M. Diet and psoriasis: experimental data and clinical evidence. Br J Dermatol. 2005;153(4):706-714.

23. Solon-Biet SM, McMahon AC, Ballard JW, et al. The ratio of macronutrients, not caloric intake, dictates cardiometabolic health, aging, and longevity in ad libitum-fed mice. Cell Metab. 2014;19(3):418-430.

24. Gill S, Panda S. A Smartphone App Reveals Erratic Diurnal Eating Patterns in Humans that Can Be Modulated for Health Benefits. Cell Metab. 2015;22(5):789-798.

25. Garaulet M, Gómez-Abellán P, Alburquerque-Béjar JJ, Lee YC, Ordovás JM, Scheer FA. Timing of food intake predicts weight loss effectiveness. Int J Obes (Lond). 2013;37(4):604-611.

26. McHill AW, Phillips AJ, Czeisler CA, et al. Later circadian timing of food intake is associated with increased body fat. Am J Clin Nutr. 2017;106(5):1213-1219.

27. Hatori M, Vollmers C, Zarrinpar A, et al. Time-restricted feeding without reducing caloric intake prevents metabolic diseases in mice fed a high-fat diet. Cell Metab. 2012;15(6):848-860.

28. Jamshed H, Beyl RA, Della Manna DL, Yang ES, Ravussin E, Peterson CM. Early Time-Restricted Feeding Improves 24-Hour Glucose Levels and Affects Markers of the Circadian Clock, Aging, and Autophagy in Humans. Nutrients. 2019;11(6):1234.

29. Damiani G, Mahroum N, Pigatto PDM, et al. The Safety and Impact of a Model of Intermittent, Time-Restricted Circadian Fasting ("Ramadan Fasting") on Hidradenitis Suppurativa: Insights from a Multicenter, Observational, Cross-Over, Pilot, Exploratory Study. Nutrients. 2019;11(8):1781.

CHAPTER 20 改善皮膚症狀的營養療法（上）益生菌、魚油、維生素

1. Vernocchi P, Del Chierico F, Fiocchi AG, et al. Understanding probiotics' role in allergic children: the clue of gut microbiota profiling. Curr Opin Allergy Clin Immunol. 2015;15(5):495-503.

2. Polkowska-Pruszy ska B, Gerkowicz A, Krasowska D. The gut microbiome alterations in allergic and inflammatory skin diseases - an update. J Eur Acad Dermatol Venereol. 2020;34(3):455-464.

3. Matsumoto M, Ebata T, Hirooka J, et al. Antipruritic effects of the probiotic strain LKM512 in adults with atopic dermatitis. Ann Allergy Asthma Immunol. 2014;113(2):209-216.e207.

4. Ibáñez MD, Rodríguez Del Río P, González-Segura Alsina D, Villegas Iglesias V. Effect of synbiotic supplementation on children with atopic dermatitis: an observational prospective study. Eur J Pediatr. 2018;177(12):1851-1858.

5. Chang YS, Trivedi MK, Jha A, Lin YF, Dimaano L, Garcia-Romero MT. Synbiotics for Prevention and Treatment of Atopic Dermatitis: A Meta-analysis of Randomized Clinical Trials. JAMA Pediatr. 2016;170(3):236-242.

6. Panduru M, Panduru NM, Salavastru CM, Tiplica GS. Probiotics and primary prevention of atopic dermatitis: a meta-analysis of randomized controlled studies. J Eur Acad Dermatol Venereol. 2015;29(2):232-242.

7. Osborn DA, Sinn JK. Probiotics in infants for prevention of allergic disease and food hypersensitivity. Cochrane Database Syst Rev. 2007(4):Cd006475.
8. Osborn DA, Sinn JK. Prebiotics in infants for prevention of allergy. Cochrane Database Syst Rev. 2013(3):Cd006474.
9. Makrgeorgou A, Leonardi-Bee J, Bath-Hextall FJ, et al. Probiotics for treating eczema. Cochrane Database Syst Rev. 2018;11:Cd006135.
10. Doege K, Grajecki D, Zyriax BC, Detinkina E, Zu Eulenburg C, Buhling KJ. Impact of maternal supplementation with probiotics during pregnancy on atopic eczema in childhood--a meta-analysis. Br J Nutr. 2012;107(1):1-6.
11. Manzhalii E, Hornuss D, Stremmel W. Intestinal-borne dermatoses significantly improved by oral application of Escherichia coli Nissle 1917. World J Gastroenterol. 2016;22(23):5415-5421.
12. Yan HM, Zhao HJ, Guo DY, Zhu PQ, Zhang CL, Jiang W. Gut microbiota alterations in moderate to severe acne vulgaris patients. J Dermatol. 2018;45(10):1166-1171.
13. Bowe W, Patel NB, Logan AC. Acne vulgaris, probiotics and the gut-brain-skin axis: from anecdote to translational medicine. Benef Microbes. 2014;5(2):185-199.
14. Groeger D, O'Mahony L, Murphy EF, et al. Bifidobacterium infantis 35624 modulates host inflammatory processes beyond the gut. Gut Microbes. 2013;4(4):325-339.
15. Navarro-López V, Martínez-Andrés A, Ramírez-Boscá A, et al. Efficacy and Safety of Oral Administration of a Mixture of Probiotic Strains in Patients with Psoriasis: A Randomized Controlled Clinical Trial. Acta Derm Venereol. 2019;99(12):1078-1084.
16. Grin PM, Kowalewska PM, Alhazzan W, Fox-Robichaud AE. Lactobacillus for preventing recurrent urinary tract infections in women: meta-analysis. Can J Urol. 2013;20(1):6607-6614.
17. Cadieux PA, Burton J, Devillard E, Reid G. Lactobacillus by-products inhibit the growth and virulence of uropathogenic Escherichia coli. J Physiol Pharmacol. 2009;60 Suppl 6:13-18.
18. Jeng HS, Yan TR, Chen JY. Treating vaginitis with probiotics in non-pregnant females: A systematic review and meta-analysis. Exp Ther Med. 2020;20(4):3749-3765.
19. de Vrese M, Laue C, Papazova E, Petricevic L, Schrezenmeir J. Impact of oral administration of four Lactobacillus strains on Nugent score - systematic review and meta-analysis. Benef Microbes. 2019;10(5):483-496.
20. Tsimaris P, Giannouli A, Tzouma C, Athanasopoulos N, Creatsas G, Deligeoroglou E. Alleviation of vulvovaginitis symptoms: can probiotics lead the treatment plan? Benef Microbes. 2019;10(8):867-872.
21. Jensen GS, Cash HA, Farmer S, Keller D. Inactivated probiotic Bacillus coagulans GBI-30 induces complex immune activating, anti-inflammatory, and regenerative markers in vitro. J Inflamm Res. 2017;10:107-117.
22. Pilkington SM, Watson RE, Nicolaou A, Rhodes LE. Omega-3 polyunsaturated fatty acids: photoprotective macronutrients. Exp Dermatol. 2011;20(7):537-543.
23. Rhodes LE, Shahbakhti H, Azurdia RM, et al. Effect of eicosapentaenoic acid, an omega-3 polyunsaturated fatty acid, on UVR-related cancer risk in humans. An assessment of early genotoxic markers. Carcinogenesis. 2003;24(5):919-925.
24. Pilkington SM, Rhodes LE, Al-Aasswad NM, Massey KA, Nicolaou A. Impact of EPA ingestion on COX- and LOX-mediated eicosanoid synthesis in skin with and without a pro-inflammatory UVR challenge--report of a randomised controlled study in humans. Mol Nutr Food Res. 2014;58(3):580-590.

25. Lou YR, Peng QY, Li T, et al. Effects of high-fat diets rich in either omega-3 or omega-6 fatty acids on UVB-induced skin carcinogenesis in SKH-1 mice. Carcinogenesis. 2011;32(7):1078-1084.

26. Pilkington SM, Massey KA, Bennett SP, et al. Randomized controlled trial of oral omega-3 PUFA in solar-simulated radiation-induced suppression of human cutaneous immune responses. Am J Clin Nutr. 2013;97(3):646-652.

27. Clark CCT, Taghizadeh M, Nahavandi M, Jafarnejad S. Efficacy of omega-3 supplementation in patients with psoriasis: a meta-analysis of randomized controlled trials. Clin Rheumatol. 2019;38(4):977-988.

28. Rubin MG, Kim K, Logan AC. Acne vulgaris, mental health and omega-3 fatty acids: a report of cases. Lipids Health Dis. 2008;7:36.

29. Melnik BC. Acne vulgaris: The metabolic syndrome of the pilosebaceous follicle. Clin Dermatol. 2018;36(1):29-40.

30. McCusker MM, Grant-Kels JM. Healing fats of the skin: the structural and immunologic roles of the omega-6 and omega-3 fatty acids. Clin Dermatol. 2010;28(4):440-451.

31. Lauer AC, Groth N, Haag SF, Darvin ME, Lademann J, Meinke MC. Dose-dependent vitamin C uptake and radical scavenging activity in human skin measured with in vivo electron paramagnetic resonance spectroscopy. Skin Pharmacol Physiol. 2013;26(3):147-154.

32. Lauer AC, Groth N, Haag SF, Darvin ME, Lademann J, Meinke MC. Radical scavenging capacity in human skin before and after vitamin C uptake: an in vivo feasibility study using electron paramagnetic resonance spectroscopy. J Invest Dermatol. 2013;133(4):1102-1104.

33. Eberlein-König B, Placzek M, Przybilla B. Protective effect against sunburn of combined systemic ascorbic acid (vitamin C) and d-alpha-tocopherol (vitamin E). J Am Acad Dermatol. 1998;38(1):45-48.

34. Placzek M, Gaube S, Kerkmann U, et al. Ultraviolet B-induced DNA damage in human epidermis is modified by the antioxidants ascorbic acid and D-alpha-tocopherol. J Invest Dermatol. 2005;124(2):304-307.

35. Samochocki Z, Bogaczewicz J, Jeziorkowska R, et al. Vitamin D effects in atopic dermatitis. J Am Acad Dermatol. 2013;69(2):238-244.

36. Camargo CA, Jr., Ganmaa D, Sidbury R, Erdenedelger K, Radnaakhand N, Khandsuren B. Randomized trial of vitamin D supplementation for winter-related atopic dermatitis in children. J Allergy Clin Immunol. 2014;134(4):831-835.e1.

37. Krauss J, Knorr V. Etablierte Therapien bei Hautkrankheiten: Vitamine in der Dermatologie. Pharm Unserer Zeit. 2009;38(2):140-147.

38. Schlager JG, Rosumeck S, Werner RN, et al. Topical treatments for scalp psoriasis: summary of a Cochrane Systematic Review. Br J Dermatol. 2017;176(3):604-614.

39. Molinelli E, Campanati A, Brisigotti V, Sapigni C, Paolinelli M, Offidani A. Efficacy and Safety of Topical Calcipotriol 0.005% Versus Topical Clobetasol 0.05% in the Management of Alopecia Areata: An Intrasubject Pilot Study. Dermatol Ther (Heidelb). 2020;10(3):515-521.

40. Park SM, Li T, Wu S, Li WQ, Qureshi AA, Cho E. Vitamin D Intake and Risk of Skin Cancer in US Women and Men. PLoS One. 2016;11(8):e0160308.

41. Chen AC, Martin AJ, Dalziell RA, Halliday GM, Damian DL. Oral nicotinamide reduces transepidermal water loss: a randomized controlled trial. Br J Dermatol. 2016;175(6):1363-1365.

42. Baumann L, Saghari S, Weisberg E. Cosmetic dermatology: principles and practice. 2 ed2009.
43. Niren NM, Torok HM. The Nicomide Improvement in Clinical Outcomes Study (NICOS): results of an 8-week trial. Cutis. 2006;77(1 Suppl):17-28.
44. Fivenson DP, Breneman DL, Rosen GB, Hersh CS, Cardone S, Mutasim D. Nicotinamide and tetracycline therapy of bullous pemphigoid. Arch Dermatol. 1994;130(6):753-758.
45. Iraji F, Banan L. The efficacy of nicotinamide gel 4% as an adjuvant therapy in the treatment of cutaneous erosions of pemphigus vulgaris. Dermatol Ther. 2010;23(3):308-311.
46. Chen AC, Damian DL. Nicotinamide and the skin. Australas J Dermatol. 2014;55(3):169-175.
47. Surjana D, Halliday GM, Martin AJ, Moloney FJ, Damian DL. Oral nicotinamide reduces actinic keratoses in phase II double-blinded randomized controlled trials. J Invest Dermatol. 2012;132(5):1497-1500.
48. Chen AC, Martin AJ, Choy B, et al. A Phase 3 Randomized Trial of Nicotinamide for Skin-Cancer Chemoprevention. N Engl J Med. 2015;373(17):1618-1626.
49. Rolfe HM. A review of nicotinamide: treatment of skin diseases and potential side effects. J Cosmet Dermatol. 2014;13(4):324-328.
50. Yang M, Moclair B, Hatcher V, et al. A randomized, double-blind, placebo-controlled study of a novel pantothenic Acid-based dietary supplement in subjects with mild to moderate facial acne. Dermatol Ther (Heidelb). 2014;4(1):93-101.
51. Gaisa NT, Koster J, Reinartz A, et al. Expression of acyl-CoA synthetase 5 in human epidermis. Histol Histopathol. 2008;23(4):451-458.
52. Nitto T, Onodera K. Linkage between coenzyme a metabolism and inflammation: roles of pantetheinase. J Pharmacol Sci. 2013;123(1):1-8.
53. Cashman MW, Sloan SB. Nutrition and nail disease. Clin Dermatol. 2010;28(4):420-425.
54. Köpcke W, Krutmann J. Protection from sunburn with beta-Carotene--a meta-analysis. Photochem Photobiol. 2008;84(2):284-288.
55. Cho S, Lee DH, Won CH, et al. Differential effects of low-dose and high-dose beta-carotene supplementation on the signs of photoaging and type I procollagen gene expression in human skin in vivo. Dermatology. 2010;221(2):160-171.
56. Pryor WA, Stahl W, Rock CL. Beta carotene: from biochemistry to clinical trials. Nutr Rev. 2000;58(2 Pt 1):39-53.
57. Kohl E, Landthaler M, Szeimies RM. Hautalterung. Hautarzt. 2009;60(11):917-933; quiz 934.
58. Wolff K, Johnson RA, Saavedra AP. Fitzpatrick's color atlas and synopsis of clinical dermatology. McGrawHill Education; 2013.
59. Tsoureli-Nikita E, Hercogova J, Lotti T, Menchini G. Evaluation of dietary intake of vitamin E in the treatment of atopic dermatitis: a study of the clinical course and evaluation of the immunoglobulin E serum levels. Int J Dermatol. 2002;41(3):146-150.
60. Babbush KM, Babbush RA, Khachemoune A. Treatment of melasma: a review of less commonly used antioxidants. Int J Dermatol. 2021;60(2):166-173.
61. Stahl W, Heinrich U, Jungmann H, Sies H, Tronnier H. Carotenoids and carotenoids plus vitamin E protect against ultraviolet light-induced erythema in humans. Am J Clin Nutr. 2000;71(3):795-798.
62. Neale RE, et al. The effect of sunscreen on vitamin D: a review. Br J Dermatol. 2019;181(5):907-915.

CHAPTER 21 改善皮膚症狀的營養療法（中）：礦物質、胺基酸類與其他營養素

1. Dreno B, Foulc P, Reynaud A, Moyse D, Habert H, Richet H. Effect of zinc gluconate on propionibacterium acnes resistance to erythromycin in patients with inflammatory acne: in vitro and in vivo study. Eur J Dermatol. 2005;15(3):152-155.
2. Al-Gurairi FT, Al-Waiz M, Sharquie KE. Oral zinc sulphate in the treatment of recalcitrant viral warts: randomized placebo-controlled clinical trial. Br J Dermatol. 2002;146(3):423-431.
3. Park H, Kim CW, Kim SS, Park CW. The therapeutic effect and the changed serum zinc level after zinc supplementation in alopecia areata patients who had a low serum zinc level. Ann Dermatol. 2009;21(2):142-146.
4. Jurki LM, Cepanec I, Paveli SK, Paveli K. Biological and therapeutic effects of ortho-silicic acid and some ortho-silicic acid-releasing compounds: New perspectives for therapy. Nutr Metab (Lond). 2013;10(1):2.
5. Barel A, Calomme M, Timchenko A, et al. Effect of oral intake of choline-stabilized orthosilicic acid on skin, nails and hair in women with photodamaged skin. Arch Dermatol Res. 2005;297(4):147-153.
6. Wickett RR, Kossmann E, Barel A, et al. Effect of oral intake of choline-stabilized orthosilicic acid on hair tensile strength and morphology in women with fine hair. Arch Dermatol Res. 2007;299(10):499-505.
7. Jugdaohsingh R, Hui M, Anderson SH, Kinrade SD, Powell JJ. The silicon supplement 'Monomethylsilanetriol' is safe and increases the body pool of silicon in healthy Pre-menopausal women. Nutr Metab (Lond). 2013;10(1):37.
8. Vollmer DL, West VA, Lephart ED. Enhancing Skin Health: By Oral Administration of Natural Compounds and Minerals with Implications to the Dermal Microbiome. Int J Mol Sci. 2018;19(10).
9. Almohanna HM, Ahmed AA, Tsatalis JP, Tosti A. The Role of Vitamins and Minerals in Hair Loss: A Review. Dermatol Ther (Heidelb). 2019;9(1):51-70.
10. MacFarquhar JK, Broussard DL, Melstrom P, et al. Acute selenium toxicity associated with a dietary supplement. Arch Intern Med. 2010;170(3):256-261.
11. Genovese L, Corbo A, Sibilla S. An Insight into the Changes in Skin Texture and Properties following Dietary Intervention with a Nutricosmeceutical Containing a Blend of Collagen Bioactive Peptides and Antioxidants. Skin Pharmacol Physiol. 2017;30(3):146-158.
12. Sonthalia S, Daulatabad D, Sarkar R. Glutathione as a skin whitening agent: Facts, myths, evidence and controversies. Indian J Dermatol Venereol Leprol. 2016;82(3):262-272.
13. Handog EB, Datuin MS, Singzon IA. An open-label, single-arm trial of the safety and efficacy of a novel preparation of glutathione as a skin-lightening agent in Filipino women. Int J Dermatol. 2016;55(2):153-157.
14. Arjinpathana N, Asawanonda P. Glutathione as an oral whitening agent: a randomized, double-blind, placebo-controlled study. J Dermatolog Treat. 2012;23(2):97-102.
15. Grant JE, Odlaug BL, Kim SW. N-acetylcysteine, a glutamate modulator, in the treatment of trichotillomania: a double-blind, placebo-controlled study. Arch Gen Psychiatry. 2009;66(7):756-763.
16. Grant JE, Chamberlain SR, Redden SA, Leppink EW, Odlaug BL, Kim SW. N-Acetylcysteine in the Treatment of Excoriation Disorder: A Randomized Clinical Trial. JAMA Psychiatry.

2016;73(5):490-496.

17. Janeczek M, Moy L, Riopelle A, et al. The Potential Uses of N-acetylcysteine in Dermatology: A Review. J Clin Aesthet Dermatol. 2019;12(5):20-26.

18. Zmitek K, Pogacnik T, Mervic L, Zmitek J, Pravst I. The effect of dietary intake of coenzyme Q10 on skin parameters and condition: Results of a randomised, placebo-controlled, double-blind study. Biofactors. 2017;43(1):132-140.

19. Torella M, Del Deo F, Grimaldi A, et al. Efficacy of an orally administered combination of hyaluronic acid, chondroitin sulfate, curcumin and quercetin for the prevention of recurrent urinary tract infections in postmenopausal women. Eur J Obstet Gynecol Reprod Biol. 2016;207:125-128.

20. Elliott CS, Payne CK. Interstitial cystitis and the overlap with overactive bladder. Curr Urol Rep. 2012;13(5):319-326.

21. Tanihiro R, Sakano K, Oba S, et al. Effects of Yeast Mannan Which Promotes Beneficial Bacteroides on the Intestinal Environment and Skin Condition: A Randomized, Double-Blind, Placebo-Controlled Study. Nutrients. 2020;12(12):3973.

22. Miyazaki K, Masuoka N, Kano M, Iizuka R. Bifidobacterium fermented milk and galacto-oligosaccharides lead to improved skin health by decreasing phenols production by gut microbiota. Benef Microbes. 2014;5(2):121-128.

23. Du B, Bian Z, Xu B. Skin health promotion effects of natural beta-glucan derived from cereals and microorganisms: a review. Phytother Res. 2014;28(2):159-166.

24. Muthuramalingam K, Choi SI, Hyun C, Kim YM, Cho M. β-Glucan-Based Wet Dressing for Cutaneous Wound Healing. Adv Wound Care (New Rochelle). 2019;8(4):125-135.

25. Jariwalla RJ, Lalezari J, Cenko D, et al. Restoration of blood total glutathione status and lymphocyte function following alpha-lipoic acid supplementation in patients with HIV infection. J Altern Complement Med. 2008;14(2):139-146.

26. El-Komy M, Shalaby S, Hegazy R, Abdel Hay R, Sherif S, Bendas E. Assessment of cubosomal alpha lipoic acid gel efficacy for the aging face: a single-blinded, placebo-controlled, right-left comparative clinical study. J Cosmet Dermatol. 2017;16(3):358-363.

27. Sett A, Pradhan S, Sancheti K, et al. Effectiveness and Safety of Metformin versus Canthex™ in Patients with Acanthosis Nigricans: A Randomized, Double-blind Controlled Trial. Indian J Dermatol. 2019;64(2):115-121.

28. Konrad D, Somwar R, Sweeney G, et al. The antihyperglycemic drug alpha-lipoic acid stimulates glucose uptake via both GLUT4 translocation and GLUT4 activation: potential role of p38 mitogen-activated protein kinase in GLUT4 activation. Diabetes. 2001;50(6):1464-1471.

29. McCarty MF. cGMP may have trophic effects on beta cell function comparable to those of cAMP, implying a role for high-dose biotin in prevention/treatment of diabetes. Med Hypotheses. 2006;66(2):323-328.

30. Chausmer AB. Zinc, insulin and diabetes. J Am Coll Nutr. 1998;17(2):109-115.

31. Chang YS, Lin MH, Lee JH, et al. Melatonin Supplementation for Children With Atopic Dermatitis and Sleep Disturbance: A Randomized Clinical Trial. JAMA Pediatr. 2016;170(1):35-42.

32. Fischer TW, Burmeister G, Schmidt HW, Elsner P. Melatonin increases anagen hair rate in women with androgenetic alopecia or diffuse alopecia: results of a pilot randomized controlled trial. Br J Dermatol. 2004;150(2):341-345.

33. Kobayashi H, Kromminga A, Dunlop TW, et al. A role of melatonin in neuroectodermal-mesodermal interactions: the hair follicle synthesizes melatonin and expresses functional melatonin receptors. Faseb j. 2005;19(12):1710-1712.
34. Huang K, Cai HL, Bao JP, Wu LD. Dehydroepiandrosterone and age-related musculoskeletal diseases: Connections and therapeutic implications. Ageing Res Rev. 2020;62:101132.
35. Rutkowski K, Sowa P, Rutkowska-Talipska J, Kuryliszyn-Moskal A, Rutkowski R. Dehydroepiandrosterone (DHEA): hypes and hopes. Drugs. 2014;74(11):1195-1207.
36. Samaras N, Papadopoulou MA, Samaras D, Ongaro F. Off-label use of hormones as an antiaging strategy: a review. Clin Interv Aging. 2014;9:1175-1186.
37. Baulieu EE, Thomas G, Legrain S, et al. Dehydroepiandrosterone (DHEA), DHEA sulfate, and aging: contribution of the DHEAge Study to a sociobiomedical issue. Proc Natl Acad Sci U S A. 2000;97(8):4279-4284.
38. Scheffers CS, Armstrong S, Cantineau AE, Farquhar C, Jordan V. Dehydroepiandrosterone for women in the peri- or postmenopausal phase. Cochrane Database Syst Rev. 2015;1:Cd011066.
39. Labrie F, Archer DF, Koltun W, et al. Efficacy of intravaginal dehydroepiandrosterone (DHEA) on moderate to severe dyspareunia and vaginal dryness, symptoms of vulvovaginal atrophy, and of the genitourinary syndrome of menopause. Menopause. 2016;23(3):243-256.
40. Borda LJ, Wong LL, Tosti A. Bioidentical hormone therapy in menopause: relevance in dermatology. Dermatol Online J. 2019;25(1).
41. Sites CK. Bioidentical hormones for menopausal therapy. Womens Health (Lond). 2008;4(2):163-171.
42. Files J, Kling JM. Transdermal delivery of bioidentical estrogen in menopausal hormone therapy: a clinical review. Expert Opin Drug Deliv. 2020;17(4):543-549.
43. Gaudard AM, Silva de Souza S, Puga ME, Marjoribanks J, da Silva EM, Torloni MR. Bioidentical hormones for women with vasomotor symptoms. Cochrane Database Syst Rev. 2016(8):Cd010407.
44. Rosenthal A, Jacoby T, Israilevich R, Moy R. The role of bioidentical hormone replacement therapy in anti-aging medicine: a review of the literature. Int J Dermatol. 2019.

CHAPTER 22 改善皮膚症狀的營養療法（下）：植化素、藥草

1. Rossouw JE, Anderson GL, Prentice RL, et al. Risks and benefits of estrogen plus progestin in healthy postmenopausal women: principal results From the Women's Health Initiative randomized controlled trial. Jama. 2002;288(3):321-333.
2. Sjögren LL, Mørch LS, Løkkegaard E. Hormone replacement therapy and the risk of endometrial cancer: A systematic review. Maturitas. 2016;91:25-35.
3. Zhou B, Sun Q, Cong R, et al. Hormone replacement therapy and ovarian cancer risk: a meta-analysis. Gynecol Oncol. 2008;108(3):641-651.
4. Lambert MNT, Thorup AC, Hansen ESS, Jeppesen PB. Combined Red Clover isoflavones and probiotics potently reduce menopausal vasomotor symptoms. PLoS One. 2017;12(6):e0176590.
5. Jenkins G, Wainwright LJ, Holland R, Barrett KE, Casey J. Wrinkle reduction in post-menopausal women consuming a novel oral supplement: a double-blind placebo-controlled randomized study. Int J Cosmet Sci. 2014;36(1):22-31.
6. Izumi T, Saito M, Obata A, Arii M, Yamaguchi H, Matsuyama A. Oral intake of soy isoflavone

aglycone improves the aged skin of adult women. J Nutr Sci Vitaminol (Tokyo). 2007;53(1):57-62.

7. Mayo B, Vázquez L, Flórez AB. Equol: A Bacterial Metabolite from The Daidzein Isoflavone and Its Presumed Beneficial Health Effects. Nutrients. 2019;11(9):2231.

8. Oyama A, Ueno T, Uchiyama S, et al. The effects of natural S-equol supplementation on skin aging in postmenopausal women: a pilot randomized placebo-controlled trial. Menopause. 2012;19(2):202-210.

9. Liu T, Li N, Yan YQ, et al. Recent advances in the anti-aging effects of phytoestrogens on collagen, water content, and oxidative stress. Phytother Res. 2020;34(3):435-447.

10. Messina M. Soy and Health Update: Evaluation of the Clinical and Epidemiologic Literature. Nutrients. 2016;8(12):754.

11. Taku K, Melby MK, Kronenberg F, Kurzer MS, Messina M. Extracted or synthesized soybean isoflavones reduce menopausal hot flash frequency and severity: systematic review and meta-analysis of randomized controlled trials. Menopause. 2012;19(7):776-790.

12. Caruso S, Cianci S, Fava V, Rapisarda AMC, Cutello S, Cianci A. Vaginal health of postmenopausal women on nutraceutical containing equol. Menopause. 2018;25(4):430-435.

13. Adlercreutz H, Honjo H, Higashi A, et al. Urinary excretion of lignans and isoflavonoid phytoestrogens in Japanese men and women consuming a traditional Japanese diet. Am J Clin Nutr. 1991;54(6):1093-1100.

14. Skovgaard GR, Jensen AS, Sigler ML. Effect of a novel dietary supplement on skin aging in post-menopausal women. Eur J Clin Nutr. 2006;60(10):1201-1206.

15. Yamakoshi J, Sano A, Tokutake S, et al. Oral intake of proanthocyanidin-rich extract from grape seeds improves chloasma. Phytother Res. 2004;18(11):895-899.

16. Asgari MM, Chren MM, Warton EM, Friedman GD, White E. Supplement use and risk of cutaneous squamous cell carcinoma. J Am Acad Dermatol. 2011;65(6):1145-1151.

17. Nanashima N, Horie K, Maeda H, Tomisawa T, Kitajima M, Nakamura T. Blackcurrant Anthocyanins Increase the Levels of Collagen, Elastin, and Hyaluronic Acid in Human Skin Fibroblasts and Ovariectomized Rats. Nutrients. 2018;10(4):495.

18. Soleymani S, Iranpanah A, Najafi F, et al. Implications of grape extract and its nanoformulated bioactive agent resveratrol against skin disorders. Arch Dermatol Res. 2019;311(8):577-588.

19. Maruki-Uchida H, Morita M, Yonei Y, Sai M. Effect of Passion Fruit Seed Extract Rich in Piceatannol on the Skin of Women: A Randomized, Placebo-Controlled, Double-Blind Trial. J Nutr Sci Vitaminol (Tokyo). 2018;64(1):75-80.

20. Tominaga K, Hongo N, Fujishita M, Takahashi Y, Adachi Y. Protective effects of astaxanthin on skin deterioration. J Clin Biochem Nutr. 2017;61(1):33-39.

21. Ito N, Seki S, Ueda F. The Protective Role of Astaxanthin for UV-Induced Skin Deterioration in Healthy People-A Randomized, Double-Blind, Placebo-Controlled Trial. Nutrients. 2018;10(7):817.

22. Heinrich U, Gartner C, Wiebusch M, et al. Supplementation with beta-carotene or a similar amount of mixed carotenoids protects humans from UV-induced erythema. J Nutr. 2003;133(1):98-101.

23. Nicolaides AN. The Most Severe Stage of Chronic Venous Disease: An Update on the Management of Patients with Venous Leg Ulcers. Adv Ther. 2020;37(Suppl 1):19-24.

24. Coleridge-Smith P, Lok C, Ramelet AA. Venous leg ulcer: a meta-analysis of adjunctive therapy

with micronized purified flavonoid fraction. Eur J Vasc Endovasc Surg. 2005;30(2):198-208.

25. Krzy ciak W, Cierniak A, Kózka M, Kozie J. Oxidative DNA Damage in Blood of CVD Patients Taking Detralex. Open Cardiovasc Med J. 2011;5:179-187.

26. Gavrilov SG. Vulvar varicosities: diagnosis, treatment, and prevention. Int J Womens Health. 2017;9:463-475.

27. Vostálová J, Tinková E, Biedermann D, Kosina P, Ulrichová J, Rajnochová Svobodová A. Skin Protective Activity of Silymarin and its Flavonolignans. Molecules. 2019;24(6):1022.

28. Deep G, Agarwal R. Chemopreventive efficacy of silymarin in skin and prostate cancer. Integr Cancer Ther. 2007;6(2):130-145.

29. Babbush KM, Babbush RA, Khachemoune A. Treatment of melasma: a review of less commonly used antioxidants. Int J Dermatol. 2021;60(2):166-173.

30. Shie Morteza M, Hayati Z, Namazi N, Abdollahimajd F. Efficacy and safety of oral silymarin in comparison with oral doxycycline and their combination therapy in the treatment of acne vulgaris. Dermatol Ther. 2019;32(6):e13095.

31. Heinrich U, Moore CE, De Spirt S, Tronnier H, Stahl W. Green tea polyphenols provide photoprotection, increase microcirculation, and modulate skin properties of women. J Nutr. 2011;141(6):1202-1208.

32. Prasanth MI, Sivamaruthi BS, Chaiyasut C, Tencomnao T. A Review of the Role of Green Tea (Camellia sinensis) in Antiphotoaging, Stress Resistance, Neuroprotection, and Autophagy. Nutrients. 2019;11(2):474.

33. Im M, Kim SY, Sohn KC, et al. Epigallocatechin-3-gallate suppresses IGF-I-induced lipogenesis and cytokine expression in SZ95 sebocytes. J Invest Dermatol. 2012;132(12):2700-2708.

34. Elsaie ML, Abdelhamid MF, Elsaaiee LT, Emam HM. The efficacy of topical 2% green tea lotion in mild-to-moderate acne vulgaris. J Drugs Dermatol. 2009;8(4):358-364.

35. Lu PH, Hsu CH. Does supplementation with green tea extract improve acne in post-adolescent women? A randomized, double-blind, and placebo-controlled clinical trial. Complement Ther Med. 2016;25:159-163.

36. Stockfleth E, Beti H, Orasan R, et al. Topical Polyphenon E in the treatment of external genital and perianal warts: a randomized controlled trial. Br J Dermatol. 2008;158(6):1329-1338.

37. Ahn WS, Huh SW, Bae SM, et al. A major constituent of green tea, EGCG, inhibits the growth of a human cervical cancer cell line, CaSki cells, through apoptosis, G(1) arrest, and regulation of gene expression. DNA Cell Biol. 2003;22(3):217-224.

38. Ahn WS, Yoo J, Huh SW, et al. Protective effects of green tea extracts (polyphenon E and EGCG) on human cervical lesions. Eur J Cancer Prev. 2003;12(5):383-390.

39. Yoon HS, Kim JR, Park GY, et al. Cocoa Flavanol Supplementation Influences Skin Conditions of Photo-Aged Women: A 24-Week Double-Blind, Randomized, Controlled Trial. J Nutr. 2016;146(1):46-50.

40. Oh CC, Jin A, Yuan JM, Koh WP. Coffee, tea, caffeine, and risk of nonmelanoma skin cancer in a Chinese population: The Singapore Chinese Health Study. J Am Acad Dermatol. 2019;81(2):395-402.

41. Rees JR, Stukel TA, Perry AE, Zens MS, Spencer SK, Karagas MR. Tea consumption and basal cell and squamous cell skin cancer: results of a case-control study. J Am Acad Dermatol. 2007;56(5):781-785.

42. Miura K, Hughes MC, Arovah NI, van der Pols JC, Green AC. Black Tea Consumption and

Risk of Skin Cancer: An 11-Year Prospective Study. Nutr Cancer. 2015;67(7):1049-1055.

43. Uehara M, Sugiura H, Sakurai K. A trial of oolong tea in the management of recalcitrant atopic dermatitis. Arch Dermatol. 2001;137(1):42-43.

44. Furumura M, Sato N, Kusaba N, Takagaki K, Nakayama J. Oral administration of French maritime pine bark extract (Flavangenol(®)) improves clinical symptoms in photoaged facial skin. Clin Interv Aging. 2012;7:275-286.

45. Ni Z, Mu Y, Gulati O. Treatment of melasma with Pycnogenol. Phytother Res. 2002;16(6):567-571.

46. Yang HM, Liao MF, Zhu SY, Liao MN, Rohdewald P. A randomised, double-blind, placebo-controlled trial on the effect of Pycnogenol on the climacteric syndrome in peri-menopausal women. Acta Obstet Gynecol Scand. 2007;86(8):978-985.

47. Rohdewald P. Pleiotropic Effects of French Maritime Pine Bark Extract to Promote Healthy Aging. Rejuvenation Res. 2019;22(3):210-217.

48. Parsad D, Pandhi R, Juneja A. Effectiveness of oral Ginkgo biloba in treating limited, slowly spreading vitiligo. Clin Exp Dermatol. 2003;28(3):285-287.

49. Szczurko O, Shear N, Taddio A, Boon H. Ginkgo biloba for the treatment of vitilgo vulgaris: an open label pilot clinical trial. BMC Complement Altern Med. 2011;11:21.

50. Kimura Y, Sumiyoshi M, Sakanaka M. Effects of ginsenoside Rb on skin changes. J Biomed Biotechnol. 2012;2012:946242.

51. Song M, Mun JH, Ko HC, Kim BS, Kim MB. Korean red ginseng powder in the treatment of melasma: an uncontrolled observational study. J Ginseng Res. 2011;35(2):170-175.

52. Watson RE, Ogden S, Cotterell LF, et al. Effects of a cosmetic 'anti-ageing' product improves photoaged skin [corrected]. Br J Dermatol. 2009;161(2):419-426.

53. Prager N, Bickett K, French N, Marcovici G. A randomized, double-blind, placebo-controlled trial to determine the effectiveness of botanically derived inhibitors of 5-alpha-reductase in the treatment of androgenetic alopecia. J Altern Complement Med. 2002;8(2):143-152.

54. Nichols AJ, Hughes OB, Canazza A, Zaiac MN. An Open-Label Evaluator Blinded Study of the Efficacy and Safety of a New Nutritional Supplement in Androgenetic Alopecia: A Pilot Study. J Clin Aesthet Dermatol. 2017;10(2):52-56.

55. Lee MS, Shin BC, Yang EJ, Lim HJ, Ernst E. Maca (Lepidium meyenii) for treatment of menopausal symptoms: A systematic review. Maturitas. 2011;70(3):227-233.

56. Brooks NA, Wilcox G, Walker KZ, Ashton JF, Cox MB, Stojanovska L. Beneficial effects of Lepidium meyenii (Maca) on psychological symptoms and measures of sexual dysfunction in postmenopausal women are not related to estrogen or androgen content. Menopause. 2008;15(6):1157-1162.

57. Shin BC, Lee MS, Yang EJ, Lim HS, Ernst E. Maca (L. meyenii) for improving sexual function: a systematic review. BMC Complement Altern Med. 2010;10:44.

58. Naseri R, Farnia V, Yazdchi K, Alikhani M, Basanj B, Salemi S. Comparison of Vitex agnus-castus Extracts with Placebo in Reducing Menopausal Symptoms: A Randomized Double-Blind Study. Korean J Fam Med. 2019;40(6):362-367.

59. Reuter J, Merfort I, Schempp CM. Botanicals in dermatology: an evidence-based review. Am J Clin Dermatol. 2010;11(4):247-267.

60. van Die MD, Burger HG, Bone KM, Cohen MM, Teede HJ. Hypericum perforatum with Vitex agnus-castus in menopausal symptoms: a randomized, controlled trial. Menopause.

2009;16(1):156-163.

61. Geller SE, Shulman LP, van Breemen RB, et al. Safety and efficacy of black cohosh and red clover for the management of vasomotor symptoms: a randomized controlled trial. Menopause. 2009;16(6):1156-1166.

62. Leach MJ, Moore V. Black cohosh (Cimicifuga spp.) for menopausal symptoms. Cochrane Database Syst Rev. 2012;2012(9):Cd007244.

63. Laakmann E, Grajecki D, Doege K, zu Eulenburg C, Buhling KJ. Efficacy of Cimicifuga racemosa, Hypericum perforatum and Agnus castus in the treatment of climacteric complaints: a systematic review. Gynecol Endocrinol. 2012;28(9):703-709.

64. Dietz BM, Hajirahimkhan A, Dunlap TL, Bolton JL. Botanicals and Their Bioactive Phytochemicals for Women's Health. Pharmacol Rev. 2016;68(4):1026-1073.

65. Depypere HT, Comhaire FH. Herbal preparations for the menopause: beyond isoflavones and black cohosh. Maturitas. 2014;77(2):191-194.

66. Brooks JD, Ward WE, Lewis JE, et al. Supplementation with flaxseed alters estrogen metabolism in postmenopausal women to a greater extent than does supplementation with an equal amount of soy. Am J Clin Nutr. 2004;79(2):318-325.

67. Colli MC, Bracht A, Soares AA, et al. Evaluation of the efficacy of flaxseed meal and flaxseed extract in reducing menopausal symptoms. J Med Food. 2012;15(9):840-845.

68. Farzaneh F, Fatehi S, Sohrabi MR, Alizadeh K. The effect of oral evening primrose oil on menopausal hot flashes: a randomized clinical trial. Arch Gynecol Obstet. 2013;288(5):1075-1079.

69. Wang CH, Fang CC, Chen NC, et al. Cranberry-containing products for prevention of urinary tract infections in susceptible populations: a systematic review and meta-analysis of randomized controlled trials. Arch Intern Med. 2012;172(13):988-996.

70. Henig YS, Leahy MM. Cranberry juice and urinary-tract health: science supports folklore. Nutrition. 2000;16(7-8):684-687.

71. Jepson RG, Williams G, Craig JC. Cranberries for preventing urinary tract infections. Cochrane Database Syst Rev. 2012;10(10):Cd001321.

72. Gbinigie OA, Spencer EA, Heneghan CJ, Lee JJ, Butler CC. Cranberry Extract for Symptoms of Acute, Uncomplicated Urinary Tract Infection: A Systematic Review. Antibiotics (Basel). 2020;10(1):12.

73. Middelkamp-Hup MA, Bos JD, Rius-Diaz F, Gonzalez S, Westerhof W. Treatment of vitiligo vulgaris with narrow-band UVB and oral Polypodium leucotomos extract: a randomized double-blind placebo-controlled study. J Eur Acad Dermatol Venereol. 2007;21(7):942-950.

74. Goh CL, Chuah SY, Tien S, Thng G, Vitale MA, Delgado-Rubin A. Double-blind, Placebo-controlled Trial to Evaluate the Effectiveness of Polypodium Leucotomos Extract in the Treatment of Melasma in Asian Skin: A Pilot Study. J Clin Aesthet Dermatol. 2018;11(3):14-19.

75. Kohli I, Shafi R, Isedeh P, et al. The impact of oral Polypodium leucotomos extract on ultraviolet B response: A human clinical study. J Am Acad Dermatol. 2017;77(1):33-41.e31.

76. He JM, Mu Q. The medicinal uses of the genus Mahonia in traditional Chinese medicine: An ethnopharmacological, phytochemical and pharmacological review. J Ethnopharmacol. 2015;175:668-683.

77. Trimarco V, Rozza F, Izzo R, et al. Effects of a new combination of nutraceuticals on postmenopausal symptoms and metabolic profile: a crossover, randomized, double-blind trial.

Int J Womens Health. 2016;8:581-587.

78. Yotsawimonwat S, Rattanadechsakul J, Rattanadechsakul P, Okonogi S. Skin improvement and stability of Echinacea purpurea dermatological formulations. Int J Cosmet Sci. 2010;32(5):340-346.

79. Ernst E. Adverse effects of herbal drugs in dermatology. Br J Dermatol. 2000;143(5):923-929.

80. Bax CE, Chakka S, Concha JSS, Zeidi M, Werth VP. The effects of immunostimulatory herbal supplements on autoimmune skin diseases. J Am Acad Dermatol. 2021;84(4):1051-1058.

CHAPTER 23 皮膚醫美求診者的身心照護

1. Lavda AC, Webb TL, Thompson AR. A meta-analysis of the effectiveness of psychological interventions for adults with skin conditions. Br J Dermatol. 2012;167(5):970-979.

2. Kaliman P, Alvarez-López MJ, Cosín-Tomás M, Rosenkranz MA, Lutz A, Davidson RJ. Rapid changes in histone deacetylases and inflammatory gene expression in expert meditators. Psychoneuroendocrinology. 2014;40:96-107.

3. Kabat-Zinn J, Wheeler E, Light T, et al. Influence of a mindfulness meditation-based stress reduction intervention on rates of skin clearing in patients with moderate to severe psoriasis undergoing phototherapy (UVB) and photochemotherapy (PUVA). Psychosom Med. 1998;60(5):625-632.

4. Rosenkranz MA, Davidson RJ, Maccoon DG, Sheridan JF, Kalin NH, Lutz A. A comparison of mindfulness-based stress reduction and an active control in modulation of neurogenic inflammation. Brain Behav Immun. 2013;27(1):174-184.

5. Meesters A, den Bosch-Meevissen Y, Weijzen CAH, et al. The effect of Mindfulness-Based Stress Reduction on wound healing: a preliminary study. J Behav Med. 2018;41(3):385-397.

6. Brotto LA, Zdaniuk B, Rietchel L, Basson R, Bergeron S. Moderators of Improvement From Mindfulness-Based vs Traditional Cognitive Behavioral Therapy for the Treatment of Provoked Vestibulodynia. J Sex Med. 2020;17(11):2247-2259.

7. Jafferany M, Mkhoyan R, Stamu-O'Brien C, Carniciu S. Nonpharmacological treatment approach in trichotillomania (hair-pulling disorder). Dermatol Ther. 2020:e13622.

8. Bloch MH, Landeros-Weisenberger A, Dombrowski P, et al. Systematic review: pharmacological and behavioral treatment for trichotillomania. Biol Psychiatry. 2007;62(8):839-846.

9. Phillips KA. Understanding Body Dysmorphic Disorder: an Essential Guide. Oxford University Press; 2009.

10. Wilhelm S, Phillips KA, Greenberg JL, et al. Efficacy and Posttreatment Effects of Therapist-Delivered Cognitive Behavioral Therapy vs Supportive Psychotherapy for Adults With Body Dysmorphic Disorder: A Randomized Clinical Trial. JAMA Psychiatry. 2019;76(4):363-373.

11. Enander J, Andersson E, Mataix-Cols D, et al. Therapist guided internet based cognitive behavioural therapy for body dysmorphic disorder: single blind randomised controlled trial. Bmj. 2016;352:i241.

12. Martin K, Fremlin GA, Mall J, Goulding JMR. Olfactory reference syndrome: a patient's perspective. Clin Exp Dermatol. 2018;43(4):509-510.

13. Goldstein AT, Pukall CF, Brown C, Bergeron S, Stein A, Kellogg-Spadt S. Vulvodynia: Assessment and Treatment. J Sex Med. 2016;13(4):572-590.

14. Bergeron S, Reed BD, Wesselmann U, Bohm-Starke N. Vulvodynia. Nat Rev Dis Primers.

2020;6(1):36.

15. Lindström S, Kvist LJ. Treatment of Provoked Vulvodynia in a Swedish cohort using desensitization exercises and cognitive behavioral therapy. BMC Womens Health. 2015;15:108.

16. Koschwanez HE, Kerse N, Darragh M, Jarrett P, Booth RJ, Broadbent E. Expressive writing and wound healing in older adults: a randomized controlled trial. Psychosom Med. 2013;75(6):581-590.

17. Baikie KA, Geerligs L, Wilhelm K. Expressive writing and positive writing for participants with mood disorders: an online randomized controlled trial. J Affect Disord. 2012;136(3):310-319.

18. Park J, Ayduk Ö, Kross E. Stepping back to move forward: Expressive writing promotes self-distancing. Emotion. 2016;16(3):349-364.

19. Brin MF, Durgam S, Lum A, et al. OnabotulinumtoxinA for the treatment of major depressive disorder: a phase 2 randomized, double-blind, placebo-controlled trial in adult females. Int Clin Psychopharmacol. 2020;35(1):19-28.

20. Magid M, Reichenberg JS, Poth PE, et al. Treatment of major depressive disorder using botulinum toxin A: a 24-week randomized, double-blind, placebo-controlled study. J Clin Psychiatry. 2014;75(8):837-844.

21. Blackburn VF, Blackburn AV. Taking a history in aesthetic surgery: SAGA--the surgeon's tool for patient selection. J Plast Reconstr Aesthet Surg. 2008;61(7):723-729.

22. Ishigooka J, Iwao M, Suzuki M, Fukuyama Y, Murasaki M, Miura S. Demographic features of patients seeking cosmetic surgery. Psychiatry Clin Neurosci. 1998;52(3):283-287.

23. Golshani S, Mani A, Toubaei S, Farnia V, Sepehry AA, Alikhani M. Personality and Psychological Aspects of Cosmetic Surgery. Aesthetic Plast Surg. 2016;40(1):38-47.

24. Pavan C, Marini M, De Antoni E, et al. Psychological and Psychiatric Traits in Post-bariatric Patients Asking for Body-Contouring Surgery. Aesthetic Plast Surg. 2017;41(1):90-97.

25. Malick F, Howard J, Koo J. Understanding the psychology of the cosmetic patients. Dermatol Ther. 2008;21(1):47-53.

26. Holtermann A, Stamatakis E. Do all daily metabolic equivalent task units (METs) bring the same health benefits? Br J Sports Med. 2019;53(16):991-992.

27. Franklin BA, Brinks J, Berra K, Lavie CJ, Gordon NF, Sperling LS. Using Metabolic Equivalents in Clinical Practice. Am J Cardiol. 2018;121(3):382-387.

28. Du M, Prescott J, Kraft P, et al. Physical activity, sedentary behavior, and leukocyte telomere length in women. Am J Epidemiol. 2012;175(5):414-422.

29. Sears ME, Kerr KJ, Bray RI. Arsenic, cadmium, lead, and mercury in sweat: a systematic review. J Environ Public Health. 2012;2012:184745.

30. Sheng J, Qiu W, Xu B, Xu H, Tang C. Monitoring of heavy metal levels in the major rivers and in residents' blood in Zhenjiang City, China, and assessment of heavy metal elimination via urine and sweat in humans. Environ Sci Pollut Res Int. 2016;23(11):11034-11045.

31. Genuis SJ, Beesoon S, Birkholz D, Lobo RA. Human excretion of bisphenol A: blood, urine, and sweat (BUS) study. J Environ Public Health. 2012;2012:185731.

32. Genuis SK, Birkholz D, Genuis SJ. Human Excretion of Polybrominated Diphenyl Ether Flame Retardants: Blood, Urine, and Sweat Study. Biomed Res Int. 2017;2017:3676089.

33. Genuis SJ, Beesoon S, Birkholz D. Biomonitoring and Elimination of Perfluorinated Compounds and Polychlorinated Biphenyls through Perspiration: Blood, Urine, and Sweat Study. ISRN Toxicol. 2013;2013:483832.

34. Choa R, Tohyama J, Wada S, et al. Thymic stromal lymphopoietin induces adipose loss through sebum hypersecretion. Science. 2021;373(6554):eabd2893.
35. Zhou SS, Li D, Zhou YM, Cao JM. The skin function: a factor of anti-metabolic syndrome. Diabetol Metab Syndr. 2012;4(1):15.
36. Huang A, Seité S, Adar T. The use of balneotherapy in dermatology. Clin Dermatol. 2018;36(3):363-368.
37. Baker LB. Physiology of sweat gland function: The roles of sweating and sweat composition in human health. Temperature (Austin). 2019;6(3):211-259.
38. Hussain J, Cohen M. Clinical Effects of Regular Dry Sauna Bathing: A Systematic Review. Evid Based Complement Alternat Med. 2018;2018:1857413.
39. Rapaport MH, Schettler P, Bresee C. A preliminary study of the effects of repeated massage on hypothalamic-pituitary-adrenal and immune function in healthy individuals: a study of mechanisms of action and dosage. J Altern Complement Med. 2012;18(8):789-797.
40. Kinkead B, Schettler PJ, Larson ER, et al. Massage therapy decreases cancer-related fatigue: Results from a randomized early phase trial. Cancer. 2018;124(3):546-554.
41. Rapaport MH, Schettler P, Breese C. A preliminary study of the effects of a single session of Swedish massage on hypothalamic-pituitary-adrenal and immune function in normal individuals. J Altern Complement Med. 2010;16(10):1079-1088.
42. Li C, Gong Y, Wang B. The efficacy of pelvic floor muscle training for pelvic organ prolapse: a systematic review and meta-analysis. Int Urogynecol J. 2016;27(7):981-992.
43. Cavkaytar S, Kokanali MK, Topcu HO, Aksakal OS, Do anay M. Effect of home-based Kegel exercises on quality of life in women with stress and mixed urinary incontinence. J Obstet Gynaecol. 2015;35(4):407-410.
44. Jha S, Walters SJ, Bortolami O, Dixon S, Alshreef A. Impact of pelvic floor muscle training on sexual function of women with urinary incontinence and a comparison of electrical stimulation versus standard treatment (IPSU trial): a randomised controlled trial. Physiotherapy. 2018;104(1):91-97.
45. Huang YC, Chang KV. Kegel Exercises. In: StatPearls. Treasure Island (FL): StatPearls Publishing
46. Lee IM et al. Association of Step Volume and Intensity With All-Cause Mortality in Older Women. JAMA Intern Med.2019;179(8):1105-1112

CHAPTER 24 張醫師的皮膚抗老診療室

1. Liska D et al. Narrative Review of Hydration and Selected Health Outcomes in the General Population. Nutrients. 2019;11(1):70.
2. Palma L et al. Dietary water affects human skin hydration and biomechanics. Clin Cosmet Investig Dermatol. 2015;8:413-21.

國家圖書館出版品預行編目資料

皮膚營養學全書：減輕過敏發炎、免疫與荷爾蒙失調,優化腸腦皮膚軸的抗老化聖經/張立人著. -- 初版. -- 臺北市：商周出版：英屬蓋曼群島商家庭傳媒股份有限公司城邦分公司發行, 2021.12
　　面；　公分
　　ISBN 978-626-318-061-1(平裝)

　1.皮膚科

415.7　　　　　　　　　　　　　　　　　　110018392

BO0336
皮膚營養學全書
減輕過敏發炎、免疫與荷爾蒙失調，優化腸腦皮膚軸的抗老化聖經

作　　　　者／張立人
責 任 編 輯／劉羽芩
版　　　　權／吳亭儀、顏慧儀、江欣瑜、游晨瑋
行 銷 業 務／周佑潔、林秀津、林詩富、吳藝佳、吳淑華

總　編　輯／陳美靜
總　經　理／彭之琬
事業群總經理／黃淑貞
發　行　人／何飛鵬
法 律 顧 問／元禾法律事務所　王子文律師
出　　　版／商周出版
　　　　　　臺北市南港區昆陽街 16 號 4 樓
　　　　　　電話：(02) 2500-7008　傳真：(02) 2500-7579
　　　　　　E-mail: bwp.service @ cite.com.tw
發　　　行／英屬蓋曼群島商家庭傳媒股份有限公司　城邦分公司
　　　　　　臺北市南港區昆陽街 16 號 8 樓
　　　　　　讀者服務專線：0800-020-299　24 小時傳真服務：(02) 2517-0999
　　　　　　讀者服務信箱 E-mail: cs@cite.com.tw
　　　　　　劃撥帳號：19833503　戶名：英屬蓋曼群島商家庭傳媒股份有限公司城邦分公司
訂 購 服 務／書虫股份有限公司客服專線：(02) 2500-7718；2500-7719
　　　　　　服務時間：週一至週五上午 09:30-12:00；下午 13:30-17:00
　　　　　　24 小時傳真專線：(02) 2500-1990；2500-1991
　　　　　　劃撥帳號：19863813　戶名：書虫股份有限公司
　　　　　　E-mail: service@readingclub.com.tw
香 港 發 行 所／城邦（香港）出版集團有限公司
　　　　　　香港九龍土瓜灣土瓜灣道 86 號順聯工業大廈 6 樓 A 室
　　　　　　E-mail: hkcite@biznetvigator.com
　　　　　　電話：(852) 2508-6231　傳真：(852) 2578-9337
馬 新 發 行 所／城邦（馬新）出版集團
　　　　　　Cite (M) Sdn. Bhd.
　　　　　　41, Jalan Radin Anum, Bandar Baru Sri Petaling, 57000 Kuala Lumpur, Malaysia.
　　　　　　電話：(603) 9056-3833　傳真：(603) 9057-6622　E-mail: services@cite.my
封 面 設 計／萬勝安
美 術 編 輯／李京蓉
印　　　刷／鴻霖印刷傳媒股份有限公司
經　銷　商／聯合發行股份有限公司
　　　　　　新北市 231 新店區寶橋路 235 巷 6 弄 6 號 2 樓
　　　　　　電話：(02) 2917-8022　傳真：(02) 2911-0053

■2021 年 12 月 28 日初版 1 刷　　　　　　　　　　　Printed in Taiwan
■2024 年 8 月 9 日初版 4.5 刷

定價 780 元　　　　　　　版權所有．翻印必究
ISBN: 978-626-318-061-1（紙本）　ISBN：9786263180628（EPUB）

城邦讀書花園
www.cite.com.tw